国家卫生健康委员会"十四五"
全国高等学校
供基础、临床、预防、口腔医学类专业用

预防医学

Preventive Medicine

第 **8** 版

主　　编	胡志斌　黄国伟
副 主 编	洪　峰　沈　彤　郑频频
数 字 主 编	胡志斌
数字副主编	孙昕霙　郑频频　陈光弟

人民卫生出版社
·北 京·

图书在版编目（CIP）数据

预防医学 / 胡志斌，黄国伟主编. -- 8 版.

北京：人民卫生出版社，2024.7（2025.3重印）.

（全国高等学校五年制本科临床医学专业第十轮规划教材）.

ISBN 978-7-117-36615-1

Ⅰ. R1

中国国家版本馆 CIP 数据核字第 20247JF549 号

人卫智网	www.ipmph.com	医学教育、学术、考试、健康，购书智慧智能综合服务平台
人卫官网	www.pmph.com	人卫官方资讯发布平台

预 防 医 学
Yufang Yixue
第 8 版

主　　编：胡志斌　黄国伟

出版发行：人民卫生出版社（中继线 010-59780011）

地　　址：北京市朝阳区潘家园南里 19 号

邮　　编：100021

E - mail：pmph @ pmph.com

购书热线：010-59787592　010-59787584　010-65264830

印　　刷：北京顶佳世纪印刷有限公司

经　　销：新华书店

开　　本：850×1168　1/16　　印张：18

字　　数：533 千字

版　　次：1989 年 10 月第 1 版　　2024 年 7 月第 8 版

印　　次：2025 年 3 月第 3 次印刷

标准书号：ISBN 978-7-117-36615-1

定　　价：78.00 元

打击盗版举报电话：010-59787491　E-mail：WQ @ pmph.com

质量问题联系电话：010-59787234　E-mail：zhiliang @ pmph.com

数字融合服务电话：4001118166　E-mail：zengzhi @ pmph.com

编委名单

新形态教材使用说明

新形态教材是充分利用多种形式的数字资源及现代信息技术，通过二维码将纸书内容与数字资源进行深度融合的教材。本套教材全部以新形态教材形式出版，每本教材均配有特色的数字资源和电子教材，读者阅读纸书时可以扫描二维码，获取数字资源、电子教材。

电子教材是纸质教材的电子阅读版本，其内容及排版与纸质教材保持一致，支持手机、平板及电脑等多终端浏览，具有目录导航、全文检索功能，方便与纸质教材配合使用，进行随时随地阅读。

获取数字资源与电子教材的步骤

1 扫描封底红标二维码，获取图书"使用说明"。

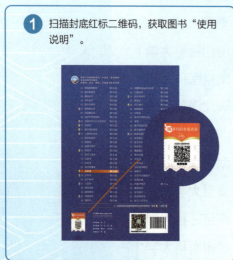

2 揭开红标，扫描绿标激活码，注册/登录人卫账号获取数字资源与电子教材。

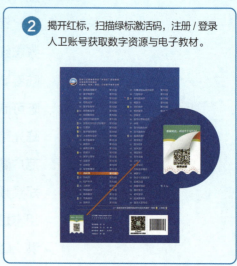

3 扫描书内二维码或封底绿标激活码，随时查看数字资源和电子教材。

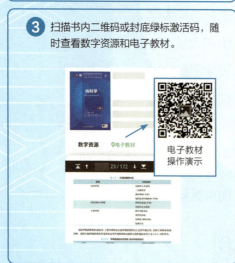

4 登录 zengzhi.ipmph.com 或下载应用体验更多功能和服务。

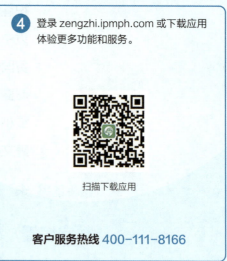

扫描下载应用

客户服务热线 400-111-8166

读者信息反馈方式

人卫e教
medu.pmph.com

欢迎登录"人卫e教"平台官网"medu.pmph.com"，在首页注册登录后，即可通过输入书名、书号或主编姓名等关键字，查询我社已出版教材，并可对该教材进行读者反馈、图书纠错、撰写书评以及分享资源等。

序言

百年大计,教育为本。教育立德树人,教材培根铸魂。

过去几年,面对突如其来的新冠疫情,以习近平同志为核心的党中央坚持人民至上、生命至上,团结带领全党全国各族人民同心抗疫,取得疫情防控重大决定性胜利。在这场抗疫战中,我国广大医务工作者为最大限度保护人民生命安全和身体健康发挥了至关重要的作用。事实证明,我国的医学教育培养出了一代代优秀的医务工作者,我国的医学教材体系发挥了重要的支撑作用。

党的二十大报告提出到 2035 年建成教育强国、健康中国的奋斗目标。我们必须深刻领会党的二十大精神,深刻理解新时代、新征程赋予医学教育的重大使命,立足基本国情,尊重医学教育规律,不断改革创新,加快建设更高质量的医学教育体系,全面提高医学人才培养质量。

尺寸教材,国家事权,国之大者。面对新时代对医学教育改革和医学人才培养的新要求,第十轮教材的修订工作落实习近平总书记的重要指示精神,用心打造培根铸魂、启智增慧、适应时代需求的精品教材,主要体现了以下特点。

1. 进一步落实立德树人根本任务。遵循《习近平新时代中国特色社会主义思想进课程教材指南》要求,努力发掘专业课程蕴含的思想政治教育资源,将课程思政贯穿于医学人才培养过程之中。注重加强医学人文精神培养,在医学院校普遍开设医学伦理学、卫生法以及医患沟通课程基础上,新增蕴含医学温度的《医学人文导论》,培养情系人民、服务人民、医德高尚、医术精湛的仁心医者。

2. 落实"大健康"理念。将保障人民全生命周期健康体现在医学教材中,聚焦人民健康服务需求,努力实现"以治病为中心"转向"以健康为中心",推动医学教育创新发展。为弥合临床与预防的裂痕作出积极探索,梳理临床医学教材体系中公共卫生与预防医学相关课程,建立更为系统的预防医学知识结构。进一步优化重组《流行病学》《预防医学》等教材内容,撤销内容重复的《卫生学》,推进医防协同、医防融合。

3. 守正创新。传承我国几代医学教育家探索形成的具有中国特色的高等医学教育教材体系和人才培养模式,准确反映学科新进展,把握跟进医学教育改革新趋势新要求,推进医科与理科、工科、文科等学科交叉融合,有机衔接毕业后教育和继续教育,着力提升医学生实践能力和创新能力。

4. 坚持新形态教材的纸数一体化设计。数字内容建设与教材知识内容契合,有效服务于教学应用,拓展教学内容和学习过程;充分体现"人工智能+"在我国医学教育数字化转型升级、融合发展中的促进和引领作用。打造融合新技术、新形式和优质资源的新形态教材,推动重塑医学教育教学新生态。

5. 积极适应社会发展,增设一批新教材。包括:聚焦老年医疗、健康服务需求,新增《老年医学》,维护老年健康和生命尊严,与原有的《妇产科学》《儿科学》等形成较为完整的重点人群医学教材体系;重视营养的基础与一线治疗作用,新增《临床营养学》,更新营养治疗理念,规范营养治疗路径,提升营养治疗技能和全民营养素养;以满足重大疾病临床需求为导向,新增《重症医学》,强化重症医学人才的规范化培养,推进实现重症管理关口前移,提升应对突发重大公共卫生事件的能力。

我相信,第十轮教材的修订,能够传承老一辈医学教育家、医学科学家胸怀祖国、服务人民的爱国精神,勇攀高峰、敢为人先的创新精神,追求真理、严谨治学的求实精神,淡泊名利、潜心研究的奉献精神,集智攻关、团结协作的协同精神。在人民卫生出版社与全体编者的共同努力下,新修订教材将全面体现教材的思想性、科学性、先进性、启发性和适用性,以全套新形态教材的崭新面貌,以数字赋能医学教育现代化、培养医学领域时代新人的强劲动力,为推动健康中国建设作出积极贡献。

教育部医学教育专家委员会主任委员

教育部原副部长

林蕙青

2024 年 5 月

全国高等学校五年制本科临床医学专业
第十轮　规划教材修订说明

全国高等学校五年制本科临床医学专业国家卫生健康委员会规划教材自 1978 年第一轮出版至今已有 46 年的历史。近半个世纪以来，在教育部、国家卫生健康委员会的领导和支持下，以吴阶平、裘法祖、吴孟超、陈灏珠等院士为代表的几代德高望重、有丰富的临床和教学经验、有高度责任感和敬业精神的国内外著名院士、专家、医学家、教育家参与了本套教材的创建和每一轮教材的修订工作，使我国的五年制本科临床医学教材从无到有、从少到多、从多到精，不断丰富、完善与创新，形成了课程门类齐全、学科系统优化、内容衔接合理、结构体系科学的由纸质教材与数字教材、在线课程、专业题库、虚拟仿真和人工智能等深度融合的立体化教材格局。这套教材为我国千百万医学生的培养和成才提供了根本保障，为我国培养了一代又一代高水平、高素质的合格医学人才，为推动我国医疗卫生事业的改革和发展作出了历史性巨大贡献，并通过教材的创新建设和高质量发展，推动了我国高等医学本科教育的改革和发展，促进了我国医药学相关学科或领域的教材建设和教育发展，走出了一条适合中国医药学教育和卫生事业发展实际的具有中国特色医药学教材建设和发展的道路，创建了中国特色医药学教育教材建设模式。老一辈医学教育家和科学家们亲切地称这套教材是中国医学教育的"干细胞"教材。

本套第十轮教材修订启动之时，正是全党上下深入学习贯彻党的二十大精神之际。党的二十大报告首次提出要"加强教材建设和管理"，表明了教材建设是国家事权的重要属性，体现了以习近平同志为核心的党中央对教材工作的高度重视和对"尺寸课本、国之大者"的殷切期望。第十轮教材的修订始终坚持将贯彻落实习近平新时代中国特色社会主义思想和党的二十大精神进教材作为首要任务。同时以高度的政治责任感、使命感和紧迫感，与全体教材编者共同把打造精品落实到每一本教材、每一幅插图、每一个知识点，与全国院校共同将教材审核把关贯穿到编、审、出、修、选、用的每一个环节。

本轮教材修订全面贯彻党的教育方针，全面贯彻落实全国高校思想政治工作会议精神、全国医学教育改革发展工作会议精神、首届全国教材工作会议精神，以及《国务院办公厅关于深化医教协同进一步推进医学教育改革与发展的意见》(国办发〔2017〕63 号)与《国务院办公厅关于加快医学教育创新发展的指导意见》(国办发〔2020〕34 号)对深化医学教育机制体制改革的要求。认真贯彻执行《普通高等学校教材管理办法》，加强教材建设和管理，推进教育数字化，通过第十轮规划教材的全面修订，打造新一轮高质量新形态教材，不断拓展新领域、建设新赛道、激发新动能、形成新优势。

其修订和编写特点如下：

1. 坚持教材立德树人课程思政　认真贯彻落实教育部《高等学校课程思政建设指导纲要》，以教材思政明确培养什么人、怎样培养人、为谁培养人的根本问题，落实立德树人的根本任务，积极推进习近平新时代中国特色社会主义思想进教材进课堂进头脑，坚持不懈用习近平新时代中国特色社会主义思想铸魂育人。在医学教材中注重加强医德医风教育，着力培养学生"敬佑生命、救死扶伤、甘于奉献、大爱无疆"的医者精神，注重加强医者仁心教育，在培养精湛医术的同时，教育引导学生始终把人民群众生命安全和身体健康放在首位，提升综合素养和人文修养，做党和人民信赖的好医生。

2. 坚持教材守正创新提质增效　为了更好地适应新时代卫生健康改革及人才培养需求，进一步优化、完善教材品种。新增《重症医学》《老年医学》《临床营养学》《医学人文导论》，以顺应人民健康迫切需求，提高医学生积极应对突发重大公共卫生事件及人口老龄化的能力，提升医学生营养治疗技能，培养医学生传承中华优秀传统文化、厚植大医精诚医者仁心的人文素养。同时，不再修订第9版《卫生学》，将其内容有机融入《预防医学》《医学统计学》等教材，减轻学生课程负担。教材品种的调整，凸显了教材建设顺应新时代自我革新精神的要求。

3. 坚持教材精品质量铸就经典　教材编写修订工作是在教育部、国家卫生健康委员会的领导和支持下，由全国高等医药教材建设学组规划，临床医学专业教材评审委员会审定，院士专家把关，全国各医学院校知名专家教授编写，人民卫生出版社高质量出版。在首届全国教材建设奖评选过程中，五年制本科临床医学专业第九轮规划教材共有13种教材获奖，其中一等奖5种、二等奖8种，先进个人7人，并助力人卫社荣获先进集体。在全国医学教材中获奖数量与比例之高，独树一帜，足以证明本套教材的精品质量，再造了本套教材经典传承的又一重要里程碑。

4. 坚持教材"三基""五性"编写原则　教材编写立足临床医学专业五年制本科教育，牢牢坚持教材"三基"（基础理论、基本知识、基本技能）和"五性"（思想性、科学性、先进性、启发性、适用性）编写原则。严格控制纸质教材编写字数，主动响应广大师生坚决反对教材"越编越厚"的强烈呼声；提升全套教材印刷质量，在双色印制基础上，全彩教材调整纸张类型，便于书写、不反光。努力为院校提供最优质的内容、最准确的知识、最生动的载体、最满意的体验。

5. 坚持教材数字赋能开辟新赛道　为了进一步满足教育数字化需求，实现教材系统化、立体化建设，同步建设了与纸质教材配套的电子教材、数字资源及在线课程。数字资源在延续第九轮教材的教学课件、案例、视频、动画、英文索引词读音、AR互动等内容基础上，创新提供基于虚拟现实和人工智能等技术打造的数字人案例和三维模型，并在教材中融入思维导图、目标测试、思考题解题思路，拓展数字切片、DICOM等图像内容。力争以教材的数字化开发与使用，全方位服务院校教学，持续推动教育数字化转型。

第十轮教材共有56种，均为国家卫生健康委员会"十四五"规划教材。全套教材将于2024年秋季出版发行，数字内容和电子教材也将同步上线。希望全国广大院校在使用过程中能够多提供宝贵意见，反馈使用信息，以逐步修改和完善教材内容，提高教材质量，为第十一轮教材的修订工作建言献策。

主编简介

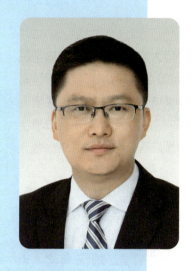

胡志斌

二级教授,博士研究生导师,南京医科大学校长,中国医学科学院学部委员,国家杰出青年科学基金项目资助获得者,"长江学者奖励计划"特聘教授,中国抗癌协会常务理事,中国医师协会公共卫生医师分会副会长,中华预防医学会流行病学分会常务委员。研究方向为复杂性疾病分子与遗传流行病学。主持国家重点研发计划项目、创新研究群体项目、国家杰出青年科学基金项目等多项基金委项目。在 *Nature Genetics*、*Nature Medicine*、*Cancer Cell*、*Lancet Oncology* 等国际知名杂志上发表研究论文 200 余篇,连续入选爱思唯尔化学、遗传与分子生物学领域"中国高被引学者"(H 指数 65,总 SCI 他引超 18 000 次),研究成果获国家自然科学奖二等奖、国家科学技术进步奖二等奖及省部级科学技术进步奖一等奖等多个奖项。

从事预防医学教学工作近 20 年,主编/副主编包括国家级规划教材八年制临床医学专业《临床流行病学》(第 3 版)《医学科研方法学》《高等学校新型冠状病毒肺炎防控指南》《出生队列建设标准与适宜技术》《出生队列技术规范》等。曾获"全国高校黄大年式教师团队"、教育部首批虚拟教研室、教育部课程思政教学名师团队等荣誉称号,高等教育(本科)国家级教学成果奖和高等教育(研究生)国家级教学成果奖等。

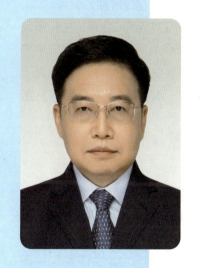

黄国伟

教授,博士研究生导师,天津医科大学公共卫生学院原院长、营养与食品卫生学系主任,国务院政府特殊津贴专家,天津市杰出津门学者,天津市教学名师。兼任教育部高等学校公共卫生与预防医学类专业教学指导委员会委员,中国营养学会常务理事,中国营养学会营养与神经科学分会主任委员,天津市营养学会副理事长,天津市健康管理协会副会长;国家级一流课程营养与食品卫生学负责人;*Journal of Nutritional Biochemistry*、*Asia Pacific Journal of Clinical Nutrition*、《营养学报》《中华预防医学杂志》编委等。

从事预防医学教学工作 35 年,研究方向为营养与疾病,营养与神经科学。主持科研项目 22 项,其中国家自然科学基金重点项目 2 项、面上项目 5 项;国家科技支持计划项目和国家重点研发计划项目子项目各 1 项。作为通信作者发表 SCI 收录论文 100 余篇。曾获天津市科学技术进步奖二、三等奖。参编《中国营养科学全书》(第 1、2 版);参与《中国居民膳食营养素参考摄入量(2013 版)》《中国居民膳食营养素参考摄入量(2023 版)》修订工作。国家级规划教材《预防医学》(第 5 ~ 7 版)和《营养与食品卫生学》(第 7、8 版)副主编;主编教材 4 部;曾获国家级教学成果奖二等奖 1 项;副主编的《营养与食品卫生学》(第 8 版)获首届全国教材建设奖全国优秀教材(高等教育类)二等奖。

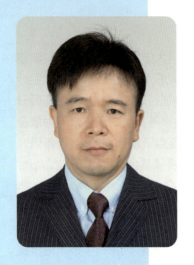

洪　峰

　　教授,博士研究生导师。现任贵州医科大学公共卫生与健康学院院长,国务院政府特殊津贴专家,贵州省省管专家,贵州省普通本科高校"金师"(教学名师)。兼任教育部高等学校公共卫生与预防医学类专业教学指导委员会委员、中国环境诱变剂学会常务理事、中国毒理学会毒理学教育专业委员会常务委员、中华预防医学会公共卫生教育分会委员、贵州省预防医学会副会长等。

　　从事教学工作至今 24 年。主编/副主编国家级规划教材 13 部、副主编专著 1 部、主译专著 1 部;获贵州省高等教育教学成果奖特等奖 1 项、一等奖 1 项,贵州省研究生教学成果奖特等奖 2 项,中华医学科技奖二等奖 1 项,贵州省科学技术进步奖二等奖 2 项、三等奖 1 项及贵州省青年科技奖。

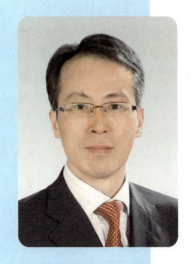

沈　彤

　　教授,博士研究生导师。现任安徽医科大学公共卫生学院职业卫生与环境卫生学系主任。中国环境诱变剂学会常务理事、中国职业安全健康协会工业防毒专业委员会副主任委员、全国公共卫生与预防医学名词编写委员会环境卫生学名词编写分委员会委员、安徽省环境诱变剂学会副理事长兼秘书长,《中华疾病控制杂志》等期刊编委。

　　从事公共卫生与预防医学教学和科研工作至今 22 年。主持国家自然科学基金等项目 12 项,发表论文 180 余篇,获省级科学技术奖 3 项。参编国家级规划教材本科临床医学专业《卫生学》(第 8、9 版)、护理专业《预防医学》(第 5 版),主编省级一流教材《预防保健学》(第 4 版),获省级教学成果奖 3 项。

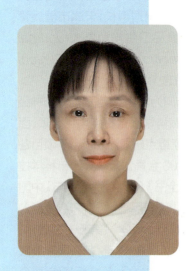

郑频频

　　教授,博士研究生导师。复旦大学公共卫生学院教授。国际防痨和肺部疾病联合会科学委员会委员及控烟部秘书,中华预防医学会行为健康分会副主任委员,中华预防医学会健康促进与教育分会副主任委员,中国健康促进与健康协会健康教育人才培育分会副主任委员,中国药物滥用防治协会烟草依赖与戒烟分会副主任委员等多项学术职务。

　　从事教学工作 20 余年,所负责的预防医学课程先后获评国家精品在线开放课程、国家级本科线上一流课程和国家级本科线上线下混合式一流课程。主持多项由世界卫生组织、国家自然科学基金、美国国立卫生研究院等资助的研究项目,发表论文 160 余篇。先后获得上海市预防医学会科学技术奖二等奖,上海市决策咨询研究成果奖三等奖,首届上海市高校教师教学创新大赛正高组优秀奖等多项荣誉。

前言

近十年来，医疗领域经历了深刻而迅猛的变革。医疗大数据、人工智能和精准医学等新兴科技正迅速改变着健康领域的创新格局，为医学的发展带来了前所未有的机遇与挑战。在这一背景下，预防医学作为保障人类健康的基础学科，面临着新的发展需求和转型契机。

当前时期，亟需编纂一部适用于临床医学专业特点的《预防医学》教材，需要我们既保持对传统医学教育核心内容的坚持，重视"三基"和"五性"的传承，又要敏锐地融入前沿科技和现代理念，丰富教材知识体系，力求在教材中体现预防医学在健康促进、疾病预防和公共卫生管理中的全新角色与职责。这些新理念的引入，旨在树立医学生预防为主的观念；同时，在日常的临床工作中，可以根据患者的实际情况提供个体化的健康咨询和指导，敏锐地察觉和报告公共卫生问题，积极参与到健康维护和疾病预防的前沿工作中。

在启动本教材编写之前，我们深入分析了近十年来国内外的教材体系，基于此，制定了以下编写思路：①全面覆盖预防医学的核心技术和方法：教材章节系统涵盖预防医学常用的技术和方法，确保学生掌握必要的技能；②融合卫生学、流行病学和医学统计学的基础知识：通过融入这些学科的基本理论和框架，帮助学生理解预防医学概念；③扩展公共卫生和健康教育内容：增加医院感染的控制、健康教育与健康促进、全生命周期保健等章节，提升学生在重大公共卫生事件中的监测、报告及个体化健康咨询和社区保健能力；④引入前沿理论和技术：紧跟医学领域的最新发展，将最新的理论和技术成果及时融入教材，使学生了解并应用前沿知识；⑤结合实际案例：教材注重理论与实际案例的结合，帮助学生将学习内容应用于实际临床问题的解决；⑥注重医防融合，强调"预防为主"：强调医学与预防的结合，培养学生在临床实践中坚持预防为主的理念。

根据上述编写原则，本教材在第7版的基础上进行了结构性调整。第二、第三章概述了流行病学和卫生统计学，为医学生展示了如何进行流行病学研究设计以及描述和分析临床数据，从而提供了解决临床问题的系统方法学思维；第四至八章从一级预防的角度介绍了影响疾病发生和发展的危险因素，包括环境、职业和营养因素，以及健康促进和全生命周期保健；第九、第十章介绍了慢性病和传染病的预防控制措施；第十一至十四章则从二级预防和三级预防的角度介绍了疾病的早期筛查、医院感染的监测与控制、突发公共卫生事件的处理；最后一章则讲述了预防保健策略等内容。

本教材编写团队基本上由富有经验的第7版教材编委组成，保证了教材的编写质量和延续性，特向所有为教材编写作出贡献的老编委致敬！在编委会的共同努力下，我们用了1年的时间完成了本书的编写。在此，感谢共同主编黄国伟教授，他具备丰富的教材编写经验，在教材的框架拟定、定稿中分担了大量的工作，与我共同把控教材的质量；感谢副主编洪峰教授、沈彤教授、郑频频教授共同承担教材审核工作，对各章节内容细节进行了仔细修订；还要感谢全体编委的共同努力和辛勤笔耕。南京医科大学公共卫生学院在编写启动会和定稿会期间给予的支持和精心安排，也给编委们留下了深刻印象。特别感谢宋词副教授和储海燕副教授，作为本版教材的秘书，她们在教材编写的组织协调、启动会、定稿会和统稿过程中付出了辛勤的劳动。

限于水平，漏误难免，诚恳希望各院校老师和同学们提出宝贵意见。

胡志斌

2024 年 6 月

目录

第一章 | 绪 论

医学是人类生存和发展的过程中,通过与危害健康的因素斗争以及利用有益于健康的因素而产生和发展起来的。随着科学技术的迅猛发展,医学技术和医疗水平取得了巨大的进步和突破,医学的基本内涵也日渐丰富:从治疗疾病发展到预防疾病,从降低死亡率发展到延年益寿和提高生存质量。在医学内涵范围中,预防医学的形成和发展是医学进步的重要标志,也是成本经济效益最佳的医学服务。

"预防为主"是我国卫生健康工作的一贯方针。2016 年中共中央、国务院印发《"健康中国 2030"规划纲要》,并进行一系列工作部署,推进健康中国建设从思想到战略、从纲领到行动等顶层设计规划。强调"共建共享、全民健康"是建设健康中国的战略主题。推动人人参与、人人尽力、人人享有,落实预防为主,推行健康生活方式,减少疾病发生,强化早诊断、早治疗、早康复,实现全民健康。要覆盖全生命周期,针对生命不同阶段的主要健康问题及主要影响因素,确定若干优先领域,强化干预,实现从胎儿到生命终点的全程健康服务和健康保障,全面维护人民健康。坚持预防为主、防治结合,树立"大卫生、大健康"的观念,对于我们学习"预防医学"具有十分重要的指导意义。

第一节 | 预防医学概述

一、预防医学的概念

预防医学(preventive medicine)是医学的一门应用学科,它以个体和确定的群体为对象,目的是促进和维护健康,预防疾病、失能和早逝。

二、预防医学的特点

现代医学按其研究对象和任务的不同,分为基础医学、临床医学和预防医学三部分,它们在整个医学科学的发展中,既有分工又有联系和相互渗透,都是医学科学中不可分割的部分。预防医学作为一门应用学科,其区别于临床医学和基础医学的特点表现为以下方面。

(一)思维的整体性

作为医学的一个重要组成部分,预防医学强调应用系统论的思维方式,把人的健康及其决定因素作为一个整体来认识,综合分析影响健康的有利和有害的因素,结合每个人的具体情况,提供"以人为本的一体化服务"。因此,它要求所有医生,不仅要应用医学的知识和技能为求医者诊断和治疗疾病,也要提供恰当的预防服务。为此,医学生除了掌握基础医学和临床医学的常用知识和技能外,还应树立预防为主的观念,学会如何了解个体的健康决定因素,如何研究健康和疾病问题在群体的分布情况,分析物质社会环境和人的行为及生物遗传因素对不同群体健康和疾病作用的规律,找出对不同群体健康影响的主要决定因素;并通过临床预防服务和社区预防服务,达到促进个体和群体健康、预防疾病、防治伤残和早逝的目的。

(二)服务的针对性

预防医学的工作对象主要是个体和特定的群体。这里的个体,既包括患者,也包括健康个体。在临床场所,它强调在为患者看病的同时,也提供预防服务,其中临床预防服务是最为重要的服务形式。

由于每个个体的背景以及健康相关的状况和需求不同,在提供预防服务前应该对每个个体进行个性化的评估,从而提供有针对性的预防服务。所谓的特定群体,可以是由地理区域来界定的群体,如生活社区、工作单位、学校、医院等;也可以是在一定区域范围内其他特征的群体:某一健康结局好或差的群体,某一健康问题如慢性病患者的群体,某一生物学特征如儿童、妇女、老年人等群体,某一经济状况如贫困等群体。特定群体的界定,有助于我们能更精准地为群体采取针对性的干预措施,提高预防的效果。群体的服务主要在社区,同时也属于公共卫生服务的一部分。

(三) 实践的主动性

健康贯穿于我们每天的生活以及整个生命的过程之中。要达到促进和维护健康,预防疾病、失能和早逝的目的,所要实施的措施应该是积极主动的。这里的主动性,一方面是强调应该尽可能早地采取促进健康和预防疾病的措施,防患于未然,尤其是应用世界卫生组织倡导的"健康的生命全程路径",在整个生命过程中主动地预防疾病,积极促进健康老龄化;另一方面,医务人员要帮助服务对象增权(empowerment),充分发挥他们的主观能动性,使其能掌控自身健康的主动权,主动参与并自主管理好自身的健康。

三、预防医学与公共卫生的关系

公共卫生(public health)是以保障公众健康与健康公平为导向的公共事业。由政府主导、社会协同、全体社会成员参与共享,运用健康相关理论与方法,预防和控制疾病与失能伤残,降低和消除健康风险,提高和促进人的生理、心理健康及社会适应能力,以提高全民健康水平与生命质量,维护社会稳定与发展。

尽管预防医学在目的和工作对象等许多方面与公共卫生有重叠,但它也不等同于公共卫生。公共卫生是基于预防医学的观念、理论和技能而采取的社会实践,旨在预防疾病和促进健康。公共卫生已超出传统医学范畴,涵盖了各种人文社会科学以及其他工程技术学科的知识和技能。其工作内容更注重宏观层面,除了与预防医学重叠的疾病控制和环境污染对人体健康的影响外,还涉及卫生政策、卫生管理、卫生监督、卫生法律法规、卫生经济、卫生统计、卫生工程等宏观调控领域。而预防医学更注重研究病因,防止疾病传播,制定具体的保健措施。预防医学是公共卫生措施的理论和实践基础,没有预防医学的理论指导,公共卫生就无法有效进行。因此,可以说预防医学是现代医学的一个分支学科,而公共卫生则是在该学科基础上的社会实践;预防医学是公共卫生事业发展的催化剂,而公共卫生则是促进科学与民众之间互动的桥梁,旨在改善公众健康、促进社会良好发展。学科发展至今,公共卫生与预防医学已逐渐融合为一门一级学科。

第二节 | 健康生态学模型与预防的策略

一、健康生态学模型

(一) 健康的概念

促进健康和预防疾病是预防医学的目标。然而,对于健康的定义因人们所处时代、环境和条件的不同而存在差异。长期以来,受传统观念和世俗文化的影响,人们普遍将健康定义为"无病即健康",将是否患病作为衡量健康的标准,将健康简单地理解为"无病、无残、无伤"。

随着人类文明的进步,人们对健康与疾病的认识逐渐深化,形成了更为综合和现代的健康观念。世界卫生组织提出的定义为:"健康(health)是身体、心理和社会幸福的完好状态,而不仅是没有疾病和虚弱。""健康是日常生活的资源,而不是生活的目标。健康是一个积极的概念,它不仅是个人身体素质的体现,也是社会和个人的资源。"这一定义突出了健康的构成以及其所起的作用,从而全面阐述了健康的含义。

（二）健康的组成

健康是由身体、心理和社会三个维度组成,以适应自我和自我管理,这三个维度以相互作用的方式建立联系,使个体能够参与到日常的生活过程中。

1. **身体健康** 是指身体生理和结构特征,包括体重、视力、力量、协调性、忍耐力程度、对疾病的易感水平和恢复能力等。在与环境相互作用的过程中,一个健康的生物体可以通过不断适应和改变环境来维持生理的稳态(homeostasis)。机体这种通过积极的变化维持内在稳定性的适应过程称为复稳性应变(allostasis)。当面对生理性压力时,一个健康的生物体能够产生保护性反应,减少被伤害的可能性,恢复自身平衡。但是,如果这种生理性的应对不力,存在损害或"非稳性负荷(allostatic load)",最终可能会导致疾病。

2. **心理健康** 包括智力、情绪和精神。

（1）智力:指人们接收和处理信息的能力(是健康素养的重要方面),因此在很多方面会有助于提高我们的生活质量。

（2）情绪:情绪往往表现为生气、快乐、害怕、同情、罪恶、爱和恨等。包括人们看待现实社会、处理压力,并能灵活地处理冲突或妥协的能力。

（3）精神:包括人们对整个宇宙的认识、人类行为的本性,以及服务他人的愿望。

3. **社会健康** 个人的社会健康可促进人们发挥其潜力和承担义务,即使患有一些疾病也能以某种程度的独立性来管理自己生活的能力,以及参与包括工作在内各种社会活动的能力。社会健康主要表现为以下三个方面。

（1）独立:与一个相对不成熟的个体相比,一个社会成熟的个体应具有独立性和自主性。

（2）人际关系:一个社会健康个人的特点应该是具有与人建立联系并与他们合作的能力。

（3）责任:一个社会成熟的人应该敢于承担义务和责任。

从个人角度看,健康可以使我们发挥适应和自我管理的能力,成功地应对周围环境的挑战,从事生活所需的各种活动,从而使我们的人生各个阶段经历丰富多彩的生活,并随着时间的推移,在日复一日的人生经历中积极地扮演不同生命阶段所需的角色。

从全人群的角度看,保证人人健康可以提高整个国民素质,延长人力资本的使用时间和提高使用效率,避免疾病造成的直接和间接的经济损失,减少社会医疗费用的支出,使社会收入再分配能够向高层次需求和提高生活质量转移,有利于促进社会的良性循环和经济的快速发展。总之,健康是促进人的全面发展的必然要求,是经济社会发展的基础条件。实现国民健康长寿,是国家富强、民族振兴的重要标志,也是全国各族人民的共同愿望。因此,对健康概念的进一步理解,将有助于我们更好地制定促进健康和预防疾病的策略,积极地推进以治病为中心向以健康为中心的转变。

（三）健康的决定因素

健康决定因素(determinants of health)是指决定个体、群体乃至全人群健康状态的因素。针对以前人们习惯于把健康仅归因于卫生服务的狭隘理解,加拿大卫生与福利部前部长 Marc Lalonde 于 1974 年发表了一篇题为 *A New Perspective on the Health of Canadians*(《加拿大国民健康的前瞻报告》)的著名报告,把影响健康的众多因素归纳为四大类:人类生物学、生活方式、环境以及卫生服务的可得性,使人们对健康的决定因素的理解得到了扩充。在这四大类的基础上,逐步形成了新的四类健康决定因素,即社会经济环境、物质环境、个人因素、卫生服务。

1. **社会经济环境**(social and economic environment)

（1）个人收入和社会地位:研究表明收入和社会地位是重要的健康影响因素。健康状态每一步的改进都与经济收入和社会地位的提高有关。一个合理繁荣和社会福利公平的社会,人们将会达到更高的健康水平。

（2）文化背景和社会支持网络:文化包括人们的信仰、价值观、行为规范、历史传统、风俗习惯、生活方式、地方语言和特定表象等,它通过潜移默化的作用影响着人们的健康。社会支持网络是一个人在社会中所形成的人际关系。人与人之间的信任、互惠、支持,以及团体共同的社会规范和价值观称为人际资本(social capital),又称社会资本。这种通过社会网络或社会关系的建立而带来具有互惠和信任特性的"资源",将有助于个体甚至群体健康水平的改善。

（3）教育:健康状况与文化程度有密切关系。文化程度增加了就业和提升收入的机会,并提高了人们控制生活条件和自我保健的能力。

（4）就业和工作条件:拥有控制工作条件和较少担心失去工作的人,会有更健康的身体,而失业明显与不良的健康有关。工作条件还与下面介绍的物质环境有关。

2. **物质环境**（physical environment）　包括在生活和职业环境中的物理因素(如气温、气湿、气流、气压等气象条件,噪声和振动,电磁辐射和电离辐射等)、化学因素(如生活和职业环境中的各种有机和无机化学物,如农药、苯、铅、汞、二氧化硅、二氧化硫等)和生物因素(如自然环境中的各种生物因子,包括寄生虫、支原体、真菌、细菌、病毒等),以及建成环境。它们都是影响人们健康的重要因素。

（1）物理、化学和生物因素:这些因素可来自自然环境和生产过程产生的有害物质以及在农业耕种等条件下产生的各种有害因素。它们一般以空气、水、土壤和食物为载体,存在于家庭、学校、工作场所和其他生活场所中。人们接触后通过呼吸道、消化道或皮肤,甚至蚊虫叮咬进入机体,从而影响人们的身体健康。

（2）建成环境（built environment）:是指为人类活动而提供的人工建造环境,如房屋和街道等建筑物,公园及其他绿化空间等。居民居住小区的建成环境成为了人们每天生活、工作和娱乐的人造空间,对促进居民养成健康的生活方式、促进身体活动和心理健康有着重要的影响。

3. **个人因素**（personal factors）

（1）健康的婴幼儿发育状态:良好而健康的人生早期阶段(围生期和婴幼儿期),包括良好的身体素质、幸福的家庭生活、良好的生活习惯和处理问题的能力,是他们将来健康生活的基础。如低出生体重儿除了因免疫力低,在出生后比正常体重儿易患各种传染病外,将来患慢性病如糖尿病的风险也比较高;生活在充满家庭暴力或父母有不良生活习惯的儿童,较容易染上不良的生活习惯。

（2）个人的卫生习惯:如吸烟、酗酒、滥用药物、不健康的饮食习惯、缺乏运动等不良的生活行为方式是当今人类健康的重要威胁。

（3）个人的能力和技能:人们具有健康生活的知识、态度和行为,处理健康问题的技能,从而在日常生活中能做出健康的选择,是影响健康的关键因素。

（4）人类生物学特征和遗传因素:人体的基本生物学特征如性别、年龄等是健康的基本决定因素。遗传因素也会导致不同个体的健康问题和疾病发生。

4. **卫生服务**（health services）　卫生服务包括维持和促进健康、预防疾病和损伤、健全的卫生机构,完备和质量保证的服务网络,一定的经济投入,公平合理的卫生资源配置,以及保证服务的可及性。发挥卫生服务体系的整体功能对每一个人乃至整个人群健康有着重要的促进作用。

（四）健康生态学模型的结构与特点

健康决定因素是如何作用于人体健康的? 有许多学说对此进行了解释,但目前公认的是健康生态学模型。健康生态学模型（health ecological model）强调个体和群体健康是个体因素、卫生服务以及物质和社会环境因素相互依赖和相互作用的结果,且这些因素间也相互依赖和相互制约,以多层面上交互作用来影响着个体和群体的健康。作为一种系统论的思维方式,它是指导预防医学和公共卫生实践的重要理论模型。如图 1-1 所示,该模型的结构由内向外可分为 5 层:核心层是个人的先天特质,如年龄、性别、种族和其他的生物学因素以及一些疾病的易感基因等;核心层之外是个人的行为;再外一层是个人、家庭与社区网络;第四层是生活与工作条件,包括心理社会因素、社会经济地位(收入、教育、职业)、自然和建成环境(后者如交通、供水和卫生设施、住房以及城市规划的其他方面)、公共卫生服务和医疗保健服务等;最外一层(即宏观层面)是全球、国家、地方各级水平上的社会、经济、卫生、环境条件和政治因素等(包括引起对种族、性别和其他差别的歧视和偏见的有关经济公平性、城市化、

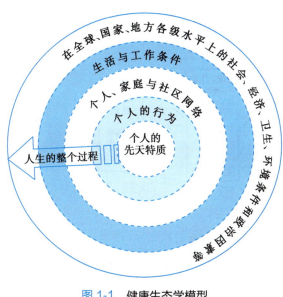

图 1-1　健康生态学模型

人口流动、文化价值观、观念和政策等)。尽管我们常察觉到的是包括基因敏感性在内的个体水平的健康影响因素对健康的作用,但从群体健康的角度看,宏观水平的条件和政策如社会经济与物质环境因素是起着根本决定性作用的上游因素(远端病因),这些因素又间接影响着中游因素(心理和行为生活方式,中端病因)和下游因素(生物和生理,近端病因),成为"原因背后的原因"。

健康生态学模型有以下三个特点。

1. **多重性**　无论我们拟解决的问题是行为、疾病或整体健康,它们都受到个体因素(基因、生物学特征、心理、认知、情感、知识和技能等)、物质环境因素(自然环境、地理位置、建成环境、工作环境、科技发展等)以及社会政治经济和文化因素(家庭、朋友、组织机构、社区、公共政策、商业行为政策等)的多重影响。

2. **交互性**　影响人类健康及行为的多维因素不仅可以直接影响我们个体和群体的健康,各个层面的因素之间也会相互依赖和相互作用,并一直处于不断变动并相互影响的状态之中。

3. **多维性**　人作为整个生态系统的组成成分之一,可单独存在,也可以家庭、单位、社区,乃至整个人群的水平存在于该系统中。因此,环境对健康的影响也可体现在对个体、家庭、单位、社区、社会等多个维度上。

由此可见,当今影响健康的因素是广泛、复杂和多维的,并发生在我们每天的生活中,其影响不仅局限于当时,同时也会影响一生。如许多急性传染病、急性中毒,是由短期接触致病因素导致健康的损害。另外,在人的一生中,受整个宏观的社会和物质环境、父母的基因、母亲妊娠以及婴幼儿时期的营养状况、家庭环境和社会关系的影响,个人的生活习惯和成年期的工作环境等对人一生的生理功能和精神心理等健康也都有着长期的影响。如果是有利于健康的积极因素,则可使人们能更好地维护健康和提升幸福感。而那些致病因素长期作用于人体,使重要组织和细胞发生病理改变,这种改变在致病因素的持续作用下以多因相连、多因协同或因因相连,使致病效应累积并超过机体的代偿或修复能力,最终从复稳性应变发展为非稳性负荷,造成重要器官功能失调并产生病理改变/临床症状,甚至死亡。

对健康决定因素这种生态学特点的认识,就是我们所说的"大健康"理念。它要求我们必须克服传统一个原因导致一种健康问题的一对一线性思维习惯和以疾病为导向的生物医学工作模式的思维方式,而是要应用系统论的思维方式考虑健康决定因素及其关系,并以此来指导我们健康的干预策略。

二、三级预防

根据健康与疾病连续谱以及健康决定因素的特点,把预防按等级分类,称为三级预防(tertiary prevention)(图 1-2)。

(一)第一级预防(primary prevention)

第一级预防是指通过采取措施促进健康,或消除致病因素对机体危害的影响,以及提高机体的抵抗力来预防疾病的发生。在第一级预防中,如果在健康的有害因素还没有进入环境之前就采取预防性措施,则称为根本性预防(primordial prevention)。如为了保障人民健康,从国家角度以法令的形式,颁发了一系列的法律或条例,预防有害健康的因素进入居民的生活环境。第一级预防包括:

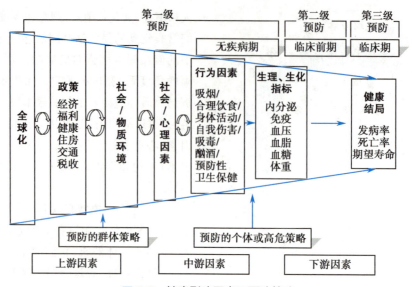

图 1-2 健康影响因素及预防策略

1. **保障全人群健康的社会和环境措施** 是从全球性预防战略和各国政府策略及政策角度考虑所采取的公共卫生措施。例如:制定和执行各种与健康有关的法律及规章制度,把健康融入所有的政策中,使所有的公共政策都有益于健康,从社会、经济、文化等层面来保障整个人群的健康;提供清洁安全的饮用水和食品,针对大气、水源、土壤的环境保护措施,公众体育场所的修建,公共场所禁烟;利用各种媒体开展的公共健康教育,提高公众健康意识和自律能力,防止致病因素危害公众的健康等。

2. **针对健康个体的措施** ①个人的健康教育:注意合理营养和促进有规律的身体活动,培养良好的生活行为方式和心理健康;②有组织地进行预防接种:提高人群免疫水平,预防疾病;③做好婚前检查和禁止近亲结婚,预防遗传性疾病;④做好妊娠和儿童期的卫生保健;⑤某些疾病的高危个体服用药物来预防疾病的发生,即化学预防。

(二)第二级预防(secondary prevention)

在疾病的临床前期通过采取早发现、早诊断、早治疗的"三早"预防措施,以控制疾病的发展和恶化。早发现疾病可通过普查、筛检、定期健康检查、高危人群重点项目检查及设立专科门诊等。达到"三早"的根本办法是宣传,提高医务人员诊断水平和建立社会性高灵敏可靠的疾病监测系统。对于某些有可能逆转、停止或延缓发展的疾病,则早期检测和预防性体格检查更为重要。

(三)第三级预防(tertiary prevention)

对已患某些疾病者,采取及时、有效的治疗措施,终止疾病的发展,防止病情恶化,预防并发症和失能;对已丧失劳动力或残疾者,主要促使功能恢复、心理康复,进行家庭护理指导,使患者尽量恢复生活和劳动能力,能参加社会活动并延长寿命。

不同类型疾病,有不同的三级预防策略。任何疾病或多数疾病,不论其致病因子是否明确,都应强调第一级预防。如大骨节病、克山病等,虽其病因尚未肯定,但综合性的第一级预防还是有效的。又如肿瘤更需要第一级和第二级预防。有些疾病,病因明确而且是人为造成的,如职业因素所致疾病、医源性疾病,采取第一级预防,较易见效。有些疾病的病因是多因素的,则要按其特点,筛检、及早诊断和治疗会使预后较好,如心脑血管疾病、代谢性疾病,除针对其危险因素,致力于第一级预防外,还应兼顾第二和第三级预防。对那些病因和危险因素都不明,又难以早期发现的疾病,只有施行第三级预防这一途径。

对许多传染病来讲,针对个体的预防同时也是针对公众的群体预防。如个体的免疫接种达到一定的人群比例后,就可以保护整个人群。传染病的早发现、早隔离和早治疗,阻止其向人群的传播,也是群体预防的措施。有些危险因素的控制既可能是第一级预防,也是第二、第三级预防。如高血压的控制,就高血压本身来讲,是第三级预防,但对脑卒中和冠心病来讲,是第一级预防。

三、预防的高危策略与全人群策略

三级预防是从健康与疾病连续谱以及疾病发生和发展的不同阶段来考虑预防的策略,在具体选择干预的手段和落实到干预对象上,又可分为预防的高危策略和预防的全人群策略。预防的高危策略与预防的全人群策略是针对整个病因链上不同环节所采取的预防措施,两者相辅相成,相互促进。

(一)预防的高危策略(high-risk strategy of prevention)

高危策略是指针对疾病高风险的个体采取预防干预措施来降低其将来发病的风险。采取高危预防策略,其优点是重点关注病因链的近端,干预针对性强和效果明显。因为通过一些手段把疾病风险高(包括生理、病理或行为因素)的个体检测出来,然后对这些个体的疾病危险因素进行干预,其作用为不仅干预的措施有针对性,使干预对象易于接受,而且很容易在近期就看到干预的效果;加上干预仅针对小部分的高危个体,在医疗资源有限的条件下,可使投入产出表现出可及性高的收益。另外,采取高危策略还可避免其他人遭受干扰,具体实施中操作性强,所以也更为医务人员所接受。

(二)预防的全人群策略(population strategy of prevention)

全人群策略是指针对影响全人群相应的健康决定因素进行干预来降低全人群发生疾病的风险。与高危预防策略不同,全人群预防策略干预的是病因链的远端因素(即原因背后的原因)来促进健康和预防疾病,使全人群受益。大多数的健康(疾病)影响因素对健康的影响都呈连续性分布,随着数量的累积而对健康(疾病)的影响逐渐增大。在临床上,被判断为非"高危"且往往不需要干预的个体,实际上依然存在发生疾病或健康危害的风险。因此,在影响因素造成的全人群绝对健康风险中,平均水平者或接近平均水平者贡献最多,而不是处于曲线远端的个体,后者虽然发病相对危险度最高,但由于其在绝对数量上较少,造成的绝对健康风险并不高于前者。因此,关注个体的高危策略即便能够有效降低该高危人群个体的发病风险,但对全人群的疾病风险的降低作用有限。另外,所谓"高危"个体的危险因素往往受到其所处的环境与周围人的影响,要使个体的行为与其周围的环境和人不一致是较为困难的。将社会中的某些个体定义为"不正常",脱离其所处的情境(context)而希望其发生改变,也是不现实的。与之相反,关注全人群的预防策略,即便只是将健康(疾病)的风险分布向左移动较小的程度,产生的健康收益就会很显著(图1-3)。因此,全人群预防策略具有根本性以及持久且良好的成本效益。这就是著名的Rose预防医学策略。

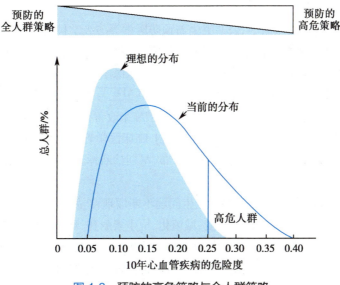

图 1-3　预防的高危策略与全人群策略

第三节 ｜ 预防医学的发展与挑战

一、预防医学的发展简史

预防医学的发展经历了几个主要阶段,包括古代预防医学、学科形成期和学科发展期。

在农业革命早期,人类受到"巫术"和"巫医"的迷信思想影响,形成了朴素的疾病预防观念。古希腊医师希波克拉底在他的著作《空气、水、土壤》和《流行病》中,强调了环境因素,如空气、水和土壤在疾病发生中的重要性。他通过临床经验的积累,详细阐述了疾病的传播和外部环境之间的关系,特别强调了预防的重要性,为公共卫生和预防医学的雏形奠定了基础。

中世纪时期,瘟疫大流行导致人口急剧减少,社会结构和文化发生变革,促使预防医学的初步发展。为了应对传染病的流行,欧洲建立了医院、大学以及预防医学和公共卫生机构。例如,1348年,意大利在威尼斯首次建立了隔离检查站,对来自疫情地区的人员、船只和货物进行隔离检查,以控制传染病的传播。此外,英国人Graunt于1662年发表了《关于死亡表的自然及政治观察》,明确了环境因素,如空气、水、土壤和职业,对寿命的影响,并尝试制作出生死亡的寿命表,为卫生统计学的发展奠定了基础。18世纪,随着细胞学说、能量守恒与转化定律以及达尔文的进化论等自然科学的重大发现,预防医学逐渐形成。1774年,英国海军外科医生詹姆斯·林德进行了治疗试验,证明"坏血病"(维生素C缺乏症)是由缺乏新鲜水果和蔬菜摄入引起的,开创了临床流行病学的先河。19世纪50年代,英国医生约翰·斯诺通过使用病例分布的地图,研究伦敦霍乱的传播,为传染病传播途径研究提供了新思路。此外,欧美国家开设了预防与社会医学系、公共卫生系等教育学科。如德国人Pettenkofer于1866年首次开设卫生学讲座,通过调查和实验研究社会环境对健康的影响,成为实验卫生学的奠基人。

20世纪至今,预防医学进入了发展时期。公共卫生医师的作用受到更多重视,欧美国家设立了公共卫生专科学院,并致力于完善卫生防疫和社会医疗体系。随着工业化的快速发展和技术进步,人口增长迅速,工业产品及其副产品大量生产,但也伴随着环境污染和生态破坏。人们的生活方式发生了重大变化,包括城市化、体力劳动减少、摄入能量过剩、运动减少、吸烟和酗酒等不良生活方式的流行。这些变化导致疾病谱和死亡谱发生了显著变化,心脑血管疾病和恶性肿瘤的发病率显著上升。因此,疾病预防不仅需要生物医学手段,还需要依赖社会卫生来有效防治慢性病。人们对预防医学的认识越来越深刻,预防医学已经扩展到包括社会医学、行为医学和环境医学在内的社会预防领域。

二、预防医学是现代医学发展的方向

医学学科由基础医学、临床医学、公共卫生与预防医学等一级学科构成,各一级学科都有其独特的研究领域和任务。基础医学专注于微观层面的研究,探索人体组织结构、生理功能以及生化机制,为疾病的诊断治疗以及健康促进提供重要基础数据。临床医学则侧重于疾病诊疗,包括病因诊断、治疗、个体预防和康复,其关注点主要是个体患者。而公共卫生与预防医学则关注于群体层面,研究自然和社会环境对人群健康的各种影响,通过三级预防措施来改善整个社会群体的健康。举例来说,考虑糖尿病研究,基础医学主要研究该疾病的发病机制,临床医学着眼于糖尿病的诊断和治疗方法,而公共卫生与预防医学则关注糖尿病的病因、疾病分布、早期诊断标志、健康教育、患者自我管理以及干预群体行为等方面。

随着全球化的深入发展,各种跨国公共卫生问题不断涌现,新发和再发传染性疾病、慢性非传染性疾病、被忽视的热带病、社会心理行为改变、城镇化、抗生素耐药、环境污染、气候变化及人口老龄化等多种问题将公共卫生与预防医学推上国际社会的关注焦点。公共卫生与预防医学在推动卫生事业发展、维护卫生安全、促进卫生治理与创新等多个方面都发挥着重要作用。世界卫生组织近年来主要聚焦于发展中国家卫生体制建设与改革、突发公共卫生事件的应对、全生命周期的健康问题、非传染

性疾病的挑战、感染性疾病的控制、卫生政策制定与领导力等问题,并从策略转变和组织转变的角度构建了在面对全球卫生问题时的合作框架。在我国,《"健康中国 2030"规划纲要》确立了推进健康中国建设的指导方针,即要坚持预防为主,推行健康文明的生活方式,营造绿色安全的健康环境,强化早诊断、早治疗、早康复,坚持保基本、强基层、建机制,更好满足人民群众健康需求。习近平总书记指出,预防是最经济最有效的健康策略;只有构建起强大的公共卫生体系,健全预警响应机制,全面提升防控和救治能力,织密防护网、筑牢筑实隔离墙,才能切实为维护人民健康提供有力保障。"预防为主"是我国卫生健康工作的一贯方针,也是我国未来发展必须坚持的重要策略。因此,预防医学是现代医学发展的方向,必须坚持"预防为主",坚持以人民健康为中心,以"大卫生""大健康""同一健康"策略为准则,通过改革和完善疾病预防和控制体系,构建强大的公共健康体系,维护人民健康,助力"健康中国"战略目标的实现。

三、预防医学面临的挑战

近年来,我国公共卫生与预防医学领域紧密结合国家重大战略需求,形成了具有我国特色的优势学科领域,建设了若干高水平的学科科技创新平台和研究基地,并取得一系列重大成果。但与我国现代公共卫生体系的建设目标相比,特别是结合新时期健康中国建设战略需求和重大公共卫生挑战,我国在关键公共卫生科技问题研究方面仍然面临着挑战。

(一)传染病仍然是威胁当前人民健康的主要疾病

虽然人类在与天花等传染病作斗争的过程中取得了巨大胜利,但是传染病的威胁并未消除。近年来,甲型 H1N1 流感、人感染高致病性禽流感、西尼罗病毒性脑炎、中东呼吸综合征、埃博拉出血热、新冠病毒感染等新发、突发传染病持续出现,给人类健康和社会安全带来严重挑战。新发传染病往往具有人兽共患、传播速度快、病原体变异性强、人群普遍易感等特点,极易造成突发公共卫生事件。应对新发传染病威胁需要人类、动物和环境健康组织间的密切合作,是事关国家安全、经济发展、社会稳定、民众健康的重大风险挑战。近年来,我国各类传染病疫情与生物危害事件的应对和处置能力显著提升,但与我国现代公共卫生体系的建设目标相比尚存在差距。比如,新发突发传染病防控技术在病原学、免疫学等领域的基础研究仍显薄弱;传染病监测预警能力有待提升;传染病防控关键设备研发不足;新发传染病病原学研究的科研支撑条件不足等。

(二)慢性非传染性疾病对人民健康危害加剧

2023 年 9 月 16 日,世界卫生组织网站显示,非传染性疾病每年造成 4 100 万人死亡,相当于全球所有死亡人数的 71%。在中低收入国家,糖尿病、高血压、其他心血管疾病等重大慢性病已成为 60 岁以下人口的主要死因,严重影响了劳动力人口。与发达国家相比,发展中国家面临的慢性病挑战形势更为严峻,在我国由慢性病引起的死亡人数占总死亡人数的 85% 以上。目前,对于主要慢性病已经形成明确共识的重要危险因素,包括不合理膳食、吸烟、缺乏体力活动、过量饮酒等因素,而其他潜在病因对于慢性病发生的作用有待探究。医学大数据、转化医学、精准医学为慢性非传染性疾病防治及其病因的研究带来新的契机,集成和完善涵盖各年龄段的全生命周期的超大型人群队列的建设和应用,高度整合分子、细胞、组织、人群、社会行为和生态环境等多水平、多层次、多组学的人群大数据,与系统生物学、系统医学、毒理学、流行病学、数据科学等多组学分析技术和大数据挖掘技术相结合,有助于发现疾病早期诊疗的生物标志物,揭示暴露与结局之间的"黑箱",明确分子机制及复杂交互作用。

(三)妇女儿童健康备受关注

妇女儿童健康是全民健康的基础,是衡量社会文明进步的标尺,是民族可持续发展的前提。2022 年国家卫生健康委员会为贯彻落实《中国妇女发展纲要(2021—2030 年)》和《中国儿童发展纲要(2021—2030 年)》,组织制定了《国家卫生健康委关于贯彻 2021—2030 年中国妇女儿童发展纲要的实施方案》,方案指出,以妇女儿童健康为中心,以维护妇女儿童健康权益为目的,为妇女儿童提供优质的医疗保健服务,提高优生优育服务水平。推动人人参与、人人尽力、人人享有,将妇女儿童健康教育与健康促进贯穿于全生命周期。在我国,尽管 2016 年开始实施了全面两孩政策,近几年新出生人口数量尚存在逐年下降的趋势。另外,由于受遗传、母体、营养及生存环境等多种因素的影响,出生缺陷已经成为影响儿童健康和出生人口素质的重大公共卫生问题。孕产妇的精神健康以及儿童、青少年的心理发育亦是妇女儿童健康的重要组成部分。应对妇女儿童健康问题,应当采用全生命周期理论,关注包括遗传因素、营养状况、心理状况、家庭和教育环境、环境暴露、伤害等因素在内的终生危险因素,以实现在各个年龄都能达到生理及心理健康这一目标。

(四) 环境 - 健康关系日渐密切

环境气候是人类赖以生存的生命维护系统,环境污染是全球性公共卫生问题,环境污染物暴露与多种健康损害结局相关,包括出生缺陷、生殖损害、心脑血管疾病、呼吸系统疾病以及肿瘤等。环境因素包括生活环境、工作环境和社会环境中的物理因素、化学因素、经济因素、文化因素和生活方式及饮食营养等。三十多年来,由于我国城市化和工业化的快速发展,机动车保有量的大幅增加,环境空气污染问题引发了广泛的关注,已成为我国最主要的环境问题之一。此外,气候变化是人类社会在 21 世纪面临的最严峻挑战之一,严重威胁人类生存和发展。气候变化可能通过加重空气污染,或与空气污染物产生交互作用而加重对脆弱人群的健康危害。应对环境气候问题,我们应当关注环境新型污染物的健康危害,加强开展环境污染物对人群健康的作用机制研究,加强气候变化与健康科学研究的广度与深度。

(五) 职业性损害因素对健康的影响

职业病是损害职业人群健康的主要公共卫生问题之一。因受到目前全球经济一体化的发展影响,企业类型与工作环境也发生了重大转变,再加上人口流动更加频繁等有关因素的影响,职业病的危害性仍然存在。为了提高职业人群的生命质量,我国陆续颁布了一系列保护职业人群健康的职业卫生法律、法规及卫生标准。2018 年 12 月 29 日在第十三届全国人民代表大会常务委员会第七次会议通过了《中华人民共和国职业病防治法》第四次修正并实施。尽管我国近年在职业卫生监督、职业健康监护和职业病诊断鉴定工作、职业病报告制度、基本职业卫生服务、全社会职业病防治的法治意识等方面开展了卓有成效的工作,但我国职业人群健康仍面临两大问题:一方面传统职业病现在乃至今后相当长时期内仍然是影响职业人群健康的重点疾病;另一方面,随着工业转型、劳动用工制度的变化,高新技术产业的发展和技术的引进,在劳动生产过程和生产环境中,除传统的职业性有害因素外,又出现了新的职业性有害因素和职业性损害。因此,通过调整职业人群工作场所的生产环境、生产过程、劳动过程,拓宽职业卫生服务新途径,改良并提升传统或新兴工作场所职业有害因素监测仪器设备、风险预测评价体系等有助于保护职业人群健康。

(六) 食品安全及膳食模式问题

居民食品安全、营养不足与过剩并存、营养相关疾病多发等问题,对人民健康造成危害。食品安全卫生标准体系的建设,农药、兽药、食品添加剂等暴露评估的数据和覆盖面,暴露后生物学标志物检测技术的研究,对未知和新发食品污染物的检测技术以及对新技术、新产品安全性的评价技术等都是食品安全问题关注的热点。在膳食模式及营养学研究方面,应当加强我国营养学基础研究和分子营养学研究,建立符合中国人群的防治慢性病和代谢性疾病的膳食模式,形成更适合我国居民健康的饮食状态;从膳食结构、烹调方式、膳食时序三个维度,建立可以有效防控慢性病的膳食干预措施,为采取个体化及人群营养预防措施提供依据。

(七) 新时期医防融合的需求

面对新发传染性疾病的威胁及重大慢性病的疾病负担,我们亟须提高重大疫情早发现能力、构建疫情防控救治体系、加强重大慢性病健康管理、提高基层防病治病和健康管理能力,推进建成防治有机结合的创新医防协同体制。需要探索建立公共卫生与临床医学复合型人才培养机制,培养一批临床医学专业基础扎实、防治结合的医学人才;加快医学教育从"以疾病治疗为中心"向"以健康为中心"的转变;促进临床及公共卫生信息资源,人力资源的配置和结合、开放共享;亟需加强基层医疗和公共卫生服务能力,提高基层卫生服务人员的能力和受教育程度;加强分级诊疗和优质医疗资源下沉及有序就医等。

第四节 ｜ 医学生学习预防医学的意义

作为一名医学生和将来的医务工作者,除了具备扎实的医学基础知识和临床技能外,预防医学也是每一位医学生应该掌握的主干学科。1988 年的世界医学教育峰会发布了《爱丁堡宣言》,指出了"医学教育目的是培养促进全体人民健康的医生"。此后,世界卫生组织又提出了"五星级医生"("five-star" doctor)的要求,即指未来医生应具备以下五个方面的能力:①卫生保健提供者(care provider),即能根据患者预防、治疗和康复的总体需要,提供卫生服务;②医疗决策者(decision maker),即能从伦理、费用与患者等多方面的情况,综合考虑和合理选择各种诊疗服务;③健康教育者(health educator),即医生不只是诊疗疾病,更应承担健康教育的任务,主动、有效地促进个体和群体的健康;④社区卫生领导者(community health leader),即能参与社区卫生决策,根据个人、社区和社会对卫生保健的需求做出合适的反应;⑤服务管理者(service manager),即协同卫生部门及其他社会机构开展卫生保健,真正做到人人享有卫生保健。2020 年《国务院办公厅关于加快医学教育创新发展的指导意见》指出:将医学发展理念从疾病诊疗提升拓展为预防、诊疗和康养,加快以疾病治疗为中心向以健康促进为中心转变,服务生命全周期、健康全过程。强化对医学生的公共卫生与预防医学、传染病防控知识等教育。

进入 21 世纪后,不仅突发公共卫生事件频繁发生,慢性病对人群健康的威胁也日益严重,而预防控制这些人群健康的问题都需要医生的积极参与。在全国上下大力推进健康中国建设的过程中,人人参与、人人尽力、人人享有已成为全社会的共识。作为保障人民健康重要卫士的临床医务人员,更是义不容辞。从目前中国一系列卫生政策可以看出,中国的卫生服务越来越强调健康促进,突出预防为主,强调临床与预防的结合。因此,作为一名未来的医务工作者,学好预防医学具有非常重要的现实和战略意义。

为此,要求医学生通过本门课程的学习及参加预防医学的社会实践,达到以下目的。

1. **完整地认识现代医学的目标**　透彻理解健康、健康决定因素与疾病的关系,树立预防为主的思想,具备预防医学的基本理论和树立预防为主的观念;应用健康生态模型以及"三级预防"的原则,做好医疗卫生保健服务工作。

2. **掌握预防医学观念、知识和技能**　通过实践,深化这种认识,从而能将预防意识指导日常的临床工作,在临床场所能敏锐地察觉和报告公共卫生问题,在日常的临床工作中能根据就诊者的实际情况提供个体化的健康维护计划,能参与促进社区人群健康的工作,与公共卫生人员一起提高个体和群体的健康水平。

通过本课程的学习,结合在基础医学和临床医学所学到的知识和技能,真正成为一名防治结合的五星级医生。

(胡志斌)

本章数字资源

本章思维导图

第二章 | 流行病学概论

流行病学（epidemiology）不仅是预防医学领域的主导学科,也是现代医学领域一门重要的基础学科,是人类探索疾病病因、改善人群健康、制定公共卫生政策与策略的重要工具。流行病学研究的对象是人群,它通过对人群中疾病和健康状况的分布及影响因素的研究,探索和评价疾病防治和促进健康的策略和措施。

第一节 | 概 述

一、流行病学的定义

国内流行病学界在多年实践的基础上,提炼出来的比较公认的流行病学定义为:"流行病学是研究疾病和健康状况在人群中的分布及其影响因素,借以制定和评价预防、控制和消灭疾病及促进健康的策略与措施的科学。"该定义将流行病学的研究范畴从疾病拓展至健康,强调流行病学要研究所有临床疾病、亚临床状态、疾病自然史及如何促进健康长寿等问题。

上述定义的基本内涵有四点:①流行病学研究的对象是人群,即研究所关注的是具有某种特征的人群,而不是某一个个体;②流行病学研究的内容不仅包括疾病,还包括伤害、健康状态及其他相关的卫生事件;③流行病学研究的起点是疾病和健康状态的分布,研究的重点是疾病和健康状态的影响因素;④流行病学研究的最终目的是为预防、控制和消灭疾病以及为促进健康提供科学的决策依据。

二、流行病学研究中常用的基本概念

(一)暴露与结局

1. **暴露** 暴露（exposure）是指研究对象所具有的与结局有关的特征或状态(如年龄、性别、职业、遗传、行为、生活方式等)或曾接触与结局有关的某因素(如X线照射、重金属、环境因素等),这些特征、状态或因素即为暴露因素,也称为研究因素或研究变量。暴露需要与特定的研究目的相一致。如探讨吸烟与肺癌的关系,吸烟为暴露,但是在探讨饮酒与肝病的关系时,吸烟就不是暴露因素。

准确的暴露测量是进行因果推断的重要前提。在进行暴露变量的收集时,需要全面准确地记录暴露类型、暴露量(剂量)及暴露时间。如通过国际体力活动量表收集研究对象过去七天的步行、轻度体力活动、中等强度的体力活动、高强度的体力活动情况时,暴露类型为行为特征,暴露量为每种强度的体力活动的总时长,暴露时间为七天。

2. **结局** 结局（outcome）是指人群中出现的预期结果事件,主要包含疾病、健康及亚临床状态。对结局的判断应有严格而统一的标准。如果结局是某疾病的发生,就应该按照国内外公认的诊断标准判断结局;如果疾病起病过程比较长,通常需要进行分期诊断。比如诊断脂肪肝的"金标准"是穿刺活检进行病理诊断,而糖尿病则根据病程可分为糖尿病前期和糖尿病。如果结局是健康或亚临床状态,可结合量表问卷评估法、生理生化量化指标诊断法、体格检查法来评估个体的健康状况或亚临床状态。例如,可通过蒙特利尔认知评估量表来评估研究对象的认知功能,通过体重和身高计算体重指数来评估肥胖。如果结局是某项血清学指标,则要以标准化的实验室操作技术加以测定,以获得准确的结局变量。

3. 常用的结局指标

（1）发病率：发病率（incidence rate）指在一定期间内，特定人群中某病新病例出现的频率。若在观察期间内一个人多次发病时，则应计为多个新发病例数，如上呼吸道感染、腹泻等在一年中可多次罹患的急性疾病。对发病时间难以确定的疾病，如高血压、糖尿病、冠心病等，则应根据统一的标准来确定新病例，一般可将初次诊断的时间作为发病时间来确定新发病例，如精神疾病等。发病率作为疾病流行强度的指标反映了疾病对人群健康影响的程度，发病率的动态变化通常意味着疾病病因的改变，因此发病率多用于疾病监测和前瞻性队列研究。

（2）患病率：患病率（prevalence）又称现患率，是指在特定的时间内，一定人群中某病新旧病例数所占的比例。患病率主要用来描述病程较长的慢性病的流行情况，如冠心病、糖尿病、高血压、痴呆等。患病率不仅可用于病例对照研究来探索疾病病因，还可用于生态学研究，反映人群中某一疾病的疾病负担。通过追踪疾病患病情况随时间的变化趋势，可用于监测和评价慢性病防控的效果，为制定卫生政策、合理分配医疗卫生资源、评估医疗质量以及医疗费用的投入等提供科学依据。例如，《中国居民营养与慢性病状况报告（2020年）》指出我国超重/肥胖患病率自1990年开始逐年攀升，截至2019年成年居民的超重/肥胖患病率已超50%，说明我国超重/肥胖疾病负担不容忽视，需采取措施强化超重/肥胖防控。

（3）死亡率：死亡率（mortality rate）是指某人群在一定期间内死于某病（或死于所有原因）的人数在该人群中所占的比例。死于所有原因的死亡率也称全死因死亡率（all-cause mortality rate），死于某种特定疾病的死亡率为归因死亡率（cause-specific mortality rate）。死亡率可用于衡量某时期、某人群死亡风险大小。不同地区的死亡率在进行比较的时候，需要根据人口情况计算标化死亡率。疾病归因死亡率可提供某病死亡在人群、时间、地区上变化的信息，故也常用于前瞻性队列研究探讨病因，以及生态学研究评价预防控制措施的效果。

（4）生存率：生存率（survival rate）是指患某种疾病的人（或接受某种治疗措施的患者）经 n 年的随访，到随访结束时仍存活的病例数占观察病例总数的比例。生存率反映疾病对生命的危害程度，可用于评价某些病程较长疾病的远期疗效，常用于癌症、心血管疾病、结核病等慢性病的研究。

（5）潜在减寿年数：潜在减寿年数（potential years of life lost，PYLL）是指某病某年龄组死亡者的期望寿命与实际死亡年龄之差的总和，也就是死亡所造成的寿命损失，是评价人群健康水平的重要指标。潜在减寿年数能直接反映疾病负担情况，揭示疾病对各年龄组人群的危害大小，在筛选重点公共卫生问题、重点疾病或重点人群方面具有指导意义。

（6）伤残调整生命年：伤残调整生命年（disability-adjusted life year，DALY）是指从发病到死亡所损失的全部健康生命年，包括因早死所致的生命损失年（years of life lost，YLL）和疾病所致伤残引起的健康生命损失年（years lived with disability，YLD）。伤残调整生命年可应用于：①定量计算因各种疾病造成的早死与残疾而带来的健康生命年损失，是对发病、失能、残疾和死亡进行的综合分析。②更科学、全面地反映各地区存在的主要公共卫生问题和严重危害该地区人群健康的重点疾病，是疾病负担研究最常用的评价指标之一。例如，2019年的全球负担研究，通过对各种疾病的伤残调整生命年负担进行排序后，发现缺血性心脏病严重影响全球老年居民健康，是需要关注的重点疾病之一。③进行卫生经济学评价，如成本-效用分析，比较不同干预策略和措施降低伤残调整生命年的花费和效果，以求采用最佳的干预措施使得有限资源发挥最大作用。

（二）疾病的流行强度

疾病的流行强度是指某病在一定时期内，某地区某人群中某病发病率的变化及其病例间的联系程度。描述疾病流行强度的常用术语包括散发、暴发和流行。

1. 散发 散发（sporadic）是指某病发病率在某地区人群中呈历年的一般水平，病例在人群中散在发生或零星出现，病例之间无明显联系。散发用于描述较大范围（如区、县以上）人群的某病流行强度，而不用于人口较少的居民区或单位，因为其发病率受偶然因素影响较大，年度发病率很不稳定。

确定是否散发一般与同一个地区、同一种疾病前三年的发病率水平比较,如当年的发病率未明显超过历年一般发病率水平时为散发。

2. 暴发 暴发(outbreak)是指在一个局部地区或集体单位的人群中,短时间内突然发生许多临床症状相似的患者。暴发往往是通过共同的传播途径感染或由共同的传染源引起,如托幼机构的麻疹、手足口病、腮腺炎等疾病的暴发。

3. 流行 流行(epidemic)指某地区某病的发病率显著超过该病的历年发病率水平。相对于散发,流行出现时各病例之间呈现明显的时间和空间联系。有时某病的流行在短期内可越过省界波及全国甚至超出国界及洲界,形成世界性大流行,称之为大流行(pandemic)。

(三) 效应与关联

1. 效应 效应(effect)是因果机制的终点事件,任何一种疾病都是由某种或某些因素引起的效应。比如粉尘中游离二氧化硅会导致硅肺,硅肺就是粉尘中游离二氧化硅引起的效应之一。效应也代表某种特定因素导致的人群疾病频率的改变。当以发病作为观察结局时,效应就是由该因素引起的发病率的变化。因此,效应强调的是暴露对于人群作用产生的结果,存在因果前提。

2. 关联 关联(association)指的是两个因素密切相关。在医学研究中,当具有某暴露特征的人群某疾病的发生率显著高于非暴露人群的疾病发生率时,就认为暴露与疾病间存在统计学关联。仍需结合希尔病因推断准则,综合考虑暴露和疾病发生的时间顺序、关联强度、剂量-反应关系、一致性、生物学合理性等,进一步开展因果关系推断。由此可见关联是两个因素相关的一种现象,并不一定是因果关系。只有当这种相关现象具有因果关系时,暴露导致的结果才可称为效应。因此,在解读观察性研究的关联性分析结果时应尤为谨慎。

3. 关联常用的指标

(1) 相对危险度:相对危险度(relative risk,RR),又叫危险比(risk ratio)或率比,是暴露组发病率(或死亡率)与非暴露组发病率(或死亡率)的比值,常用于队列研究。含义为暴露于某因素的人群发生疾病(或死亡)的概率是不暴露于某因素人群的多少倍。RR数值越远离于1,代表暴露与疾病(或死亡)的关联强度越大。当RR=1时,表示暴露组发病(或死亡)概率与非暴露组发病(或死亡)概率相等,暴露与疾病(或死亡)发生风险无关;当RR>1时说明暴露组发病(或死亡)概率大于非暴露组发病(或死亡)概率,暴露与疾病(或死亡)发生风险增加有关,可能是疾病(或死亡)的危险因素;当RR<1时说明暴露组发病(或死亡)概率小于非暴露组发病(或死亡)概率,暴露与疾病(或死亡)发生风险降低有关,可能是疾病(或死亡)的保护因素。

(2) 比值比:比值比(odds ratio,OR)是某疾病患病人群的暴露比值(暴露发生的概率与暴露不发生的概率的比值)与不患该疾病人群的暴露比值之比,是衡量暴露与疾病关联强度的重要指标,常用于病例对照研究。当OR=1时,表示疾病患病的危险度与暴露因素无显著关联;当OR>1时说明疾病患病的危险度与暴露的增加正相关;当OR<1时说明疾病患病的危险度与暴露的增加负相关。OR与RR存在差别,OR是患病人群和不患病人群的暴露比,而RR是具有某暴露特征的人群和不具有该暴露特征的人群的发病率比,前者为比值比,后者为率比。

第二节 | 流行病学原理与方法

一、流行病学基本原理

流行病学的研究对象是人群,其在广泛使用和长期发展中,逐渐形成了本学科的理论体系和方法论。由于疾病与健康状况在人群中的分布不是随机的,因此流行病学从研究这些分布入手,了解其分布状况,分析其发生或流行原因,制定干预措施并评价其效果。与此相对应,流行病学的基本原理主要包括下面几点。

(一) 疾病分布论

疾病分布论是流行病学最基本的理论,其不仅在疾病分布的描述中具有指导意义,同样对于疾病病因分析和预防控制措施效果的评价都具有重要指导价值。疾病分布论的基本思想是指疾病或健康状况在不同人群中的发生是非随机的,而是受到多种因素的影响,而这些因素可能就是病因或是导致流行的因素,因此可以通过描述不同人群疾病或健康状况的分布情况,阐明疾病或健康状况的流行特征,分析并找出疾病病因或流行因素的线索,进而采取有效的措施来预防疾病和促进健康。描述疾病与健康状况的分布主要从以下几个方面进行:一是人群特征,如不同性别、年龄、民族、职业等;二是时间特征,如不同月份、季节、年份等;三是地区特征,如沿海与内陆、山区与平原、中部与西部等。三者(人群特征、地区特征、时间特征)共同称为疾病的三间分布。

(二) 病因论

任何疾病的发生都是有原因的,许多疾病已找到明确的病因,比如白喉是由白喉杆菌引起的,但是仍存在许多疾病的病因没有完全明确,比如动脉粥样硬化、阿尔茨海默病等。由于影响疾病或健康状况分布的原因是复杂的,单一病因论的观点已经过时,多因论、概率论的观点逐渐得到广大学者的认同。其中,概率论观点提出"凡是能引起疾病发生风险增加的因素均是病因",对比是概率论的主要前提。通过概率论方法探索病因时,发现绝大多数疾病的病因都是多因素的。

病因论的基本思想认为人群中疾病的发生发展是由多种原因造成的,而这些原因及原因间的互作关系是复杂的、多样的、可变的;对于一种疾病来说,所有能引起疾病发生概率增高的因素都可以称为该病的病因或危险因素,而对一种因素来说,它可能是多种疾病的危险因素。

病因按自然社会属性可分为四类:①自然因素,包括生物因素、物理因素、化学因素等,如细菌、真菌、温度、辐射、空气、水等;②社会因素,包括交通运输、医疗卫生条件、医疗制度、居住区绿地面积等;③饮食行为因素,包括吸烟、饮酒、运动、饮食、睡眠等;④机体因素,包括个体的遗传易感性、营养状况、心理因素、免疫功能等。因此,在探索疾病的病因和进行疾病防控措施制定时,需要同时考虑多种因素及其共同作用。

(三) 健康-疾病连续带的理论

健康-疾病连续带(health-disease continuum,HDC)是指机体由健康发展到疾病状态是一个连续动态变化的过程,在这个过程中机体会受多种影响因素的刺激,进而产生一系列相互联系、相互依赖的疾病或健康过程。对于个体来说,从健康到疾病(从疾病到健康)是一个连续动态的过程,比如从血糖正常到糖耐量受损再到糖尿病就是一个连续的过程;对于整个群体来说,从健康状况的低分布到健康状况的高分布(从健康问题的高分布到健康问题的低分布)也是一个连续的过程。例如,在传染病流行方面,从开始流行到流行高峰,再到低流行或散发,甚至暂时停止流行是个连续的过程。在慢性病的发生发展方面,高血压、糖尿病、血脂异常、其他心血管疾病等慢性病在早期患病率较低,但随着时间和影响因素的变迁,患病情况也呈现出明显的增长趋势,这种增长过程就是连续的。

健康-疾病连续带理论在预防医学实践和临床医学实践中都具有重要地位。健康问题的"冰山现象"(iceberg phenomenon)就是健康-疾病连续带理论的一个典型案例。与海水中的冰山类似,露出海面的是小部分,但是淹没在海面下的是绝大部分;相应在人群中,能观察到的某种疾病或健康问题的典型患者仅占该病或健康问题所有存在形式的很少一部分,而绝大部分人群存在的该种疾病或健康问题的情况是无法被直接观察到的,如果忽视了这部分人群可能会带来不良后果。例如,在传染病防治中,如果仅对已诊断的典型患者进行治疗或采取措施,而忽视已存在的隐性感染者、病原携带者及传播途径,将会非常危险。因为隐性感染者、病原携带者可能会在无意识的情况下,进一步加剧传染病的传播和流行,因而带来无法估量的后果。对于慢性非传染性疾病而言,认识"冰山"的全貌,有利于了解引起疾病发生的原因、疾病自然史及发展过程,对于寻找高危人群、制定相应防控措施、优化医疗卫生资源、促进全体人群的健康具有重要的意义。

(四) 疾病预防控制论

任何一种疾病都有其自然发生发展的过程,也存在影响这种过程的关键节点和关键因素。疾病预防控制论就是根据疾病发生、发展过程和健康状况的变化规律,采取三级预防控制措施来防控疾病。第一级预防又称为病因预防,即改善或减少疾病的危险因素,防止疾病的发生,如目前倡导的戒烟限酒、减盐减糖、合理膳食等;第二级预防即早发现、早诊断、早治疗(慢性非传染性疾病的"三早")或早发现、早诊断、早报告、早隔离、早治疗(传染病的"五早"),主要是针对高危人群开展早期筛查,并进行危险因素管理和早期干预,比如高血压患者每天盐摄入量不超过 6g;第三级预防是治疗疾病,促进早日康复、防止失能或延长生命,如肾病终末期患者接受肾脏移植手术或透析治疗。因此,在疾病预防控制实践中,不同的疾病所采取的预防策略和控制措施是不相同的;即便是同一种疾病,在不同的地区或不同的人群采取的预防控制策略和措施也是不相同的。

(五) 疾病流行数理模型

疾病流行数理模型是指人群中疾病与健康状况的发生、发展及分布变化,受到环境、社会和机体多种因素的影响,它们之间具有一定的函数关系,可以用数学模型来描述疾病或健康状况分布的变化规律及其影响因素。在一定的条件下,可以预测它们未来的变化趋势。例如,在登革热流行地区,可运用数理流行病模型准确描绘病毒传播动态,通过时空分析预测疾病未来趋势,为公共卫生决策提供科学依据。

二、流行病学研究的基本原则

(一) 群体原则

流行病学是研究人群中的疾病与健康状况。在人群中宏观地考察疾病与健康状况的动态变化是流行病学区别于其他医学学科最显著的特点。虽然流行病学研究的观测对象可以是个体,但其描述、分析、判断事物以及做出疾病预防控制策略和措施都是基于人群开展的。因此,这里的人群是指具有一定范围和特征的人群,其可以是一个家庭、一个单位、一个社区、一个国家乃至全世界的人群。

(二) 现场原则

流行病学研究的人群是生活在社会中的人群,因此常常将人群与现场(周围环境)结合在一起进行研究,同样其预防控制策略和措施的研究和实施也是基于人群和现场的。所以说,没有现场的人群对流行病学是毫无意义的。

(三) 对比原则

对比是流行病学研究方法的核心,贯穿流行病学研究的始终。只有通过对比,才能发现疾病发生的原因,才能考察疾病诊断的正确性和治疗方法的有效性。可以毫不夸张地说,任何流行病学结论均来自对比资料。对比的方式可归纳为两类:一类是按结局分类进行对比,如比较有病与无病,有效与无效,康复与死亡等不同人群组间的暴露因素是否存在差别;另一类则按暴露或干预情况进行分类对比,比如暴露与非暴露,干预与非干预,以及不同地区、人群、时间上疾病或健康状况的差别。

(四) 代表性原则

流行病学研究的对象是人群,实施预防控制措施的对象也是人群。但在实际研究中,一般无法或没有必要把全部人群作为研究对象,因此常选取其中一部分人群作为研究对象(也就是样本),开展相应研究获得研究结论,并推论至总体人群。因此,研究人群一定要有代表性。因为只有在代表性人群中获得的流行病学研究结论才能够推论到对应的总体人群。具有代表性的人群样本具有两个特征:一是样本是随机产生的;二是样本量足够大。

三、流行病学研究方法

(一) 流行病学方法分类

流行病学既是一门医学应用学科,也是一门逻辑性很强的医学方法学。流行病学按照设计类型归纳起来有三类:观察法、实验法、数理法,其中观察法又分为描述法和分析法(图 2-1)。

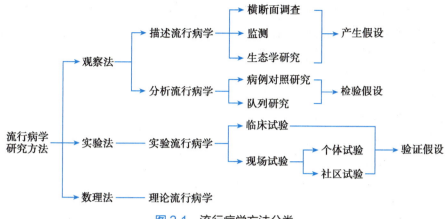

图 2-1 流行病学方法分类

1. **观察法** 流行病学中的观察法是指不对研究对象施加任何干预或措施,观察人群在自然状态下疾病、健康状况及有关因素的分布情况。根据选择的研究对象及研究内容的不同,观察法又分为描述法(也称描述流行病学,descriptive epidemiology)和分析法(也称分析流行病学,analytical epidemiology)。

2. **实验法** 观察是指对自然现象的"袖手旁观",而实验是指对研究对象有所"介入"或"干预",并前瞻性地观察介入手段或干预措施的效应。实验法(experimental method),也称实验流行病学(experimental epidemiology)。

3. **数理法** 又称数学法(mathematical method)或理论流行病学(theoretical epidemiology),是指用数学模型的方法来定量地表达病因、宿主与疾病发生发展的数学关系,以客观定量地描述疾病流行状况或预测疾病流行趋势,从理论上探讨疾病流行规律和防制措施的效果。Reed-Frost 的急性传染性疾病的流行公式及 MacDonald 的疟疾流行公式就是典型的数学模型。

(二)常用的流行病学方法简介

1. **描述法** 流行病学的描述法又称描述流行病学,是将专门调查或常规记录所获得的资料,按照不同地区、不同时间和不同人群特征分组,以展示该人群中疾病或健康状况分布特点的一种观察性研究。通俗地讲,描述性研究可以回答所描述的事件存在于什么时间、什么地点、什么人群、数量有多少,是探索暴露和疾病因果关系中最基础的步骤。常见的描述研究类型包括现况研究、生态学研究、疾病监测、病例报告、个案调查、死亡报告、出生登记、药物不良反应监测及暴发调查等。

描述性研究的主要特点:以观察为主要研究手段,仅通过观察、收集和分析相关数据总结研究对象或事件的特点,而不对研究对象采取任何干预措施。然而,描述性研究中暴露因素的分配不是随机的,暴露与结局的时序关系无法确定,因此,在进行暴露与结局的因果关系推断时存在一定的局限性,仅可做初步的比较性分析,产生病因假设。

描述法的主要用途:①描述疾病或某种健康问题的分布特点及发生发展规律。基于调查或现有的监测资料,描述疾病或者健康问题在时间、地区和人群中的分布特征,可为危险因素的发现、高危人群的检出、疾病防控措施的提出及卫生政策和医疗卫生计划的制定提供基础资料。例如,基于中国居民慢性病与营养监测调查的现况研究发现,我国成年居民超重肥胖率超过 50%,各种慢性病的患病率和发病率仍然居高不下。②获得病因线索、提出病因假设。鉴于任何现象或事件的发生都是有其内在原因的,疾病或健康状况在不同人群、时间和地区的分布差异可能也是由某些因素导致的。因此,通过比较疾病或健康状况在三间分布上的差异,可以为后续研究提供病因线索,进而提出病因假设。例如,基于 2015 年中国居民健康与营养调查湖北地区的现况研究发现,膳食钠摄入与认知功能得分之间存在负相关,提示膳食钠摄入可能是认知功能减退的危险因素。③了解疾病的变动趋势,评价疾病的防控效果。通过定期在同一个人群中重复开展现况研究,可以了解这个人群中某疾病及其危险因素的变迁趋势,进而了解其防控效果。例如,基于中国慢性病和危险因素监测(The China Chronic

Disease and Risk Factors Surveillance）的现况研究显示,我国糖尿病患病率从 2013 年的 10.9% 增长至 2018 年的 12.4%,糖尿病前期的患病率则从 2013 年的 35.7% 增长至 2018 年的 38.1%。④了解疾病自然史。通过对同一人群或同一个体进行连续不断地追踪,可以观察疾病在人群中发生发展的历程。

2. 分析法　流行病学的分析法也称分析流行病学,是在描述分布现象的基础上,进一步在有选择的人群中观察可疑病因与疾病和健康状况之间有无关联的一种研究方法。分析法的主要研究目的是通过对比分析,找出影响分布的决定因素或病因,并检验病因假设、估计暴露与疾病的关联程度。主要包含队列研究和病例对照研究两类方法。

（1）队列研究:队列研究（cohort study）根据研究人群是否具有某种暴露或暴露程度不同分为不同的亚组,进而追踪各组的结局发生情况,并比较其差异,从而判定暴露与结局之间有无关联及关联程度大小的一种观察性研究方法。根据人群进出队列和终止观察的时间不同,队列研究可分为前瞻性队列研究（prospective cohort study）、历史性队列研究（historical cohort study）和双向性队列研究（ambispective cohort study）。根据原队列观察期内有无成员退出或加入,又可分为固定队列（fixed cohort）和动态队列（dynamic cohort）。目前国内外已有诸多知名队列,比如中国慢性病前瞻性研究（China Kadoorie Biobank,CKB）、中国老年健康影响因素跟踪调查（The Chinese Longitudinal Healthy Longevity Survey,CLHLS）、英国生物银行（UK Biobank,UKB）、Framingham 心脏研究（Framingham Heart Study,FHS）等。

队列研究的主要特点:①队列研究以观察为主要研究手段,不对研究对象采取任何干预措施;②队列研究中的暴露不是随机分配的,在开始之前暴露就已客观存在,不由研究者意志决定;③队列研究设置对照组,比较的是具有某暴露特征的人群与无(或低)暴露特征人群的结局发生率;④队列研究由“因”及“果”,在结局事件发生前就已确定暴露状况,随后通过随访追踪结局发生情况,并进行比较,进而推测因果关系,具有因果时序性;⑤在同一个队列中,可以探究某暴露因素与多个结局的关联,具有较高的研究效率。

队列研究的主要用途:①检验病因假设,由于队列研究是由“因”及“果”的研究,检验病因假设的能力较强,因此它的主要用途是探讨某种因素与某疾病或多种疾病的关联。例如,在研究吸烟是否与冠心病的发生有关联的同时,还可研究吸烟是否与慢性阻塞性肺疾病的发生有关。②认识疾病的自然史,经过前瞻性随访的队列研究,可以观察到人群从暴露到发生疾病直至出现各种结局的全貌,包括一些亚临床阶段的变化与表现,可助力临床医师了解疾病自然史、作出诊断和治疗决策。③评价疾病防控效果,通过观察某些有益成分的摄入情况与疾病或健康问题之间的关联,寻找有益于预防疾病发生的因素。如探讨较多的新鲜蔬菜水果、全谷物等的摄入是否与死亡风险降低有关,戒烟是否与肺癌风险降低有关,以及戒酒是否与脂肪肝/肝癌的发生风险降低有关等。

（2）病例对照研究:病例对照研究（case-control study）通过选择患有和未患有某特定疾病的人群分别作为病例组和对照组,调查各组人群过去暴露于某种或某些可疑因素的比例或水平,通过比较各组之间暴露比例或水平的差异,判断暴露因素是否与研究的疾病有关联及其关联程度大小的一种观察性研究方法。若病例组有暴露史的比例或暴露的程度显著高于对照组,且其差异有统计学意义,则可认为这种暴露与疾病存在关联。

病例对照研究的主要特点:①以观察为主要研究手段,只是客观地收集研究对象的暴露情况,而不给予任何干预措施。②病例对照研究具有对比的特征。根据研究对象有无研究结局分为病例组和非病例组,通过比较两组人群的暴露情况来评估关联。③病例对照研究是由“果”至“因”,病例组和非病例组既往可疑因素暴露史都是回顾性追溯收集的。因此其验证因果关系的能力弱于队列研究,一般只能初步检验病因假设。④病例对照研究按有无疾病分组,研究因素可根据需要任意设定,因而可以观察一种疾病与多种因素之间的关联。

病例对照研究的主要用途:①初步检验病因假设,在有病因假设的前提下,病例对照研究将可疑病因作为研究因素,其研究结果可以初步检验病因假设是否成立。这是病例对照研究最常见的用途。

②提出病因线索,通过广泛比较病例组和非病例组的相关因素的暴露情况,寻找可能的危险或保护因素。值得注意的是,一般不会首先使用病例对照研究寻找病因线索,而是推荐采用描述性研究。③研究疾病的预后因素,通过观察比较处于同一疾病不同阶段的暴露情况,揭示暴露与疾病发展及预后的关系。④评价防控效果,通过比较病例组与非病例组之间接受某预防措施所占的比例,评价该预防措施的效果。若病例组接受某预防措施的人数明显少于对照组,则可提示该预防措施效果明显。

3. **实验法** 流行病学的实验法也称实验流行病学或流行病学实验。该方法将来自同一总体的研究对象随机分为实验组和对照组,实验组给予实验因素,对照组不给予该因素,然后前瞻性地随访各组的结局并比较其差别的程度,从而判断实验因素的效果。实验法可以人为地控制实验条件,因而可以验证病因假设、评价干预效果。主要包括随机对照临床试验(randomized controlled clinical trial)、现场试验(field trial)、社区试验(community trial)。随机对照临床试验,又称随机对照试验(randomized controlled trial),是目前评估干预措施效果最严谨的流行病学研究设计类型和实验类型。

流行病学实验的基本特征:①有人为施加的干预措施,可以人为地控制实验条件。②需要通过前瞻性随访观察获得研究结果。③设置有平行对照,以确保组间均衡可比,将研究对象在同一时点划分为实验组与对照组,实验组给予实验因素,对照组不给予该因素,开展前瞻性随访收集研究结果,最后通过比较实验组与对照组结局的差别,说明实验措施的效果。若无对照组,很难将干预措施的效应、回归中位的效应、自然病程的效应区分开来。④随机分组,根据研究需要,将研究对象随机区分为两个或多个比较组,此过程需要保证每位研究对象都有同等的机会被分配到实验组或对照组。

流行病学实验的主要用途:①验证病因假设,通过干预试验改变暴露的水平,确定暴露因素与结局的因果关系。如通过增加中高强度的体育运动,观察脂肪肝是否可以得到缓解,即可证实运动不足与脂肪肝之间的因果关系。②评价干预措施防治疾病的效果,通过人为给予戒烟限酒、疫苗、药物、手术等多种干预手段,观察干预措施在改善健康状况、减少疾病发生、延缓疾病进展、促进疾病康复方面的效果。例如,在我国 5 省 2.1 万人中开展的干预研究发现,使用低钠高钾的代盐替换普通食盐能显著降低人群的脑卒中发病率、主要心血管事件和全因死亡风险。

第三节 | 偏倚及其控制

在流行病学研究中,从样本人群中所获得的某变量的测量值系统地偏离了目标人群中该变量的真实值,使得研究结果或推论与真实情况之间出现偏差,称为偏倚(bias)。偏倚是随机误差以外的,可导致研究结果与真实情况差异的系统误差,它也是影响研究结果真实性的重要原因。因此在研究中,必须充分认识偏倚的来源及其产生原因,最大限度地减少或者避免偏倚的产生,从而保证研究的真实性。常见的偏倚主要分为以下几种。

一、选择偏倚

选择偏倚(selection bias)是指被选入研究中的研究对象与没有被选入者特征上的差异所导致的系统误差。选择偏倚主要产生于研究的设计、实施等阶段,由于在研究的设计阶段选择研究对象的方法不当、被选研究对象的无应答、失访及排除等,研究对象在某些特征上与目标人群之间有差异,因此最终研究结果缺乏代表性而不能外推。

选择偏倚一旦产生,往往很难消除,因此预防选择偏倚的发生是关键。对选择偏倚的控制尽可能在研究设计和实施阶段,通过采用科学的研究设计、严格设置纳入排除标准、随机化分组、设置对照、提高应答率、认真严格执行研究设计等措施来尽量减少或避免选择偏倚。

二、信息偏倚

信息偏倚(information bias)指在研究实施过程中由测量暴露或结局的方法缺陷导致从研究对象

获取的信息错误而产生系统误差。检测方法不统一、诊断标准不统一、观察条件不统一、询问方式不统一、研究对象对相关信息记忆不准或者故意提供错误信息等问题都可导致信息偏倚的产生。信息偏倚通常表现为研究对象的某种特征被错误分类,如暴露于某因素者被错误地认为是非暴露者,非患某病者被错误地认为是该病患者。常见的有回忆偏倚、报告偏倚、测量偏倚等。

信息偏倚可通过选择精确稳定的测量方法、调准仪器、严格实验操作规程、尽可能使用盲法收集资料、提高临床诊断技术水平、明确各项标准并严格执行等手段进行预防。此外,还应认真做好调查员培训,提高询问调查技巧,统一标准,并要求调查员有一定的责任心。

三、混杂偏倚

混杂偏倚(confounding bias)是指在流行病学研究中,一个或多个混杂因素(confounding factor)的影响,掩盖或者夸大了研究因素与疾病之间的联系,从而使两者之间的真正联系被错误地估计。混杂因素亦称混杂因子,指既与疾病有关又与暴露有关,而且在各比较组人群之间分布不均匀,导致掩盖或夸大暴露与疾病之间真正联系的因素。

混杂偏倚在观察性研究、实验性研究等各类流行病学研究中均可能存在,因此需在研究的各个阶段进行控制,将混杂偏倚的影响减少到最低,力求研究结论真实可靠。如在研究设计阶段对研究对象的条件作某种限制,以便获得同质的研究样本;或者采用匹配的办法选择对照,以保证暴露组和对照组在一些重要变量上的可比性;以及在资料分析阶段采用标准化率分析、分层分析和多变量分析等方法来控制混杂偏倚。

第四节 ｜ 流行病学应用

流行病学主要由三部分组成,即原理、方法和应用。随着流行病学方法的快速发展,流行病学的用途也越来越广泛,下面我们将从以下六个方面进行归纳。

一、开展疾病防控和健康促进

流行病学的根本任务之一就是预防疾病。预防是广义的,包括无病时改善或减少危险因素暴露,以避免或减少疾病发生;疾病发生前,针对高危人群进行预防,以实现早发现、早诊断;疾病发生后,采取合理治疗或改善措施,以避免死亡、残疾及严重并发症的出现。在传染病方面,通过接种疫苗来预防疾病发生,如接种麻疹疫苗减少麻疹发生,接种乙肝疫苗减少乙型肝炎发生。在寄生虫病方面,通过控制传染源、切断传播途径来减少疾病发生,如通过杀灭钉螺来消灭血吸虫病。在慢性非传染性疾病方面,通过三级预防措施减轻疾病风险和疾病负担。如对肺癌,提倡以戒烟作为主要措施;对冠心病,采取控制高血压、戒烟限酒、合理膳食和积极体育锻炼等综合措施来预防;对高血压,通过限制钠盐摄入降低其发生发展的风险。与此同时,由于现代流行病学的定义已扩展至研究所有健康状况相关的事件,所以流行病学的应用也不再局限于疾病防控,而是相应地扩展到健康促进领域,如倡导提升健康素养,促进"以治病为中心"的治疗理念转向"以健康为中心"的"大健康"理念。

流行病学预防分为策略和措施两类。前者是预防控制方针,属于战略性和全局性的;后者是具体预防控制方法,是战术性和局部的,两者相辅相成。流行病学在疾病防控策略制定和防控措施的实践中具有重要作用。例如,提出加强疾病监测、及时发现患者、及时隔离治疗患者,以及有计划地接种天花疫苗的策略,代替了过去长期过分依赖普种牛痘的做法,在全球实现了天花的消灭。

二、描述疾病和健康状况的分布,开展疾病监测

疾病和健康状况的分布特征是开展流行病学研究的重要基础。在医疗卫生中,评估疾病对人群健康的危害程度(如发病情况、患病状况),需要知道人群中的健康状况;在病因探讨中,需要定期、主

动监测哪些人群发病率高、哪些地区发病率高、哪个时间(期)发病率高等,进而开展病因推断;在疾病防控和健康促进中,需要知晓三级预防的重点人群和重点地区,以便提出针对性的防控策略、有效地采取预防控制措施。疾病或健康状况的三间分布研究,可提供疾病或健康状况的人间、时间、空间(地区)的分布特征,帮助我们了解疾病的危害程度、发现高危人群,从而为疾病病因的探索、预防控制措施的效果评价、医疗卫生政策的制定和卫生资源的合理配置提供重要依据。

三、探索疾病病因和危险因素

在防治疾病、促进健康的工作中,很重要的一点是知道病因或了解引起疾病发生的危险因素,只有透彻地了解疾病发生的原因,才能更有针对性地开展疾病的防控。但疾病的发生和流行是很复杂的,到目前为止,很多疾病的病因或危险因素我们并不完全清楚,尤其是慢性非传染性疾病中的恶性肿瘤、高血压、心血管病等;即使像一些病原体明确的传染病,它们发病或流行的影响因素也在变化之中。比如结核、细菌性痢疾的菌株耐药性变化等。而流行病学通过描述法提出病因假设,运用分析法检验病因假设,运用实验法证实假设,已达到探索及确诊病因的目的。

四、研究疾病自然史、提高诊断治疗水平和预后评估

疾病从发生、发展到结局的自然过程被称为疾病自然史(natural history of disease),主要有易感期、临床前期、临床期、结局四个阶段。如传染病的潜伏期、前驱期、发病期、恢复期等,慢性非传染性疾病的亚临床期、症状早期、症状明显期、症状缓解期、恢复期等。然而,由于个体特征不同,疾病的发生发展情况在不同个体间可能也存在差异,全面了解疾病的自然史就必须应用流行病学方法对患者群体进行深入研究,进而揭示疾病的“冰山现象”,提高疾病的临床诊断、治疗和预后水平。相应地,疾病在人群中的流行也有其自然史,即疾病流行强度的变迁以及病情轻重的改变等,称为人群疾病自然史。

五、评价疾病防治效果

疾病的防治效果到底如何,需要进行流行病学研究才能确定。如接种人乳头瘤病毒(HPV)疫苗(又称宫颈癌疫苗)后,宫颈癌的发生率是否下降了,下降了多少,需要开展流行病学研究比较疫苗接种前后宫颈癌的发生情况。再比如评估新药是否有效以及是否存在不良反应,在经过三期临床试验上市后,仍需在大规模的社区人群中长期观察才能确定。这是药物流行病学、临床流行病学得以广泛应用的重要原因。此外,一些预防控制的措施是否有效,也需要通过在社区中开展大规模干预研究来证实,比如开展饮水加氟干预确定是否可以预防龋齿,给予营养包干预是否能改善营养不良、促进儿童生长发育,开展戒烟限酒、合理膳食、适量运动的综合干预确定生活方式改善在预防和改善慢性病及其临床前期状态中的作用。因此,评估某(些)措施在人群中的应用效果,就需要回归到人群中去观察其是否降低了疾病风险、提高了治愈率、改善了人群健康状况。

六、为医学研究提供科学方法

流行病学是一门方法学与应用科学相结合的学科。近几十年来,流行病学群体研究方法发展迅速并逐步被医学界认可。一方面,伴随流行病学方法在多学科的广泛应用,形成了诸多学科分支。例如,在临床研究和医疗实践中,创造性地将流行病学及卫生统计学的原理和方法,有机地与临床医学相结合,形成了临床流行病学;运用到传染病的防控中形成了传染病流行病学;运用到营养领域研究中形成了营养流行病学;运用到药学领域,形成了药物流行病学等。此外,还有精神卫生流行病学、遗传流行病学、环境流行病学、老年流行病学、肿瘤流行病学、伤害流行病学、空间流行病学等几十个不同的分支学科。另一方面,随着人群健康问题的改变和新技术的不断发展,流行病学的研究方法也在不断更新,一些新的流行病学方法也逐渐涌现,比如运用到全生命历程健康中,形成生命历程流行病

学;运用到生物化学和组学中,形成分子及组学流行病学;运用到"大健康"和"大数据"中,形成系统流行病学等。这些新的流行病学方法将进一步推动医学科学的快速发展。虽然流行病学有很多的分支学科,但其基本理论和方法是一致的。掌握流行病学的基本理论和方法,就可以融会贯通地将其应用于解决不同学科中的人群健康问题。

（缪小平）

第三章 | 医学统计学概论

03章
本章数字资源

医学统计学（medical statistics）是应用概率论与数理统计的原理和方法，结合医学实际阐述统计设计的基本原理和步骤、研究资料的收集、整理和分析的一门学科。无论是基础医学、临床医学和预防医学的科学研究，还是疾病预防、治疗、康复、保健工作的计划拟定和效果评价，都离不开医学统计学。与其他医学课程相比，医学统计学更加强调逻辑和计算思维，其方法学极大地促进了医学科研的发展，已成为医学研究的重要工具。

本章思维导图

第一节 | 医学统计学中的基本概念

一、变量与资料类型

医学统计学的研究对象既可以是群体也可以是个体，既可以是人、动物、微生物、组织、器官、细胞、基因，也可以是某种方法或技术（如 CT 片、手术方式等）。观察单位可以是一个人群、一个家庭、一个人、一个器官、一个细胞株、一个基因片段等。变量就是指研究需考虑的研究对象的某些特征，如患者的血压、体温、疗效，CT 片的灰度、密度、清晰度等。

变量的观察结果或测量值称为变量值，变量按其值的性质可分为不同类型。

1. **数值变量**（numerical variable） 通常是使用仪器或某种尺度测定出来的，表现为数值的大小，多有度量单位。如身高（cm）、心率（次/分）、血压（mmHg）等。数值变量的测定值组成的资料称为数值变量资料或计量资料。

2. **分类变量**（categorical variable） 亦称定性变量，表现为互不相容的类别或属性。分类变量可分为无序与有序两类。

（1）无序分类变量（unordered categorical variable）：是指所分类别或属性之间无程度或顺序上的差别，如血型（O、A、B、AB）等。无序分类变量的测定值组成的资料称为无序分类变量资料或计数资料。

（2）有序分类变量（ordinal categorical variable）：是指所分类别或属性之间有程度或顺序上的差别，如疗效（治愈、好转、无效、恶化）等。有序分类变量的测定值组成的资料称为有序分类变量资料或等级资料。

统计方法的选取需考虑变量类型，医学实践中，可根据研究目的，将变量类型进行转化，以满足不同分析要求。

二、同质与变异

1. **同质**（homogeneity） 严格地讲，同质是指被研究指标的影响因素完全相同。但医学研究中，有些影响因素往往是难以控制（如遗传、营养等）甚至是未知的，因此，实际工作中可以把同质理解为对研究指标影响较大的、可以控制的主要因素基本相同。如研究某种药物的疗效时，要求对疗效影响较大的、易控制的因素（如性别、年龄、疾病严重程度等）要相同。

2. **变异**（variation） 同质基础上各观察单位间某变量值的差异称为变异。如用同一疗法治疗同病种、同病程的患者，疗效却不尽相同，即为变异。变异是统计研究的前提。

三、总体与样本

1. 总体（population）　总体是根据研究目的所确定的同质研究对象中所有观察单位某变量值的集合。如研究 2020 年某市 6 岁男童体重的医学参考值范围，其研究对象是该市 6 岁健康男童，观察单位是每个 6 岁健康男童，变量是体重，变量值是体重测量值，该市 2020 年全体 6 岁健康男童的体重值构成总体。

若在某特定的时间与空间范围内，总体中同质研究对象的观察单位数是有限的，则称为有限总体（finite population）；有时总体是假设的，没有时空限制，观察单位数不确定，称为无限总体（infinite population）。

2. 样本（sample）　在医学研究中，无论是无限总体还是有限总体，往往不能对所有观察单位进行研究，需采用抽样研究方法，以期用样本信息推断总体特征。样本就是按随机化原则从总体中随机抽取的部分观察单位某变量值的集合。样本必须具有代表性，"代表性"是在样本来自同质总体、随机抽样和足够的观察单位数的基础上实现的。

在统计学中，描述样本特征的指标称为统计量（statistic），描述总体特征的指标称为参数（parameter）。

四、误差

统计学中的误差泛指测量值（实际值）与真值（理论值）之差。主要包括随机误差和系统误差。

1. 随机误差（random error）　随机误差是在测量过程中因某些随机因素导致的误差，无方向性。抽样误差（sampling error）和随机测量误差是医学研究中常见的两种随机误差。

2. 系统误差（systematic error）　系统误差指数据搜集和测量过程中由仪器不准确、标准不规范等原因导致测量值方向性地偏离真实值而产生的误差。

五、随机事件、概率与小概率事件

1. 随机事件（random event）　随机事件是随机试验中各种可能结果的集合，在大量重复试验中某随机事件的出现具有规律性。

2. 概率（probability）　概率是描述随机事件发生可能性大小的一个度量，通常用 P 表示。

3. 小概率事件（small probability event）　随机事件 A 的概率 $P \leq \alpha$，则称随机事件 A 为小概率事件。通常取 $\alpha = 0.05$，其统计学意义是小概率事件在一次随机试验中被认为不可能发生。如麻醉休克为小概率事件，即在一次麻醉过程中被认为不可能发生。

第二节 ｜ 医学统计学基本内容

一、统计设计

研究设计（design）是在保证科学性、可重复性和高效性的前提下，为验证研究假说而进行的周密安排，按其专业领域可分为专业设计和统计设计。统计设计的主要目的是在控制或减小随机误差、消除系统误差的基础上，依据现有的研究资源，制订切实可行的研究方案，是医学统计学的重要内容。根据研究类型，可分为调查设计和实验设计，而两类研究设计又分别有多种具体的设计方法，如完全随机设计、配对设计等，需结合研究目的、研究对象的特点及可利用的研究资源等具体考虑。

二、数据来源、质量评估与控制、数据整理

1. 数据来源　及时、准确、完整地搜集数据是统计学工作的基础，实际工作中，研究数据可以来自以下几个方面。

（1）统计报表:如医院工作报表、法定传染病报表等。

（2）经常性工作记录:如疾病监测记录、健康档案、住院病历等。该类资料多具有一定的局限性,不能反映一般人群特征。

（3）专题调查(或实验):根据研究目的获取的研究对象的实际测量数据。

（4）某些外来资料:如公开发表的有关报告、人口普查、妇幼保健资料等。

随着现代统计学发展,数据采集方式也发生了很大变化,如可通过文本识别和影音识别等技术从病历文本、影像学检查视频中提取数据。结合资料本身,实现数据的准确高效提取也是统计学的重要研究内容。

2. 数据质量评估与控制　数据质量是指数据本身所具有的各种属性对研究目的的满足程度。一般包括真实性、准确性、实时性、完整性、规范性和安全性等。在不同研究领域和研究目的下,研究者对数据质量的要求不同,对数据质量不同属性的关注程度也存在差异。良好的数据质量是统计研究的基础,统计数据质量控制可分为以下三个阶段。

（1）研究设计阶段:在研究设计阶段制订数据管理计划。首先,需明确数据采集全链条中相关主体人员的职责范围,如现场调查时,明确从事生物标本采集、储存、运输、实验室检测、检测数据记录和上传、录入后的数据审查等不同工作的人员分工及职责。其次,对各阶段的数据管理提出明确具体的要求。再次,明确数据库中各指标或变量的具体含义、测定方法、控制条件和参数、测量结果说明和测量单位等。最后,明确数据保存规范,包括对原始数据集和经过加工处理的数据集,明确其保存形式、位置、格式、期限以及数据备份等。

（2）数据采集阶段:数据采集过程中的质量控制重点包括数据采集方式、记录标准及记录管理规范等。需解决的主要问题是制定数据测量、采集、记录时的系统误差和随机误差的控制措施,数据库结构设计,数据编码,数据标准和格式等。如对于血红蛋白含量,采用静脉血全自动血细胞仪器法测定时成年男性的参考值范围为 $130 \sim 185 \mathrm{g/L}$,而采用外周血光度计比色法测定时成年男性的参考值范围为 $120 \sim 160 \mathrm{g/L}$。当研究需在实验室对该指标进行测量时,需注意标本采集、存储和运输方式、测量方法、试剂、测量人员等各环节可能产生的系统误差和随机误差,并制订方案予以控制;如研究所需该指标值来自外部数据时,如两家不同医院采用不同方法进行测量,测量结果间不存在可比性,此时需明确不同单位(如不同医院)来源及不同时间来源数据的测定方法、试剂、环境等是否一致,以及如不一致时如何记录、识别该指标,需要时需注明各研究对象该指标的测定方法和参考值,以便为后续的数据利用提供参考。

（3）数据审查阶段:制定数据采集后对已录入数据的审查措施,包括异常值的识别和处理措施、缺失值的处理措施、数据分布异常的诊断方法、数据逻辑错误的识别方法等。

同时,还需明确在数据采集过程中对数据生成后的标识、描述和记录保存等的伦理学和隐私保护要求。

3. 数据整理　数据整理的目的是使得原始资料系统化、条理化,便于进一步统计分析。主要包括在理解数据背景的前提下,对资料准确性和完整性的审查、对数据的质量分组及初步的统计归纳等。

三、统计描述与统计推断

1. 统计描述(statistical description)　是指根据资料的类型及其分布特征,选择适宜的统计指标及统计图表,对数据的数量特征及其分布规律进行描述,了解并认识数据,为后续的统计推断奠定基础。

2. 统计推断(statistical inference)　是指如何用样本信息推断总体特征的过程。通过统计描述能获得样本数据的基本特征,然而认识样本数据并不是最终目的,需要从样本数据中进一步推断总体特征。实践中,要结合研究设计及相关专业对统计推断结果进行正确解读。

第三节 | 医学统计学常用分析方法

一、数值变量资料的统计描述

（一）数值变量资料的频数分布

1. **数值变量资料的频数表**　当样本含量 n 较大时，为了解样本中观察值的分布规律，可编制频数分布表，简称频数表（frequency table）。以例 3-1 说明其编制方法。

例 3-1：某地 2023 年抽样调查并测量了 100 名 50 岁乡镇女性人口的高密度脂蛋白含量（mmol/L），数据如下，试编制频数表。

1.24	0.88	1.86	1.87	1.72	1.05	1.42	1.87	0.85	1.36
0.89	1.64	1.84	1.55	1.49	2.10	1.56	1.43	1.62	1.29
1.34	1.13	1.64	1.06	1.38	1.39	1.91	2.35	1.18	1.57
1.18	1.52	1.36	1.41	1.37	1.62	1.06	1.52	1.67	1.76
1.48	1.60	1.19	0.92	1.82	1.21	1.47	1.65	1.24	2.22
1.20	0.77	1.00	1.46	1.85	1.65	1.38	1.61	1.77	1.47
0.93	1.52	1.22	1.56	1.58	1.96	1.90	1.65	1.35	1.51
1.46	1.75	0.89	1.49	0.79	1.39	1.77	1.50	2.03	2.19
1.04	1.58	1.53	1.24	2.06	1.66	1.37	1.64	1.89	1.57
1.24	1.15	1.68	1.23	1.26	1.50	2.04	1.34	1.71	1.80

编制步骤如下：

（1）求全距：全距（range）或称极差，为观察值中最大值与最小值之差，用 R 表示。本例，最大值为 2.35mmol/L，最小值为 0.77mmol/L，R=2.35−0.77mmol/L=1.58mmol/L。

（2）确定组段和组距：根据样本含量的多少确定"组段"数，以能够显示数据的分布规律为宜，通常取 8～15 组，各组段的起点和终点分别称为下限和上限。第一组段应包括最小值，最末组段应包括最大值，且同时写出其下限与上限。本例组距 =1.58/10=0.158mmol/L，为计算方便，取组距为 0.20mmol/L。

（3）列频数表：将原始数据按组段汇总，绘制频数表（表 3-1）。

表 3-1　某地 100 名 50 岁女性高密度脂蛋白含量（mmol/L）频数表

组段/高密度脂蛋白含量/(mmol·L⁻¹) （1）	组中值 x （2）	频数 f （3）	累计频数 （4）	频率 /% （5）	累计频率 /% （6）
0.60～	0.70	2	2	2.00	2.00
0.80～	0.90	6	8	6.00	8.00
1.00～	1.10	10	18	10.00	18.00
1.20～	1.30	21	39	21.00	39.00
1.40～	1.50	24	63	24.00	63.00
1.60～	1.70	19	82	19.00	82.00
1.80～	1.90	11	93	11.00	93.00
2.00～	2.10	5	98	5.00	98.00
2.20～2.40	2.30	2	100	2.00	100.00
合计	—	100	—	100.00	—

2. **直方图**（histogram）　直方图常用于展示资料的频数分布,以垂直条段代表频数分布。条段的高度代表各组段频数,由纵轴表示;各组段由横轴表示;条段宽度表示组距。将上述频数表绘制成直方图,如图 3-1 所示。

3. **数值变量资料的频数分布特征**　由表 3-1和图 3-1 可看出频数分布的两个重要特征:集中趋势（central tendency）和离散程度（dispersion）。脂蛋白含量以中等水平居多,此为集中趋势;由中等水平到较低或较高的频数分布逐渐减少,反映其离散程度。

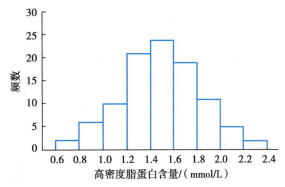

图 3-1　某地 100 名 50 岁女性高密度脂蛋白含量（mmol/L）分布直方图

频数分布有对称分布和偏态分布之分。对称分布的集中位置在中间,左右两侧大致对称。偏态分布的集中位置偏向一侧,正偏态分布的集中位置偏向数值小的一侧,负偏态分布的集中位置偏向数值大的一侧。不同分布类型的资料应选用不同的统计分析方法。

（二）数值变量资料的描述指标

1. **集中趋势的描述**　根据数据分布类型,常用的数值变量资料集中趋势描述性指标有均数、中位数和几何均数。

（1）算术均数:算术均数（arithmetic mean）简称均数（mean）,常用于描述对称分布,尤其是正态分布或近似正态分布资料的一组同质观察值的平均水平。通常,样本均数用 $\bar{X}$ 表示,总体均数用 μ 表示。计算方法如公式（3-1）所示。

$$\bar{X} = \frac{X_1 + X_2 + \cdots + X_n}{n} = \frac{\sum X}{n} \qquad \text{式（3-1）}$$

式中,希腊字母 $\sum$ 表示求和,$X_1, X_2, \ldots, X_n$ 为各观察值,n 为样本含量,即观察值个数。

（2）中位数:中位数（median）是一种位置指标,用 M 表示,是一组观察值按由小到大的顺序排列后位次居中的数值,小于和大于中位数的观察值个数相等,主要用于偏态分布资料以及频数分布的一端或两端无确切数值资料的中心位置的描述。

当样本含量 n 较小时,可用公式（3-2）或公式（3-3）计算;当样本含量较大时,可编制频数表,按照公式（3-4）计算。

$$n \text{ 为奇数时,} \qquad M = X_{(n+1)/2} \qquad \text{式（3-2）}$$

$$n \text{ 为偶数时,} \qquad M = (X_{n/2} + X_{n/2+1})/2 \qquad \text{式（3-3）}$$

$$n \text{ 较大时频数表资料,} \qquad M = L_M + \frac{i}{f_M}(n \cdot 50\% - \sum f_L) \qquad \text{式（3-4）}$$

公式（3-2）或公式（3-3）中,右下标 $(n+1)/2$、$n/2$ 和 $n/2+1$ 为有序数列的位次,$X_{(n+1)/2}$、$X_{n/2}$ 和 $X_{n/2+1}$ 为相应位次的观察值。公式（3-4）中 L_M,i 和 f_M 分别为中位数所在组段的下限、组距和频数;$\sum f_L$ 为小于 L 的各组段的累计频数。

百分位数（percentile）用 P_x 表示,是描述一组数据某百分位的位置指标。一组数据按数值由小到大排列后,理论上有 $x\%$ 个数据的数值小于或等于 P_x,其余 $(100 - x)\%$ 个数据的数值大于或等于 P_x。中位数就是第 50 百分位数 P_{50}。百分位数的计算公式为:

$$P_x = L_x + \frac{i}{f_x}(n \cdot x\% - \sum f_L) \qquad \text{式（3-5）}$$

式中 L_x, i 和 f_x 分别为 P_x 所在组段的下限、组距和频数，$\sum f_L$ 为小于 L 的各组段的累计频数。

（3）几何均数：几何均数（geometric mean）可用于某些经对数变换后数据服从对称分布的偏态分布资料；或某些观察值之间呈倍数或近似倍数变化关系的资料，如抗体滴度、疫苗的平均效价等。几何均数用 G 表示，可采用公式（3-6）或公式（3-7）计算。

$$G = \sqrt[n]{X_1 X_2 \cdots X_n}$$

式（3-6）

$$G = \lg^{-1}\left(\frac{\lg X_1 + \lg X_2 + \cdots + \lg X_n}{n}\right) = \lg^{-1}\left(\frac{\sum \lg X}{n}\right)$$

式（3-7）

2. 离散程度的描述　数值变量资料的离散程度反映一组同质观察值的变异度，常用的描述指标有极差、四分位数间距、方差、标准差和变异系数。

（1）极差：亦称全距，为一组同质观察值中最大值与最小值之差，反映个体差异的范围。当度量单位相同且样本含量相差不大时，全距越大，数据的离散程度越大。

（2）四分位数间距（interquartile range, IQR）：为第 75 百分位数 P_{75} 与第 25 百分位数 P_{25} 之差，常用于描述偏态分布及分布的一端或两端无确切数值资料的离散程度。

（3）方差（variance）和标准差（standard deviation）：全距和四分位数间距只是利用了两个位置指标，未考虑全部观察值信息。因此当数据服从对称分布，尤其是正态或近似正态分布时可采用方差或标准差描述其离散趋势。计算公式如公式（3-8）和公式（3-9）所示。

方差

$$S^2 = \frac{\sum(X - \overline{X})^2}{n-1} = \frac{\sum X^2 - \frac{(\sum X)^2}{n}}{n-1}$$

式（3-8）

标准差

$$S = \sqrt{\frac{\sum(X - \overline{X})^2}{n-1}} = \sqrt{\frac{\sum X^2 - \frac{(\sum X)^2}{n}}{n-1}}$$

式（3-9）

式中，S^2 和 S 分别为样本方差和样本标准差（总体方差和总体标准差常用希腊字母 σ^2 和 σ 表示），$\sum(X-\overline{X})^2$ 为离均差平方和（sum of squares of deviations from mean），$n-1$ 为自由度，n 为样本含量。因方差的度量单位为原数据度量单位的平方，因此常用标准差作为离散趋势的描述指标。

（4）变异系数（coefficient of variation, CV）：常用于比较度量单位不同或均数相差悬殊的两组或多组资料的离散程度。计算如公式（3-10）所示。

$$CV = \frac{S}{\overline{X}} \times 100\%$$

式（3-10）

（三）正态分布和医学参考值范围

1. 正态分布　如果随机变量 X 的概率密度函数为：

$$f(X) = \frac{1}{\sigma\sqrt{2\pi}} e^{-\frac{1}{2}\left(\frac{X-\mu}{\sigma}\right)^2} \quad (-\infty < X < +\infty)$$

式（3-11）

则称随机变量 X 服从正态分布，记为 $X \sim N(\mu, \sigma^2)$。式中，μ 为总体均数，σ 为总体标准差，π 为圆周率，e 为自然对数的底；μ、σ、π、e 皆为常量，仅 X 为变量。当 μ、σ 已知时，以 X 为横轴，$f(X)$ 为纵轴，可按式（3-11）绘制正态分布的图形（图 3-2）。

其对应的概率分布函数为：

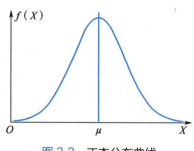

图 3-2　正态分布曲线

$$F(X) = \frac{1}{\sigma\sqrt{2\pi}} \int_{-\infty}^{X} e^{-\frac{1}{2}\left(\frac{X-\mu}{\sigma}\right)^2} dX \quad (-\infty < X < +\infty) \qquad \text{式（3-12）}$$

μ 为 0，σ 为 1 的正态分布称为标准正态分布（standard normal distribution），亦称 z 分布，表示为 $N(0,1)$。通过正态标准化变换 $z = \dfrac{(x-\mu)}{\sigma}$ 可将一般正态分布转换为标准正态分布，其密度函数 $\varphi(z)$ 如公式（3-13）所示。

$$\varphi(z) = \frac{1}{\sqrt{2\pi}} e^{-\frac{z^2}{2}} \quad (-\infty < z < +\infty) \qquad \text{式（3-13）}$$

2. 正态分布的特征　由上述正态分布的概率密度函数可知正态分布有以下特征。

（1）正态曲线在横轴上方均数处最高，以均数为中心左右对称。

（2）正态分布有 2 个参数，即均数 μ 和标准差 σ。μ 是位置参数，当 σ 固定不变时，μ 增加，曲线沿横轴向右移动；反之，μ 减小，曲线沿横轴向左移动。σ 是形状参数（亦称变异度参数），当 μ 固定不变时，σ 越大，曲线越平阔；σ 越小，曲线越尖峭。

（3）正态分布在 $(\mu \pm \sigma)$ 处各有一个拐点。

（4）正态曲线下横轴上方的总面积为 1，且面积的分布有一定规律。

3. 正态分布曲线下面积分布规律　正态分布曲线下的面积即为概率，可通过公式（3-12）分布函数求得，而概率是刻画随机变量最重要的度量。标准正态分布表给出了标准正态分布从 $-\infty$ 到随机变量取值为 x 的曲线下面积，如从 $-\infty$ 到 -1.96 的面积为 0.025。根据该表，可通过标准正态变换求任意正态分布曲线下某区间的面积，如标准正态分布 $N(0,1)$ 曲线下区间 $(-1.96, 1.96)$ 的面积为 0.95，即占总面积的 95%；则对于正态分布 $N(\mu, \sigma^2)$，曲线下横坐标上方区间 $(\mu-1.96\sigma, \mu+1.96\sigma)$ 的面积占总面积的 95%，如图 3-3。

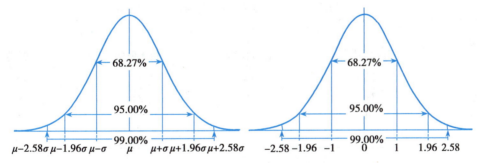

图 3-3　正态分布和标准正态分布曲线下面积分布示意图

实际工作中，可通过正态分布曲线下横坐标上方某一区间的面积估计该区间例数占总例数的百分比（频数分布）或观察值落在该区间的概率。

4. 医学参考值范围　医学参考值范围是指"正常人"的解剖、生理和生化等指标的波动范围。根据研究指标的实际意义，分为双侧范围和单侧范围（图 3-4）。对于服从正态分布或近似正态分布的资料，可通过计算正态分布曲线下面积的方法制定，若制定 $[100 \times (1-\alpha)]\%$ 参考值范围，可通过 $\overline{X} \pm z_{\alpha/2} S$ 得到双侧范围、通过 $\overline{X} + z_\alpha S$ 和 $\overline{X} - z_\alpha S$ 分别得到单侧上限范围和单侧下限范围，其中 $z_{\alpha/2}$ 和 z_α 分别为标准正态分布曲线下右侧尾部面积为 $\alpha/2$ 和 α 时对应的横坐标取值，称为标准正态分布的双侧和单侧界值。如制定正态分布资料的 95% 双侧参考值范围时，此时 $\alpha = 0.05$，则双侧参考值范围为 $(\overline{X} - 1.96S, \overline{X} + 1.96S)$。对于偏态分布及一端或两端无确切数值的资料，可考虑采用百分位数法制定相应的医学参考值范围。如此时 95% 双侧参考值范围为 $(P_{2.5}, P_{97.5})$，95% 单侧上限和单侧下限参考值范围分别为 P_{95} 和 P_5。

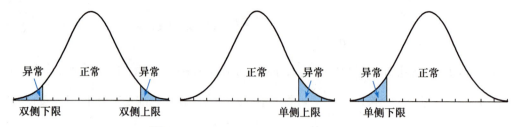

图 3-4　双侧和单侧医学参考值范围示意图

医学参考值范围常作为诊断或检验标准用于医学或卫生学实践中,必须具有足够的可靠性及适用性,因此要保证样本对于其来源总体具有足够的代表性。

(四)数值变量资料常用统计表和统计图

统计表与统计图可以代替冗长的文字叙述,表述清楚,对比鲜明,是统计描述的重要工具。

1. **统计表**　统计表是把分析结果用表格的形式进行表达,可分为简单表和复合表,分别如表 3-2 和表 3-3 所示。所有统计表均需包括标题、标目、线条和数字四部分,当需要对表中某些内容进行说明时,可在表格下面备注并在表内用"*"等标出。

论文中的统计表常采用"三线表"格式,包括顶线、底线和纵标目下横线。如在合计上方或标目需要分层时,可用短横线分隔。其余线条均省去,尤其不宜使用竖线和斜线。

表 3-2　2021 年某市三地酱油中苯甲酸含量(g/kg)抽样检测结果

地区	采样份数	超标份数
甲地	60	25
乙地	60	22
丙地	60	30
合计	180	77

表 3-3　2021 年某地三医院不同感冒药治疗肺炎的效果

医院	A 药		B 药	
	有效例数	无效例数	有效例数	无效例数
甲	12	18	15	15
乙	31	9	34	6
丙	20	50	45	25
合计	63	77	94	46

2. **统计图**　统计图是用点的位置、线段升降、直条长短、面积大小和颜色变化等各种图形表达统计数据的工具,可直观展示研究对象的特征、相互关系和对比情况等。

统计图通常由标题、图域、纵横坐标的标目、图例和刻度 5 部分构成,其中标题要简明扼要地概括资料内容,列于图的下方中部位置并有编号,通常还应注明时间和地点。数值变量资料常用的几种统计图如下。

(1)直方图:直方图可用于展示频数分布,绘制时需注意各组段的组距要相等。

(2)线图:线图(line graph)以线段的升降来表示事物在时间上的发展变化或一种现象随另一种现象变迁的情况,常用于反映事物的连续动态变化。线图的纵坐标可不从 0 开始,当一个图形中有多条线时,可用不同颜色或不同线段进行区别,并附图例进行说明。如图 3-5,反映了某地 2009—2018 年男性和女性糖尿病患病率的变化情况。

(3)箱式图:箱式图(box plot)用 5 个统计量反映数据的分布特征,即中心位置、分布、偏度、变异范围和异常值。箱式图中,"箱子"的顶端和底端分别为 P_{75} 和 P_{25},"箱子"内部的横线为中位数,"箱子"两端线段的顶端和底端分别为除异常值外的最大值和最小值,如图 3-6。

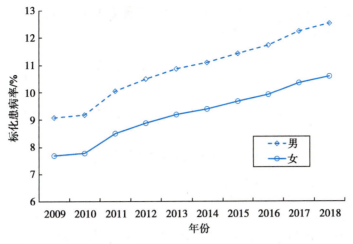

图 3-5　某地 2009—2018 年不同性别糖尿病患病率变化趋势

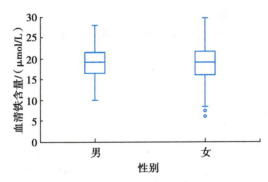

图 3-6　男性和女性血清铁含量（μmol/L）箱式图

除上述统计图外,针对不同研究,还可选择误差条图、散点图、统计地图、热图、森林图等多种统计图直观展示或比较数据,读者可自行参阅相关书籍。

二、分类变量资料的统计描述

（一）分类变量资料的描述指标

分类变量资料的各类别及其相应观察单位数构成频数表。如表 3-4 为 15 名在校大学生的成绩分布,第二列为各成绩等级的频数,称为绝对数;第三列为各成绩等级所占的比例,是通过绝对数和样本含量计算出来的数值,称为相对数。

表 3-4　15 名在校大学生的成绩分布

综合成绩	频数	构成比 /%
A	5	33.33
B	3	20.00
C	5	33.33
D	2	13.33

相对数（relative number）可以是两个有关联的绝对数之比,也可以是两个有关联的统计指标之比。对分类变量资料,常用相对数对其进行描述,其实际意义要结合相对数的类别确定,主要包括率、构成比和相对比三类。

1. **率**　率（rate）是一类频率指标或强度指标,指在一定条件下,某现象发生的例数与可能发生该现象的观察单位总数的比值。计算公式为:

$$率 = \frac{发生某现象的例数}{可能发生某现象的观察单位总数} \times K \qquad 式（3-14）$$

式中,K 为比例基数,通常采用百分率（%）、千分率（‰）、万分率（1/ 万）、十万分率（1/10 万）等表示。通常用 p 和 π 分别表示样本率和总体率。

2. 构成比 构成比(proportion)是一类构成指标,说明某事物(或现象)内部各组成部分所占的比例或分布,常以百分数表示。计算公式为:

$$构成比 = \frac{某一组成部分的观察单位数}{同一事物各组成部分的观察单位总数} \times 100\%$$ 式(3-15)

3. 相对比 相对比(relative ratio)是 A、B 两个有关指标之比,表征 A 与 B 间的比例关系。计算公式为:

$$相对比 = \frac{A}{B}(或 \times 100\%)$$ 式(3-16)

式中,分子和分母可以是绝对数也可以是相对数。

应用相对数指标时:首先,需注意样本含量太小时计算的相对数可能不稳定;其次,不要把构成比和率混淆,构成比是说明事物内部各部分的组成和分布,而率反映的是某现象发生的频率或强度;再者,在比较相对数时,需注意其可比性,有时需标准化之后再行比较。

(二)分类变量资料的统计图

常用于描述分类变量资料的统计图包括直条图、圆图和百分条图等。

1. 直条图 直条图(bar graph)用等宽直条的高度表示各类别(指标)的数值大小,表示它们间的对比关系,有单式条图(图 3-7)与复式条图(图 3-8)两类。

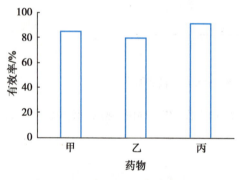

图 3-7 三种不同药物的镇痛效果

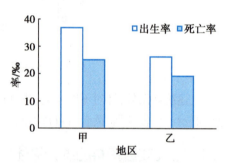

图 3-8 2004 年两地出生率与死亡率

绘制直条图时,通常用横坐标表示各类别(指标),以纵坐标表示数值大小,尺度必须从 0 开始,一般要等距,各直条宽度应相等,直条间的间隔要一致。

2. 圆图和百分条图 圆图(pie graph)和百分条图(percent bar graph)适用于构成比资料,用于表示事物各组成部分所占的比例或构成。分别以圆的总面积或长条的总长度为 100%,圆内各扇形面积或条内各段长度分别为各部分所占百分比。图 3-9 和图 3-10 分别为2015 年某地猩红热患者年龄分布的圆图和百分条图。

三、数值变量资料的参数估计

参数估计是统计推断的重要内容之一,是指通过样本统计量估计总体参数,包括点估计和区间估计。点估计是直接用适宜的样本统计量作为总体参数的估计值,而区间估计是按一定的概率

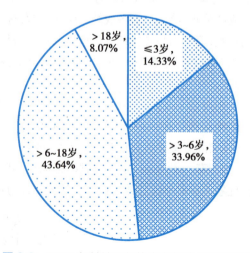

图 3-9 2015 年某地猩红热患者年龄分布的圆图

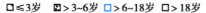

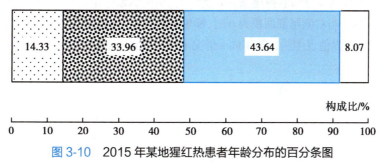

图 3-10　2015 年某地猩红热患者年龄分布的百分条图

$100(1-\alpha)\%$ 估计总体参数所在的范围,该范围称为总体参数的置信区间(confidence interval, CI)。

(一) 抽样误差

总体均数的点估计是直接用样本均数 $\bar{X}$ 估计总体均数 μ,但样本均数 $\bar{X}$ 往往不等于总体均数 μ;同时,若从均数为 μ 的正态分布总体中以固定的样本含量 n 随机抽取多组样本,则不同样本均数间也会存在差异。这种因个体变异的存在,抽样研究而导致的样本统计量间及样本统计量和总体参数间的差异,称为抽样误差。

抽样误差是一种随机误差,其分布是有规律的。理论上可证明,从正态分布 $N(\mu,\sigma^2)$ 总体中以固定的 n 随机抽取样本,样本均数 $\bar{X}$ 服从正态分布 $N\left(\mu,\dfrac{\sigma^2}{n}\right)$,即样本均数的均数仍为 μ,样本均数的标准差为 $\dfrac{\sigma}{\sqrt{n}}$;即使是从偏态分布总体中随机抽样,只要 n 足够大,$\bar{X}$ 的分布也近似正态分布。

样本均数的标准差 $\dfrac{\sigma}{\sqrt{n}}$ 反映了样本均数间离散程度以及 $\bar{X}_i$ 与 μ 间的差异,因此可反映均数抽样误差的大小,称为标准误(standard error),用 $\sigma_{\bar{X}}$ 表示。$\sigma_{\bar{X}}$ 的大小可反映抽样误差大小,公式为:

$$\sigma_{\bar{X}} = \frac{\sigma}{\sqrt{n}} \qquad 式(3\text{-}17)$$

由公式(3-17)可知,当样本含量一定时,$\sigma_{\bar{X}}$ 与 σ 成正比;当 σ 一定时,$\sigma_{\bar{X}}$ 与样本含量 n 的平方根成反比。实际工作中,σ 往往未知,可用样本标准差 S 作为 σ 的估计值来计算标准误的估计值 $S_{\bar{X}}$,公式为:

$$S_{\bar{X}} = \frac{S}{\sqrt{n}} \qquad 式(3\text{-}18)$$

(二) t 分布

t 分布是一种以 0 为中心左右对称的连续性分布,其曲线形态与自由度 v 有关(图 3-11),当 v 逐渐增加时,t 分布逐渐逼近标准正态分布;当 $v \to \infty$ 时,t 分布的极限分布为标准正态分布。

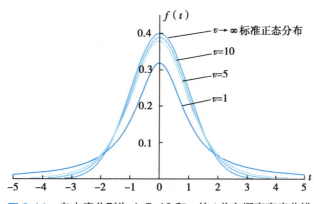

图 3-11　自由度分别为 1,5,10 和 ∞ 的 t 分布概率密度曲线

通常,当自由度为 v 的 t 分布右侧尾部面积为 $\dfrac{\alpha}{2}$ 时,横坐标取值定义为 t 分布双侧尾部面积为 α 的双侧界值,用 $t_{\alpha/2,v}$ 表示;当右侧尾部面积为 α 时,横轴的取值称为 t 分布单侧尾部面积为 α 的单侧界值。用 $t_{\alpha,v}$ 表示(图 3-12)。t 界值表中给出了不同 v 情况下 α 不同时所对应的单侧界值和双侧界值。

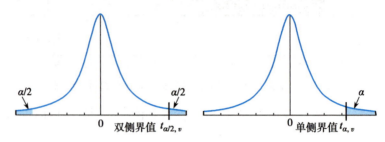

图 3-12　t 分布双侧界值和单侧界值示意图

(三)总体均数的区间估计

1. **σ 已知时**　从正态分布 $N(\mu,\sigma^2)$ 总体中以固定的 n 抽样时,样本均数 $\overline{X}$ 服从正态分布 $N\left(\mu,\dfrac{\sigma^2}{n}\right)$,则 $z=\dfrac{\overline{X}-\mu}{\sigma/\sqrt{n}}$ 服从标准正态分布 $N(0,1)$。按照标准正态分布曲线下面积分布规律可知:

$$P\left(-1.96<\frac{\overline{X}-\mu}{\dfrac{\sigma}{\sqrt{n}}}<1.96\right)=0.95 \qquad \text{式(3-19)}$$

$$P\left[\left(\overline{X}-1.96\frac{\sigma}{\sqrt{n}}\right)<\mu<\left(\overline{X}+1.96\frac{\sigma}{\sqrt{n}}\right)\right]=0.95 \qquad \text{式(3-20)}$$

区间 $\left(\overline{X}-1.96\dfrac{\sigma}{\sqrt{n}},\overline{X}+1.96\dfrac{\sigma}{\sqrt{n}}\right)$ 称为总体均数的 95% CI,其统计学意义是以固定的 n 随机抽取 100 个样本,按上式计算得到的 100 个区间中,有 95 个区间包含未知总体均数。

更一般情况,总体均数的 $100(1-\alpha)\%$ CI 为 $\left(\overline{X}-z_{\alpha/2}\dfrac{\sigma}{\sqrt{n}},\overline{X}+z_{\alpha/2}\dfrac{\sigma}{\sqrt{n}}\right)$。

2. **σ 未知时**　此时,可用样本标准差 S 作为 σ 的估计值,随机变量 $\dfrac{\overline{X}-\mu}{\dfrac{\sigma}{\sqrt{n}}}$ 变为 $\dfrac{\overline{X}-\mu}{\dfrac{S}{\sqrt{n}}}$,英国统计学家 W. S. Gosset 证明 $\dfrac{\overline{X}-\mu}{\dfrac{S}{\sqrt{n}}}$ 服从自由度 $v=n-1$ 的 t 分布。按照 t 分布曲线下的面积分布规律可知:

$$P\left(-t_{\alpha/2,v}<\frac{\overline{X}-\mu}{\dfrac{S}{\sqrt{n}}}<t_{\alpha/2,v}\right)=1-\alpha \qquad \text{式(3-21)}$$

$$P\left[\left(\overline{X}-t_{\alpha/2,v}\frac{S}{\sqrt{n}}\right)<\mu<\left(\overline{X}+t_{\alpha/2,v}\frac{S}{\sqrt{n}}\right)\right]=1-\alpha \qquad \text{式(3-22)}$$

即,总体均数的 $100(1-\alpha)\%$ CI 为 $\left(\overline{X}-t_{\alpha/2,v}\dfrac{S}{\sqrt{n}},\overline{X}+t_{\alpha/2,v}\dfrac{S}{\sqrt{n}}\right)$。

需注意,当 v 逐渐增加时,t 分布逼近标准正态分布。因此,在大样本情况下,t 分布界值 $t_{\alpha/2,v}$

和标准正态分布界值$z_{\alpha/2}$相差很小,此时可用$z_{\alpha/2}$代替$t_{\alpha/2,\nu}$,总体均数的$100(1-\alpha)\%\,CI$可用$\left(\overline{X}-z_{\alpha/2}\dfrac{S}{\sqrt{n}},\overline{X}+z_{\alpha/2}\dfrac{S}{\sqrt{n}}\right)$近似计算。

四、数值变量资料的假设检验

(一)假设检验

由于存在抽样误差,实际中无法通过样本统计量的大小直接比较总体参数,而假设检验(hypothesis test)就是利用样本信息定性比较总体参数间有无差别的统计推断方法,亦称为显著性检验(significance test)。

1. 假设检验的基本思想　假设检验利用反证法的思想,首先对要比较的总体提出一个无差别假设,进而基于"小概率事件在一次试验中不可能发生"的原理,利用样本推断是否拒绝该假设。

例3-2:孕20周正常胎儿头围为175mm,现对诊断为21-三体综合征的25名孕20周胎儿通过超声测量其头围平均值为171.21mm,标准差为3.24mm,推断21-三体综合征胎儿的头围是否与正常胎儿头围有差别。

首先假设两者间头围无差别,在此前提下,25名21-三体综合征的胎儿头围数据可看作是从正常胎儿头围总体中抽取的一个样本,样本均数171.21mm和总体均数175mm间的差别是由抽样误差导致的。另一方面,根据t分布原理,进行一次随机抽样,所获得的$|t|\geqslant t_{\alpha/2,\nu}$的概率$P\leqslant\alpha$,为小概率事件,该抽样结果在一次随机抽样中不可能发生。同理,将上述样本数据代入$|t|=\left|\dfrac{\overline{X}-\mu}{\dfrac{S}{\sqrt{n}}}\right|$,若计算所得$|t|<t_{\alpha/2,\nu}$,则表示这一次随机抽样中发生了小概率事件,不合理,故可认为上述无差别的假设不正确。反之,如通过样本数据计算获得的$|t|<t_{\alpha/2,\nu}$,则$P>\alpha$,可认为这一次随机抽样中小概率事件并未发生,则不能认为两者无差别的假设错误。

2. 假设检验的基本步骤

(1)建立假设,确定检验水准:假设有两种,一种是检验假设,又称无效假设或零假设(null hypothesis),记为H_0,假设样本所代表的未知总体参数与已知总体参数相等,后续检验统计量的计算等过程均在H_0成立的前提下进行;另一种是备择假设(alternative hypothesis),记为H_1,是与H_0相联系且对立的假设。

备择假设有单侧检验和双侧检验之分,需根据研究目的或专业知识确定。若两个总体参数间差异的方向不确定,采用双侧检验;若两个参数间差异的方向确定,可采用单侧检验。如上例,其零假设为$H_0:\mu=\mu_0=175\text{mm}$,双侧检验时备择假设为$H_1:\mu\neq\mu_0=175\text{mm}$。若从专业知识认为21-三体综合征胎儿的头围不可能大于正常胎儿的头围,则可选择单侧检验,此时备择假设为$H_1:\mu<\mu_0$;反之,备择假设为$H_1:\mu>\mu_0$。

检验水准亦称显著性水准(significance level),符号为α,是判断拒绝或不拒绝H_0的水准,也是允许犯Ⅰ型错误的概率。通常取$\alpha=0.05$,根据研究目的可适当调整。

(2)选择检验方法,计算检验统计量:根据研究目的、设计类型、资料类型及其分布特征等选用适当的统计检验方法,计算相应的检验统计量。

(3)确定P值,做出推断结论:P值是指在H_0成立时,获得现有样本统计量以及更极端情况的累积概率。若$P>\alpha$,按α检验水准不拒绝H_0,可认为现有样本所代表的总体与已知总体的差别是由抽样误差造成的;若$P\leqslant\alpha$,依据"小概率事件在一次试验中不可能发生"原理,拒绝H_0,接受H_1,可认为从已知总体抽到现有样本的可能性很小,该样本所代表的总体与已知总体有差别。

统计学结论常使用"两者间差异有/无统计学意义",而不用"两者间有/无差异"。在假设检验时,除统计结论外,还要结合专业知识给出专业结论。

3. 假设检验的两类错误 假设检验是依据"小概率事件在一次试验中不可能发生"原理得出结论的,其结论具有概率性质,有可能出现以下两类判断错误。如果真实情况是 H_0 成立,因各种原因导致 $P \leqslant \alpha$,错误地拒绝了 H_0,即假设检验的结果拒绝了实际上成立的 H_0,称为Ⅰ型错误(type Ⅰ error),理论上犯Ⅰ型错误的概率为检验水准 α。反之,如果真实情况是 H_0 不成立,但最后获得 $P > \alpha$,不拒绝 H_0,即假设检验的结果未拒绝实际上不成立的 H_0,称为Ⅱ型错误(type Ⅱ error),犯Ⅱ型错误的概率为 β。如图 3-13 所示。

通常,当样本含量不变时,α 与 β 为反向关系。同时减少 α 和 β 的方法是增加样本含量。$1-\beta$ 称为检验效能(power),即两总体确有差别时,按 α 检验水准能识别该差别的能力。

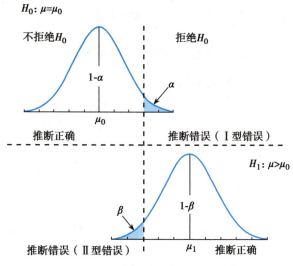

图 3-13 Ⅰ型错误与Ⅱ型错误示意图

(二)单样本 *t* 检验

单样本 *t* 检验(one sample *t*-test)用于来自正态分布总体的某样本均数 $\overline{X}$ 与已知总体均数 μ_0 的比较,研究目的是推断样本均数 $\overline{X}$ 所代表的未知总体均数 μ 与 μ_0 有无差别。检验统计量值 *t* 的计算公式为:

$$t = \frac{\overline{X} - \mu_0}{S_{\overline{X}}} = \frac{\overline{X} - \mu_0}{S/\sqrt{n}}, \nu = n - 1 \qquad 式(3\text{-}23)$$

式中,$\overline{X}$ 为样本均数,μ_0 为已知总体均数,$S_{\overline{X}}$ 为标准误,S 为样本标准差,n 为样本含量,ν 为自由度。

对例 3-2 数据,单样本 *t* 检验步骤如下。

(1)建立假设,确定检验水准

$H_0:\mu = \mu_0$,孕 20 周 21- 三体综合征胎儿头围和正常胎儿无差别

$H_1:\mu \neq \mu_0$,孕 20 周 21- 三体综合征胎儿头围和正常胎儿有差别

$$\alpha = 0.05$$

(2)计算检验统计量 *t*

$$t = \frac{\overline{X} - \mu_0}{S_{\overline{X}}} = \frac{\overline{X} - \mu_0}{S/\sqrt{n}} = \frac{171.21 - 175}{\dfrac{3.24}{\sqrt{25}}} = -5.85$$

(3)确定 *P* 值,做出推断结论:本例自由度 $\nu = n - 1 = 25 - 1 = 24$,查 *t* 界值表得 $t_{0.05/2,24} = 2.064$。因 $|t| > t_{0.05/2,24}$,$P < 0.05$,按 $\alpha = 0.05$ 检验水准拒绝 H_0,接受 H_1,可认为孕 20 周 21- 三体综合征胎儿头围与正常胎儿头围差异有统计学意义。

配对设计 *t* 检验与单样本 *t* 检验原理类似。当采用配对设计观察两种处理间是否有差别时,一般有两种情况:一种是将两个同质性较好的观察对象作为一个对子,然后随机地分入两个处理组中;另一种是同一对象分别接受两种不同处理(同一标本、不同部位)。此时组成对子的两个观察对象具有较好的同质性,可以求每个对子内两个数据的差值。当所有对子差值构成的样本服从正态分布时,若

两种处理作用无差别,则差值的总体均数理论上应该为 0。此时仍可采用公式(3-23)将差值构成的样本均数与总体均数 0 进行比较,式中的样本均数和样本标准差此时为差值的样本均数和标准差,n 为差值的个数或者对子数。

(三)完全随机设计 t 检验

完全随机设计 t 检验(complete randomized design t-test)适用于完全随机设计两样本均数比较,研究目的是推断两样本均数所分别代表的总体均数是否有差别。

检验统计量 t 值的计算公式为:

$$t = \frac{\overline{X}_1 - \overline{X}_2}{S_{\overline{X}_1 - \overline{X}_2}} = \frac{\overline{X}_1 - \overline{X}_2}{\sqrt{S_c^2 \left(\frac{1}{n_1} + \frac{1}{n_2} \right)}} = \frac{\overline{X}_1 - \overline{X}_2}{\sqrt{\frac{S_1^2(n_1-1) + S_2^2(n_2-1)}{n_1 + n_2 - 2} \left(\frac{1}{n_1} + \frac{1}{n_2} \right)}}, \upsilon = n_1 + n_2 - 2 \qquad \text{式(3-24)}$$

式中,$S_{\overline{X}_1 - \overline{X}_2}$ 为两样本均数差值的标准误,S_c^2 为两样本的合并方差,S_1^2 和 S_2^2 分别为两样本的方差。

需注意,完全随机设计 t 检验要求两个样本均来自正态分布总体,且两个正态分布总体的方差相等(又称方差齐性)。当两总体的方差不齐时,可采用 t' 检验;当不满足正态分布条件时,可进行变量变换,使其满足正态分布,再采用 t 检验比较或直接采用非参数检验方法进行比较。

例 3-3:某乡镇抽样检测了 12 名 40 岁和 10 名 50 岁健康女性体内的雌二醇含量,均数 $\overline{X}$ 分别为 109.26pmol/L 和 65.77pmol/L,标准差 S 分别为 32.13pmol/L 和 41.95pmol/L。问两不同年龄组健康女性体内雌二醇含量是否有差别?

(1)建立假设,确定检验水准

$H_0: \mu_1 = \mu_2$,40 岁和 50 岁健康女性体内雌二醇含量无差别

$H_1: \mu_1 \neq \mu_2$,40 岁和 50 岁健康女性体内雌二醇含量有差别

$$\alpha = 0.05$$

(2)计算检验统计量 t 值

$$S_{\overline{X}_1 - \overline{X}_2} = \sqrt{\frac{S_1^2(n_1-1) + S_2^2(n_2-1)}{n_1 + n_2 - 2} \left(\frac{1}{n_1} + \frac{1}{n_2} \right)}$$

$$= \sqrt{\frac{32.13^2 \times (12-1) + 41.95^2 \times (10-1)}{12 + 10 - 2} \left(\frac{1}{12} + \frac{1}{10} \right)} = 15.79$$

$$t = \frac{\overline{X}_1 - \overline{X}_2}{s_{\overline{X}_1 - \overline{X}_2}} = \frac{109.26 - 65.77}{15.79} = 2.75$$

(3)确定 P 值,做出推断结论:本例自由度 $\upsilon = n_1 + n_2 - 2 = 20$,查 t 附界值 2 得 $t_{0.05/2, 20} = 2.086$。因 $t > t_{0.05/2, 20}$,$P < 0.05$,按 $\alpha = 0.05$ 检验水准拒绝 H_0,接受 H_1,可认为 40 岁和 50 岁健康女性体内雌二醇含量差别有统计学意义。

(四)完全随机设计的方差分析

完全随机设计的 t 检验适用于两样本的比较,当多个样本均数进行比较时,为有效控制 I 型错误,宜采用方差分析(analysis of variance,ANOVA)。该方法由英国统计学家 R. A. Fisher 首先提出,以 F 命名其统计量,又称 F 检验。以例 3-4 说明方差分析的基本思想及其步骤。

例 3-4:在某医院门诊随机抽样检测体重正常、超重和肥胖 3 组患者体内高密度脂蛋白含量(mmol/L),结果如表 3-5 所示。问 3 组患者体内高密度脂蛋白含量有无差别?

由表 3-5 可见,23 名患者的体内高密度脂蛋白含量不尽相同,称为总变异,可用离均差平方和反映其变异程度。对总变异作分解:

表 3-5　23 名女性高密度脂蛋白含量　　　　　　　　　　　　　　　　　单位：mmol/L

	体重正常	超重	肥胖	合计
	2.15	1.48	1.04	
	2.22	1.47	1.06	
	2.04	1.76	1.00	
	2.03	1.63	0.89	
	1.96	1.52	0.85	
	2.31	1.42	0.79	
	2.18	1.61	0.72	
	1.97	1.41		
n_i	8	8	7	$23\,(n)$
$\sum X_i$	16.86	12.30	6.35	$35.51\,(\sum X)$
$\sum X_i^2$	35.64	19.01	5.86	$60.52\,(\sum X^2)$
$\overline{X}_i$	2.11	1.54	0.91	$1.54\,(\overline{X})$
S_i	0.13	0.12	0.13	$0.51\,(S)$

$$
\begin{aligned}
SS_{总} &= \sum_{i=1}^{k} \sum_{j=1}^{n_i} (X_{ij} - \overline{X})^2 \\
&= \sum_{i=1}^{k} \sum_{j=1}^{n_i} \left[(X_{ij} - \overline{X}_i) + (\overline{X}_i - \overline{X}) \right]^2 \\
&= \sum_{i=1}^{k} n_i (\overline{X}_i - \overline{X})^2 + \sum_{i=1}^{k} \sum_{j=1}^{n_i} (X_{ij} - \overline{X}_i)^2 + 2 \sum_{i=1}^{k} \sum_{j=1}^{n_i} (X_{ij} - \overline{X}_i)(\overline{X}_i - \overline{X}) \\
&= \sum_{i=1}^{k} n_i (\overline{X}_i - \overline{X})^2 + \sum_{i=1}^{k} \sum_{j=1}^{n_i} (X_{ij} - \overline{X}_i)^2
\end{aligned}
$$

式（3-25）

式中，X_{ij} 为第 i 组的第 j 个观察值，$\overline{X}_i$ 为第 i 组的样本均数，$\overline{X}$ 为所有观察值的均数。$\sum_{i=1}^{k} \sum_{j=1}^{n_i} (X_{ij} - \overline{X}_i)^2$ 称为组内变异，记为 $SS_{组内}$，反映了各组内的随机误差；$\sum_{i=1}^{k} n_i (\overline{X}_i - \overline{X})^2$ 称为组间变异，记为 $SS_{组间}$，反映了各组间的变异和随机误差。易证，$\sum_{i=1}^{k} \sum_{j=1}^{n_i} (X_{ij} - \overline{X}_i)(\overline{X}_i - \overline{X}) = 0$。

数据的总变异 $SS_{总}$ 可分解为组内变异 $SS_{组内}$ 和组间变异 $SS_{组间}$。同样地，总的自由度 $v_{总} = n - 1$ 也可分解为组间自由度 $v_{组间} = k - 1$ 和组内自由度 $v_{组内} = n - k$，其中，n 为总样本含量，k 为组数。

各变异除以其自由度可求得各变异的均方。若组间差别无统计学意义，则统计量 $F = \dfrac{MS_{组间}}{MS_{组内}} = \dfrac{\dfrac{SS_{组间}}{v_{组间}}}{\dfrac{SS_{组内}}{v_{组内}}}$

服从自由度为 $(k-1, n-k)$ 的 F 分布（图 3-14），其取值接近 1。$F_{\alpha,(k-1,n-k)}$ 为当右侧尾部面积为 α 时，

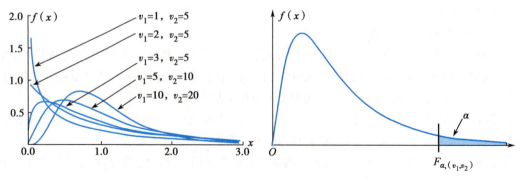

图 3-14　F 分布及其界值示意图

自由度为 $(k-1, n-k)$ 的 F 分布的 F 界值,可通过 F 界值表查得。若 $F \geqslant F_{\alpha, (k-1, n-k)}$, $P \leqslant \alpha$,则拒绝 H_0,接受 H_1,认为组间差别有统计学意义;反之,若 $F < F_{\alpha, (k-1, n-k)}$, $P > \alpha$,则不拒绝 H_0,尚不能认为组间差别有统计学意义。

一般地,可采用下列公式计算各变异:

$$SS_{总} = \sum_{i=1}^{k} \sum_{j=1}^{n_i} (X_{ij} - \overline{X})^2 = \sum_{i=1}^{k} \sum_{j=1}^{n_i} X_{ij}^2 - \frac{(\sum_{i=1}^{k} \sum_{j=1}^{n_i} X_{ij})^2}{n} \tag{式(3-26)}$$

$$SS_{组间} = \sum_{i=1}^{k} n_i (\overline{X_i} - \overline{X})^2 = \sum_{i=1}^{k} \frac{(\sum_{j=1}^{n_i} X_{ij})^2}{n_i} - \frac{(\sum_{i=1}^{k} \sum_{j=1}^{n_i} X_{ij})}{n} \tag{式(3-27)}$$

$$SS_{组内} = SS_{总} - SS_{组间} \tag{式(3-28)}$$

$$F = \frac{MS_{组间}}{MS_{组内}} = \frac{\dfrac{SS_{组间}}{v_{组间}}}{\dfrac{SS_{组内}}{v_{组内}}} \tag{式(3-29)}$$

结合例 3-4,完全随机设计方差分析的步骤如下。

(1)建立假设,确定检验水准

$H_0: \mu_1 = \mu_2 = \mu_3$,3 组患者体内高密度脂蛋白含量无差别

H_1:至少有两个总体均数不等

$$\alpha = 0.05$$

(2)计算检验统计量 F 值

$$SS_{总} = \sum_{i=1}^{k} \sum_{j=1}^{n_i} X_{ij}^2 - \frac{(\sum_{i=1}^{k} \sum_{j=1}^{n_i} X_{ij})^2}{n} = 60.52 - \frac{35.51^2}{23} = 5.70$$

$$v_{总} = n - 1 = 23 - 1 = 22$$

$$SS_{组间} = \sum_{i=1}^{k} \frac{(\sum_{j=1}^{n_i} X_{ij})^2}{n} - \frac{(\sum_{i=1}^{k} \sum_{j=1}^{n_i} X_{ij})}{n} = \frac{16.86^2}{8} + \frac{12.30^2}{8} + \frac{6.35^2}{7} - \frac{35.51^2}{23} = 5.38$$

$$v_{组间} = k - 1 = 3 - 1 = 2$$

$$SS_{组内} = SS_{总} - SS_{组间} = 5.70 - 5.38 = 0.32$$

$$v_{组内} = n - k = 23 - 3 = 20$$

$$F = \frac{MS_{组间}}{MS_{组内}} = \frac{\dfrac{SS_{组间}}{v_{组间}}}{\dfrac{SS_{组内}}{v_{组内}}} = \frac{\dfrac{5.38}{2}}{\dfrac{0.32}{20}} = 168.13$$

(3)确定 P 值,做出推断结论:以分子自由度 $v_{组间} = 2$、分母自由度 $v_{组内} = 20$ 查 F 界值表得 $F_{0.05, (2, 20)} = 3.49$,$F > F_{0.05, (2, 20)}$,$P < 0.05$,按 $\alpha = 0.05$ 检验水准拒绝 H_0,接受 H_1,可认为 3 组患者中有至少两组间体内高密度脂蛋白含量差别有统计学意义。

需注意:①方差分析要求各组均来自正态分布总体、相互独立的随机样本,同时各总体方差相等,若不满足上述条件,可采用非参数检验等方法;②当方差分析结果拒绝 H_0,接受 H_1 时,认为至少有两组间差别有统计学意义,若要分析任意两组间是否有差别,需进一步进行两两比较;③除完全随机设计的方差分析外,尚有针对配伍组设计、交叉设计、析因设计和重复测量设计等不同设计类型的方差分析,使用时需根据具体设计类型进行方法选择。

五、分类变量资料的假设检验

针对分类变量资料的假设检验,此处只介绍卡方检验,即 χ^2 检验。卡方检验(chi-square test)是英国统计学家 Pearson 提出的以 χ^2 分布为理论基础的假设检验方法,可用于频数分布的拟合优度检验、两个或多个率比较的假设检验等。下面以两个样本率比较为例,说明 χ^2 检验的基本思想。

例 3-5:某研究者在某地 65 岁以上老年人群中随机调查了体重正常者 313 人和肥胖者 56 人,比较两组人群间的糖尿病患病率是否有差别,数据如表 3-6 所示。

表 3-6　体重正常者和肥胖者糖尿病患病率的比较

组别	非糖尿病患者	糖尿病患者	合计	患病率 /%
体重正常组	165(149.2)a	148(163.71)b	313($a+b$)	47.28
肥胖组	11(26.71)c	45(29.29)d	56($c+d$)	80.36
合计	176($a+c$)	193($b+d$)	369(n)	52.30

表 3-6 内的基本数据只有 a、b、c 和 d 四个格子中的绝对数,其余数据都是由 4 个基本数据推算出来的,称为四格表资料,可用 χ^2 检验推断两组人群糖尿病总体患病率之间有无差别,此时假设为 $H_0:\pi_1=\pi_2$,$H_1:\pi_1 \neq \pi_2$。在 H_0 成立的前提下,将两个样本的合并率 52.30% 作为总体率 π 的估计值,可以计算出在 H_0 成立时体重正常组和肥胖组的非糖尿病患者和糖尿病患者的例数,该例数称为四格表的理论频数(格子位置括号中的数值),用 T 表示;四格表中的实际观察数据称为实际频数,用 A 表示。每个格子理论频数的计算公式如下:

$$T_{RC}=\frac{n_R \cdot n_C}{n} \qquad\qquad 式(3\text{-}30)$$

式中,T_{RC} 为第 R 行第 C 列的理论频数,n_R 为相应行的合计,n_C 为相应列的合计,n 为总例数。

χ^2 检验的基本公式为:

$$\chi^2=\sum \frac{(A-T)^2}{T} \qquad\qquad 式(3\text{-}31)$$

χ^2 值反映了实际频数与理论频数的吻合程度。若检验假设 H_0 成立,实际频数与理论频数的差值较小,则 χ^2 值也较小;反之,若检验假设 H_0 不成立,实际频数与理论频数的差值较大,则 χ^2 值也较大。

理论上可证明,H_0 成立时,上述 χ^2 统计量服从自由度 $v=(R-1)\times(C-1)$ 的 χ^2 分布(图 3-15),其中 R 和 C 分别为基本数据所占的行数和列数。对于四格表资料,自由度 $v=(2-1)\times(2-1)=1$。χ^2 检验时,根据 v 查 χ^2 界值表。在检验水准 α 下,当 $\chi^2 \geq \chi^2_{\alpha,v}$ 时,$P \leq \alpha$,拒绝 H_0,接受 H_1;当 $\chi^2<\chi^2_{\alpha,v}$ 时,$P>\alpha$,尚无理由拒绝 H_0。

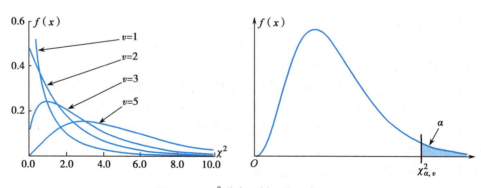

图 3-15　χ^2 分布及其界值示意图

（一）四格表资料 χ^2 检验的专用公式

对于上述四格表资料两个率的比较,当总样本含量 $n \geq 40$ 且所有格子的 $T \geq 5$ 时,可采用基本公式（3-31）或四格表资料 χ^2 检验专用公式（3-32）计算 χ^2 值:

$$\chi^2 = \frac{(ad-bc)^2 n}{(a+b)(c+d)(a+c)(b+d)} \qquad 式（3-32）$$

结合例 3-5, χ^2 检验的基本步骤如下。

（1）建立假设,确定检验水准

$H_0 : \pi_1 = \pi_2$,两组人群糖尿病患病率相同

$H_1 : \pi_1 \neq \pi_2$,两组人群糖尿病患病率不同

$$\alpha = 0.05$$

（2）计算检验统计量 χ^2 值

$$\chi^2 = \frac{(ad-bc)^2 n}{(a+b)(c+d)(a+c)(b+d)} = \frac{(165 \times 45 - 148 \times 11)^2 \times 369}{313 \times 56 \times 176 \times 193} = 20.83$$

（3）确定 P 值,做出推断结论:以自由度 $v = (2-1) \times (2-1) = 1$ 查得 $\chi^2_{0.05,1} = 3.84$, $\chi^2 > \chi^2_{0.05,1}$, $P < 0.05$,按 $\alpha = 0.05$ 检验水准拒绝 H_0,接受 H_1,可认为两组人群糖尿病患病率间差别有统计学意义。

（二）四格表资料 χ^2 检验的校正公式

对于两个率比较的四格表资料,当总样本含量 $n \geq 40$ 但存在任一格子的 $1 \leq T < 5$ 时,用公式（3-31）或（3-32）计算出的 χ^2 偏大,使得概率 P 值偏小,更易犯 I 型错误。因此英国统计学家 F. Yates 提出了如下校正的方法,对于基本公式和专用公式,其校正形式分别为:

$$\chi^2 = \sum \frac{(|A-T|-0.5)^2}{T} \qquad 式（3-33）$$

$$\chi^2 = \frac{\left(|ad-bc|-\dfrac{n}{2}\right)^2 n}{(a+b)(c+d)(a+c)(b+d)} \qquad 式（3-34）$$

需注意,对于两个样本率的比较,当总样本含量 $n < 40$ 或存在任一格子的 $T < 1$ 时, χ^2 检验不再适用,需采用 Fisher 确切概率法。

（三）配对四格表资料的 χ^2 检验

例 3-6:某研究者利用结核骨转移患者的 CT 影像组学数据建立了支持向量机和卷积神经网络两种机器学习模型,欲比较两种模型的诊断效果,分别利用上述两种模型对病理学确诊的 176 名结核骨转移患者的 CT 影像组学数据进行诊断,结果如表 3-7 所示。问两种模型的诊断结果有无差别?

表 3-7　两种模型的检测结果

支持向量机模型	卷积神经网络模型		合计
	阳性	阴性	
阳性	97（a）	26（b）	123
阴性	47（c）	6（d）	53
合计	144	32	176

该资料与两个率比较的四格表资料不同,其设计为配对设计。配对设计分类变量资料的假设检验常用于两种检验方法、诊断方法的比较。格子 a 和 d 为观察结果一致的情况,格子 b 和 c 为观察结果不一致的两种情况,因此当两种处理无差别时,总体上应有 $B = C$。配对设计四格表资料 χ^2 检验的公式为:

$$\chi^2 = \frac{(b-c)^2}{b+c}, v=1\,(b+c \geqslant 40\ 时)\qquad\qquad 式(3\text{-}35)$$

$$\chi^2 = \frac{(\,|\,b-c\,|\,-1\,)^2}{b+c}, v=1\,(b+c<40\ 时)\qquad\qquad 式(3\text{-}36)$$

本例配对设计四格表资料 χ^2 检验的基本步骤如下。

（1）建立假设,确定检验水准

$H_0 : B = C$,两种模型的诊断结果无差别

$H_1 : B \neq C$,两种模型的诊断结果有差别

$$\alpha = 0.05$$

（2）计算检验统计量 χ^2 值

$$\chi^2 = \frac{(b-c)^2}{b+c} = \frac{(26-47)^2}{26+47} = 6.04$$

（3）确定 P 值,做出推断结论:以自由度 $v=1$ 查得 $\chi^2_{0.05,1} = 3.84$ 。 $\chi^2 > \chi^2_{0.05,1}$, $P<0.05$,按 $\alpha=0.05$ 检验水准拒绝 H_0 ,接受 H_1 ,可认为两种模型的诊断结果间差别有统计学意义。

六、线性相关与回归分析

相关分析与回归分析是研究变量间相互关系的统计方法。此处主要介绍两个变量(记为 X 和 Y)间呈直线关系时的线性相关分析和线性回归分析。

（一）线性相关分析

1. 线性相关的概念　线性相关(line correlation)分析又称为简单相关(simple correlation)分析,主要用于分析服从双变量正态分布的两个变量间是否存在线性相关关系以及描述相关关系的强弱和方向。

将两个随机变量分别作为横坐标和纵坐标,在直角坐标系中将每个观察对象的数据对(x,y)表示为坐标系中的一个点,所得图称为散点图(scatter plot)(图3-16)。

当一个变量由小到大变化时,另一个变量也相应地由小到大(或由大到小)变化,且散点图呈直线趋势,则称这两个变量存在线性相关关系。两个变量同方向变化时称为正相关,反方向变化时称

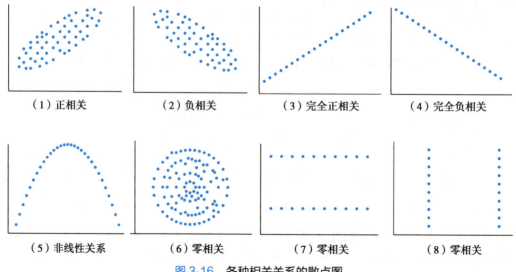

（1）正相关　　　（2）负相关　　　（3）完全正相关　　　（4）完全负相关

（5）非线性关系　　　（6）零相关　　　（7）零相关　　　（8）零相关

图3-16　各种相关关系的散点图

为负相关。两个变量的散点图完全在一条直线上时,称为完全相关;不存在线性相关关系时,称为零相关。

2. **相关系数的意义及计算**　散点图只能定性地反映两个变量的相关关系及方向,而其相关程度需用线性相关系数(linear correlation coefficient)描述。公式为:

$$r = \frac{l_{XY}}{\sqrt{l_{XX}l_{YY}}} = \frac{\sum (X-\overline{X})(Y-\overline{Y})}{\sqrt{\sum (X-\overline{X})^2 \sum (Y-\overline{Y})^2}} \qquad 式(3-37)$$

其中,r 为样本相关系数,总体相关系数常用希腊字母 ρ 表示;l_{XX} 和 l_{YY} 分别为随机变量 X 和 Y 的离均差平方和,l_{XY} 为 X 和 Y 的离均差积和,其计算公式为:

$$l_{XY} = \sum (X-\overline{X})(Y-\overline{Y}) = \sum XY - \frac{(\sum X)(\sum Y)}{n} \qquad 式(3-38)$$

例3-7:在某社区调查了15名30岁男性志愿者体重(kg)和收缩压(mmHg)的数据,具体如表3-8所示。试绘制体重和收缩压间的散点图并计算相关系数。

表3-8　15名30岁男性志愿者体重(kg)和收缩压(mmHg)

编号	体重(X)	收缩压(Y)	XY	X^2	Y^2
1	66.5	120	7 980	4 422.25	14 400
2	67.5	128	8 640	4 556.25	16 384
3	74.0	120	8 880	5 476.00	14 400
4	76.5	148	11 322	5 852.25	21 904
5	77.5	106	8 215	6 006.25	11 236
6	82.5	120	9 900	6 806.25	14 400
7	78.0	136	10 608	6 084.00	18 496
8	84.0	124	10 416	7 056.00	15 376
9	85.5	150	12 825	7 310.25	22 500
10	88.0	120	10 560	7 744.00	14 400
11	91.5	140	12 810	8 372.25	19 600
12	95.0	126	11 970	9 025.00	15 876
13	97.5	140	13 650	9 506.25	19 600
14	100.0	165	16 500	10 000.00	27 225
15	107.0	160	17 120	11 449.00	25 600
合计	1 271	2 003	171 396	109 666.00	271 397

首先,散点图(图3-17)可认为二者间存在线性关系。

进一步求二者间的相关系数:

$$l_{XY} = \sum XY - \frac{(\sum X)(\sum Y)}{n} = 171\ 396 - \frac{1\ 271 \times 2\ 003}{15} = 1\ 675.13$$

$$l_{XX} = \sum X^2 - \frac{(\sum X)^2}{n} = 109\ 666 - \frac{1\ 271^2}{15} = 1\ 969.93$$

$$l_{YY} = \sum Y^2 - \frac{(\sum Y)^2}{n} = 271\ 397 - \frac{2\ 003^2}{15} = 3\ 929.73$$

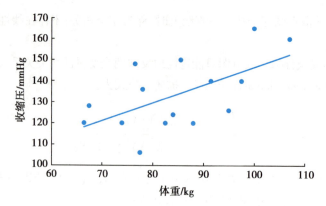

图 3-17　15 名 30 岁男性志愿者体重和收缩压的散点图

$r = \dfrac{l_{XY}}{\sqrt{l_{XX}l_{YY}}} = \dfrac{1\,675.13}{\sqrt{1\,969.93 \times 3\,929.73}} = 0.602\,1$，即 15 名 30 岁男性志愿者体重和收缩压的样本相关系数为 0.602 1。

3. 相关系数的假设检验　由于存在抽样误差，即使从 $\rho = 0$ 的总体中随机抽样，所得 r 也不一定等于零，因此应对样本相关系数进行假设检验，其假设为：$H_0 : \rho = 0$，$H_1 : \rho \neq 0$。可采用 t 检验，t 统计量计算为：

$$t = \frac{(r-\rho)}{S_r} = \frac{r}{\sqrt{\dfrac{(1-r^2)}{(n-2)}}},\ v = n-2$$

式（3-39）

式中，S_r 为相关系数的标准误，以自由度 v 查 t 界值表做出推断。

例 3-8：对上例 3-7 求得的 r 进行假设检验。

（1）建立假设，确定检验水准

$H_0 : \rho = 0$，体重和收缩压间不存在线性相关关系

$H_1 : \rho \neq 0$，体重和收缩压间存在线性相关关系

$$\alpha = 0.05$$

（2）计算检验统计量 t 值

$$t = \frac{r}{\sqrt{\dfrac{(1-r^2)}{(n-2)}}} = \frac{0.602\,1}{\sqrt{\dfrac{(1-0.602\,1)^2}{(15-2)}}} = 5.46$$

（3）确定 P 值，做出推断结论：以自由度 $v = n - 2 = 15 - 2 = 13$ 查 t 界值表，得 $t_{0.05/2,13} = 2.160$。因 $t > t_{0.05/2,13}$，$P < 0.05$，按 $\alpha = 0.05$ 检验水准拒绝 H_0，接受 H_1，可认为体重和收缩压间存在线性相关关系。

（二）线性回归分析

1. 线性回归的概念及应用条件　线性相关是分析两变量间相关关系的一种方法，而线性回归是通过线性方程描述两变量（X 与 Y）间线性数量依存关系的方法，该方程称为线性回归方程，通常称 X 为自变量（independent variable），Y 为因变量（dependent variable）。

线性回归的应用条件为：①因变量 Y 的总体均数与自变量 X 呈线性关系；②任意两个观察单位间相互独立；③对任意给定的 X 值，Y 均服从正态分布；④对于 X 的任意取值，Y 具有相同的方差。

2. 线性回归模型　一般形式为：

$$Y_i = \alpha + \beta X_i + \varepsilon_i \qquad\qquad 式（3-40）$$

式中，X_i 与 Y_i 分别为第 i 个对象自变量和因变量的实测值；α 为回归方程的截距；β 为回归系数，表示当 X 改变一个单位时，Y 平均改变 β 个单位；ε_i 为实际观测值 Y_i 与方程估计值 $\hat{Y}_i$（$\hat{Y}_i = \alpha + \beta X_i$）间的差值，也称为残差。

两个参数 α 和 β 的估计值 a 和 b 可通过下式计算：

$$b = \frac{l_{XY}}{l_{XX}} = \frac{\sum XY - \dfrac{(\sum X)(\sum Y)}{n}}{\sum X^2 - \dfrac{(\sum X)^2}{n}} \qquad\qquad 式（3-41）$$

$$a = \overline{Y} - b\overline{X} \qquad\qquad 式（3-42）$$

式中，l_{XX} 为 X 的离均差平方和，l_{XY} 为 X 和 Y 的离均差积和，$\overline{X}$ 和 $\overline{Y}$ 分别为自变量和因变量的均值。

例 3-9：以例 3-7 数据，建立收缩压（Y）与体重（X）间的线性回归方程。

通过散点图（图 3-17）可知二者间存在线性关系，可进行线性回归分析。

计算可知 $l_{XY} = 1\,675.13$，$l_{XX} = 1\,969.93$，$\overline{X} = 84.73$，$\overline{Y} = 133.53$。

求得参数 $b = \dfrac{l_{XY}}{l_{XX}} = \dfrac{1\,675.13}{1\,969.33} = 0.850\,6$，$a = \overline{Y} - b\overline{X} = 61.458\,7$。

所求方程为：$\overline{Y} = 61.458\,7 + 0.850\,6X$。

3. 线性回归的假设检验　由于存在抽样误差，即使两个变量间无回归关系（总体回归系数 $\beta = 0$），通过样本数据计算的样本回归系数 b 也可能不为 0，因此回归方程也需进行假设检验，此处只介绍方差分析法。

对回归方程的方差分析，是将因变量 Y 总变异的离均差平方和 $SS_{总}$ 分解为 $SS_{回归}$ 和 $SS_{剩余}$ 两部分，然后利用 F 检验判断回归方程是否成立。其中 $SS_{总}$ 可用 $\sum(Y-\overline{Y})^2$ 反映，整理后可得：

$$\sum(Y-\overline{Y})^2 = \sum(Y-\hat{Y})^2 + \sum(\hat{Y}-\overline{Y})^2 \qquad\qquad 式（3-43）$$

式中，$\sum(Y-\overline{Y})^2$ 为 Y 的总变异的离均差平方和 $SS_{总}$，$\sum(\hat{Y}-\overline{Y})^2$ 为回归平方和 $SS_{回归}$，反映了 Y 的总变异中可通过 X 和 Y 的回归关系解释的部分，$SS_{回归}$ 越大，说明 Y 的变异中由 X 解释的越多；$\sum(Y-\hat{Y})^2$ 为剩余平方和 $SS_{剩余}$，反映了 $SS_{总}$ 中无法用线性关系解释的部分，$SS_{剩余}$ 越大，说明 X 对 Y 的影响越小。

总变异的自由度 $v_{总}$ 也可分解为两部分：

$$v_{总} = v_{回归} + v_{剩余} \qquad\qquad 式（3-44）$$

其中，$v_{总} = n-1$，$v_{回归} = 1$，$v_{剩余} = n-2$，n 为样本含量。

统计量 F 的计算公式为：

$$SS_{总} = l_{YY} = \sum Y^2 - \frac{(\sum Y)^2}{n} \qquad\qquad 式（3-45）$$

$$SS_{回归} = bl_{XY} = \frac{l_{XY}^2}{l_{XX}} \qquad\qquad 式（3-46）$$

$$SS_{剩余} = SS_{总} - SS_{回归} \qquad\qquad 式（3-47）$$

$$F = \frac{MS_{回归}}{MS_{剩余}} = \frac{\dfrac{SS_{回归}}{v_{回归}}}{\dfrac{SS_{剩余}}{v_{剩余}}} \qquad\qquad 式（3-48）$$

根据统计量 F 值、第一自由度 $v_{回归}$ 和第二自由度 $v_{剩余}$ 查 F 界值表。如果 $F < F_{\alpha,(v_{回归},v_{剩余})}$，则 $P > \alpha$，不拒绝零假设（$H_0:\beta = 0$），尚不能认为 X 与 Y 间存在线性回归关系；反之，如果 $F \geqslant F_{\alpha,(v_{回归},v_{剩余})}$，$P \leqslant \alpha$，拒绝零假设，接受备择假设（$H_1:\beta \neq 0$），认为 X 与 Y 间存在线性回归关系。

例 3-10：对例 3-9 所求回归方程进行假设检验。

（1）建立假设，确定检验水准

$H_0:\beta = 0$，体重和收缩压间不存在线性回归关系

$H_1:\beta \neq 0$，体重和收缩压间存在线性回归关系

$$\alpha = 0.05$$

（2）计算检验统计量 F 值

Y 的总变异：$SS_{总} = l_{YY} = 3\,929.73$，$v_{总} = 15 - 1 = 14$

回归项变异：$SS_{回归} = bl_{XY} = 0.850\,6 \times 1\,675.13 = 1\,424.87$，$v_{回归} = 1$

剩余项变异：$SS_{剩余} = 3\,929.73 - 1\,425.53 = 2\,504.20$，$v_{剩余} = 15 - 2 = 13$

$$F = \frac{MS_{回归}}{MS_{剩余}} = \frac{\dfrac{SS_{回归}}{v_{回归}}}{\dfrac{SS_{剩余}}{v_{剩余}}} = \frac{\dfrac{1\,424.53}{1}}{\dfrac{2\,504.20}{13}} = 7.40$$

（3）确定 P 值，做出推断结论

以 $v_{回归} = 1$、$v_{剩余} = 13$ 查 F 界值表得 $F_{0.05,(1,13)} = 4.67$，$F > F_{0.05,(1,13)}$，$P < 0.05$，拒绝 H_0，接受 H_1，可认为体重和收缩压间存在线性回归关系。

（三）线性相关与回归分析的注意事项

1. 进行分析前需绘制散点图　只有存在线性关系时，才可进行线性相关或线性回归分析。散点图还可帮助分析是否存在离群点及离群点的性质，如某离群点为异常点，则可考虑去掉该观察对象后进行分析。

2. 回归分析时，要求因变量 Y 服从正态分布，而对自变量 X 的分布不做正态分布要求。

3. 使用回归方程估计 Y 时，尽量在 X 的取值范围内进行估计，超出 X 的取值范围时，难以确定现有回归关系是否仍成立。

4. 回归分析时，$SS_{回归}$ 在 $SS_{总}$ 中所占的比例称为决定系数（coefficient of determination），用 R^2 表示，即 $R^2 = \dfrac{SS_{回归}}{SS_{总}}$，是反映方程回归效果的指标之一。$R^2$ 取值范围为 0～1，越接近 1，说明回归效果越好。

七、多重线性回归分析与 logistic 回归分析

前面介绍了只有一个因变量与一个自变量的简单回归分析，但在医学实践中，一个变量往往受到多个变量的影响，此时需分析多个自变量对因变量的作用，常用的方法有多重线性回归分析和 logistic 回归分析。

（一）多重线性回归分析

1. 多重线性回归的概念及应用条件　多重线性回归是通过线性方程描述一组自变量

$(X_1, X_2, \cdots, X_m)$ 与一个因变量（Y）间线性数量依存关系的方法。与简单线性回归相比，多重线性回归只是增加了自变量的个数，其应用条件、模型形式、模型假设和参数估计方法均与简单线性回归相同。

2. **多重线性回归模型** 一般形式为：

$$Y = \beta_0 + \beta_1 X_1 + \beta_2 X_2 + \cdots + \beta_m X_m + \varepsilon \qquad \text{式（3-49）}$$

式中，Y 与 $(X_1, X_2, \cdots, X_m)$ 分别为因变量和 m 个自变量的取值；β_0 为截距；$\beta_i (i = 1, 2, \cdots, m)$ 为偏回归系数，表示在其他自变量固定时，当 X_i 改变一个单位时，Y 平均改变 β_i 个单位；ε 为残差。

偏回归系数 β_i 的大小和符号可以解释自变量 X_i 对因变量 Y 影响的大小及方向，但因多个自变量 X_i 的计量单位及变异程度可能存在差异，因此在采用样本数据计算得到偏回归系数 β_i 的估计值 b_i 后，并不能直接利用其绝对值解释各个自变量对因变量影响的大小。此时，可首先将自变量和因变量的原始数据通过 $\frac{(x_i - \bar{x}_i)}{s_i}$ 进行标准化，然后利用标准化后的数据拟合回归模型，此时得到的偏回归系数称为标准化偏回归系数（standardized partial regression coefficient），其绝对值的大小反映了自变量对因变量影响的大小。标准化偏回归系数 b'_i 与 b_i 的关系为：

$$b'_i = \frac{s_i}{s_y} b_i \qquad \text{式（3-50）}$$

模型的参数估计同简单线性回归分析，通过最小二乘法实现。但是随着自变量个数的增加，其计算量变得相当大，其参数估计和后续的假设检验均需要利用统计软件完成。

3. **多重线性回归方程的假设检验** 与简单线性回归不同，由样本资料求得多重线性回归方程后，即使模型整体有意义，也无法保证每个偏回归系数均不为 0。因此，多重线性回归方程的假设检验分为对多重线性回归方程的假设检验和对方程中各偏回归系数的假设检验两部分。

（1）回归模型的假设检验：与简单线性回归的假设检验相同，对回归方程的假设检验采用方差分析，将因变量 Y 总变异的离均差平方和 $SS_总$ 分解为 $SS_{回归}$ 和 $SS_{剩余}$ 两部分，然后利用 F 检验判断回归方程是否成立。其中回归项变异的离均差平方和 $SS_{回归} = b_1 l_{X_1 Y} + b_2 l_{X_2 Y} + \cdots + b_m l_{X_m Y}$，其中 b_i 为偏回归系数 β_i 的估计值，$l_{X_i Y}$ 为自变量 X_i 与因变量 Y 的离均差积和，自由度 $v_{回归}$ 为模型中自变量的个数 m；$SS_总$ 和 $SS_{剩余}$ 的计算及后续方差分析的过程均与简单线性回归相同。

（2）偏回归系数的假设检验：偏回归系数的假设检验常采用 t 检验，其检验假设均为：$H_0: \beta_i = 0$，$H_1: \beta_i \neq 0$ 检验统计量为：

$$t_{b_i} = \frac{b_i}{s_{b_i}} \qquad \text{式（3-51）}$$

其中，s_{b_i} 为第 i 个偏回归系数的标准误。

4. **自变量的筛选** 多重线性回归分析中，因自变量较多，可能并不是所有自变量都对因变量有影响，此时，如希望方程中的自变量都有统计学意义，需对自变量进行筛选，常用的三种筛选方法为向前引入法（forward selection）、向后剔除法（backward selection）和逐步选择法（stepwise selection）。

（1）向前引入法：回归方程由一个自变量开始，按某种规则（如偏回归平方和最大且有统计学意义）每次引入一个自变量，由少到多，直到无可进入方程的自变量为止。

（2）向后剔除法：先建立一个包含所有自变量的回归方程，然后按某种规则（如偏回归平方和最小且无统计学意义）每次在方程中剔除一个自变量，直到方程中的自变量均有统计学意义为止。

（3）逐步选择法：取前述两种方法的优点，在向前引入每一个新自变量之后，都重新检验前面已选入的自变量有无继续保留在方程中的价值。引入和剔除交替进行,直到既无具有统计学意义的新变量可以引入,也无失去其统计学意义的自变量可剔出方程为止。

5. 复相关系数与校正决定系数 多重线性回归仍可计算决定系数作为评价方程拟合效果的指标之一,此外还可计算复相关系数与校正决定系数。

(1)复相关系数(multiple correlation coefficient):决定系数的平方根称为复相关系数,表示因变量 Y 与 m 个自变量间线性相关的程度。可以证明,复相关系数也等于 Y 与其回归估计值 $\hat{Y}$ 的简单相关系数。

(2)校正决定系数(adjusted coefficient of determination):决定系数是回归项离均差平方和与总变异离均差平方和的比值,并未考虑自变量个数的影响,随着自变量个数的增加,无论增加的自变量是否有统计学意义,决定系数总是增加,而校正决定系数克服了上述缺陷。其公式为:

$$R_{adj}^2 = 1 - \frac{MS_{剩余}}{MS_{总}} = 1 - \frac{(1-R^2)(n-1)}{n-m-1} \qquad 式(3-52)$$

其中,R^2 为决定系数,n 为样本含量,m 为方程中保留的自变量个数。

(二) logistic 回归分析

多重线性回归模型要求因变量是连续型数值变量,且自变量与因变量呈线性关系。当因变量是二分类变量时,如发病与不发病、有效与无效等,此时线性回归分析不再适用,可采用 logistic 回归分析。logistic 回归分析是研究二分类或多分类因变量与某些影响因素之间关系的一种多重回归分析方法。

1. logistic 回归模型 设因变量 Y 是一个二分类变量,其取值为 $Y=1$(阳性结果:发病、有效、死亡等)和 $Y=0$(阴性结果:未发病、无效、存活等)。影响 Y 取值的 m 个自变量分别为 $X_1,X_2\cdots,X_m$。在 m 个自变量(即暴露因素)作用下阳性结果发生的条件概率为 $P=P(Y=1|X_1,X_2,\ldots,X_m)$,则 logistic 回归模型可表示为:

$$P = \frac{\exp(\beta_0 + \beta_1 X_1 + \beta_2 X_2 + \cdots + \beta_m X_m)}{1 + \exp(\beta_0 + \beta_1 X_1 + \beta_2 X_2 + \cdots + \beta_m X_m)} \qquad 式(3-53)$$

其中,β_0 为常数项,$\beta_1,\beta_2,\ldots,\beta_m$ 为偏回归系数。

若用 Z 表示 m 个自变量的线性组合:$Z = \beta_0 + \beta_1 X_1 + \beta_2 X_2 + \cdots + \beta_m X_m$,则 Z 与 P 之间关系的 logistic 曲线如图 3-18 所示。从图中可看出:当 Z 趋于 $+\infty$ 时,P 值渐进于 1;当 Z 趋于 $-\infty$ 时,P 值渐进于 0;P 值的变化在 $0 \sim 1$ 之间,并且随 Z 值的变化以点 $(0,0.5)$ 为中心呈对称 "S" 形变化。

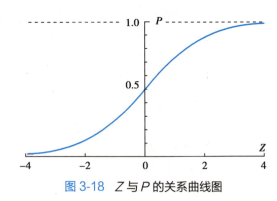

图 3-18 Z 与 P 的关系曲线图

对公式(3-53)作 logit 变换,logistic 回归模型可以表示成如下的线性形式:

$$\ln\left(\frac{P}{1-P}\right) = \beta_0 + \beta_1 X_1 + \beta_2 X_2 + \cdots + \beta_m X_m \qquad 式(3-54)$$

通过 logit 变换之后,就可将 $0 \leqslant P \leqslant 1$ 的资料转换为 $-\infty < \mathrm{logit}(P) < +\infty$ 的资料。

2. 模型参数的流行病学含义 常数项 β_0 是当各种暴露因素为 0 时,个体发病与不发病概率之比的自然对数值。偏回归系数 $\beta_i(i=1,2,\cdots,m)$ 表示在其他自变量固定的条件下,第 i 个自变量每改变一个单位时 $\mathrm{logit}(P)$ 的改变量,其解释可与流行病学中的优势比(OR)联系起来。

在其他影响因素相同的情况下,某危险因素 X_i 两个不同暴露水平 c_1 和 c_0 发病 OR 的自然对数为:

$$\ln OR_i = \ln\left[\frac{\frac{P_1}{(1-P_1)}}{\frac{P_0}{(1-P_0)}}\right] = \ln\left(\frac{P_1}{1-P_1}\right) - \ln\left(\frac{P_0}{1-P_0}\right) = \beta_j(c_1 - c_0)$$

$$OR_i = \exp\left[\beta_j(c_1 - c_0)\right] \qquad\qquad 式（3-55）$$

式中 P_1 和 P_0 分别表示在 X_i 取值为 c_1 和 c_0 时的发病概率，OR_i 为调整后的比值比（adjusted odds ratio），表示扣除了其他自变量影响后 X_i 的作用。在某影响因素只有两个水平 1 和 0（如吸烟为 1、不吸烟为 0）的情况下，调整其他因素作用后，吸烟组和不吸烟组的优势比为 $OR_i=\exp(\beta_i)$。

3. 模型的参数估计 logistic 回归模型偏回归系数 β_i 的估计常采用最大似然估计法实现。最大似然估计的基本思想是，在一定条件下求解得到现有样本的可能性最大的 $b_0, b_1, \cdots, b_m$ 值，样本似然函数为：

$$L = \prod_{j=1}^{n} P_j^{y_j}(1-P_j)^{1-y_j} \quad(j=1,2,\cdots,n) \qquad\qquad 式（3-56）$$

式中，L 表示似然函数，$\prod$ 表示连乘，P_j 表示第 j 例观察对象处于暴露条件下时阳性结果发生的概率。对似然函数取对数后，用 Newton-Raphson 迭代方法得出参数 β_i 的估计值 b_i 及其标准误 S_{b_i}。

4. 假设检验 同多重线性回归模型，通过样本估计得到 logistic 回归模型后，需对模型整体是否成立以及各偏回归系数是否有统计学意义进行假设检验。

（1）logistic 回归模型的假设检验：对模型整体的假设进行假设检验常采用似然比检验（likelihood ratio test）实现，其检验假设为：$H_0: \beta_1 = \beta_2 = \cdots = \beta_m = 0$，检验统计量为：

$$G = 2(\ln L_1 - \ln L_0) \qquad\qquad 式（3-57）$$

其中，L_1 为包含所有自变量的方程的似然函数，L_0 为只包含常数项的方程的似然函数，当 H_0 假设成立时，统计量 G 服从自由度为 m（模型中自变量个数）的 χ^2 分布，根据 χ^2 分布的界值，确定 P 值做出统计推断。

（2）各偏回归系数的假设检验：在模型整体的假设检验拒绝 H_0 时，并不能保证每个自变量均有统计学意义即每个偏回归系数均不为 0，因此需对各偏回归系数进行假设检验。其检验假设为 $H_0: \beta_i = 0$，常用 Wald 检验，检验统计量 Wald χ^2 服从自由度为 1 的 χ^2 分布，计算公式为：

$$\text{Wald}\,\chi^2 = (b_i/s_{b_i})^2 \qquad\qquad 式（3-58）$$

当检验发现模型中存在无统计学意义的自变量时，如有需要仍可对模型中的自变量进行筛选，常用的筛选方法有向前引入法、向后剔除法和逐步选择法。决定每一步某自变量是否进入或剔除模型的常用检验统计量有似然比统计量、Wald χ^2 统计量等。

（三）注意事项

多重线性回归和 logistic 回归均可用于影响因素分析、估计和预测等，应用时需注意以下事项。

1. 适用的因变量类型及应用条件 多重线性回归要求因变量 Y 为连续的正态随机变量，其应用条件同简单线性回归；而 logistic 回归要求因变量 Y 为分类变量。

2. 多重共线性问题 多重共线性（multicollinearity）是对多个解释变量进行回归分析时可能普遍存在的一个问题。若模型中部分自变量之间高度相关，则可能产生多重共线性。可能导致偏回归系数的标准误增大、偏回归系数估计值大小不稳定甚至符号与实际不符等，从而得不到正确的模型。关于多重共线性的判断及处理方法可参考相关资料。

3. 样本含量 多重线性回归经验上要求样本含量 n 至少应是方程中自变量个数 m 的 5～10 倍；logistic 回归更是要求有足够的样本含量，一般要求阳性和阴性的观察对象数应至少各有 30～50 例，且方程中的变量个数越多需要的样本含量也就越大。

第四节 | 医学统计学展望

医学统计学是运用统计学的基本原理和方法来研究生物医学中随机现象的一门学科,是收集、整理、分析和解释数据并从数据中得出结论的科学。健康到疾病及其结局的进程,是生命历程连续时间维度上的随机过程。机体在其生命历程中持续暴露于众多危险因素,导致"健康—低危状态—高危状态—早期病变—疾病状态—预后/康复—死亡"的连续变化谱。应该说,医学研究和医疗卫生实践,多是针对上述连续变化谱的某个环节,描述其流行特征,筛选其危险因素,进而施加预防和诊疗干预措施,这一过程涉及对数据的收集整理和分析挖掘,离不开医学统计学的强有力支撑。

医学统计学思维是"以数据为中心",运用统计描述和统计推断方法获得"知识",再从"知识"到"问题求解",从而认识医学现象数量特征的一种综合性思维。一般拿到数据后,研究者需要明确"数据是怎么产生的""数据特征是什么样的"以及"数据背后隐藏的客观规律是什么"。这三个问题分别对应医学统计学中"统计设计与数据收集""统计描述"和"统计推断"三方面内容。如想要了解40岁以上人群中甲状腺功能异常与高胆固醇血症之间的关联性,研究者从某县随机抽样调查40岁以上研究对象5 000例,采集了基本信息(年龄、性别等)、体格检查(身高、体重、血压等)、血清学检查结果(血糖、血脂、甲状腺功能相关指标等)等资料。那么,该数据在设计上属于流行病学横断面研究,对数据中各指标进行统计描述可摸清其基本特征,在此基础上,采用统计推断(如相关分析和回归分析)可探索甲状腺功能异常与高胆固醇血症间的关联性,推断其数量依存关系。

随着信息化的快速推进,医疗卫生数据正以惊人的速度增长。这些数据涵盖了居民电子健康档案、基本公共卫生服务、疾病与死亡登记系统、健康体检、临床诊疗和电子病历等多种类型,同时,包括了基因组学、转录组学、蛋白组学和代谢组学等高通量组学测序数据,医学研究和实践已悄然进入了大数据时代。有学者认为,大数据时代,要全体不要抽样,可不用进行统计推断,其核心是预测,可放弃因果关系,而关注相关关系。大数据时代并不意味着统计学理论的消亡,反而更加促进了统计学的发展。医学研究的主要任务是研究疾病发生、发展和转归的复杂机制,识别疾病预防和诊疗标志,从而对其进行有效干预。预测可以不求因,但干预必须基于因果求证。因此,大数据因果统计推断的研究目前已逐渐普及,以期更好地将"数据"转化为"证据"。然而,生物医学大数据往往来源于各类信息库,包含大量非结构化数据,数据质量差异较大,具有多源异构、大而不全等特征,不可避免地存在选择偏倚和信息偏倚,且涉及海量混杂因素。这就需要将传统医学统计学与现代信息技术紧密结合,创新高效统计方法,以支撑生物医学大数据更好地转化利用,实现数据价值转化,助力疾病诊疗。

（袁中尚）

第四章 | 环境卫生

本章数字资源

本章思维导图

环境(environment)是人类赖以生存与发展的物质基础。在人类的进化和发展过程中,人类既依赖环境、适应环境,同时也在不断地改造环境,与环境保持着密切的关系。环境因素对人类的生长、发育和进化发挥着重要作用。近年来,随着环境污染的加剧,人们越来越关注环境对人类健康的影响,越来越重视环境与健康相互关系的研究,该研究涉及问题十分广泛,从其来源来看,既有原生环境问题,又有次生环境问题;又因环境因素所附着的载体不同而存在差异,如大气、水、土壤和生物体污染可引起不同的健康问题;环境因素对健康既包括有益的作用,也包括不良的影响。因此,环境对健康的影响呈现出复杂性和多样性。

第一节 | 人类和环境

环境是指围绕人群的空间及其中能直接或间接影响人类生存和发展的各种因素的总体。按环境要素的属性及特征,可将人类的环境分为自然环境、生态环境、生活和生产环境、社会环境。

一、环境及其基本构成

(一) 自然环境

自然环境(natural environment)是指环绕于人类周围,能直接或间接影响人类生活与生产的一切自然形成的物质和能量的总体,包括大气圈、水圈、土壤岩石圈、生物圈。

1. **大气圈** 大气圈(atmospheric sphere)主要指围绕地球周围的空气层,可划分为对流层、平流层、中间层、热成层和逸散层(外大气层)。大气主要由氮气、氧气、二氧化碳等混合气体及水汽和气溶胶组成,对保障人类的健康和维持生物的生存具有重要意义。

2. **水圈** 地球上的水以气态、液态和固态三种形式存在于空气、地表与地下,成为大气水、海水、陆地水(包括河流、湖泊、地下水和冰雪水),它们共同构成了水圈(hydrosphere)。

3. **土壤岩石圈** 地壳岩石经长期风化作用形成土壤。土壤是覆盖于地表、具有肥力的疏松层,含有矿物质、有机质、微生物、水和空气等成分,能为生物的生存和发展提供重要的物质基础,称为土壤岩石圈(lithosphere)。

4. **生物圈** 生物圈(biosphere)是地球上所有生命体及其生存环境的整体,主要包括海平面以下深约12km至海平面以上高约10km范围内的生物体。

自然环境不仅给予人类维持生命的必需物质,还为人类提供保持健康的自然条件。适量的日照、清洁的空气、宜人的气候、洁净的水源、有益的微量元素和天然有机生物活性物质等自然条件与因素,对维持健康具有十分重要的作用。当然,自然环境中也存在一些对健康不利甚至有害的因素,如地壳表面化学元素分布的不均匀性可引起生物地球化学性疾病。

(二) 生态环境

生态环境(ecological environment)由生态系统和环境系统共同组成,是由生物群落及非生物自然因素组成的各种生态系统所构成的总体。它是与人类生存和发展密切相关的生态系统所组成的自然环境。生态环境中存在各种各样的生物,其数量庞大、种类繁多,具有生物多样性的显著特征。以生态学的观点和方法,深入研究生物与周围环境的相互关系是十分必要的。

（三）生活和生产环境

生活和生产环境（living and production environment）是指人类为从事生活和生产活动而建立起来的居住、工作和娱乐环境以及有关的环境因素。生活和生产环境是人群聚集、人际交往频繁的地方，与人的健康关系最为密切。

1. 人居环境与建成环境　在城乡建设过程中所构建的人居环境（human settlement environment），包括城市、村庄和集镇，是人类聚居和生活的环境，也是人类文明发展到一定阶段的产物。从建筑、社区、城市和区域拓展到全球，从环境与健康的角度，人居环境对健康的作用在不断丰富和发展。建成环境概念详见第一章第二节。

2. 建成环境与健康　建成环境可通过影响人群的身体活动和膳食环境对人群健康产生影响。①建成环境对身体活动的影响：建成环境主要通过影响人群的日常交通出行方式、休闲活动等身体活动对健康产生影响。美好的街景、健全的设施、通达的交通及安全性高的建成环境能够促使人们进行身体活动；相反，安全系数低、犯罪率高的环境则会降低人们的身体活动水平。因此，改善建成环境，增加身体活动，可促进人群健康。②建成环境对膳食环境的影响：建成环境的区划和土地利用规划决定了周边超市、饭店、快餐店等食品环境的选址，健康食品或者高能量食品获取的便利性影响了人们的日常膳食选择，可能会引起肥胖等慢性病发生的风险。以膳食为载体的建成环境健康性研究主要通过区域内超市、杂货店、饭店、快餐店等可提供食品设施的分布密度、可达性等影响人们的日常膳食摄入种类，进而对人们的身体健康产生一定的影响。此外，建成环境的美化和宜居程度，对人的主观幸福感也有很大的影响，从而促进健康。

（四）社会环境

社会环境（social environment）是指在自然环境基础上，人类通过长期有意识的社会劳动、创造的物质生产体系、积累的文化等形成的环境。社会环境由社会的政治、经济、文化、教育、人口、风俗习惯等社会因素构成。它不仅可直接影响人群或个体的健康状况，还可以影响自然环境和人的心理，进而间接影响人的健康。

二、人类与环境的关系

人类与环境的关系是生物发展史上长期形成的一种既相互对立、相互制约又相互依存、相互转化的辩证统一关系。人类自诞生起，就与周围的环境发生着密切的关系。人类的活动不可能无止境地向环境索取，也不可能永远无限制地向环境排放废弃物。在生物进化过程中，生物与环境既相互适应又相互矛盾，在这种对立统一的法则下，生命不断发展，从低级到高级，从简单到复杂，从单一性到多样性，以致当今多达数百万种生物和谐共存于同一地球环境中。

（一）人与环境的统一性

在人类生态环境中，人和环境之间不断地进行着物质、能量、信息交换，保持着动态平衡而成为不可分割的统一体，从而实现了人与环境的统一。这种统一性首先是人体通过新陈代谢与周围环境进行物质交换来实现的，同时人体又不断地进行自身调节，适应环境变化，最终与环境达到统一。人体从环境中摄取空气、水和食物，这些物质进入机体后经过消化、分解、吸收、同化等代谢过程，组成机体细胞和组织的各种成分，提供机体所需能量，维持人体的生命活动（繁衍、生长、发育、工作、生活等），同时机体又将摄入体内不需要的物质和代谢废物排入环境，在环境中又进一步变化，作为其他生物的营养物质，通过生物链的传递再被人体所摄取。研究发现，人体血液中60多种元素（氢、铍、氟、镁、磷、钾、钙、锰等）与海水、地壳岩石中这些元素含量之间存在着明显的丰度相关，说明了人与环境的高度统一性。环境和人体之间进行的物质与能量的交换以及环境中各种因素（物理性、化学性、生物性因素）对人体的作用，保持着相对的稳定即环境与人体的生态平衡。这种平衡不是一成不变的，而是经常处于变动之中，是一种动态平衡。自然界是不断变化的，环境的构成及状态的任何改变都会不同程度地影响人体正常生理功能的发挥，人体又利用机体内部的调节机制以及人类特有的改造客观环境的主观能动性改造客观世界,以适应外界环境的变化并维持着人体与环境之间的平衡,这种平衡的实现是保持人和环境和谐统一的基本条件。

(二)人体对环境的适应性

在人类长期进化发展的过程中,各种环境条件经常变动,人体对环境的变化形成一定的调节功能以适应环境状态的变动。自然环境的昼夜变化、四季交替是极有规律的,人类已形成了一种与其相协调的对应关系。我国古代早就提出"顺四时而知寒暑、服天气而通神明"的观点,这是最早见于文献记载的有关人类要适应环境变化的精辟论述。当今人类的行为特征与其形态结构和生理特点一样,都是适应自己特定环境的结果。人体的气候适应、热习服、光适应等都是机体对外界环境适应的最好例证。反复的炎热暴露可使机体对热环境产生热习服,此后机体的体温调节、汗腺分泌、水电解质代谢、心血管系统、神经系统、内分泌功能等都得到相应改善。热习服是一种本能的生理反应,是人自身提供的一种自我保护机制,以抗拒外界环境变化带来的伤害。

机体的适应性是人类在长期发展的进程中与环境相互作用所形成的遗传特征。长期生活在不同地区的人群,对各种异常的外环境有着不同的适应性。例如,在高原环境下,由于大气中氧含量稀少,人体通过增加呼吸空气量、加快血液循环、增加红细胞数量或血红蛋白含量以提高机体的携氧能力,适应缺氧环境,维持机体正常的生理功能。机体受到外界因素的影响后,其正常功能会出现一些适应性变化,如机体的解毒排泄功能以清除进入人体内的有毒物质,免疫功能以防御病原微生物侵入体内的危害,血脑屏障、血睾屏障、胎盘屏障以及皮肤黏膜的机械屏障等都具有防止有害物质进入体内的功能,以维持机体的健康。此外,当环境因素引起机体遗传物质发生损伤后,机体可以启动一系列DNA 修复机制,修复损伤的 DNA,维持遗传的稳定性。当然,人体对环境变化的这种适应能力是有一定限度的,如果环境条件发生剧烈的异常变化(如气象条件的剧变,突发性的自然灾害或人为的严重污染等),超越了人类正常的生理调节范围,就会引起人体某些功能、结构发生异常,导致人体产生疾病甚至死亡。

(三)人与环境的相互作用

在地球生命的漫长进化和发展中,人类不仅没有退化反而愈来愈兴旺发达,其本质在于人类不是被动地依赖于环境和适应环境的变化,而是充分利用环境中的有利因素、避免不利因素,主动地依赖环境、适应环境、改造环境,为人类的生存创造更加适宜的环境条件。环境与机体之间相互作用,在健康的维系和疾病的发生、发展过程中发挥着重要的作用。

环境中存在许多人类生存和健康所必需的有利因素,同时也存在众多的不利因素。诸多环境因素对机体健康的影响具有利弊两重性。例如,紫外线具有促进生成维生素 D、抗佝偻病和增强机体免疫力的作用,但过量、长期的紫外线照射则可致皮肤癌和白内障发生。适宜的气温有利于人类健康生存,但极端气象条件会给健康带来不良影响,如热浪袭人的酷暑季节可使居民死亡率显著增加,而严寒天气可诱发心血管疾病发作。人类要充分利用有利的环境因素,克服、避免、改造不利的环境因素,与环境保持生态平衡。

在人类社会的不断进步和发展中,人和环境的关系也在不断发生变化。自工业革命开始以来,人类大量利用环境资源,开矿冶炼、加工制造、化合成等,极大地丰富了人类所需的物质条件,创造了更为舒适方便、有利于人类生存和繁衍的生活环境,同时也产生了一定的环境污染。20 世纪 70 年代以来,人类进入高新技术时代,资源大量开发,能源大规模使用,新的化学物质大量合成。这些生产和生活活动,对自然生态环境造成了越来越严重的破坏,致使生态平衡失调,环境质量恶化,土地沙漠化,生物种群减少,全球气候变暖,臭氧层破坏,酸雨形成等,直接影响了人们生活,严重威胁着人类自身健康和生存发展。据估计,现代人类疾病中 70%～90% 与环境有关。

为了适应和应对不断变化的生存环境和日益增多的环境因素,人类在长期的进化过程中,逐渐形成了自身的遗传学特征。在相同的环境暴露条件下,由于个体遗传特性的差异,其反应的性质和强度各有不同。人体内对环境因素的作用产生特定反应的一组基因,称为环境应答基因(environmental response gene）。1997 年美国国立环境卫生科学研究所（National Institute of Environmental Health Science，NIEHS）提出了环境基因组计划（Environmental Genome Project，EGP），旨在阐明环境暴露与环境应答基因的相互作用对疾病和健康的影响。通过鉴定这些基因在人群中的多态性分布，确定它们在环境暴露下引起机体易感性的差异，准确地对引起疾病的环境因素进行识别和评估，对易感人群实施保护和干预，进而达到预防疾病和促进健康的目的。目前，EGP 研究已经鉴定出大量的特征性遗传表达标志，如代谢酶基因的多态性对暴露人群肿瘤易感性的影响；环境因素在某些遗传性疾病发病中的引发作用等。由此人们认识到，人类的健康和疾病实质上都是环境因素与机体内因（遗传因素）相互作用的结果。因而更加强调环境因素暴露和个体遗传背景的重要性。

此外，对于环境与遗传交互作用的研究，传统的统计分析方法无法满足多种环境因素与遗传因子的交互作用研究，全基因组关联研究（Genome-Wide Association Study，GWAS）和全暴露组关联研究（Exposure-Wide Association Study，EWAS）正在为解析环境与机体的交互作用提供研究思路和技术支撑，通过生物信息学和高端统计分析并结合功能研究，有利于发现影响人类健康和疾病的环境和遗传因素，有望阐明环境因素与机体相互作用的本质，为环境相关疾病的诊断、治疗和预防提供理论基础和技术支撑。

三、人类环境影响因素

环境因素（environmental factors）是环境中的各种无机和有机的组成成分以及非物质因素，按其属性可分为物理因素、化学因素、生物因素和社会因素。

（一）物理因素

物理因素（physical factors）主要包括小气候（microclimate）、噪声、振动、非电离辐射、电离辐射等。小气候是指生活环境中空气的温度、湿度、气流和热辐射等因素，对机体的能量平衡产生明显影响。噪声对听觉等许多生理功能产生明显影响。非电离辐射按波长分为紫外线、可见光、红外线以及由微波、广播通信等设备产生的射频电磁辐射。环境中的电离辐射除某些地区的放射性本底较高外，主要是由人为活动排放的放射性废弃物造成的。

（二）化学因素

化学因素（chemical factors）是大气、水、土壤中含有的各种无机和有机化学物质，许多成分在含量适宜时，对人类生存和维持身体健康是必不可少的。但人类的生产、生活活动将大量的化学物质滞留或排放到环境中，可造成严重的环境污染。环境中的化学因素成分复杂、种类繁多。每年约有 3 亿吨有机化学物质排放到环境中，其种类达 10 万种之多。《斯德哥尔摩公约》规定的优先控制或消除的持久性有机污染物（persistent organic pollutants，POP）总数已达 23 种。POP 是指能在环境中长期残留持久存在，在生物体内持续性蓄积的污染物，具有持久性、生物蓄积性、迁移性和高毒性等特点，可对人类健康和生态环境造成严重危害。近些年来，陆续发现许多环境化学污染物（如有机氯化合物、二噁英、烷基酚、邻苯二甲酸酯等）对维持机体内环境稳态和调节发育过程的体内天然激素的生成、释放、转运、代谢、结合、效应造成严重的影响，被称为内分泌干扰物（endocrine disrupting chemical，EDC）。现已知约有 500 种化学物质具有内分泌干扰效应。

根据化学污染物进入环境后其理化性质是否改变，可将污染物分为一次污染物（primary pollutant）和二次污染物（secondary pollutant）。一次污染物是指从污染源直接排入环境未发生变化的污染物，如二氧化硫等；二次污染物是指某些一次污染物进入环境后在物理、化学或生物学作用下，或与其他物质发生反应而形成与初始污染物的理化性质和毒性完全不同的新的污染物。

（三）生物因素

生物因素（biological factors）主要包括细菌、真菌、病毒、寄生虫和生物性变应原等（如植物花粉、真菌孢子、尘螨和动物皮屑等）。在正常情况下，空气、水、土壤中均存在着大量微生物，对维持生态系统平衡具有重要作用。但当环境中的生物种群发生异常变化或环境受生物性污染时，可对人体健康造成直接、间接或潜在的危害。

（四）社会因素

社会因素（social factors）指社会的各项构成要素，主要包括经济状况、政治体制、社会保障、文化教育、科学技术、卫生服务、生活方式、风俗习惯以及家庭、人口等一系列与社会生产力和生产关系有密切关系的因素。社会因素可以直接或间接对人类健康产生影响，如生活方式、风俗习惯等可直接作用于机体，而间接作用则往往通过影响人们的心理状态产生健康影响。随着健康观念和医学模式的改变，社会心理因素对人类健康的影响正日益受到重视，健康不仅仅指躯体上的健康，还包括心理上的健康和良好的社会适应能力。

第二节 | 环境污染和环境污染物

由于各种自然或人为的原因，进入环境的污染物数量超过环境的自净能力，造成环境质量下降和恶化，直接或间接影响人体和其他生物的健康，称为环境污染（environmental pollution）。能产生环境污染的物质即为环境污染物（environmental pollutant）。造成环境污染的污染物发生源称为污染源（pollution source），通常指向环境中排放有害物质或对环境产生有害影响的场所、设备和装置。污染物进入环境后可使环境的正常组成结构、状态和性质发生变化，对人类生存和发展造成直接或间接危害。

一、环境污染的来源

根据污染产生的原因，可以分为生产性污染、生活性污染、交通污染和其他污染。

（一）生产性污染

生产性污染是指人们在生产活动中产生的污染，主要包括工业污染和农业污染。各种工业企业是污染的主要来源。工业生产中的一些环境，如原料生产、燃料的燃烧过程、加工过程、冷却过程等使用的生产设备或生产场所都可能成为工业污染源。工业性三废是生产过程中产生的"废水、废气、固体废弃物"的总称。此外，工业生产活动中产生的噪声也是常见的生产性污染。农业生产过程中，各类农药（除草剂、杀虫剂等）长期广泛使用可造成农作物、畜产品的农药残留。大量化肥、农药的使用可改变土壤化学物质造成土壤或水污染。

（二）生活性污染

生活性污染是指人类生活活动产生的污染，包括生活中排出的废烟、废气、噪声、污水、垃圾等。生活性三废主要为生活污水、生活垃圾、人粪尿污染。随着城镇化的快速发展，一些重污染企业逐渐外迁，生活性污染已成为都市污染的主要来源。

生活性污染物的产量大，成分复杂，随着现代化发展，生活性三废也发生了较大变化。如生活垃圾中塑料产品逐渐增多，增加了垃圾无害化处理的难度，并可通过不同途径对人体健康造成危害。

（三）交通污染

交通污染主要包括交通工具如燃油车辆、轮船、飞机、摩托车等排出的废气和噪声等。这类交通工具主要使用柴油、汽油等石油制品作为燃料，燃烧后会产生大量的颗粒物（PM）、氮氧化物（NO_X）、一氧化碳（CO）、多环芳烃和醛类等。

（四）其他污染

除生产性污染、生活性污染和交通污染外，仍存在许多其他污染。近年来，自然源污染频发，对人类生产生活产生巨大影响。火山喷发、沙尘暴、森林火灾等自然灾害释放的烟尘、废气可造成生态环境的破坏，影响人类健康和生存发展。电子产品更新换代速度加快，被淘汰的设备形成了大量的电子垃圾（固体废物）。然而，电子垃圾的回收率持续处于低位。电子垃圾的成分复杂，含有铅、镉、汞、溴代阻燃剂等大量有毒有害物质，在焚烧过程中可能产生多环芳烃等毒性较强的物质，对生态环境造成不良影响,对人体健康构成较大威胁。抗生素的滥用可导致广谱的生态毒性和细菌耐药性增高,对人类的公共健康和临床用药构成潜在威胁。此外,光污染、电磁辐射等也是现代社会常见的污染。

二、影响环境污染物的因素

(一) 污染源的排放情况

污染物的排放量是决定污染程度的最基本因素。工农业生产中,燃料的燃烧是大气污染的主要来源。燃料燃烧时产生的污染物种类和排放量除与燃料中所含杂质种类和含量有关外,还受燃料燃烧状态的影响。工业企业污染物排放量受工业企业的数量、生产性质、生产规模、工艺过程、净化设备及效率的影响。此外,污染物的浓度与距污染源的距离、排出高度等有关。距排污口近的水域水质容易恶化;而在相邻的下游水域,污染程度逐渐减弱。

(二) 污染物的理化性质

溶解性、稳定性、挥发性等理化性质也是影响污染物在环境中浓度的重要因素之一。稳定性高的污染物可以在环境中以较高浓度持续存在。例如,持久性有机污染物多氯联苯具有低溶解性、高稳定性、半挥发性和高毒性,导致其在环境中迁移、蓄积引起较大的健康危害,20世纪70年代逐渐被多国禁用。然而,虽停产约半个世纪,土壤、水体和空气中仍可检测到多氯联苯。

(三) 气象因素

风向、风速、气温、气压、气湿是影响大气污染的重要因素。全年污染以全年主导风向的下风向地区污染最为严重。风速决定了大气污染物稀释的程度和扩散范围。通常在晴朗的白天,风速较小时,地面温度迅速升高,高空温度相对较低,空气自下向上流动,有助于污染物垂直扩散。但在无风或少风的夜晚,发生逆温时,高空温度比地面高,空气上升受阻,导致污染物难以扩散。而盆地和山谷在夜晚时,容易形成上温下冷的逆温层。著名的马斯河谷烟雾事件就是地形逆温的代表。高温环境可使皮肤毛细血管扩张,血液循环加快、呼吸加快,可经皮肤或呼吸道吸收的化合物吸收速度加快。如硫磷接触皮肤可随环境气温升高而吸收量增加。气压高时城市上空存在下沉气流,而这种气流将城市中的污染物向周边地区扩散,降低了城市的污染。当相对湿度较大时,大气中颗粒物质因吸收更多的水分导致重量增加,运动速度减慢,影响污染物的扩散速度。

(四) 地形

地形可以影响局部的气象条件,从而影响当地大气污染物的稀释和扩散。山谷的地形特点容易形成逆温,不利于污染物的扩散。城市高大建筑物间形成类似于峡谷的空间,阻碍了地面空气污染物的扩散。

三、环境污染物的迁移、转化和自净

环境污染物进入环境后,在生物、环境及气候因素的共同作用下,会在空间分布、形态特征或化学性质等方面发生一系列复杂的变化。这些变化,一方面可能使环境中污染物的浓度或毒性升高;另一方面可能通过各类因素的作用实现自净。环境污染物的迁移、转化过程是相互依赖和伴随进行的一个复杂的连续过程,会对人群暴露的范围、途径、性质、剂量和毒性产生影响。

(一) 环境污染物的迁移

污染物在环境中所发生的空间位置相对移动及其所引起的富集、分散和消失的过程称为污染物的迁移。污染物一旦排放,就会进入任何一种环境介质,如溶解进入水体、挥发进入空气等。迁移过程使污染物在环境介质中重新分布,从而影响生物体接触污染物的形态、途径、时间和方式。

在空气中,污染物的迁移主要是靠扩散和对流两种方式。无规则的湍流运动使气体充分混合,有利于污染物的稀释和扩散。在水体中,污染物沿水流方向,迅速从纵、横、竖三个方向扩散,也可通过吸附和凝聚作用转移或沉淀。水生生物吸收、代谢及食物链的传递过程也是水体中污染物的重要迁移方式。如有机氯农药可沿食物链,在各级生物之间传递、转移而形成生物放大作用。在土壤中,农药被土壤固相物质吸附的同时,通过气体挥发和水的淋溶在土壤中扩散迁移。

不同介质间也可发生污染物的迁移。如进入水中的污染物可通过灌溉吸附于土壤或沉积于水体底泥,也可蒸发或挥发进入空气。

(二) 环境污染物的转化

转化(transformation)是指污染物在环境中主要经过化学或生物的作用改变其存在形态或转变为不同物质的过程。转化过程主要分为化学转化和生物转化。

1. 化学转化 化学转化是指污染物通过各种化学反应过程而发生的转化。大气中污染物的转化主要以光化学氧化和催化氧化为主。美国洛杉矶的光化学烟雾事件中,汽车、工厂排放的挥发性有机物和 NO_x 等污染物在阳光紫外线作用下转化形成主要成分为臭氧、醛类及各种过氧酰基硝酸酯的刺激性较强的浅蓝色烟雾。

2. 生物转化 生物转化是指环境污染物通过生物相应酶系统的催化作用所发生的变化过程,主要包括四种反应类型:氧化、还原、水解和结合。土壤中的微生物可通过脱氯、氧化还原、脱烷基、水解作用等生物化学作用降解有机农药。DDT通过微生物的脱氯作用,转化为DDD毒性有所降低。

(三) 环境污染物的自净

进入环境后,在环境介质中物理、化学或生物因素的作用下,污染物的浓度和/或毒性自然降低的现象称为环境污染物的自净(self-purification)。大部分污染物进入环境后,在物理、化学、生物等因素的影响下,经过一系列转归,其浓度或总量出现降低。

1. 物理净化 物理净化方式包括稀释、扩散、混合、挥发逸散、沉降等过程。污染物因本身的重力可从空中降落到地面或从水体上层沉降至水底;土壤或水体中的挥发性污染物可逸散到大气中;在风力或水流的作用下,污染物可被稀释或扩散而使其浓度降低。

2. 化学净化 污染物经过氧化、还原、水解、酸碱中和等化学反应后浓度降低、毒性减弱甚至消失。废水中的酚在酸碱值(pH)较高时与钠生成苯酚钠,氰化物在酸性条件下易分解为氢氰酸,挥发至大气中。

3. 生物净化 生物净化是指生物氧化、生物拮抗、生物降解、光合作用、生物的吸收等方式,使环境污染物得到净化。如污染物中的有机物,被水体中微生物代谢分解、氧化并转化为无害和稳定的无机物,从而使其浓度降低。

由于环境的自净能力有限,多数情况下污染物在某一介质中的浓度或数量虽减少,但仍存在于整个环境中。当污染物的量超过环境的自净能力时,会破坏生态环境的平衡,并最终对人类健康产生影响。

四、环境污染物在体内的吸收、分布、蓄积、代谢和排泄

环境污染物通过各种途径进入人体后发生生物转运(吸收、分布和排泄)过程,该过程需通过各种生物膜屏障才能进入细胞、组织。

(一) 环境污染物的吸收

环境污染物主要通过呼吸道、消化道和皮肤三种途径吸收进入机体。机体对环境污染物的吸收,取决于污染物与机体内外表面积接触的程度和吸收速率。此外,污染物的存在形态、理化性质(如颗粒直径、水溶性、脂溶性、挥发性等)以及机体暴露部位的状况(如皮肤湿度、呼吸强度、胃肠道内食物组成等)均影响污染物被吸收的剂量。

1. 呼吸道 大气中的污染物主要以气体、蒸气和气溶胶的形式存在,通常未经肝脏的生物转化过程而经呼吸道直接进入体循环并分布到全身。从鼻腔到肺泡,吸收情况各异。肺泡的总表面积大、壁薄,肺泡间毛细血管丰富,污染物经肺泡吸收入血极为迅速。因此,肺是呼吸道中最主要的污染物吸收器官。气体、蒸气形式的污染物主要以被动扩散的形式,经肺泡壁吸收入血。分压差是影响污染物吸收的主要因素,分压差越大,从高压向低压渗透吸收的速度越快。血/气分配系数(化学物质在血

中的浓度与肺泡气中的浓度之比)也是影响因素之一,血/气分配系数越大,污染物越易吸收入血。气溶胶形式的污染物进入呼吸道后,首先与呼吸道表面接触,后沉积或附着,并被阻留。总体来说,气溶胶粒子在呼吸道的沉积或阻留主要取决于粒子的空气动力学等效直径。颗粒直径<5μm的微粒,粒径越小到达支气管树的外周分支就越深。

2. 消化道 消化道(特别是小肠)是吸收污染物质的主要途径。小肠黏膜上的绒毛,可使其表面积增大约600倍,且小肠黏膜血供丰富,大多数化学物在消化道以扩散的方式被吸收,部分毒物可借助运输营养物质的载体吸收进入血液,如金属镉可与钙结合蛋白结合而吸收。此外,pH、胃肠道蠕动情况、胃内容物体积等也影响污染物的吸收。如弱酸性物质在胃中不电离,易吸收;弱碱性物质在胃中易电离,不易被吸收。由于肠肝循环的存在,经消化道吸收的毒物可被反复吸收。

3. 皮肤 皮肤是有害物质进入机体的天然屏障,大多数外来化学物不易经皮肤吸收。环境污染物主要通过表皮和皮肤附属器(毛囊、汗腺和皮脂腺)被吸收。通过表皮脂质屏障是主要的经皮肤吸收途径。化学物质需经过紧密的角质层这一皮肤最主要屏障,再经多层细胞到达真皮,最后吸收进入血液。而有些电解质和某些金属离子能通过汗腺、毛囊、皮脂腺等皮肤附属器,绕过表皮屏障,少量吸收进入血液。脂/水分配系数接近于1的污染物更易经皮肤进入体内。如有机磷农药,既具有脂溶性又具有水溶性且挥发度低,因此易经皮肤被吸收。污染物经皮肤吸收速度除受本身的理化性质影响外,也取决于化学物的浓度、接触面积、接触部位、持续时间、皮肤表面的温度、皮肤的完整度等。

(二)环境污染物在体内的分布和蓄积

吸收进入体内的污染物,随血液和体液分布至全身,经代谢后部分排泄,部分蓄积在不同器官组织,对机体产生毒性作用。

1. 分布 污染物的分布是指吸收进入血液或体液后,或其代谢产物形成后,由血液和淋巴的流动分散到机体各组织器官的过程。污染物在各组织器官的分布是不均匀的。组织或器官的血流量、化学物与组织的亲和力、组织提供的结合点的多少、血液中化学物的存在状态、穿透生物膜的能力及某些部位的屏障作用是影响化学物在体内分布的主要因素。

进入血液的污染物大部分与血浆蛋白(特别是白蛋白)结合而运输到器官和组织。初始阶段器官或组织内的污染物浓度主要取决于血液供应量。血供越丰富的器官如肝脏,化学物分布越多。随后,血液中化学物的浓度逐渐降低,体内未排出的化学物,按照与组织器官亲和力大小重新分布。通过再分布后,化学物浓度较高的部位主要是代谢转化器官、靶器官、排泄器官及贮存库。例如,铅吸收入血后,首先与血浆中的红细胞取得平衡,之后可转移到肝、肾组织,随后重新分布,以磷酸铅的形式沉积在骨骼。

血 - 器官屏障特别是血脑屏障和胎盘屏障可阻止污染物进入某器官或组织。出生初期,血脑屏障发育尚不完全,有些化学物进入中枢神经系统,对新生儿产生更大毒性。胎盘屏障可阻止某些化学物向胎儿转运,对防止化学物引起的胚胎毒性和致畸作用有重要意义。但一些脂溶性较强的化学物仍可通过这些屏障,如甲基汞可透过胎盘屏障影响胎儿。

2. 蓄积 污染物的吸收速度超过代谢与排泄的速度,以相对较高的浓度富集于某些组织或器官的现象称为蓄积。凡是化学毒物蓄积的部位均可认为是贮存库。多数污染物在体内的蓄积部位通常是毒物直接作用的部位,称为靶部位。如甲基汞聚积于脑,损害神经系统。但有的组织器官中化学物的含量虽高,却未显示出对该部位的明显毒性作用。例如,铅的贮存库主要是骨骼,但靶部位是造血系统、神经系统和肾脏。

生物体内化学物的贮存库主要有血浆蛋白、肝和肾、脂肪、骨骼等器官和组织。与血浆蛋白结合的化学物分子量增大,暂无生物效应,因此血浆蛋白可被认为是暂时贮存库。肝、肾、脂肪组织等都是环境污染物在体内的主要蓄积场所。如DDT等脂溶性较强的环境污染物易分布蓄积在体内脂肪丰富的器官内。

(三)环境污染物在体内的代谢和排泄

1. 代谢 进入机体的污染物,在组织细胞内经各种酶系的催化,发生化学结构和性质的变化过程称为代谢或生物转化(biotransformation)。在代谢过程中形成的各种衍生物或分解产物称为代谢物或代谢产物。

污染物的生物转化一般分为两个阶段:Ⅰ相反应(第一阶段),包括氧化、还原、水解作用;Ⅱ相反应(第二阶段),以结合反应为主,即污染物或其代谢产物与内源性代谢产物经生物合成作用而形成结合物。

大多数环境化学物是在肝脏代谢酶系统(如 P450 酶系)的催化下转化的。多数污染物经Ⅰ相和Ⅱ相反应后,其极性增高、水溶性增加,毒性降低,更有利于后续的排泄过程。也有部分化学物经过生物转化后毒性增强,这种现象称为生物活化。例如,对硫磷经生物氧化后生成对氧磷,其毒性增大。

2. **排泄** 环境污染物主要通过四种途径排出体外:经肾脏随尿排出;经肝、胆通过肠道随粪便排出;随各种分泌液如汗液、乳汁、唾液、毛发指甲排出;气态、气溶胶、蒸气挥发性物质可经呼吸道呼出。

肾脏是排泄毒物及其代谢产物的主要器官。肾小球的毛细血管膜孔较大,几乎所有分子量(<60 000Da)的化学物都可通过肾小球到达肾小管。肝胆系统胆汁排泄也是污染物排出的一种重要途径。经肝脏生物转化形成的代谢物可由肝细胞排入胆汁而进入肠道,特别是化合物的结合产物主要经此途径排泄。需要注意的是,有些化合物会经肠肝循环被重吸收。如 DDT、甲基汞化合物主要通过胆汁从肠道排出,但由于肠肝循环,排出较慢。

铅、汞、砷等化学物还可经唾液、毛发、乳汁和月经排出。化学物通过乳汁进入婴儿体内这一途径具有特殊的卫生学意义。在体内,一些未分解的气态或挥发性强的化学物如一氧化碳、二氧化硫等可经呼吸道以被动扩散的方式随呼出气体排出,排出速度与吸收速度相反。

一些环境毒物在排泄的过程中可引起排出器官的损害。如汞随唾液排出时可引起口腔炎。

第三节 | 环境污染与健康

环境污染已成为严重威胁人类健康的重要外源性病因。环境污染物或环境污染因素在一定强度和时间作用下可对人体产生不同程度的损伤,在暴露人群中引发急性、慢性以及远期健康危害,严重时导致公害病的发生。

一、环境污染

(一)大气污染

大气污染物主要通过呼吸道进入人体,小部分污染物也可以降落至食物、水体或土壤,通过进食或饮水,经消化道进入体内,有的污染物可通过直接接触黏膜、皮肤进入机体,对人体健康造成损害。

1. **大气污染的来源** 大气污染包括天然污染和人为污染两大类。天然污染主要由自然原因形成,例如沙尘暴、火山爆发、森林火灾等。人为污染是由人们的生产和生活活动造成的。

大气污染的主要来源包括:①工农业生产:比如工业企业燃料的燃烧以及农业生产中化肥的施用、农药的喷洒及秸秆的焚烧;②生活炉灶和采暖锅炉:如果烟囱高度低或无烟囱,可造成大量污染物低空排放;③交通运输:主要是指飞机、汽车等交通运输工具排放的污染物;④其他:地面尘土飞扬或土壤及固体废弃物被大风刮起,意外事件如工厂爆炸、火灾等。

2. **大气污染物的种类** 根据污染物在大气中的存在形态,可将其分为气态污染物和气溶胶态污染物。气溶胶态大气污染物也称作大气颗粒物(particulate matter,PM)。气态污染物可分为:①含硫化合物,主要包括二氧化硫(SO_2)、硫化氢(H_2S)等;②含氮化合物,主要包括一氧化氮(NO)、二氧化氮(NO_2)和氨气(NH_3)等;③碳氧化合物,主要包括一氧化碳(CO)和二氧化碳(CO_2);④碳氢化合物,主要包括烃类、醇类、酮类、酯类及胺类;⑤卤素化合物,主要包括含氯和含氟化合物等。大气颗粒物可分为总悬浮颗粒物(total suspended particulates,TSP)、可吸入颗粒物(inhalable particle,PM_{10})、细颗粒物(fine particulate matter,$PM_{2.5}$)、超细颗粒物(ultrafine particulate matter,$PM_{0.1}$),总悬浮颗粒物是指空气动力学直径≤100μm 的颗粒物,包括液体、固体或者液体和固体结合存在的,并悬浮在空气介质中的颗粒。可吸入颗粒物是指空气动力学直径≤10μm 的颗粒物。细颗粒物是指空气动力学直径≤2.5μm 的颗粒物。超细颗粒物是指空气动力学直径≤0.1μm 的大气颗粒物。

根据大气污染物的形成过程可分为一次污染物和二次污染物。一次污染物是指由污染源直接排入大气环境中的污染物质,如 SO_2、NO_2、CO、颗粒物等,它们的物理和化学性质均未发生变化。二次污染物是指由一次污染物在大气中互相作用,经化学反应或光化学反应形成的与一次污染物的物理、化学性质完全不同的新的大气污染物,其对环境和人体的危害往往比一次污染物大,比如臭氧等。

(二) 室内空气污染

室内空气质量一直是环境卫生关注的重要问题之一。"室内"主要指住宅居室内部环境。由于室内引入能释放污染物的污染源或室内环境通风不佳导致室内空气中污染物在浓度或种类上不断增加,当污染物在有限的空间达到一定浓度后,对人体身心健康产生直接或间接的、近期或远期的,或者潜在的有害影响,称为室内空气污染(indoor air pollution),可引起不良建筑物综合征、建筑物相关疾病和化学物质过敏症等疾病。

根据污染物形成的原因和进入室内的途径,可将室内空气主要污染源分为:室外来源和室内来源。室外来源包括室外空气、建筑物自身、人为带入室内、相邻住宅污染、生活用水污染;室内来源包括室内燃烧或加热、室内活动、室内装饰材料及家具、室内生物性污染、家用电器等。

(三) 水体污染

水体污染是指人类活动排放的污染物进入水体,其数量超过了水体的自净能力,使水和水体底质的理化特性和水环境中的生物特性、组成等发生改变,从而影响水的使用价值,造成水质恶化,乃至危害人体健康或破坏生态环境的现象。

1. 水体污染的来源 ①工业废水:是世界范围内水污染的主要原因。②生活污水:是人们日常生活的洗涤废水和粪尿污水等,水中含有大量有机物如纤维素、淀粉、糖类、脂肪、蛋白质等以及微生物,包括肠道病原菌、病毒、寄生虫卵等。含磷、氮等污水污染造成水体中藻类大量繁殖,使水中有机物增加、溶解氧下降,水质恶化的现象,称为水体富营养化(eutrophication)。由于占优势的浮游生物的颜色不同,水面往往呈现红色、绿色、蓝色等,这种情况出现在淡水中时称水华(water blooms),发生在海湾时称赤潮(red tide)。③农业污水:指农牧业生产排出的污水及降水或灌溉水流过农田或经农田渗漏排出的水。④其他:工业生产过程中产生的固体废弃物、城市垃圾等。

2. 水体污染物的种类 通过各种途径进入水体的污染物种类繁多,一般分为物理性、化学性和生物性污染物。水体的物理性污染物主要指热污染和放射性污染。水体热污染主要来源于工业冷却水。水体放射性污染主要来源于天然放射性核素、核工业的废水废气废渣。水体的化学性污染物主要指无机物和有机物两大类。最常见的无机污染物如汞、镉、铅、砷、铬、氮、磷等,有机污染物如苯、苯酚、石油及其制品等。水体的生物性污染物主要指生活污水、医院污水、畜牧和屠宰场的废水以及垃圾等带有的大量病原体和其他微生物等。

(四) 土壤污染

土壤污染是指在人类生产和生活活动中排出的污染物进入土壤中,超过一定限量,直接或间接地危害人畜健康的现象。

1. 土壤污染的来源 按照污染物进入土壤的途径,可将土壤污染源分为以下几类。①工业污染:是指工矿企业排放的废水、废气和废渣等,是土壤环境中污染物最重要的来源之一。有害工业废渣的处理措施主要有:安全土地填埋、焚烧法、固化法、化学法、生物法以及有毒工业废渣的回收处理与利用。②农业污染:主要是指基于农业生产自身需要而施入土壤的化肥、农药,以及其他农用化学品和残留于土壤中的农用地膜等。③生活污染:未经处理的人粪尿及畜禽排泄物当作肥料施于土壤,以及城市垃圾的不合理处置会造成土壤污染。粪便和城市垃圾应做无害化处理。粪便无害化处理主要有:粪尿混合密封发酵法、堆肥法和沼气发酵法,三种方法均可以杀死大量寄生虫卵和其他病原菌,并产生良好肥料。城市垃圾的无害化处理方法包括:垃圾的压缩、粉碎和分选,卫生填埋和焚烧。④交通污染:主要体现在汽车尾气中的各种有毒有害物质(比如四乙基铅等)造成对土壤的污染,以及事故排放所造成的污染。⑤灾害污染:某些自然灾害(比如火山喷发)也会造成土壤污染。⑥电子垃圾污染:电子垃圾中含有的铅、镉、汞、铬等大量有毒有害物质会造成土壤污染。

2. **土壤污染物的种类**　根据污染物的性质,可将土壤污染物分为生物性、化学性和放射性污染物三类。①生物性污染物指人和动物的粪便、垃圾、污水中可能含有肠道传染病病原菌、病毒等病原体,如霍乱弧菌、肠道病毒、蛔虫卵,以及天然土壤中的破伤风杆菌和肉毒杆菌。②化学性污染物指重金属、农药、全氟羧酸、多氯联苯等进入土壤,即为土壤化学性污染物。③放射性污染物指核试验废弃物、核固体废弃物,以锶和铯等在土壤中半衰期长的放射性元素为主。

二、环境污染的人群健康效应

当环境的异常变化在人体适应范围内,机体可通过自身的调节完全适应。如果环境因素异常变化超出了人类正常生理调节的范围,则可能引起人体某些功能和结构的改变,严重者可导致病理性的改变。

(一) 人群健康效应谱

环境污染物可引起不同程度的健康效应,效应从弱到强可分为 5 级:①污染物在体内负荷增加,但不引起生理功能和生化代谢的变化;②体内负荷进一步增加,出现某些生理功能和生化代谢变化,但这种变化多为生理代偿性的,非病理学改变;③引起某些生化代谢或生理功能的异常改变,不过,机体处于病理性的代偿和调节状态,无明显临床症状,可视为准病态(亚临床状态);④机体功能失调,出现临床症状,成为临床性疾病;⑤导致严重中毒,出现死亡。由于个体暴露剂量水平、暴露时间存在着差异,在年龄、性别、生理状态以及对该有害因素的遗传易感性不同,会出现不同级别的效应。不同级别的效应在人群中的分布称为健康效应谱(spectrum of health effect)。

(二) 生物标志物

环境影响的健康效应谱提示在研究环境因素对健康的影响时,不能只注重有无临床表现,更应该着重研究生理、生化等方面的早期改变,尽早发现临床前期表现和潜在的健康效应,及时加以控制。生物标志物(biomarker)是生物体内发生的与发病机制有关联的关键事件的指示物,是机体接触各种环境因子所引起机体器官、细胞、亚细胞的生化、生理、免疫和遗传等任何可测定的改变。

1. **暴露生物标志物**　是指生物材料中存在的环境毒物及其代谢产物,其含量的高低可反映机体对其毒物的接触水平。例如尿酚可视为机体接触苯的标志物。

2. **效应生物标志物**　指机体中可测出的生化、生理、行为或其他改变的指标,包括反映早期生物效应、结构和/或功能改变及疾病。例如血细胞中 8-羟基脱氧鸟苷(8-OHdG)可视为遗传毒物造成 DNA 氧化损伤的一种效应性标志物。

3. **易感性生物标志物**　是反映机体先天具有或后天获得的对接触外源性物质产生反应能力的指标。在接触环境污染物的群体中,少数个体对毒性反应十分敏感,经研究发现代谢酶的遗传多态性是其主要原因之一。

三、环境污染影响健康的因素及主要表现形式

凡能污染环境,使环境质量恶化,而直接或间接使人患病的环境污染因素,统称为环境污染性致病因素,由此在暴露人群中引发的疾病称为环境污染性疾病(environmental pollution related disease)。

(一) 环境污染影响健康的因素

环境污染对健康的影响受许多因素影响,污染物对健康损害的性质与程度主要取决于污染物、机体和环境三方面因素的联合效应。

1. **暴露途径**　环境污染物经呼吸道、消化道、皮肤暴露途径进入人体。暴露的途径越多,总暴露

量可能越大,产生的效应也越明显。

2. 剂量-反应关系 剂量通常指进入机体的有害物质的量。随着暴露剂量变化,产生反应的数量随之改变的相关关系称为剂量-反应关系。

3. 暴露时间 污染物在体内的蓄积与其摄入量、生物半衰期和作用时间三个因素有关。暴露频度越高,靶部位的浓度蓄积到有害水平的时间越短。生物半衰期长的环境污染物在较短的时间内蓄积量大。

4. 环境多因素暴露与联合作用 根据多种污染物同时作用于机体时所产生的毒性反应性质,可将污染物的联合作用分为下列几类。①相加作用:多种环境污染物对机体产生的总效应等于各个污染物成分单独效应的总和,这种现象即是相加作用。②独立作用:两种或两种以上的污染物作用于机体,由于其各自作用的受体、部位、靶细胞或靶器官等不同,所引发的生物效应无相互干扰,其交互作用表现为污染物各自的毒性效应,称为独立作用。③协同作用:联合作用所发生的总效应大于各个污染物单独效应的总和,这种现象即为污染物的协同作用。④增强作用:一种污染物对某器官或系统并无毒性,但与另一种污染物同时或先后暴露时使其毒性效应增强,称为增强作用。⑤拮抗作用:指各污染物在体内交互作用的总效应,低于各污染物单独效应的总和,这一现象称为拮抗作用。

5. 人群易感性 在同一环境暴露条件下,人体对环境异常变化的反应强度及性质不同,对某些污染物特别敏感的人群称易感人群,又称为高危人群。造成人群易感性差异的原因包括个体的健康状况、年龄、性别、生理生化功能状态、营养状况及遗传因素等。

(二) 环境污染影响健康的主要表现形式

1. 急性危害 急性危害是指环境污染物在短时间内大量进入环境,使暴露人群在较短时间内出现不良反应、急性中毒甚至死亡。

(1) 大气污染烟雾事件:比如煤烟型烟雾事件、光化学型烟雾事件。煤烟型烟雾事件由煤烟和工业废气大量排入大气且得不到充分扩散而引起。主要污染物为 SO_2 和烟尘,多发生于冬春季的特定气象条件与地理环境下。例如,1948 年美国宾夕法尼亚州多诺拉烟雾事件、1952 年英国伦敦烟雾事件。光化学烟雾是由汽车尾气中氮氧化物(NO_X)和挥发性有机物(volatile organic compound, VOC)在强烈日光紫外线照射下,经过一系列光化学反应而生成的浅蓝色烟雾,其成分极为复杂,主要含有臭氧、过氧酰基硝酸酯等,例如美国洛杉矶光化学烟雾事件。

(2) 过量排放和事故性排放引起的急性危害:例如印度博帕尔毒气泄漏事件、苏联切尔诺贝利核电站爆炸事件等。

(3) 生物性污染引起的急性传染病:在人员拥挤、通风不良、阴暗潮湿的室内空气中,病原微生物可通过空气传播,使易感人群发生感染。水源受病原体污染后,未经妥善处理和消毒即供居民饮用;或者净化消毒后的饮用水在输配水和贮水过程中,由于管道渗漏、出现负压等原因,重新被病原体污染,可以引发介水传染病(water borne communicable diseases)。

介水传染病的流行特点:①水源一次严重污染后,可呈暴发流行,短期内突然出现大量患者,且多数患者发病日期集中在同一潜伏期内。若水源经常受污染,则发病者可终年不断,病例呈散发流行。②病例分布与供水范围一致,大多数患者都有饮用或接触同一水源的历史。③一旦对污染源采取治理措施,并加强饮用水的净化和消毒后,疾病的流行能迅速得到控制。

为控制介水传染病的发生和流行及保证人体健康,生活饮用水须经过消毒处理方可饮用。目前我国用于饮用水消毒的方法主要有氯化消毒(液氯、次氯酸钠)、二氧化氯消毒、臭氧消毒和紫外线消毒等。集中供水常采用液氯消毒、次氯酸钠消毒等。此外,家庭也可进行过滤消毒,比如家庭净水装置中加入臭氧消毒设备进行水的过滤消毒。

带有病原菌的粪便污染土壤,可通过生吃蔬菜、瓜果等途径进入人体而引起肠道传染病。含有病原体的动物粪便污染土壤后,如钩端螺旋体和炭疽杆菌等病原体通过皮肤或黏膜进入人体而引起急性感染。

2. 慢性危害

（1）非特异性影响：大气污染严重地区，居民体内唾液溶菌酶和分泌型免疫球蛋白（SIgA）的含量均明显下降，血清中免疫球蛋白含量不足，使机体免疫力降低，易患感冒及其他呼吸系统疾病等。

（2）引起慢性病：污染物长期低剂量反复作用于机体，可引起各种炎症反应、变态反应等慢性危害，并可对呼吸系统、心血管系统、生殖系统等造成影响。比如，随着大气污染的加重，慢性阻塞性肺疾病的发病率增高。大气中某些污染物如甲醛、SO_2、某些洗涤剂等具有致敏作用，使机体发生变态反应。大气污染的长期暴露与心血管疾病死亡率增加、高血压患病率升高有关，还与心律不齐、心力衰竭等风险升高有关。

大气污染还可使环境组成和结构发生改变，引发温室效应、酸雨、臭氧层破坏、大气棕色云团等，继而间接地对健康产生危害。二氧化碳（CO_2）、甲烷（CH_4）、臭氧（O_3）、氯氟烃（CFC）等温室气体可导致温室效应，导致两极冰川融化，海平面上升，继而影响陆地和海洋生态系统，植物群落、浮游生物发生改变。酸雨（acid rain）指 pH＜5.6 的酸性降水，包括雨、雪、冰、雹等。酸雨形成的主要原因是大气中 SO_2、NO_X 等污染物溶于水汽中，经过氧化、凝结而成，酸雾刺激呼吸道并可引发慢性炎症。大气中的 CFC、NO_X 等可破坏臭氧层，导致机体紫外线的接触量升高，可使皮肤老化，免疫系统功能抑制，皮肤癌发生率增加。大气棕色云团则可影响紫外线的生物学活性，其组分还会影响世界的水资源、农业生产和生态系统，威胁人类的生存环境。

有害化学物质污染水体后，可经多种途径进入机体对健康产生危害。如日本水俣湾被汞（甲基汞）严重污染引起的水俣病，是由于水体被无机汞污染，沉积到水底的无机汞被微生物作用转化成甲基汞，食物链的作用使其在生物体内的含量逐级增高。灌溉用水和自来水中高浓度的全氟和多氟烷基物质、微塑料等新型污染物也可对人体健康产生危害。

铅、汞、镉、砷、铬等重金属污染土壤后都可对机体产生各种危害，其中以镉污染引起的痛痛病最为典型，此病为 1955 年发生在日本富山县神通川流域的公害事件，是含镉废水灌溉农田，使稻米含镉严重超标，居民长期食用含镉稻米并饮用受镉污染的河水所致，主要症状为患者各关节针刺样疼痛。

（3）持续性蓄积危害：环境中有些污染物进入人体后能较长时间贮存在组织和器官中。一类是铅、镉、汞等重金属及其化合物，生物半衰期很长，容易蓄积。另一类是脂溶性强、不易降解的有机化合物。长期、低剂量的持久性有机污染物暴露可对人体免疫系统、神经系统、内分泌系统、生殖系统等带来危害。

3. 致畸作用　环境因素对生殖细胞遗传物质的损伤、对胚胎发育过程的干扰、对胚胎的直接损害都对出生缺陷的发生具有重要作用。20 世纪 60 年代发生的"反应停"事件，是妊娠期女性服用该药而导致新生儿短肢畸形或海豹畸形数量明显增多。

4. 致癌作用　受污染的空气中存在多种致癌物，如多环芳烃类（PAH）化合物，其中尤以苯并（a）芘［B（a）P］含量最多，具有强致癌性，与肺癌发病呈高度相关。研究表明，饮用水中 N-亚硝基化合物和氯化消毒副产物等有机物污染与肝癌死亡率间有关联，饮用水污染越重，人群肝癌死亡率越高。

5. 生殖和发育毒性　长期暴露于环境污染物还可引起生殖和发育毒性。如长期暴露于大气 $PM_{2.5}$ 和 PM_{10} 可能会干扰精子发生，长期暴露于 SO_2 与女性较低的卵巢储备相关，而在体外受精治疗时间内的任何时期暴露于大气污染都可能会影响体外受精妊娠结果。妊娠期女性暴露于空气污染则可增加足月低出生体重儿以及巨大儿发生的风险。

6. 环境内分泌干扰物危害　环境内分泌干扰物对体内天然激素的生成、释放、转运、代谢、结合、效应造成严重的影响。通常以受干扰的内分泌器官和组织进行分类，如雌激素、雄激素及甲状腺素干扰物等。目前认为环境内分泌干扰物与生殖障碍、出生缺陷、发育异常、代谢紊乱以及某些癌症（如乳腺癌、睾丸癌、卵巢癌等）的发生发展有关。

第四节 ｜ 生物地球化学性疾病

一、生物地球化学性疾病概述

由于地壳表面化学元素分布的不均匀性,某些地区的水和/或土壤中某些元素过多或过少,当地居民通过饮水、食物等途径摄入这些元素过多或过少,而引起某些特异性疾病,称为生物地球化学性疾病(biogeochemical disease)。

(一)生物地球化学性疾病的流行特征及影响因素

1. **流行特征** ①明显的地区性分布:地球表面某种化学元素分布的不均衡是生物地球化学性疾病的主要原因。如在海拔相对较高的山区、丘陵地带,由于土壤、饮水、粮食和蔬菜中碘含量较低,多有碘缺乏病的流行。②与环境中元素水平相关:其流行强度与环境中某种化学元素水平有着明显的剂量-反应关系。例如,当水氟浓度超过 4.0mg/L 时,人群中出现氟骨症病例,且随水氟浓度升高其流行强度加大。

2. **影响因素** ①营养条件:在流行区,人们营养状况和生活条件的改善,可降低流行强度。如蛋白质和维生素摄入量的增加,可拮抗氟、砷等的毒性作用。②生活习惯:燃煤污染型氟中毒和砷中毒病区,当地居民有敞炉灶烤火取暖和直接用煤烟烘干粮食的习惯,使粮食中氟、砷含量增加。③多种元素的联合作用:一些地区存在着两种或两种以上疾病,如高氟与低碘、高氟与低硒、高氟与高砷、低碘与低硒并存的地质环境,存在多种化学元素、多种致病因子同时作用于人群。

(二)生物地球化学性疾病防治的技术措施

1. **限制摄入** 对于环境中元素水平过高所致的中毒性疾病,其主要技术措施是减少、控制机体总摄入量。在饮水型地方性氟中毒、地方性砷中毒病区,兴建改水工程,旨在减少自饮水的摄氟、砷量,控制新发病例,降低人群流行强度。

2. **适量补充** 对于环境中元素水平过低所致的缺乏性疾病,其主要措施是采取适当补充措施,增加摄入量,从而满足机体生理需要。食盐加碘可以有效地预防碘缺乏病,食盐中加硒预防克山病、大骨节病也在有些地区应用。

二、碘缺乏病

碘缺乏病(iodine deficiency disorders,IDD)是指从胚胎发育至成人期由碘摄入量不足而引起的一系列病症。不同程度碘缺乏在人类不同发育期可引起不同的损伤,地方性甲状腺肿和地方性克汀病是碘缺乏病最明显的表现形式。

(一)碘的自然界分布、代谢及生理功能

1. **碘的自然界分布** 碘广泛分布于自然界中,空气、水、土壤、岩石及动植物体内都含有碘,并以碘化物形式存在。一般空气含碘极微,水碘含量与碘缺乏病的流行有密切关系,在碘缺乏病流行地区水碘含量多在 10μg/L 以下。陆产食物中的碘绝大部分为无机碘,受土壤水溶性碘含量的影响,不同地区所产蔬菜和粮食的碘含量不同,为 10~100μg/kg。在碘缺乏地区碘含量较低,一般在 10μg/kg 以下。海产品中碘含量较高,可达到 100μg/kg 以上。碘化物溶于水,可随水迁移,呈现山区水碘低于平原,平原低于沿海的特点。

2. **碘在人体内的代谢** 人体由食物提供的碘占所需碘的 90% 以上,食物中的无机碘易溶于水形成碘离子。在消化道,碘主要在胃和小肠被迅速吸收,空腹时 1~2 小时即可完全吸收。碘主要通过肾脏由尿排出,少部分由粪便排出,极少部分可经乳汁、毛发、皮肤汗腺和肺呼气排出。正常情况下,每日由尿排出 50~100μg 碘,占排出量的 40%~80%,通常可用尿碘排出量来估计碘的摄入量。我国成人碘平均需要量(EAR)为 85μg/d,推荐摄入量(RNI)为 120μg/d,可耐受摄入量(UL)为 600μg/d。

3. 碘的生理功能　碘主要参与甲状腺激素的合成,其生理功能主要通过甲状腺激素生理功能体现。甲状腺激素生理功能如下。

(1)促进生长发育:人类胚胎期缺乏甲状腺激素时,神经系统发育、分化受影响,出生后往往智力低下。

(2)维持正常新陈代谢:甲状腺激素可以刺激机体细胞产生腺苷三磷酸(ATP)酶,使 ATP 分解产热基础代谢率升高,耗氧增加。

(3)影响蛋白质、糖和脂类的代谢:甲状腺激素能促进葡萄糖吸收和糖原分解,并能促进脂肪分解以产热,以及促进胆固醇利用、转化和排泄。

(4)调节水和无机盐:适量甲状腺激素使钙盐在骨组织中沉积,激素分泌不足时,钙盐沉积障碍,骨发育受影响。适量甲状腺激素对于维持人体正常水分,防止含透明质酸黏蛋白堆积有重要作用。

(5)维持神经系统正常功能:甲状腺激素除为神经系统发育所必需外,对于维持正常神经功能也十分重要。当其缺乏时患者反应迟钝,智力低下,对交感神经系统通过加强儿茶酚胺敏感性发挥作用。

(6)其他:甲状腺激素不足使消化功能减弱,并可影响造血功能而发生贫血,还可使性器官发育延迟、男性可出现乳房发育等。

(二)碘缺乏病的流行病学特征

1. 流行特征

(1)地区分布:明显的地区性是本病的主要流行特征。山区高于丘陵,丘陵高于平原,平原高于沿海,内陆高于沿海,内陆河的上游高于下游,农业地区高于牧区。

(2)人群分布:在流行区任何年龄的人都可发病。发病年龄一般在青春期,女性早于男性,且越严重的地区发病年龄越早。成年人的患病率,女性高于男性,但在严重流行地区,男女患病率差别不明显。

(3)时间趋势:采取补碘干预后,可以迅速改变碘缺乏病的流行状况。1995 年开始在全国范围内实施普遍食盐加碘,1995—2005 年我国开展的连续 5 次全国碘缺乏病监测结果显示,儿童地方性甲状腺肿率呈逐年下降趋势。

2. 影响碘缺乏病流行的因素

(1)自然地理因素:容易造成流行的自然地理因素,包括远离海洋、山高坡陡、土壤贫瘠等。

(2)水碘含量:土壤中的碘只有溶于水才能被植物吸收,最后通过食物被人体摄入。

(3)协同作用:环境中广泛存在致甲状腺肿物质,一般情况下含量甚微,但如果在严重缺碘地区,致甲状腺肿物质含量也很高,二者就会产生强大的协同作用。

(4)经济状况:在发展中国家,越贫穷的国家流行越严重。在同一个病区内,越贫穷的家庭发病也越多。

(5)营养状况:蛋白质和能量摄入不足以及维生素缺乏,会增强碘缺乏和致甲状腺肿物质的效应,促进地方性甲状腺肿的流行。

(三)地方性甲状腺肿

地方性甲状腺肿(endemic goiter)是一种主要由地区性环境缺碘引起的地方病,是碘缺乏病的主要表现形式之一,其主要症状是甲状腺肿大。

1. 临床表现　主要为甲状腺肿大。弥漫性肿大的甲状腺表面光滑,有韧性感;若质地较硬,说明缺碘较严重或缺碘时间较长。患者仰头伸颈,可见肿大的甲状腺呈蝴蝶状或马鞍状,早期无明显不适。随着腺体增大,可出现周围组织的压迫症状。气管受压时,出现憋气、呼吸不畅甚至呼吸困难;食管受压造成吞咽困难;喉返神经受压,可能出现声音嘶哑;颈交感神经受压使同侧瞳孔扩大;上腔静脉受压引起上腔静脉综合征。

2. 诊断

(1)诊断标准:①生活于缺碘地区或高碘地区;②甲状腺肿大超过本人拇指末节,且可以观察到;

③排除甲状腺功能亢进、甲状腺炎、甲状腺癌等其他甲状腺疾病。

（2）分型标准：根据甲状腺肿病理改变情况分为以下几种类型。①弥漫型，甲状腺均匀肿大，B超检查不出结节；②结节型，在甲状腺上可查到一个或几个结节；③混合型，在弥漫肿大的甲状腺上可查到一个或几个结节。

（3）分度标准：①0度，头部保持正常位置时，甲状腺看不见，不易摸到，即使摸得到但不超过受检者拇指末节；②1度，头颈部保持正常位置时，甲状腺看不见，但容易摸得到，并超过受检者拇指末节(指一个侧叶的腺体轮廓超过拇指末节)；③2度，头颈部保持正常位置时，甲状腺清楚可见肿大，其大小超过受检者拇指末节。当甲状腺大小介于两度之间时，可列入较低的一度内。

（4）鉴别诊断：临床上需要与地方性甲状腺肿进行鉴别的疾病包括以下几种。①单纯性甲状腺肿；②甲状腺功能亢进；③亚急性甲状腺炎；④慢性淋巴性甲状腺炎；⑤侵袭性纤维性甲状腺炎；⑥甲状腺癌。

（四）地方性克汀病

地方性克汀病(endemic cretinism)是在碘缺乏地区出现的比较严重的碘缺乏病。患者出生后即有不同程度的智力低下，体格矮小，听力障碍，神经运动障碍和甲状腺功能减退，伴有甲状腺肿。可概括为呆、小、聋、哑、瘫。

1. 临床表现　根据地方性克汀病的临床表现分为神经型、黏肿型和混合型三种。①神经型的特点为精神异常，听力、言语和运动障碍，没有甲状腺功能减退的症状。②黏肿型的特点为黏液性水肿、体格矮小或侏儒、性发育障碍、甲状腺功能减退。③混合型更为多见，兼有上述两型的临床表现。

2. 诊断

（1）必备条件：①出生、居住在碘缺乏地区；②具有不同程度的精神发育迟滞，智力商数≤54。

（2）辅助条件：①神经系统障碍：A. 运动神经障碍，包括不同程度的痉挛性瘫痪，步态或姿态异常，斜视；B. 不同程度的听力障碍；C. 不同程度的言语障碍(哑或说话障碍)。②甲状腺功能障碍：A. 不同程度的体格发育障碍；B. 不同程度的克汀病形象，如眼距宽、鼻梁塌、腹部隆起和脐疝等；C. 甲状腺功能减退，如出现黏液性水肿，皮肤干燥、毛发干枯；D. 实验室和X线检查：血清促甲状腺激素(TSH)升高，甲状腺素(T_4)降低，X线骨龄落后和骨骺愈合延迟。

有上述的必备条件，再具有辅助条件中神经系统障碍或甲状腺功能障碍中任何一项，在排除碘缺乏以外原因所致疾病后，即可诊断为地方性克汀病。

（3）鉴别诊断：在临床上需与地方性克汀病鉴别的疾病有以下几种。①散发性克汀病；②家族性甲状腺肿；③21-三体综合征；④糖胺聚糖病Ⅰ型；⑤苯丙酮尿症；⑥半乳糖血症；⑦幼年型黏液水肿；⑧大脑性瘫痪；⑨维生素D缺乏性佝偻病。

（五）碘缺乏病防治措施

1. 预防措施

（1）碘盐：食盐加碘是预防碘缺乏病的首选方法。食品安全国家标准GB 26878—2011《食品安全国家标准　食用盐碘含量》规定，食用盐产品(碘盐)中碘含量的平均水平(以碘元素计)为20~30mg/kg，允许波动范围为平均水平±30%。各省、自治区、直辖市人民政府卫生行政部门在此范围内，根据当地人群实际碘营养水平，选择适合本地情况的食用盐碘含量平均水平。

（2）碘油：有些病区地处偏远，食用不到供应的碘盐，可选用碘油。肌内注射碘油对预防此病有显著成效。尽管碘油是防治碘缺乏病的有效措施，但不能代替碘盐，提倡实行碘盐预防。

（3）其他：患者可口服碘化钾，但用药时间长，不易坚持。还有碘化面包、碘化饮水、加工的富碘海带、海鱼等。

2. 治疗原则

（1）地方性甲状腺肿：一般来说，在碘缺乏病区，1度以下的甲状腺肿只要能坚持补碘，可以逐渐好转而无须治疗。①甲状腺激素疗法：对于补碘后疗效不佳，怀疑有致甲状腺肿物质或高碘性甲状腺肿者可采用激素疗法,以促进肿大腺体恢复;②外科疗法:2度以上有结节的甲状腺肿大患者,特别是有压迫症状或怀疑有癌变者可行外科手术,切除肿大的甲状腺组织。

（2）地方性克汀病:黏肿型克汀病治疗越早效果越好。一旦发现立即开始治疗,可控制病情发展,减轻或避免日后的神经和智力损害。只要适时适量地补充甲状腺激素,及时采用"替代疗法"就可迅速收到理想的治疗效果。其他辅助药物可用多种维生素及钙、镁、锌、铁、磷等多种元素,也有采用中药治疗等。同时应加强营养,加强智力、生活训练和教育。

三、地方性氟中毒

地方性氟中毒(endemic fluorosis)是指由一定地区的环境中氟元素过多,导致生活在该环境中的居民经饮水、食物和空气等途径长期摄入过量氟所引起的以氟斑牙(dental fluorosis)和氟骨症(skeletal fluorosis)为主要特征的一种慢性全身性疾病,又称地方性氟病。

（一）氟的自然界分布、代谢及生理功能

1. **氟在自然界中的分布** 氟(fluorine,F)在自然界分布广泛,占地壳总量的0.06%～0.09%。氟的化学性质活泼,常温下几乎能同所有的元素相互作用,尤其是金属元素,因而地壳中的氟大多数以化合物状态存在。水中氟含量因地区而异,地下水中含氟量较地表水高,主要因地下水流经含磷灰石地层所致。空气含氟量较低,但大气受到较严重的氟污染时,可从空气中吸入较多氟。各种食物都含有不同浓度氟,植物中氟含量与品种、产地、土壤及灌溉用水的氟含量有关。

2. **氟在人体内的代谢** 人体氟主要来源于饮水及食物,少量来源于空气。氟主要经消化道吸收,其次是经呼吸道。溶解于水溶液中的氟,几乎可以全部被消化道吸收,食物中氟80%左右可被吸收。含氟化物的蒸汽和液体与皮肤接触时,也可从皮肤吸收。

氟吸收后进入血液,在血液中约75%的氟存在于血浆,25%与血细胞结合。血浆中氟约75%与血浆白蛋白结合,游离的氟离子占25%,二者呈动态平衡。氟通过尿液、粪便和汗液等途径排出体外,以肾脏排氟的途径最重要,只有极微量氟通过乳汁、唾液、头发等排出。

3. **氟的生理功能** 氟对人体健康具有双重作用,适量氟是人体必需的微量元素,长期大量摄入氟可引起氟中毒。

（1）构成骨骼和牙齿的重要成分:正常人体内含有一定量的氟,主要分布在富含钙、磷的骨骼和牙齿等硬组织中。氟易与硬组织中羟基磷灰石结合,取代羟基形成氟磷灰石,氟磷灰石能提高骨骼和牙齿的机械强度和抗酸能力,增强钙、磷在骨骼和牙齿中的稳定性。

（2）促进生长发育和生殖功能:在动物实验中,缺氟可使其生长发育减慢和繁殖能力下降,其子代生活能力差且繁殖能力也较低。

（3）对神经肌肉的作用:氟能抑制胆碱酯酶活性,从而使乙酰胆碱的分解减慢,提高了神经传导效果。氟抑制ATP酶,使ATP分解减少,有利于提高肌肉对乙酰胆碱的敏感性并维持肌肉本身的供能效果。

（二）地方性氟中毒发病原因及机制

长期摄入过量氟是发生本病的根本原因,人体摄入总氟量超过4mg/d时即可引起慢性氟中毒。国家卫生和计划生育委员会2016年发布了卫生行业标准规定《人群总摄氟量》(WS/T 87—2016),规定8周岁以上人群总摄氟量限值要求为:8～16周岁(包括16周岁)人群,每人每日总氟摄入量≤2.4mg;16周岁以上(不包括16周岁)的人群,每人每日总氟摄入量≤3.5mg。

1. **对骨组织的影响** 氟进入骨组织后,在骨骼中形成难溶性氟化钙,造成骨质硬化、骨密度增加,使骨膜、韧带及肌腱等发生硬化,进而使骨质脱钙而疏松。氟离子也可改变骨基质胶原的生化特性,导致异常胶原蛋白的形成,影响骨盐沉积,导致骨质疏松和软化,影响软骨成骨作用。对骨膜、骨内膜刺激常导致其增生和新骨形成,发生骨骼形态和功能改变。

2. **对钙磷代谢的影响** 过量氟可消耗大量的钙,使血钙水平降低,刺激甲状旁腺分泌激素增多,

抑制肾小管对磷的重吸收,使磷从尿中大量丢失,继而导致磷代谢紊乱。血钙减少和甲状旁腺激素的增加反过来又刺激钙从骨组织中不断释放入血,促进骨质脱钙或溶骨,临床上可表现为骨质疏松及骨软化甚至骨骼变形。

3. 抑制酶的活性 氟可与某些酶结构中的金属离子形成复合物,或与其中带正电的赖氨酸和精氨酸基团、磷蛋白以及一些亲氟的不稳定成分相结合,改变酶结构,抑制酶的活性。

4. 对牙齿的影响 氟化钙的形成也会影响牙齿钙化,使牙冠钙化不全,釉质受损。若大量的氟化钙沉积于正在发育的牙组织中,会致使牙釉质不能形成正常的棱晶结构,严重者牙釉质松脆易出现继发性缺损。由于釉质正常的矿化过程受损,牙齿硬度减弱,质脆易碎,常发生早期脱落。

5. 对其他组织的影响 氟不仅损伤骨骼和牙齿,对神经系统、肌肉、肾脏、肝脏、血管和内分泌腺等也有一定的毒性作用。

(三) 地方性氟中毒的流行病学特征

1. 人群分布 地方性氟中毒的发生与摄入氟的剂量、时间长短、个体排氟能力及对氟敏感性、蓄积量、生长发育状况等多种因素有关。

(1) 年龄:地方性氟中毒与年龄有密切关系。氟斑牙主要发生在生长发育中的恒牙,乳牙一般不发生氟斑牙。恒牙形成后再迁入高氟地区一般不患氟斑牙。而氟骨症发病主要在成年人,发生率随着年龄增长而升高,且病情加重。

(2) 性别:地方性氟中毒的发生一般无明显性别差异。但是,由于生育、授乳等因素的影响,女性氟骨症患者多于男性,易发生骨质疏松软化,且病情往往较重,而男性则以骨质硬化为主。

(3) 居住时间:恒牙萌出后迁入高氟地区者一般不会再发生氟斑牙,但氟骨症发病往往较当地居民更敏感。在病区居住年限越长,氟骨症患病率越高,病情越重。非病区迁入者发病时间一般较病区居民短,迁入重病区者,可在 1~2 年内发病,且病情严重。

(4) 其他影响因素:主要为饮食营养因素,蛋白质、维生素、钙、硒和抗氧化物具有拮抗氟毒性作用。在暴露相同氟浓度条件下,经济发达、营养状况好的地区氟中毒患病率低,病情较轻。其次,饮水中钙离子浓度低、硬度小、pH 高等可促进氟的吸收,因此含钙、镁离子较高的饮水型病区发病率较低。此外,气候因素可影响水消耗量,从而影响发病。

2. 病区确定与划分 我国 GB 17018—2011《地方性氟中毒病区划分》规定了地方性氟中毒病区的确定和病区程度的划分。

(1) 饮水型和燃煤污染型病区:①轻度病区,当地出生居住的 8~12 周岁儿童中度及以上氟斑牙患病率≤20%,或有轻度氟骨症患者但没有中度以上氟骨症患者;②中度病区,当地出生居住的 8~12 周岁儿童中度及以上氟斑牙患病率>20% 且≤40%,或有中度及以上氟骨症患者,但重度氟骨症患病率≤2%;③重度病区,当地出生居住的 8~12 周岁儿童中度及以上氟斑牙患病率>40%,或重度氟骨症患病率>2%。

(2) 饮茶型病区:①轻度病区,36~45 周岁人群没有中度及以上氟骨症发生;②中度病区,36~45 周岁人群中度及以上氟骨症患病率≤10%;③重度病区:36~45 周岁人群中度及以上氟骨症患病率>10%。

(四) 地方性氟中毒临床表现及诊断

1. 氟斑牙

(1) 临床表现:氟斑牙多发生于恒牙,是氟中毒的早期表现。主要表现为釉面光泽度改变,釉面着色,釉面缺损。

(2) 诊断标准:出生或幼年在氟中毒病区生活,或幼年时长期摄氟过量者,牙齿釉质出现不同程度的白垩样变,伴不同程度缺损和棕黄、棕黑色色素沉着,排除其他非氟性改变者即可诊断为氟斑牙。需与非氟斑、釉质发育不全、四环素牙、牙外源性染色及龋齿等牙齿问题区分。

2. 氟骨症

(1) 症状和体征:氟骨症发病缓慢,患者很难说出发病的具体时间,症状也无特异性。主要表现为疼痛、神经症状、肢体变形、神经衰弱综合征、胃肠功能紊乱等症状。轻症者一般无明显体征,随着病情的发展,可出现关节功能障碍及肢体变形。体征随临床类型和疾病严重程度而异,可分为以骨质硬化为主的硬化性和伴随骨质疏松的混合型。

（2）X线表现:①骨结构改变:密度增高,主要表现为骨小梁均匀变粗、致密,骨皮质增厚,骨髓腔变窄或消失,尤以腰椎、骨盆明显;密度减低,主要表现为骨小梁均匀变细、变小,骨皮质变薄,骨髓腔扩大。多见于脊椎、骨盆和肋骨。混合型则兼有硬化和疏松两种改变,多为脊柱硬化和四肢骨的吸收及囊性变。②骨周改变:主要表现为软组织的钙化,包括韧带、肌腱附着处和骨膜、骨间膜即关节周围软组织的钙化(骨化),有骨棘形成。多见于躯干骨和四肢长骨,尤以胫腓骨和尺桡骨骨膜钙化最为明显,对诊断有特殊意义。③关节改变:关节软骨发生退变坏死,关节面增生凸凹不平,关节间隙变窄,关节边缘呈唇样增生,关节囊骨化或有关节游离体,多见于脊椎及髋、膝、肘等大关节。

（3）诊断:①流行病学资料:生活在高氟地区,并有饮高氟水,食用被氟污染的粮食、吸入被氟污染的空气或饮用高氟砖茶者。②临床表现:有氟斑牙(成年后迁入病区者可无氟斑牙),同时伴有骨关节痛,肢体或躯干运动障碍即变形者。③X线表现:骨及骨周软组织具有氟骨症X线表现者。④实验室检查资料:尿氟含量多超过正常值(大于1.5mg/L)。临床诊断时,注意与类风湿、风湿性关节炎、骨与关节结核、强直性脊柱炎、退行性骨关节病和神经根痛等疾病进行鉴别。

（五）地方性氟中毒的防治措施

1. 预防措施 预防的根本措施是减少氟的摄入量。

（1）饮水型氟中毒:①改换水源:病区内如有低氟水源可以利用,应首先改换水源,如打低氟深井水、引入低氟地表水、收集降水等;②饮水除氟:本法适用于无低氟水源可供利用的病区。采用理化方法降氟,如电渗析、反渗透、活性氧化铝吸附法、铝盐或磷酸盐混凝沉淀法、骨炭吸附法等除氟技术。

（2）燃煤污染型氟中毒:①改良炉灶:改造落后的燃煤方式,炉灶应有良好的炉体结构并安装排烟设施,将含氟烟尘排出室外;②减少食物氟污染:如改变烘烤玉米及辣椒等食物的保存方法,可用自然条件烘干粮食,或用烤烟房、火炕烘干,避免烟气直接接触食物;③不用或少用高氟劣质煤:更换燃料或减少用煤量,最大限度地降低空气中氟含量。

（3）饮茶型氟中毒:研制低氟砖茶和降低砖茶中氟含量,并在饮砖茶习惯病区增加其他低氟茶种代替砖茶。

2. 治疗原则 目前尚无针对地方性氟中毒的特效治疗方法。治疗原则主要是减少氟的摄入和吸收,促进氟的排泄,拮抗氟的毒性,增强机体免疫力及适当的对症处理。

（1）合理调整饮食和推广平衡膳食:加强和改善患者的营养状况,可增强机体的免疫力,减轻原有病情。

（2）药物治疗:可用钙剂和维生素D、氢氧化铝凝胶、蛇纹石等治疗。对有神经损伤者宜给予B族维生素(维生素B_1、维生素B_6和维生素B_{12})、腺苷三磷酸、辅酶A等以改善神经细胞正常代谢,减少氟的毒性作用。

（3）对症治疗:氟斑牙治疗可采用涂膜覆盖法、药物脱色法(过氧化氢或稀盐酸等)、修复法等治疗。对因有椎管狭窄而出现脊髓或马尾神经受压的氟骨症患者应进行椎板切除减压。对已发生严重畸形者,可进行矫形手术。氟骨症的对症疗法主要是镇痛,对手足麻木、抽搐等症状可给予镇静剂。

四、地方性砷中毒

地方性砷中毒(endemic arseniasis)是由长期自饮用水、室内煤烟、食物等环境介质中摄入过量的砷而引起的一种生物地球化学性疾病。

（一）砷的自然界分布、代谢及生理功能

1. 砷的自然界分布 砷是地壳的构成元素,在自然界广泛分布于大气、岩石、土壤和水生环境中。环境中的砷来源于地壳风化和火山爆发,主要以砷铁矿等含砷矿石的形式存在。土壤砷含量差

别很大,含有机质较高的页岩所形成的土壤含砷量较高,而含有机质较少的砂岩所形成的土壤含砷量较低。地表水中砷含量因地理、地质条件不同而差别很大,淡水中砷含量为 0.01～0.6mg/L,海水砷含量为 0.03～0.06mg/L。不同地区的煤炭含砷量不同,我国西南某地煤炭含砷量为 876.3～8 300.0mg/kg。当地居民以高砷煤为燃料取暖、做饭、烘烤粮食蔬菜,致使室内空气、玉米、辣椒中砷含量升高。

2. 砷在体内的代谢　砷可经呼吸道、消化道吸收。含砷的颗粒物质被吸入呼吸道后主要沉积在肺组织。水和食物中的砷以三价或五价砷的形式经消化道摄入,在胃肠道吸收率较高,一般可达 95%～97%。目前有关砷经皮肤黏膜吸收的研究报告尚少,其吸收机制不十分清楚。但可以肯定的是,被吸收的砷可以贮存于皮肤角蛋白中。

砷吸收入血后首先在血液中聚集,其中 95% 的三氧化二砷、砷酸盐、亚砷酸盐与血红蛋白中的珠蛋白结合,然后被运输至肝、肾、脾、肺、脑、皮肤及骨骼中。砷在体内有较强的蓄积性,特别是三价砷极易与巯基结合,并于吸收后 24 小时内随血液到达富含巯基的组织器官,例如肝、肾、脑等实质性脏器。五价砷主要以砷酸盐的形式取代骨组织中磷灰石的磷酸盐,从而蓄积于骨组织中。

肾脏是砷化物排泄的主要器官,故尿砷测定亦可灵敏地反映机体砷的内暴露水平。

(二) 流行病学特征

1. 人群分布特征　地方性砷中毒,只有暴露于高砷水或燃用高砷煤者才会发病。本病多发于农业人口,且有一定的家族聚集性,大部分受累家庭有 2 名或 2 名以上的患者。在砷暴露人群中,患病者年龄范围很大,且患病率有随年龄增长而升高的趋势。地方性砷中毒在不同性别间差异不明显,但有调查资料显示成年男性患者略高于女性。在成年男性患者中,以重体力劳动者居多,且病情严重。

2. 病区判定　依据摄入砷的介质不同,地方性砷中毒可分为饮水型和燃煤污染型病区,此等病区遍及世界各地,呈高度分散的灶状分布。

(1) 饮水型病区:在居民生活环境中,因非工业污染所致饮用水砷含量较高,造成人群发病,可定为饮水型砷中毒病区;凡饮水砷含量在 0.05mg/L 以上,即可确定为高砷地区。

1) 轻病区:饮水砷含量在 0.05～0.2mg/L,临床上可有轻度病例发生,砷中毒患病率小于 10%,无中、重度砷中毒病例。

2) 中等病区:饮水砷含量在 0.21～0.5mg/L,临床上有不同程度的砷中毒病例发生,砷中毒患病率为 10%～30%,中、重度病例检出率小于 5%。

3) 重病区:饮水砷含量大于 0.5mg/L,砷中毒患病率大于 30%,中、重度病例检出率大于 5%,病区以自然村(屯)为单位划分,饮水砷含量以含砷最高的饮用水源计算,饮水含砷量与患病率不符时,以患病率划分轻、中、重病区。

(2) 燃煤污染型病区:凡以砷含量大于 100mg/kg 的高砷煤为燃料,引起室内空气、食物、饮用水砷含量增高,造成人群砷中毒流行的地区,可定为燃煤污染型地方性砷中毒病区。其病区划分以高砷煤分布范围和病情作为主要参考指标。

(三) 临床表现

1. 地方性砷中毒的特异表现

(1) 末梢神经炎:四肢呈对称性、向心性感觉障碍,出现痛温觉减退、麻木、蚁走感等异常。四肢肌肉疼痛、收缩无力,甚至出现抬举、行走困难。

(2) 皮肤损害:早期可出现弥漫性褐色、灰黑色斑点或条纹状色素沉着,并伴随点状、片状、条纹状色素脱失,多同时出现在躯干部位,交互呈现为花斑,以腹部(花肚皮)、背部为主。四肢及臀部皮肤角化、皲裂、溃疡,严重者可演变为皮肤癌。

(3) 乌脚病:此种病变多发生于下肢远端脚趾部位,早期以间歇性跛行为主要表现,久之脚趾皮肤发黑、坏死(黑脚病),患者主诉脚背、脚趾发凉,颜色苍白,足背动脉搏动减弱或消失。失活、坏死、发黑的皮肤可部分自行脱落,或需手术切除。

2. 其他脏器损害

（1）肝脏损害：地方性砷中毒地区人群调查发现，不明原因的肝脏肿大、肝区疼痛、肝功能异常率较高，且能排除各种肝炎病毒感染及其他理化损伤。

（2）肾脏损害：慢性砷暴露可致肾小球肿胀、肾小管空泡变性、炎细胞浸润、肾小管萎缩等改变，严重者可使肾皮质、肾髓质广泛坏死。

（3）心血管系统损害：长期砷暴露对心血管系统损害明显，可引起高血压、冠状动脉粥样硬化、脑动脉硬化等缺血性疾病。

（4）其他毒性作用：砷暴露可引起患者表现出程度不同的贫血症状，且具有较强的生殖毒性，可能引起人类少精、不育等。

（四）防治措施

1. 预防措施

（1）改换水源：在地下水含砷量较高的地区，可改换水源，引来水质清洁的地表水，以供居民饮用和灌溉农田。

（2）饮水除砷：在无清洁水源可以更换的情况下，可以采用沉淀法、吸附法等方法进行砷消除。

（3）限制高砷煤炭的开采使用：我国在燃煤污染型砷中毒病区，对于高砷煤矿采用封闭、禁采政策，从而减少砷化物向环境中的排放，降低了人群外暴露水平。

（4）改良炉灶：在燃煤污染型砷中毒病区，应加强宣传教育，改造敞开式燃烧炉灶，修建烟囱以加强室内通风换气，同时应把粮食、蔬菜等食物贮藏室与厨房分开，以防止含砷煤烟污染食品，减少室内空气砷污染。

2. 治疗原则

（1）营养支持：在膳食中增加优质蛋白、多种维生素等营养素摄入，以提高机体抗病能力，可建议居民增加豆制品、奶制品、新鲜蔬菜、新鲜水果的摄入比例。

（2）治疗末梢神经炎：选用维生素 B_1、维生素 B_{12}、肌苷、腺苷三磷酸、辅酶 A、辅酶 Q_{10} 等制剂，以减轻砷对神经系统的损害。

（3）处理皮肤损害：用 5% 二巯丙醇油膏涂抹，可缓解慢性砷中毒皮肤损害；对于经久不愈的溃疡，或短期内明显增大的赘状物应及时作病理学检查。

（4）使用解毒剂：可采用有效的解毒剂二巯基丙磺酸钠，每天肌内注射 0.125～0.250g，每 3～5 天为一疗程，应视尿砷浓度变化决定用药期限，也可用 10% 硫代硫酸钠。

第五节 ｜ 环境污染的预防与控制

一、环境污染的危险度评估

（一）危险度评估的目的和意义

危险度评估（risk assessment）主要通过毒理学研究结合人群流行病学调查资料，系统评价有害环境因素暴露对人类和生态的潜在损害作用，并对损害作用的相关证据强度或风险评估的不确定性进行评价。

危险度评估可以系统地组织科学信息及不确定性信息，来回答关于对健康危险的具体问题，有助于针对性地控制污染，使之对健康的影响处于一般人可接受的危险水平。此外，把环境污染对人体健康的影响定量化，便于健康危害的经济代价与社会经济利益的选择的权衡，有助于危险度管理。

（二）危险度评估的内容和方法

危险度评估是一门跨学科的方法学，应用毒理学、流行病学、统计学及监测学等多学科发展的最新成果和技术。主要由四个步骤有机组织起来，包括危害识别、危害表征（剂量-反应关系评定）、暴露评定、风险表征。

1. 危害识别　危害识别（hazard identification）指识别环境因素在机体、系统或（亚）人群是否引起有害效应及有害效应的种类和性质，是危险度评估的首要步骤，属于定性评价。其目的是明确所评价的环境因素是否为一种潜在的危害及所引起健康损害作用的种类，如动物或人类的神经毒物、发育毒物、潜在致癌物等。

主要依据来自流行病学与毒理学的研究资料。流行病学资料是危害识别中最有说服力的证据，可直接反映人群暴露后所产生的有害影响特征。应用于危害识别的流行病学研究必须用公认的标准程序进行。应满足以下几点：①对照组与暴露组选择恰当；②混杂因素和其他各种偏倚的考虑和排除；③有害效应的特异性；④观察的人群应足够大，观察时间应超过潜伏期。由于流行病学研究很难得到准确的暴露信息，如化学物质的种类和实际浓度，且大部分流行病学研究的统计学检验效能不足以发现人群中低暴露水平的作用，所以流行病学研究资料在危险度评估中的实际应用往往受到限制。

毒理学研究可在人为严格控制下进行暴露和健康效应的测定，故危害识别一般以动物和体外试验的资料为依据。在进行毒理学研究时，试验应该以最能反映人类暴露模式的方法进行，剂量选择应该考虑预期的人类暴露情况、暴露频率及持续时间。此外，还应考虑到化学物质在不同剂量时会显示不同靶器官毒性以及在同一剂量时可能产生不同类型的毒效应。用于危害识别的毒理学研究所用的程序和方法应遵照公认的程序、指南或原则。虽然没有一种动物物种能够完全代表人类，但有证据表明，只要对动物实验数据的解释合理，动物实验通常是评价化学物质潜在毒性的有效手段。对实验设计和结果的严格评价、实验结果的解释是危害识别的重要步骤。

2. 危害表征　危害表征（hazard characterization）是指对与危害因素相关的不良健康作用进行定量描述。不良健康作用包括靶机体、系统或（亚）人群（或其后代）的形态、生理、生长、发育、繁殖或寿命发生变化，导致功能受损、补偿额外压力的能力受损或对其他影响的敏感性增加。此阶段应包括剂量-反应关系评定及其伴随的不确定性。

剂量-反应关系评定（dose-response assessment）是环境化学物暴露与健康不良效应之间的定量评价，是健康危险度评价的核心。通常通过人群研究或动物实验的资料，确定适合于人的剂量-反应曲线，并由此计算出评估危险人群在某种暴露剂量下危险度的基准值。由于人群暴露的资料往往很有限，常用到动物实验的资料，而人群的接触水平往往要低于动物实验观察的范围，在把动物实验数据外推到人体暴露水平的低剂量时，存在从高剂量向低剂量外推的不确定性以及从动物向人外推的不确定性。人体与动物在同一剂量时，毒物动力学作用有可能有所不同，化学物在高剂量和低剂量时，代谢特征也可能不同，故需要对不确定性进行分析。

根据外源化学物毒性作用类型不同，危害表征的剂量-反应关系评定可分为阈值法和非阈值法。对于有阈化学物剂量-反应关系评定，一般采用未观察到有害效应的水平（NOAEL）或基准剂量（benchmark dose，BMD）作为阈值的近似值，以此作为外推的起始点推导出安全限值，如参考剂量或可接受的日摄入量。无阈化学物主要指遗传毒性致癌物及生殖细胞致突变物，对其进行剂量-反应关系评定的关键是通过一些数学模型外推低剂量范围内的剂量-反应关系，并由此推算出终生暴露于一个单位剂量的化学物质造成的超额危险度。化学物常用剂量-反应关系评价指标见表4-1。

3. 暴露评定　暴露评定（exposure assessment）指评价到达靶人群的某化学物的浓度、强度、持续时间、频率、期限、途径和范围的过程。人群的暴露评定是危险度评估中的关键步骤。人体可通过不同的途径暴露于外源化学物，如经口、经皮肤、经呼吸道等。在不同阶段，暴露于化学物的种类及量也不同，且暴露往往是长期的，有许多暴露需要靠历史资料来评估。暴露评定也是危险度评估中最为不确定的部分。

暴露评定首先要确定化学物在各种环境介质中的浓度及人群的可能接触途径，然后估算出每种途径的接触量，再得出总的接触量。接触量的估算主要靠对化学物的监测资料，在缺少足够的监测资

表 4-1 化学物常用剂量-反应关系评价指标

终点类型	指标(单位)	英文(简写)	定义
非致癌效应(包括被确定为与人类无关的实验动物致癌物质)	每日可耐受摄入量(kg)	tolerable daily intake(TDI)	某物质经空气、食物、土壤或饮水的每日、每周、每月摄入终生无可观察到健康风险的估计剂量
	暂定每周耐受摄入量(kg)	provisional tolerable weekly intake(PTWI)	
	暂定每月耐受摄入量(kg)	provisional tolerable monthly intake(PTMI)	
	每日容许摄入量(kg)	acceptable daily intake(ADI)	
	每日急性参考剂量(kg)	acute reference dose(ARfD)	某物质经空气、食物、土壤或饮水摄入 24 小时内无可观察到健康风险的估计剂量
人类潜在致癌物	经口致癌强度系数([mg/(kg·d)]$^{-1}$)	carcinogenic potential factor(CPF)	化学物经口或经气道终生摄入发生癌症的概率
	经呼吸道致癌强度系数([μg/m³]$^{-1}$)		
	经水致癌强度系数([μg/m³]$^{-1}$)		
确定人类致癌物	基准剂量[mg/(kg·d)]	benchmark doses(BMD)	依据动物实验剂量-反应关系的结果,用一定的统计学模型求得的受试物引起一定比例(定量资料为10%,定性资料为5%)动物出现阳性反应剂量的95% CI 下限值

料时,需要通过有效的数学模型进行估计。由于既往环境中化学物质的水平、实际暴露情况的变化常难以了解,增加了暴露评定中的不确定性。人体生物材料中化学物及其代谢物的监测资料(接触生物学标志)可用于人群过去及现在接触情况的评定。暴露评估时除尽可能按实际暴露情况评估外,有时也需要模拟设计暴露场景,即根据需要对暴露因素、暴露路径、环境因子的量或浓度、受暴露的机体、系统或(亚)人群(即数量、特征、习惯)等条件进行合理假设。

4. 风险表征 风险表征(risk characterization)是危险度评估的最后步骤。它通过在危害识别、危害表征和暴露评定的基础上,对评估结果进行综合分析,描述危害因素对人群健康产生不良作用的风险及其程度以及评估过程中的不确定性,最终以正规的文件形式提供给危险管理人员,作为管理决策的依据。

对于有阈毒性化学物可以参考剂量(reference dose,RfD)为标准,判断人群受化学物损害的风险,如果人群接触水平低于 RfD,则风险可忽略。如果超过这一水平,可推算人群中接触量超过 RfD 的人数,还可根据人群接触剂量、RfD 及与 RfD 对应假设的可接受风险水平计算出接触人群的终身风险。对无阈化学物可通过计算终生患癌超额风险度,对特定接触人群的预期超额癌症病例数及终生致癌风险进行危险度的评估。此外,在风险表征时,需分析危险度评估过程中每一步所涉及的不确定性和变异性及其可能对评估结果的影响,包括物种间外推的不确定性,短时间暴露向长时间暴露外推的不确定性,NOAEL 精度的不确定性,暴露途径外推的不确定性,整体数据库和毒性终点的充足性,评估模型和假设情形的可信度,人群暴露数据的变异性和相关性等。

(三) 危险度评估的管理和应用

现行的健康危险度评估主要应用在以下几个方面。

1. 预测特定环境因素暴露导致的人群终生发病或死亡的概率及健康经济损失。

2. 对各种有害化学物或其他因素的危险度进行比较评价,用于明确环境污染的治理次序或用于新型替代化学物的筛选,结合公共卫生、经济、社会、政治等方面分析,以最有效的方式使用资源,为环境管理决策提供科学依据。

3. 提出环境中有害化学物及致癌物的可接受浓度,是环境卫生标准、有关法规及管理条例研制的基础,为卫生监督工作提供重要依据。

二、环境质量标准

(一)我国环境质量标准体系

环境标准体系是以保护人的健康和生存环境,对环境保护领域中各种需要规范的事物的技术属性所做的规定。

中国的环境与健康标准体系包括由环境保护部门牵头制定的环境保护标准体系和由卫生部门牵头制定的环境卫生标准体系。环境保护标准体系以保护人群健康和生存环境、防治环境污染、促使生态良性循环、节约和循环利用资源、促进经济发展为目的,对环境中有害成分含量及其排放源规定的限量阈值和技术规范而制定的一系列具有法律约束力的技术标准。

环境保护标准是对环境保护领域中各种需要规范的事物的技术属性所做的规定。国家环境保护标准体系由环境保护技术法规和其他环境保护标准共同构成,是一个相互衔接、密切配合、协调运转、不可分割的有机整体。主要包括"五类三级",即按照内容可分为环境质量标准、污染物排放(控制)标准、环境基础标准、环境监测分析方法标准和环境样品标准;按照级别可以分为国家标准、地方标准和行业标准。环境质量标准是该体系的核心标准,地方标准是对国家标准的补充,其效率应该高于国家标准。

环境卫生标准是国家为保护人类健康、以预防疾病和创造有益健康的环境为目标而规定的环境中有害因素的限量(最高容许浓度),以及为实现这些限量而规定的相应措施和要求的技术法规。环境卫生标准体系包括环境卫生专业基础标准和环境卫生单项标准。各类单项环境卫生标准是直接为卫生监督和卫生管理服务的,它是环境卫生标准体系的核心和主体,也是法规实施的技术保证。而专业基础标准和方法标准是制定和实施环境卫生标准的技术支撑。

环境保护标准体系和环境卫生标准体系是既相对独立又紧密联系的有机整体,为环境与健康的研究提供了重要的法律依据,对控制环境污染、保护生态环境以及人群健康具有十分重要的意义。

(二)大气污染监测及质量标准

我国现行的 GB 3095—2012《环境空气质量标准》于 2016 年 1 月 1 日开始施行,标准中规定了环境空气功能区分类、标准分级、污染物项目、平均时间及浓度限值、监测方法、数据统计的有效性规定及实施与监督等内容。各省、自治区、直辖市人民政府对该标准中未作规定的污染物项目,可以制定地方环境空气质量标准。新标准在改善环境空气质量、保护生态环境和保障人群健康等方面发挥了重要作用,引领了我国环境管理制度的转型。

(三)水污染监测及质量标准

我国水环境标准体系可概括为"六类三级",即水环境质量标准、水污染物排放标准、水环境卫生标准、水环境基础标准、水监测分析方法标准和水环境标准样品标准六类,标准又分为国家级标准、行业标准和地方标准三级。现行的 GB 3838—2002《地表水环境质量标准》按照地表水环境功能分类和保护目标,规定了水环境质量应控制的项目及限值,以及水质评价、水质项目的分析方法和标准的实施与监督。

(四)土壤污染监测及质量标准

目前我国主要实施 GB 15618—2018《土壤环境质量 农用地土壤污染风险管控标准(试行)》及 GB 36600—2018《土壤环境质量 建设用地土壤污染风险管控标准(试行)》两项标准,对农用地及建筑用地土壤污染风险筛选值和管制值,以及监测、实施与监督要求作出规定。保护农用地和建设用地的土壤环境,管控农用地土壤污染风险,保障农产品质量安全、农作物正常生长和人居住环境安全。

三、环境污染的防治

环境保护法的基本原则是"预防为主、防治结合、综合治理",是指对污染的整体的、系统的、全过程的、多种环境介质的防治。保护环境是我国的一项基本国策,解决全国突出的环境问题,是政府面临的重要且艰巨的任务。

(一)制定和执行严格的环境保护法律法规和污染物排放标准

制定严格的环境保护法律法规和污染物排放标准,是治理环境污染的根本措施,是从源头上防止环境污染的重要手段。我国在环境保护方面制定的一系列法律法规,对环境保护工作起到了积极作用。但一些地方和部门在执行环境保护法律法规方面还不够严格、不够完善,有的甚至严重违反环境保护法律法规,如只追求眼前利益而不顾长远利益,盲目引进一些高污染项目等,严重影响了国家的环境保护政策和法规的实施。因此,严格的监督和对环境污染治理的执行力度更为重要。

(二)建立有效的环境监测体系,及时检测和评估环境污染水平和趋势

环境监测是环境保护的重要组成部分,也是环境管理的重要依据。监测内容有空气、水、土壤等。监测方法有化学分析法、物理分析法等。监测数据主要用于环保部门对环境质量进行评价,为制定环保政策和决策提供依据。近年来,我国在环保方面采取措施取得了明显的成效,但要想彻底解决污染问题还需采取更多的措施。

(三)加强环境污染治理技术科学研究,提高废物循环再利用及污染治理水平

我们要利用科技创新,推动生态环境保护工作,加大污染治理和污染防治的力度。通过科技创新,最大限度地减少污染物的产生;通过科技创新,实现废物的循环再利用;通过科技创新,提高环境执法水平和能力。以循环经济为指导思想,大力发展绿色产业和清洁生产,大力发展循环经济,提高资源的利用率。加快建设资源节约型、环境友好型社会的步伐,努力构建节约资源、保护环境的生态文明模式。

(四)加强环境与健康的研究,推动环境相关疾病的预防控制

近年来,环境污染造成的疾病备受关注,这些疾病与大气污染、水污染、土壤污染等密切相关。在全球经济一体化、贸易全球化和科学技术高度发达的今天,环境保护不能只停留在立法和政策层面上,更重要的是要利用现代科技手段,加强对环境与健康研究,尽快建立环境监测预警体系、突发事件应急体系、信息发布体系和公众参与机制等,并将这些成果应用于实际工作中。

(五)推动公众环保意识的提高,加强环境保护的教育和培训

环境保护是一项系统工程,必须依靠全社会的共同努力。要进一步增强各级领导干部和公务员的环境保护意识,强化"环保与民生""环保与经济发展"的观念。要坚持"从群众中来,到群众中去"的工作方法,提高全社会环境保护意识。要积极开展环境教育和宣传活动,营造良好的舆论氛围。要加大环境执法力度,完善环境监测网络。要坚持依法行政,推进环保部门的执法规范化建设和执法责任制建设。要充分发挥新闻媒体的舆论监督作用,对群众举报的环境违法案件及时调查处理。

(陆春城　张志红)

第五章 | 职业卫生与职业医学

　　职业是人类利用专门的知识和技能创造财富并获得合理报酬,满足物质生活和精神需求的社会分工。因社会分工不同,人们在从事不同职业活动中劳动条件各具特殊性。良好的劳动条件可以促进健康,而不良的劳动条件中存在各种有害因素对劳动者产生健康损害,严重影响职业人群的健康和生命质量。职业健康不仅关系到劳动者的身体健康和家庭福祉,还关系着我国人口高质量发展的水平。中华人民共和国成立以来,我国在预防为主的卫生工作方针指导下,颁布了一系列职业卫生与职业安全相关法律、法规、规章和标准,成立了各级职业病防治和职业安全机构,开展了卓有成效的工作。近年来,随着职业病防治法律法规、标准体系和监管体制机制不断完善,职业健康技术服务和支撑保障能力逐步提升,职业病危害专项治理及危害因素风险监测进一步加强,职业健康保护行动全面开展,职业病防治工作取得了显著成效,全国报告的新发职业病确诊病例数呈下降趋势。然而,我国是世界上劳动人口最多的国家,多数劳动者职业生涯超过其生命周期的二分之一,不仅存在工作场所接触各类职业病危害因素引发的职业病问题,而且不良作业方式、工作紧张等也会导致工作相关疾病的出现。因此,职业性损害防治工作面临着传统职业病防治和工作相关疾病预防的双重挑战。开展职业病及危害因素监测和重点人群职业健康素养监测,推进健康企业建设,有效预防和控制职业病危害,提高职业人群的健康水平,在健康中国建设中具有重要意义。

第一节 | 职业性有害因素及职业性损害

一、职业性有害因素

　　在职业生产活动中产生和/或存在的,并可能对职业人群的健康、人身安全及作业能力造成有害影响的因素或条件统称为职业性有害因素(occupational hazards)。《中华人民共和国职业病防治法》(以下简称《职业病防治法》)中将能够引起职业病的职业性有害因素称为职业病危害因素。职业性有害因素主要来自生产工艺过程、劳动过程和生产环境三个方面。

(一) 生产工艺过程中产生的有害因素

　　在工业生产过程中,工艺过程决定其原料、辅助用料、中间产品和终产品及其相应的生产条件,根据这些物料和条件的性质将生产工艺过程中产生的有害因素分为化学因素、物理因素和生物因素三大类。

1. 化学因素

　　(1) 化学毒物:在一定条件下以较小剂量引起机体功能性或器质性损害,甚至危及生命的化学物质称为毒物(toxicant)。生产工艺过程中使用或产生的,存在于作业环境中的毒物称为生产性毒物(productive toxicant),由生产性毒物引起的中毒称为职业中毒(occupational poisoning)。生产性毒物主要来源于生产原料、中间产品、辅料、成品、副产品或废弃物等,在生产环境中以固态、液态、气态或气溶胶的形式存在,可通过呼吸道、消化道和皮肤吸收进入人体,对神经、血液、呼吸、消化、泌尿或生殖系统,以及皮肤等产生毒性和损害。生产性毒物是一类重要的职业性有害因素,引起的职业中毒是我国常见的法定职业病种类。职业中毒的临床表现可分为急性中毒、亚急性中毒和慢性中毒三种类型,治疗方法可分为病因治疗、对症治疗和支持治疗三类。

（2）常见生产性毒物及所致职业中毒：由于化学毒物种类众多，毒物本身的毒性、毒作用特点及接触水平也有所不同，所引起的职业中毒可累及全身各个系统，出现多脏器损害；同一毒物可累及不同靶器官，不同毒物也可损害同一靶器官而出现相同或类似的临床表现。

1）金属及类金属中毒：金属和类金属及其合金、化合物种类众多，应用广泛。在矿山开采、冶炼、加工和应用时，金属会污染车间和工作场所，造成工人潜在的健康危害。每一种金属因其毒性和靶器官不同而呈现出不同的临床症状和体征，很多金属会在特定的器官或组织选择性蓄积而产生相应的毒效应，并进一步引起长期慢性损害，这是目前金属中毒防治的重点。如慢性铅中毒主要损害神经系统、造血系统和消化系统等，出现类神经症、外周神经系统的损伤、正常细胞低色素性贫血；慢性汞中毒主要损害神经系统和消化系统，出现易兴奋征、口腔-牙龈炎和震颤"三联征"；慢性锰中毒可表现为类神经症和锥体外系神经受损症状和体征，甚至出现帕金森综合征；慢性砷中毒除一般类神经症外，主要表现为皮肤黏膜病变和多发性神经炎；慢性镉中毒主要损害肾脏和骨骼。金属中毒可用络合剂治疗，常用的有氨羧络合剂和巯基络合剂。前者可与金属离子络合形成可溶性无毒的金属络合物而排出体外，如依地酸二钠钙、二乙基三胺五醋酸。巯基络合剂可与体内金属结合，保护巯基酶系统免受金属的抑制作用，同时恢复被抑制的巯基酶活性，如二巯基丙醇、二巯基丙磺酸钠等。

2）刺激性气体中毒：刺激性气体（irritant gases）是指对眼、呼吸道黏膜及皮肤具有刺激作用的一类气态物质，包括常态下的气体以及通过蒸发、升华或挥发而形成蒸气或气体的液体和固体物质，多具腐蚀性，常因不遵守操作规程或设备、管道被腐蚀而发生跑、冒、滴、漏而污染环境，造成急性中毒。种类较多，常见的有氯气、氨气、光气、氮氧化物、氟化氢、二氧化硫及三氧化硫等。刺激性气体损害作用以局部为主，共同特点是引起眼、呼吸道黏膜及皮肤不同程度的炎症反应，刺激作用过强时可引起喉头水肿、肺水肿以及全身反应。病变程度取决于吸入气体的浓度和持续接触时间。病变部位和临床表现与其水溶性有关。水溶性小的易进入呼吸道深部对肺组织产生刺激和腐蚀，常引起化学性肺炎或肺水肿。化学性肺水肿是刺激性气体所致最严重的危害和常见职业病急症之一，病情在 24 小时内变化最剧烈，若控制不及时，可发展成急性呼吸窘迫综合征（acute respiratory distress syndrome，ARDS）和低氧血症。积极防治肺水肿和 ARDS 是抢救刺激性气体中毒的关键。

3）窒息性气体中毒：窒息性气体（asphyxiating gases）是指被吸入后引起氧的供给、摄取、运输和利用发生障碍，使全身组织细胞得不到或不能利用氧，而导致组织细胞缺氧窒息的一类有害气体的总称。根据作用机制可分为单纯窒息性气体和化学窒息性气体。单纯窒息性气体是指一类本身毒性很低或惰性的气体，可导致空气中氧含量降低，引起肺内氧分压下降和动脉血氧分压降低，导致机体缺氧和窒息，如氮气、甲烷和二氧化碳等。化学窒息性气体是指可与血液或组织中某些分子发生化学作用，使血液携氧功能和/或组织利用氧能力发生障碍，导致组织缺氧和/或细胞内窒息的气体，如一氧化碳、氰化氢和硫化氢等。窒息性气体中毒常发生于局限空间作业场所，机体可表现为多个系统受损，但由于脑组织对缺氧非常敏感，因此中枢神经系统受损最为突出。窒息性气体中毒的病情发展迅速，抢救应分秒必争，如氰化氢中毒应迅速采用"亚硝酸钠-硫代硫酸钠"疗法。

4）有机溶剂中毒：有机溶剂已有 3 万余种，用途广泛。常温下呈液态，易挥发，主要以吸入方式进入人体，也易经皮肤吸收。吸收后主要分布于富含脂质与类脂质的组织器官中，易透过血脑屏障。在体内的代谢程度各异，代谢对有机溶剂的毒性有重要影响，部分有机溶剂的毒作用是由其代谢产物所致的。多数有机溶剂的生物半衰期较短。毒性作用共同特点是有一定的刺激作用，吸入高浓度有机溶剂可出现中枢神经系统的抑制作用，严重者可致中毒性脑病。有机溶剂往往存在特殊的健康损害效应，如正己烷引起周围神经损伤、醛类引起呼吸系统损伤、四氯化碳引起肝肾损伤、三氯乙烯引起药疹样皮炎及多脏器损伤、苯引起造血系统损伤甚至白血病等。有机溶剂还可损害血液系统和生殖系统。有机溶剂中毒已成为引发我国职业中毒的重要因素。

5）苯的氨基和硝基化合物中毒：苯的氨基和硝基化合物常见的有苯胺、联苯胺以及硝基苯、三硝基甲苯（TNT）等。生产过程中污染皮肤是引起中毒的主要原因，部分化合物以粉尘或蒸气形态存在，可经呼吸道吸收。主要在肝脏代谢,经氧化还原代谢后转化为水溶性代谢产物,随尿排出。苯胺、硝基苯等可产生形成高铁血红蛋白、溶血等血液系统损害;TNT、二硝基酚等可使晶状体混浊,甚至发展为中毒性白内障;苯胺和 TNT 等对皮肤有刺激和致敏作用;三硝基苯等可引起肝脏损害;邻硝基乙苯可引起蛋白尿、血尿、少尿等,5-氯-邻甲苯胺可引起出血性膀胱炎;联苯胺和乙萘胺等诱发膀胱癌。苯的氨基和硝基化合物导致的高铁血红蛋白血症可用小剂量(1~2mg/kg)亚甲蓝(BW)进行对症处理。

6)农药中毒:农药(pesticides)是指用于预防、消灭或者控制危害农业、林业的病、虫、草和其他有害生物以及有目的地调节植物、昆虫生长的化学合成物或者来源于生物、其他天然物质的一种或者几种物质的混合物及其制剂。农药是一类特别的化学品,既能防治农林病虫害,也会对人畜产生危害。农药品种繁多,目前全球已登记的农药有效成分有 1 000 余种。农药对健康的影响,包括急性中毒和慢性危害。职业性农药中毒多发生于农药生产和使用的人群,生活性农药中毒也较常见。长期低水平接触农药,可造成机体慢性危害,产生生殖发育毒性、遗传毒性、致癌、免疫毒性等远期效应。常见的农药有有机磷酸酯类、氨基甲酸酯类、拟除虫菊酯类、百草枯和新烟碱类等。

有机磷酸酯类农药(organophosphate pesticides,OP)是我国生产和使用量最大的一类农药,也是混合制剂农药的主要有效成分。品种较多,多数为广谱、高效、低残留的杀虫剂。有机磷农药可经消化道、呼吸道以及完整的皮肤和黏膜吸收,经皮吸收是职业中毒的主要途径。吸收后迅速分布全身,以肝脏含量最高。在体内有氧化和水解两种代谢方式,一般能被迅速代谢转化,无明显蓄积,产物主要随尿排出。中毒作用机制主要是抑制胆碱酯酶活性,导致神经突触乙酰胆碱的聚集。急性中毒可表现为毒蕈碱样症状、烟碱样症状和中枢神经系统症状,少数中毒者可出现迟发性神经病变症状或中间期肌无力综合征。有机磷农药中毒病死率高,临床救治中在清除毒物的同时,迅速给予解毒药物,如早期、足量、反复给予阿托品治疗,中、重度中毒者联合使用胆碱酯酶复能剂。

(3)生产性粉尘:生产性粉尘(productive dust)是指生产过程中产生的,并能较长时间悬浮于生产环境中的固体颗粒物,是污染作业环境、损害劳动者健康的重要职业性有害因素。空气动力学直径(aerodynamic equivalent diameter,AED)小于 15μm 的颗粒物可进入呼吸道,称为可吸入粉尘(inhalable dust);AED 在 5μm 以下的粉尘可随呼吸到达呼吸道深部和肺泡区,称为呼吸性粉尘(respirable dust)。

生产性粉尘的来源广泛,几乎所有的工农业生产过程均可产生粉尘,如固体物质的破碎和加工、隧道开凿、筑路架桥、铸造、谷物加工,加热过程中的不完全燃烧,高温蒸气的冷凝或氧化等均可产生粉尘。根据理化性质,生产性粉尘可分为无机粉尘、有机粉尘和混合粉尘,二氧化硅、石墨、炭黑、石棉、滑石、水泥、陶瓷尘、铝尘、电焊尘为常见的无机粉尘,动物性粉尘和植物性粉尘以及人造有机物为常见的有机粉尘,工作场所接触的粉尘多为混合粉尘,如煤矿粉尘。

生产性粉尘所致健康损害包括以下几个方面。

1)对呼吸系统的影响:粉尘粒子进入呼吸道后,通过撞击、截留、重力沉积或静电沉积、布朗运动等方式沉降在不同部位;同时呼吸道通过鼻腔、喉、气管支气管树的阻留作用、"黏液-纤毛系统"的排出作用、肺泡巨噬细胞的吞噬作用对粉尘进行防御和清除。长期吸入粉尘可削弱各种清除功能,粉尘在肺脏会量沉积导致肺组织发生病理性改变。所有粉尘对身体都是有害的,不同理化性质的粉尘暴露不同的浓度和时间,可引起机体不同部位和程度的损害。粉尘对呼吸系统的影响包括尘肺病、粉尘沉着症、呼吸道炎症和呼吸系统肿瘤等。①尘肺病(pneumoconiosis):长期吸入生产性粉尘引起的以肺组织弥漫性纤维化为主的全身性疾病,是职业性疾病中影响最广、危害最严重的一类疾患。尘肺病的病理特征是肺内有粉尘阻留并伴胶原纤维增生,肺泡结构永久性破坏。我国 2013 年公布的《职业病分类和目录》中共列入 13 种尘肺病。②粉尘沉着症:某些生产性粉尘,如锡、钡、铁、锑尘,沉积于肺部可引起一般性异物反应,并继发轻微肺间质非胶原型纤维增生,但肺泡结构保留,脱离接尘作业后,病变并不进展甚至会逐渐减轻,X 线片下阴影可见消失。③有机粉尘引起的肺部病变:吸入棉、亚麻等有机粉尘可引起棉尘病,吸入带有霉菌孢子的植物性粉尘,或者被细菌或血清蛋白污染有机粉尘可引起过敏性肺炎。④呼吸系统肿瘤:吸入二氧化硅、石棉、放射性矿物质、镍、铬酸盐尘等可致呼吸和其他系统肿瘤。⑤其他呼吸系统疾患:主要有粉尘性支气管炎、肺炎、支气管哮喘等。

2)局部作用:尘粒可对呼吸道黏膜产生局部刺激作用,引起鼻炎、咽炎、气管炎等;金属磨料粉尘可引起角膜损伤;沥青粉尘可引起光敏性皮炎。

3)全身中毒:吸入铅、砷、锰等可溶性粉尘,可引起中毒,出现相应的全身性症状。

2. 物理因素 生产过程和生产环境中,与劳动者健康密切相关的物理因素有气象条件(气温、气湿、气流和气压)、噪声与振动、电磁辐射(电离辐射和非电离辐射)。除了激光以外,其他物理因素在自然界中均有存在,每一种物理因素都有特定的物理参数,一般有明确的来源,一旦脱离接触,机体便不再残留(放射性物质内照射除外)。气温和可见光等因素在适宜范围内,不但对人体无害,反而是人体生理活动或从事职业活动所必需的。因此,物理因素的预防控制,有些要设法消除、替代,或降低水平;有些却是设法将其控制在适宜范围内。

(1)不良气象条件:气温、气湿、气流及热辐射构成工作场所的微小气候(microclimate)。工作场所的气象条件除随外环境气象条件改变而变动外,还受生产场所厂房建筑、通风及空调设备、生产工艺及热源等因素的影响。湿球黑球温度指数(wet-bulb globe temperature index,WBGTI),可综合评价职业环境的微小气候。高温、低温和异常气压等均是不良气象条件。

1)高温作业:高温作业是指有高气温,或有强烈的热辐射,或伴有高气湿相结合的异常气象条件,WBGTI超过规定限值的作业。按气象条件的特点高温作业可分为三种类型。①高温、强热辐射作业:指在气温高、热辐射强度大,而相对湿度较低,形成干热环境的工作场所进行的作业,如冶金工业的炼焦、炼铁、轧钢等车间;机械制造工业的铸造、锻造、热处理等车间;陶瓷、玻璃、搪瓷等工业的炉窑车间;火力发电厂和舰船的锅炉间等。②高温、高湿作业:指在有高气温、高气湿,而热辐射强度不大,形成湿热环境的工作场所进行的作业,如印染、缫丝、造纸等工业中液体加热或蒸煮车间;深矿井作业。③夏季露天作业:如夏季的建筑、搬运、环卫、农田劳动等室外作业,除受太阳直接辐射外,还受周围地面和物体二次热源的加热作用。

高温作业对机体健康的影响如下。①高温作业对机体生理功能的影响:高温作业时,人体可出现一系列生理功能改变,主要有体温调节、水电解质代谢、循环系统、消化系统、神经系统、泌尿系统等方面的适应性变化。但超过机体调节适应的生理限度时,可影响机体健康,甚至引起中暑等疾病。②热习服(heat acclimatization):是指个体耐受热强度能力渐进性增强的生理性适应过程。机体热习服后诱导细胞合成热激蛋白,保护细胞在一定范围内免受高温致死性损伤。热习服是人体的一种耐受性表现,具有一定限度,超出此限度可引起生理功能紊乱,甚至发生中暑。③中暑:指高温环境下由于热平衡和/或水电解质代谢紊乱等而引起的一种以中枢神经系统和/或心血管系统功能障碍为主的急性热致疾病。根据发病机制中暑可分为热射病(heat stroke)、热痉挛(heat cramp)和热衰竭(heat exhaustion)三种类型。热射病含日射病(sun stroke),是人体在高温环境下热负荷超过了散热能力,体内蓄热所致;发病突然,体温急剧升高,可达40℃以上;早期大量出汗,继之无汗,可有不同程度意识障碍、脉搏快而无力、呼吸表浅等症状;如抢救不及时,可因循环、呼吸衰竭而死亡,病死率可达20%。热痉挛是人体大量出汗造成钠、氯、钾等离子严重丢失,引起神经肌肉产生自发性冲动;临床表现为四肢和腹部肌肉的痉挛,好发于活动较多的部位,尤以腓肠肌多见,患者意识清楚,体温多正常。热衰竭又称"中暑虚脱",是一种较轻的热相关疾病,是机体对过度脱水及电解质丢失的一种反应;临床表现为疲倦、极度虚弱、恶心、头疼、眩晕、皮肤湿冷、面色苍白、血压下降及脉搏细弱,一般体温正常或稍高,不出现循环衰竭。中暑的治疗原则为迅速降低过高的体温,纠正水、电解质紊乱及酸碱平衡失调,积极防治休克和脑水肿。

2)异常气压:异常气压主要指高气压和低气压。高气压常见于潜水作业、潜函作业、临床加压治疗舱和高压氧舱、高气压科学研究舱等。高原地区作业属于职业性低气压暴露,载人航天器的密封舱出现故障或低压舱工作也可能暴露于低气压环境。高气压环境作业后,如果减压不当,体内溶解氮迅速变成气泡,造成栓塞或压迫,出现减压病(decompression sickness),是高气压作业最重要的职业病。低气压时大气氧分压过低使机体供氧不足,产生缺氧。人体短时间内进入 3 000m 海拔以上高原时,可出现急性高原反应(acute mountain sickness,AMS)。从平原或较低海拔地区进入海拔 2 500m 以上地区从事职业活动、军事训练、体育竞赛等的人员,因高海拔低氧环境导致的一类疾病,称为职业性高原病,可分为急性高原病和慢性高原病两大类。

(2)噪声:噪声(noise)是指无规则、非周期性振动所产生的声音。从卫生学角度讲,凡是使人感到厌烦或不需要的声音都为噪声。

1)生产性噪声:生产过程中产生的噪声称为生产性噪声,多与振动同时产生。生产性噪声按来源可分为机械性噪声、流体动力性噪声和电磁性噪声,机械性噪声是由机械的撞击、摩擦、转动所产生的噪声,流体动力性噪声是气体压力或体积的突然变化或流体流动所产生的噪声,电磁性噪声指由电磁设备内部交变压力相互作用而产生的声音。根据噪声强度随时间而出现的变化可分为连续声和间断声。连续声又分为稳态声和非稳态声。间断声中,声音持续时间小于 0.5 秒,间隔时间大于 1 秒,声压级变化大于 40dB 者称为脉冲噪声。生产性噪声常为多种频率且声波强度各不相同的声音混合。

2)噪声对人体健康的影响:①听觉系统损害:长期接触高强度噪声,听觉系统首先受损,听力损伤一般都经历由生理变化到病理改变的过程。短时间暴露强噪声后听阈上升 10~15dB,脱离噪声环境数分钟内即恢复正常,称为听觉适应(auditory adaptation)。较长时间暴露于强噪声后听阈上升超过 15~30dB,脱离噪声环境后数小时甚至数十小时听力才恢复正常,称为听觉疲劳(auditory fatigue)。听觉适应和听觉疲劳属暂时性听阈位移(temporary threshold shift,TTS)。如继续接触强噪声可导致听阈上升不能完全恢复正常,属不可逆病理性改变,称为永久性听阈位移(permanent threshold shift,PTS)。噪声所致 PTS 早期常表现为高频听力下降,听力曲线在 3 000~6 000Hz,尤其常在 4 000Hz 处出现 "V" 形凹陷,低频似正常。主观上无耳聋的感觉,交谈和社交活动仍能进行,属听力损失(hearing loss)。随着接触噪声时间延长,高频段听力下降明显,语言频段(500~2 000Hz)听力也受到影响,患者表现出生活谈话困难,甚至出现噪声聋。噪声聋(noise-induced deafness)是指在工作过程中,由于长期接触噪声而发生的一种进行性的感音性听觉损伤,属于我国法定职业病。②听觉外系统损害:主要引起神经系统症状和心血管系统的变化。

(3)振动:振动(vibration)是一个质点或物体在外力作用下沿直线或弧线围绕一平衡位置来回重复运动。

1)生产性振动:由生产或工作设备产生的振动为生产性振动。按作用部位和传导方式,分为局部振动和全身振动。局部振动(segmental vibration):又称手传振动,是手部接触振动源,振动通过手臂传导至全身;如使用风动工具、电动工具和其他高速转动工具的作业。全身振动(whole body vibration):人体足部或臀部接触工作地点或座椅的振动,通过下肢或躯干传导至全身;如驾驶交通工具(汽车、火车、拖拉机、收割机、船舶等)及钻井平台、混凝土搅拌台、振动筛操作台等。

2)振动对健康的损害:除物理参数频率、振幅和加速度外,环境温度、接振时间、体位姿势及个体差异也是影响振动对人体危害的重要因素。①局部振动:可对人体神经系统、心血管系统、骨骼肌肉系统、免疫系统和内分泌系统等产生不良影响。长期从事手传振动作业引起的以手部末梢循环障碍和/或手臂神经功能障碍为主的疾病称为局部振动病(segmental vibration disease),又称手臂振动病。该病引起手、臂骨关节-肌肉的损伤,典型临床表现为振动性白指。②全身振动:大强度剧烈全身振动可引起内脏移位,甚至造成机械性损伤。低频率、大振幅全身振动,如车、船、飞机等交通工具的振动,可引起运动病,亦称眩晕症。

(4)非电离辐射:非电离辐射(nonionizing radiation)是指量子能量小于 12 电子伏特(eV),不能引起生物体电离的电磁辐射,主要有紫外辐射、可见光辐射、红外辐射、射频辐射、低频/工频电磁场等。

1)射频辐射(radiofrequency radiation):频率在 100kHz~300GHz 的电磁辐射,是能量最小、波长

最长的电磁辐射,包括高频电磁场和微波。主要接触机会有高频感应加热,高频介质加热,利用微波进行导航、探测、通信和科学研究,医学微波理疗和微波加热等。有致热效应和非致热效应。职业性射频辐射健康损害多属长时间接触较强强度的辐射造成的类神经症和自主神经功能紊乱、眼和生殖功能等不良影响。

2)红外辐射(infrared radiation):即红外线。温度高于绝对零度(-273℃),都能发射红外线。物体温度越高,辐射强度越大。自然界的红外辐射源以太阳为最强。工作场所主要的红外辐射源包括熔炉、熔融态金属和玻璃、强红外线光源、烘烤和加热设备等。红外辐射对机体的影响主要在皮肤和眼,可引起职业性白内障。

3)紫外辐射(ultraviolet radiation,UV):物体温度超过1 200℃,辐射光谱中可出现紫外线,且随着温度的升高,波长变短,强度增大。太阳辐射是紫外线最大天然源。根据生物学效应分为短波(波长200~290nm,具杀菌和微弱致红斑作用)、中波(波长290~320nm,具明显致红斑和抗佝偻病作用及角膜、结膜炎症效应)和长波(波长320~400nm,有色素沉着作用,可产生光毒性和光敏性效应)。接触作业主要有冶炼、电焊、气焊,以及紫外线消毒等。紫外辐射对机体的影响主要在皮肤和眼。250~320nm的紫外线,可被角膜和结膜上皮大量吸收,引起急性角膜结膜炎,称为电光性眼炎,多见于电焊辅助工。在阳光照射的冰雪环境下工作时,会受到大量反射的紫外线辐射,引起急性角膜、结膜损伤,称为雪盲症。

4)激光(laser):物质受激发而辐射所发出的光放大。它是一种人工的、特殊类型的非电离辐射。主要接触作业有激光打印、切割、焊接等,军事和航天上激光雷达、通信、测距、瞄准等,医学上治疗眼科、皮肤科等多种疾病。激光对人体的损害主要为皮肤和眼,激光所致眼损伤为法定职业病。

(5)电离辐射:凡能引起物质电离的辐射称为电离辐射(ionizing radiation),包括属于电磁波谱的X射线和γ射线,属粒子型辐射的α粒子、β粒子、中子等。电离辐射可由人工辐射源产生,也可来自自然环境宇宙射线及地壳中铀、氡等放射性物质。人体接触电离辐射分为外照射和内照射两种方式。医用射线装置的使用、核工业系统、射线发生器的生产和使用、放射性核素的生产加工和使用、天然放射性核素伴生或共生矿开采均可能暴露于电离辐射。电离辐射所致的放射性损伤效应分为随机性效应和确定性效应。电离辐射的过量照射可致人体发生放射性疾病。

3. 生物因素 生产原料和作业环境中存在的对职业人群健康有害的致病微生物、寄生虫、昆虫和其他动植物及其所产生的生物活性物质统称为生物性有害因素。

(1)细菌:如屠宰、皮毛加工等作业,可接触到炭疽杆菌、布鲁氏菌等。

(2)病毒:如森林作业,可能受到携带森林脑炎病毒的蜱叮咬而感染森林脑炎;人类免疫缺陷病毒对医务人员和警察存在职业性传染的风险。

(3)真菌:如在粮食的收获、加工、储存过程中,劳动者可接触到霉变谷物上的曲霉菌、青霉菌等。吸入霉变草粉尘上的真菌孢子可引起外源性过敏性肺泡炎。

(4)寄生虫:如钩虫、绦虫等。

我国已将职业人群所患的炭疽、森林脑炎、布鲁氏菌病、莱姆病,以及医疗卫生人员及警察所患的艾滋病列入法定职业病。

(二)劳动过程中存在的有害因素

劳动过程是为完成某项生产任务的各种操作总和,其中存在的职业性有害因素与组织劳动的方式、劳动条件以及劳动者个体特征有关。主要包括职业紧张因素和人体工效学因素两方面。

1. 职业紧张因素 职业紧张(occupational stress)是在某种职业条件下,工作需求超过个体应对能力而产生的生理和心理压力。随着经济的发展和现代技术的应用,工作节奏加快、竞争激烈,职业紧张已成为职业人群重要的健康问题之一。常见的职业紧张因素有以下几种。

(1)劳动组织不合理:如劳动作息制度不合理(轮班作业、过度加班加点)、工作任务(数量和质量)超重、任务冲突(同时接受多个任务)、工作进度(如流水作业)不合理、工作重复、安排的作业与生理状况不相适应、工作属性与劳动者的能力不适应(知识和技能不足或者大材小用)等。

（2）人际关系和组织关系：如员工之间的关系、上下级之间的关系、雇主的工作作风、员工适时培训、工作变动（如失业、解雇）、福利待遇等。

（3）不良的工作条件：如照明不足、工作空间拥挤、卫生状况差、噪声、空气污染等有害因素的存在。

职业紧张因素长期过度作用于人体可引起紧张反应，包括心理反应（如抑郁、焦虑）、生理反应（如血压升高）及行为表现（如敌对行为、自杀）等。职业紧张因素是导致部分职业人群常见疾病发病率、工伤事故发生率及"过劳死"发生率增高的主要原因。

2. **工效学因素**　工效学（ergonomics）以人为中心，研究人、机器设备和环境之间的相互关系，目的是实现人在生产劳动及其他活动中的健康、安全、舒适，同时提高工作效率。工效学涉及劳动者、机器设备和工作环境三者之间彼此协调配合的关系。劳动工具与机器设备（如显示器、控制器）的设计和选用、劳动组织与布局、仪器操作等均应符合工效学以人为中心的原则，尽可能适合人体解剖和生理作用特点。如果劳动工具与机器设备设计、设置不科学，工作中不能合理用力（如静力作业），活动范围受限或者长时间处于某种不良体位等，均可对机体造成损伤。

（1）强制体位及负荷过重所致疾患：长时间站姿和坐姿作业引起的下背痛（low back pain），颈、肩、腕损伤，下肢静脉曲张，扁平足和腹疝等。其中下背痛是肌肉骨骼损伤中最常见的一种，通常表现为下背部疲劳、强直、疼痛、活动受限等。

（2）个别器官紧张所致疾患：长期视觉紧张可出现眼干、眼痛、视物模糊、视力下降、复视等一系列症状，严重时可出现黄斑性脉络视网膜炎，甚至视网膜脱离。发声器官使用过多且紧张程度高，可引起发声器官的变化或疾病，如教师的声音嘶哑、歌唱家的声带小结节。

（3）压迫及摩擦所致疾患：身体与工具等物体接触的部位因摩擦和压迫，可使皮肤反复充血，表皮增生及角化，形成胼胝或胼胝化。快速、重复性的操作可诱发滑囊炎；长期使用手控制器，如手柄轮盘等，由于持续压迫和摩擦，可引起掌挛缩病。

（三）生产环境中的有害因素

生产环境是指职业从事者操作、观察、管理生产活动所处的外环境，涉及作业场所建筑布局、卫生防护、安全条件和设施有关的因素。常见的生产环境中有害因素包括以下几种。

1. **自然环境中的有害因素**　如炎热季节的太阳辐射、高原环境的低气压、深井的高温高湿等。

2. **厂房建筑布局不合理、不符合职业卫生标准**　如通风不良、采光照明不足、有害工序与无害工序安排在同一个车间等。

3. **不合理的生产过程或不当管理导致的环境污染**。

职业性有害因素随着科学技术、社会经济的发展和生产工艺的进步而不断变化。在实际生产过程和职业环境中，往往多种有害因素同时存在，对职业人群的健康产生联合作用，加剧对职业从事者的健康损害，在诊断职业相关疾病时需要进行识别和鉴别。

二、职业性损害

职业性有害因素在一定条件下对劳动者健康和劳动能力产生不同程度的损害，称为职业性损害（occupational injury）。劳动者接触职业性有害因素不一定发生职业性损害，这主要与职业性有害因素的性质、作用条件和机体状况有关。职业性损害包括职业病（occupational disease）、工作有关疾病（work-related disease）、职业性外伤（occupational trauma）和早期健康损害。

（一）职业病

广义上的职业病是指职业性有害因素作用于人体的强度与时间超过一定限度时，人体不能代偿其所造成的功能性或器质性病理改变，从而出现相应的临床症状和体征，影响劳动能力。在立法意义上，各国政府以法律的形式对职业病范围作出明确规定，即法定职业病（statutory occupational disease）。确定为法定职业病的患者依法享有国家规定的职业病待遇，或给予经济补偿，故又称可赔偿疾病(compensable diseases)。

(二) 工作有关疾病

工作有关疾病是一类与多因素相关的疾病,在职业活动中,职业性有害因素等多种因素的作用,导致劳动者罹患某种疾病或潜在疾病显露或原有疾病加重,又称职业性多发病。工作有关疾病的病因往往是多因素的,职业性有害因素是该病发病的诸多因素之一,但不是直接病因,也不是唯一因素。工作有关疾病的预防,除控制或改善职业环境之外,还应注意其他致病因素的控制或消除,如改变个人行为和生活方式。工作有关疾病不属于我国法定职业病范围,不能享有职业病的劳保待遇。工作有关疾病的范围比职业病更为广泛,其导致的疾病经济负担更大。国际劳工组织强调高度重视工作有关疾病,将该类疾病列为控制和防范的重要内容,以保护及促进劳动者健康,促进国民经济健康、可持续发展。常见的工作有关疾病有以下几种。

1. **慢性呼吸系统疾病** 如慢性支气管炎、肺气肿或支气管哮喘等,在粉尘作业工人及经常接触刺激性气体的工人中发病率较高。吸烟、反复感染、作业场所空气污染和不良的气象条件,常成为此类疾病的病因或诱发因素。

2. **骨骼及软组织损伤** 如腰背痛、肩颈痛等,主要由外伤、提重或负重、不良体位及不良气象条件等因素引起,在建筑、煤矿、搬运工人中较为常见。腰背痛常表现为急性腰扭伤、慢性腰痛、腰肌劳损、韧带损伤和腰椎间盘突出症等。

3. **心血管疾病** 长期接触噪声、振动和高温会导致高血压的发生,过量铅、镉等有害因素的接触也能使肾脏受损而引起继发性高血压。高度精神紧张的作业、噪声及寒冷均可诱发心脏病。职业接触二硫化碳、一氧化碳、氯甲烷等化学物质,也能影响血脂代谢、血管舒缩及血液携氧等功能,导致冠心病发病率及病死率的增高。

4. **生殖功能紊乱** 经常接触铅、汞、砷及二硫化碳等职业危害因素的女性,月经紊乱、早产及流产发病率增高。

5. **消化道疾患** 某些职业因素可影响胃及十二指肠溃疡的发生与发展,如高温作业工人由于出汗过多、电解质丢失,消化不良及溃疡病发病率增高。又如重体力劳动者和精神高度紧张的脑力劳动者,同时又吸烟(或酗酒)者均可出现溃疡病多发。

6. **行为和身心疾病** 行为和身心疾病是指社会-心理因素在疾病的发生和病程演变中起主导作用的疾病。工作场所和家庭环境是不良社会-心理因素的重要来源。这些疾病包括紧张性头痛、眩晕发作、反应性精神病及类神经症等。

(三) 职业性外伤

职业性外伤又称工伤,属于工作中的意外事故引起的伤害,主要指在工作时间和工作场所内,因工作原因由意外事故造成的职业从事者的健康损害。主要包括:生产设备本身有缺陷、防护设备缺乏或不全;劳动组织不合理或生产管理不善。此外,也与生产环境布局不合理、照明不良或不合理、企业领导不重视安全生产、劳动者缺乏必要的安全生产知识等因素有关。职业性外伤轻者误工、缺勤,一时丧失劳动能力,重者致伤、致残,甚至死亡。我国《工伤保险条例》规定,用人单位必须依法参加工伤保险,用人单位为职工缴纳的工伤保险费,是劳动者发生工伤之后治疗、康复的主要资金来源。

(四) 早期健康损害

职业性有害因素与机体内分子,如DNA、蛋白质等交互作用可导致健康损害的早期效应。职业性有害因素暴露可引起机体包括氧化应激、炎症反应和免疫应答反应等积极的、重要的防御反应。如果有害因素过强或机体反应异常,就会出现血压、血脂和血糖的不良改变、遗传损伤增加、肺功能下降、动脉粥样硬化加剧、心率变异性下降等各种早期健康损害。对早期健康损害,如果采取积极的、正确的职业健康监护和干预治疗等二级预防措施,则多可恢复为健康,反之,则发展为疾病。对职业性有害因素所致早期健康损害的定期检测和制定科学预防策略,对促进职业健康和健康中国具有战略意义和前瞻性意义。

第二节 | 法定职业病

一、职业病的发病条件及特点

(一) 职业病的发病条件

人体接触职业性有害因素时,是否发生职业病,取决于 3 个主要条件。

1. 有害因素的性质　决定职业人群是否发生职业健康损害以及损害的严重程度。主要涉及职业性有害因素的基本结构和理化性质。

2. 有害因素的浓度和强度　物理和化学因素对人的损害,都与量或强度有关,故在确诊大多数职业病时,必须要有量(作用浓度或强度)的估计。一般作用剂量(dose,D)是接触浓度或强度(concentration,C)与接触时间(time,T)的乘积。因此,认真查询某种职业性有害因素的接触工龄、接触方式,对职业病诊断具有重要实用价值。

3. 个体的健康状况　从业人员的个体差异导致在同一作业环境中机体损害程度差异较大。其中个体的遗传特性可能起着重要作用,如对苯胺类化学物易感者,往往有葡萄糖-6-磷酸脱氢酶的先天性遗传缺陷。在相同接触条件下,性别对化学物毒性作用的反应存在差异,如女性对化学物的敏感性一般高于男性。另外,机体的某些器官和系统对特定的化学物特别敏感而容易受到损害,这些化学物的靶器官亲和力现象为职业禁忌证的制定提供了理论基础。机体的健康状况、营养状态、生活习惯、体育锻炼、年龄因素和遗传因素等个体因素对职业性有害因素的反应不同,其健康损害差异也大,因此应充分考虑这些因素的影响。

(二) 职业病的特点

从诱发职业病的主要条件来看,职业病具有下列 5 个特点。

1. 病因有特异性　只有在接触职业性有害因素后才可能患职业病,控制这些因素接触后可以减缓职业病的发生和发展。

2. 病因大多可以检测　由于职业因素明确,通过对职业性有害因素的接触评估,可评价工人的接触水平,而发生的健康损害一般与接触水平有关,并且在一定范围内可判定剂量-反应关系。

3. 不同接触人群的发病特征不同　在不同职业性有害因素的接触人群中,常有不同的发病集丛(cluster)。由于接触情况和个体差异的不同,不同接触人群的发病特征可能不同。

4. 早期诊断,合理处理,预后较好　若仅治疗患者,则无助于保护仍在接触人群的健康。

5. 大多数职业病目前尚无特效疗法,应加强保护人群健康的预防措施　早发现、早诊断并及时处理十分重要,发现愈晚,疗效愈差。

职业病的三个发病条件和五个特点,进一步说明三级预防的重要性,保障工人健康是职业病防治、生产力促进和国民经济可持续发展的目标。

二、法定职业病范围及种类

各国政府根据自身的社会制度、经济条件和科学技术水平,以及诊断、医疗技术水平等实际情况,确定法定职业病的范围。一个国家不同的历史时期,法定职业病范围不同。职业病的目录是随着科学证据、社会发展需求而不断变化的。

《职业病防治法》将职业病定义为企业、事业单位和个体经济组织等用人单位的劳动者在职业活动中,因接触粉尘、放射性物质和其他有毒、有害因素而引起的疾病。我国 1957 年首次将职业病确定为 14 种,1987 年修订为 9 类 99 种。2002 年为配合《职业病防治法》的实施,发布了《职业病目录》,将职业病增加到 10 类 115 种。2013 年,颁布了新的《职业病分类和目录》,将职业病分为 10 类 132 种,具体如表 5-1 所示。

表 5-1　中国法定职业病分类和目录（2013 年修订）

类型	亚类	疾病名称
一、职业性尘肺病及其他呼吸系统疾病	尘肺病	1. 矽肺；2. 煤工尘肺；3. 石墨尘肺；4. 炭黑尘肺；5. 石棉肺；6. 滑石尘肺；7. 水泥尘肺；8. 云母尘肺；9. 陶工尘肺；10. 铝尘肺；11. 电焊工尘肺；12. 铸工尘肺；13. 根据《职业性尘肺病的诊断》和《尘肺病理诊断标准》可以诊断的其他尘肺病
	其他呼吸系统疾病	1. 过敏性肺炎；2. 棉尘病；3. 哮喘；4. 金属及其化合物粉尘肺沉着病(锡、铁、锑、钡及其化合物等)；5. 刺激性化学物所致慢性阻塞性肺疾病；6. 硬金属肺病
二、职业性皮肤病		1. 接触性皮炎；2. 光接触性皮炎；3. 电光性皮炎；4. 黑变病；5. 痤疮；6. 溃疡；7. 化学性皮肤损伤；8. 白斑；9. 根据《职业性皮肤病的诊断总则》可以诊断的其他职业性皮肤病
三、职业性眼病		1. 化学性眼部灼伤；2. 电光性眼炎；3. 白内障(含放射性白内障、三硝基甲苯白内障)
四、职业性耳鼻喉口腔疾病		1. 噪声聋；2. 铬鼻病；3. 牙酸蚀病；4. 爆震聋
五、职业性化学中毒		1. 铅及其化合物中毒(不包括四乙基铅)；2. 汞及其化合物中毒；3. 锰及其化合物中毒；4. 镉及其化合物中毒；5. 铍病；6. 铊及其化合物中毒；7. 钡及其化合物中毒；8. 钒及其化合物中毒；9. 磷及其化合物中毒；10. 砷及其化合物中毒；11. 铀及其化合物中毒；12. 砷化氢中毒；13. 氯气中毒；14. 二氧化硫中毒；15. 光气中毒；16. 氨中毒；17. 偏二甲基肼中毒；18. 氮氧化合物中毒；19. 一氧化碳中毒；20. 二硫化碳中毒；21. 硫化氢中毒；22. 磷化氢、磷化锌、磷化铝中毒；23. 氟及其无机化合物中毒；24. 氰及腈类化合物中毒；25. 四乙基铅中毒；26. 有机锡中毒；27. 羰基镍中毒；28. 苯中毒；29. 甲苯中毒；30. 二甲苯中毒；31. 正己烷中毒；32. 汽油中毒；33. 一甲胺中毒；34. 有机氟聚合物单体及其热裂解物中毒；35. 二氯乙烷中毒；36. 四氯化碳中毒；37. 氯乙烯中毒；38. 三氯乙烯中毒；39. 氯丙烯中毒；40. 氯丁二烯中毒；41. 苯的氨基及硝基化合物(不包括三硝基甲苯)中毒；42. 三硝基甲苯中毒；43. 甲醇中毒；44. 酚中毒；45. 五氯酚(钠)中毒；46. 甲醛中毒；47. 硫酸二甲酯中毒；48. 丙烯酰胺中毒；49. 二甲基甲酰胺中毒；50. 有机磷中毒；51. 氨基甲酸酯类中毒；52. 杀虫脒中毒；53. 溴甲烷中毒；54. 拟除虫菊酯类中毒；55. 铟及其化合物中毒；56. 溴丙烷中毒；57. 碘甲烷中毒；58. 氯乙酸中毒；59. 环氧乙烷中毒；60. 上述条目未提及的与职业有害因素接触之间存在直接因果关系的其他化学中毒
六、物理因素所致职业病		1. 中暑；2. 减压病；3. 高原病；4. 航空病；5. 手臂振动病；6. 激光所致眼(角膜、晶状体、视网膜)损伤；7. 冻伤
七、职业性放射性疾病		1. 外照射急性放射病；2. 外照射亚急性放射病；3. 外照射慢性放射病；4. 内照射放射病；5. 放射性皮肤疾病；6. 放射性肿瘤(含矿工高氡暴露所致肺癌)；7. 放射性骨损伤；8. 放射性甲状腺疾病；9. 放射性性腺疾病；10. 放射复合伤；11. 根据《职业性放射性疾病诊断标准(总则)》可以诊断的其他放射性损伤
八、职业性传染病		1. 炭疽；2. 森林脑炎；3. 布鲁氏菌病；4. 艾滋病(限于医疗卫生人员及人民警察)；5. 莱姆病
九、职业性肿瘤		1. 石棉所致肺癌、间皮瘤；2. 联苯胺所致膀胱癌；3. 苯所致白血病；4. 氯甲醚、双氯甲醚所致肺癌；5. 砷及其化合物所致肺癌、皮肤癌；6. 氯乙烯所致肝血管肉瘤；7. 焦炉逸散物所致肺癌；8. 六价铬化合物所致肺癌；9. 毛沸石所致肺癌、胸膜间皮瘤；10. 煤焦油、煤焦油沥青、石油沥青所致皮肤癌；11. β-萘胺所致膀胱癌
十、其他职业病		1. 金属烟热；2. 滑囊炎(限于井下工人)；3. 股静脉血栓综合征、股动脉闭塞症或淋巴管闭塞症(限于刮研作业人员)

三、职业病的诊断与报告

职业病的诊断具有很强的政策性和科学性,直接关系到职工的健康、企业利益和国家劳动保护政策的贯彻执行。《职业病防治法》规定职业病的诊断必须遵循科学、公正、及时、便民的原则。收集准确可靠的资料进行综合分析,根据国家颁布的职业病诊断标准、按照职业病诊断程序进行诊断。职业病诊断应当由取得《医疗机构执业许可证》的医疗卫生机构承担。劳动者可以在用人单位所在地、本人户籍所在地或者经常居住地的职业病诊断机构进行职业病诊断。职业病诊断证明书由参与诊断的取得职业病诊断资格的执业医师签署,并经承担职业病诊断的医疗卫生机构审核盖章。职业病诊断机构必须建立职业病诊断档案并永久保存。职业病诊断医师应当依法在职业病诊断机构备案的诊断项目范围内从事职业病诊断工作,不得从事超出其职业病诊断资格范围的职业病诊断工作。

(一)诊断所需资料

职业病的诊断应具备充分的资料,包括患者的职业史、职业病危害因素接触史和工作场所职业病危害因素情况、临床表现以及相应的辅助检查结果等。职业病的诊断实质是确定疾病与接触职业病危害因素之间的因果关系,这些资料是确定因果关系成立的主要依据。诊断过程中还应排除非职业因素所致的类似疾病,进行综合分析。

1. **职业史**　职业史是职业病诊断的重要前提。应详细询问患者的职业史,包括现职工种、工龄、接触职业性有害因素的种类、生产工艺、操作方法、防护措施;既往工作经历,包括部队服役史、再就业史、兼职史等,以初步判断患者接触职业病危害因素的可能性和严重程度。根据世界卫生组织的建议,可先对就诊患者进行初步问询(WHACS),即:①您是做什么工作的(What do you do)? ②您的具体工作岗位是什么(How do you do it)? ③您是否知道在工作中接触过什么特别的有害因素(Are you concerned with any exposures on/off job)? ④您的同事中也有类似表现吗(Co-workers with similar problems)? ⑤您对自己的工作环境满意吗(Satisfy with your job)? "WHACS"是上述初步问询内容用第一字母组成的缩写。在此基础上,进一步明确患者工作岗位的工种和工龄,接触有害因素的种类、时间和剂量,接触方式及防护措施使用情况,并判定患者对工作环境中职业性有害因素的知晓情况,同时排除可引起类似职业中毒征象的非职业性接触,如家庭使用农药、有机溶剂、服药史等。

2. **职业场所现场调查**　职业场所现场调查是诊断职业病的重要依据。深入作业现场,了解患者所在岗位的生产工艺过程、劳动过程、职业病危害因素的强度、预防措施;同一或相似接触条件下的其他作业人员有无类似发病情况等,进一步判断患者在该条件下,引起职业病的可能性。

3. **症状与体征**　职业病的临床表现复杂多样,在临床资料收集与分析时既要注意不同职业病的共同点,又要考虑到各种特殊的和非典型的临床表现;不仅要排除其他职业性有害因素所致类似疾病,还要考虑职业病与非职业病的鉴别诊断。诊断分析应注意其临床表现与所接触职业性有害因素的毒性作用性质是否相符,职业病的程度与其接触强度是否相符,尤应注意各种症状体征发生的时间顺序及与接触职业性有害因素的关系。没有证据否定职业病危害因素与患者临床表现之间的必然联系的,应当诊断为职业病。

4. **实验室检查**　实验室检查对职业病的诊断具有重要意义,主要有接触生物标志物(exposure biomarker)、效应生物标志物(effect biomarker)和易感性生物标志物(susceptibility biomarker)。

(二)职业病的鉴定

当事人对职业病诊断有异议的,可以向作出诊断的医疗卫生机构所在地地方人民政府卫生行政部门申请鉴定。职业病诊断争议由相关专业的专家组成的职业病诊断鉴定委员会进行鉴定。

(三)职业病诊断与鉴定的监督

职业病诊断与鉴定是一项技术性和法规性很强的工作,涉及多方面的利益。职业卫生监督部门必须本着对劳动者、用人单位、诊断机构和社会认真负责的态度,对其进行严谨、科学的监督管理。重点是职业病的诊断与鉴定工作是否遵循科学、公正、公开、公平、及时、便民的原则,是否符合有关法规和国家职业病诊断标准,是否符合职业病诊断与鉴定的程序。

(四) 法定职业病的报告

《职业病防治法》要求,用人单位和医疗卫生机构发现职业病患者或者疑似职业病患者时,应当及时向所在地卫生行政部门和安全生产监督管理部门报告。确诊为职业病的,用人单位还应当向所在地劳动保障行政部门报告。县级以上地方人民政府卫生行政部门负责本行政区域内的职业病统计报告的管理工作,并按照规定上报。医疗卫生机构发现疑似职业病患者时,应当告知劳动者本人并及时通知用人单位。

发生 3 人以上急性职业中毒或发生死亡的急性职业病应立即电话报告;发生 3 人以下的急性职业病应在 12~24 小时内电话报告或《职业病报告卡》报告;非急性职业病如尘肺病、慢性职业中毒和其他慢性职业病以及尘肺病死亡患者应在 15 日内报告,分别填报尘肺病报告卡和职业病报告卡。

卫生行政部门以及综合监督执法机构收到职业病报告之后将会同有关部门立即赴现场调查,进行现场监测评价、采取控制措施、及时处理患者,并依法处理相关责任人。

四、职业病患者的保障

《职业病防治法》要求,用人单位应当保障职业病患者依法享受国家规定的职业病待遇。安排职业病患者进行治疗、康复和定期检查;职业病患者的诊疗、康复费用,伤残以及丧失劳动能力的职业病患者的社会保障,按照国家有关工伤保险的规定执行;依照有关民事法律,尚有获得赔偿的权利的,有权向用人单位提出赔偿要求;对不适宜继续从事原工作的职业病患者,应当调离原岗位,并妥善安置;对从事接触职业病危害作业的劳动者,应当给予适当岗位津贴。

第三节 | 职业性有害因素的预防控制

职业性健康损害是由职业性有害因素引起的一类疾病或健康损害,属于可预防性疾病或损害。《职业病防治法》第三条明确规定职业病防治工作坚持预防为主、防治结合的方针,建立用人单位负责、行政机关监管、行业自律、职工参与和社会监督的机制,实行分类管理、综合治理。在实际工作中,职业性健康损害应按三级预防的原则依法建立各项措施,以保护和促进职业健康。

一、三级预防原则

(一) 第一级预防

第一级预防又称病因预防,是从根本上消除或控制职业性有害因素对劳动者的作用和损害的措施,即通过改革生产工艺和生产设备,合理利用防护设施及个人防护用品,以减少或消除工人接触的机会。主要有如下几个措施:①改革生产工艺和生产设备,使其符合我国工业企业设计卫生标准;②制定职业卫生立法和有关标准、法规;③合理使用个人防护用品和筛检职业禁忌证;④控制已明确能增加发病风险的行为和生活方式等个体危险因素,如提升职工的职业健康素养、合理营养、控烟限酒等。

(二) 第二级预防

第二级预防即"三早预防",是指早期检测发现、早期诊断人体受到职业性有害因素所致的健康损害,并进行早期治疗。职业性有害因素二级预防的主要手段包括定期进行职业性有害因素监测和接触者定期体格检查,以早期发现和诊断健康损害并及时预防、处理。定期体格检查的间隔期可根据疾病的发病时间和严重程度,接触职业性有害因素的浓度或强度和时间以及接触人群的易感性确定。

(三) 第三级预防

第三级预防是指在患病以后,给予积极治疗和促进康复的措施,主要包括:①对已有健康损害的接触者应调离原有工作岗位,并给予合理的临床治疗;②促进患者康复,预防并发症的发生和发展。除极少数职业中毒有特殊的解毒治疗外,大多数职业性健康损害主要依据受损的靶器官或系统,采用的临床治疗原则是给予对症治疗。然而,对接触粉尘所致肺纤维化,目前尚无特效方法治疗。

三级预防体系相辅相成。第一级预防针对全人群,是源头预防,第二和第三级是第一级预防的延伸和补充。全面贯彻和落实三级预防措施,预防职业性有害因素,早期检测、早期处理、促进康复、预防并发症、改善生活质量,建成职业卫生与职业医学的预防体系。

二、控制措施

职业性有害因素的预防和控制应在三级预防原则指导下采取综合性的预防措施,以保护和促进职业人群的健康。

(一) 消除和替代

通过改革工艺过程,消除或减少职业性有害因素的危害。优先采用有利于保护劳动者健康的新技术、新工艺、新材料,限制使用或者淘汰职业病危害严重的技术、工艺、设备、材料。采用无毒或低毒的物质代替有毒物质,限制化学原料中有毒杂质的含量。例如油漆作业采用无苯稀料,并采用静电喷漆新工艺;电镀作业采用无氰电镀工艺;在机械制造业模型铸造时,采用无声的液压代替高噪声的锻压等。

(二) 工程措施

通过初期的工程学设计规范或通过使用隔离、通风、屏蔽等职业卫生工程技术控制从业者与职业性有害因素的接触。

1. **生产过程密闭化**　生产过程尽可能机械化、自动化和密闭化,减少工人接触毒物、粉尘及各种有害物理因素的机会。加强生产设备的管理和检查维修,防止毒物和粉尘的跑、冒、滴、漏,并防止意外事故发生。对高温、噪声及射频等作业应有相应的隔离和屏蔽措施,减少操作工人的直接接触机会,降低有害因素的强度。

2. **加强工作场所的通风排毒(除尘)**　厂房车间是相对封闭的空间,室内的气流影响毒物、粉尘的排除,可采用局部抽出式机械通风系统及净化和除尘装置排除毒物和粉尘,以降低工作场所空气中的毒物、粉尘浓度。

3. **工作环境**　针对不同的作业环境,采取相应的工程技术措施,保障作业者健康。对有生产性毒物逸出的车间、工段或设备,应尽量与其他车间、工段隔开,合理配置以减少影响范围。厂房的墙壁、地面应由不吸收毒物和不易被腐蚀的材料制成,表面力求平滑和易于清刷,以便保持清洁卫生。另外,矿山的掘进作业采用水风钻,石英粉厂的水磨、水筛,铸造厂在风道、排气管口等部位安装各种消声器,以降低噪声传播;用多孔材料装饰或在工作场所内悬挂吸声物体,吸收辐射和反射声波,以降低工作环境噪声的强度等;通过采取这些综合性技术措施,使生产环境中职业病危害因素达到国家相关职业卫生要求。监督管理用人单位应申请由职业卫生技术服务机构对其进行工作场所职业病危害因素的监测,接受职业卫生监督部门的监督管理,发现问题及时找出原因,并采取相应的防治对策。

(三) 管理措施

采取有效的管理措施在消除可能引发职业性损害的危险因素中有重要作用,如制定职业卫生法律、法规、标准和制度,加强监督执法管理。通过减少作业者在污染区的工作时间、安排良好的工作实习及员工培训等方式,包括对危害性认知及针对特定工种进行的有助于减少暴露的工作实践,最大限度地减少作业者暴露。

1. **《职业病防治法》**　2001 年 10 月 27 日全国人民代表大会常务委员会通过的《职业病防治法》是 21 世纪我国颁布的第一部卫生单行法律,经过了 2011 年、2016 年、2017 年、2018 年四次修正。该法确立了我国职业病防治工作坚持预防为主、防治结合的原则,并明确了我国职业病防治的六项基本法律制度:职业卫生监督制度,用人单位职业病防治责任制度,按职业病目录和职业卫生标准管理制度,劳动者职业卫生权利受到保护制度,职业病患者保障制度,以及职业卫生技术服务、职业病事故应急救援、职业病事故调查处理、职业病事故责任追究制度。

2.《工作场所职业卫生管理规定》　2020年12月4日国家卫生健康委员会通过了《工作场所职业卫生管理规定》(简称《规定》),并于2021年2月1日起实施。《规定》适应了2018年国家机构改革的发展需求,将分散于原国家安全生产监督管理总局与原国家卫生和计划生育委员会的职业健康监督管理职责一并整合到了国家卫生健康委员会,在用人单位职业卫生管理机构设置、主要负责人和职业卫生管理人员培训、职业卫生管理制度和操作规程制定、职业卫生档案资料建立等方面作出了明确的具体规定,强化了用人单位的职业卫生自主管理,厘清了职业卫生监督管理职责、主要内容和相关措施。

3.《职业健康检查管理办法》　2015年1月23日国家卫生和计划生育委员会通过了《职业健康检查管理办法》,于同年5月1日起实施。2019年2月2日,国家卫生健康委员会通过了《国家卫生健康委员会关于修改〈职业健康检查管理办法〉等4件部门规章的决定》,于同年2月28日起实施。该办法规定医疗卫生机构应当对从事接触职业病危害作业的劳动者进行上岗前、在岗期间、离岗时的健康检查。医疗卫生机构开展职业健康检查应当与用人单位签订委托协议书,由用人单位统一组织劳动者进行职业健康检查;也可以由劳动者持单位介绍信进行职业健康检查,职业健康检查费用由用人单位承担。职业健康检查机构应当在职业健康检查结束之日起30个工作日内将职业健康检查结果,包括劳动者个人职业健康检查报告和用人单位职业健康检查总结报告,书面告知用人单位,由用人单位将劳动者个人职业健康检查结果及职业健康检查机构的建议等书面形式如实告知劳动者。劳动者有权查阅或者复制其本人的职业健康监护档案,职业健康检查机构应当予以配合。

4.《职业病诊断与鉴定管理办法》　2020年12月4日国家卫生健康委员会通过了《职业病诊断与鉴定管理办法》,是对2013年版《职业病诊断与鉴定管理办法》的再次修订,进一步细化完善了《职业病防治法》中职业病诊断与鉴定制度内容的重要举措。该办法规定,用人单位应当及时安排职业病患者、疑似职业病患者进行诊治,如实提供职业病诊断、鉴定所需的资料,承担职业病诊断、鉴定的费用和疑似职业病患者在诊断、医学观察期间的费用,报告职业病和疑似职业病,并履行《职业病防治法》规定的其他相关义务。职业病诊断资料需要劳动者的职业史和职业病危害接触史、职业健康检查结果、工作场所职业病危害因素检测结果,职业性放射性疾病诊断还需要个人剂量监测档案等资料。当事人申请职业病鉴定诊断时,应当提供职业病诊断鉴定申请书和职业病诊断证明书,申请省级鉴定的还应当提交市级职业病诊断鉴定书。

(四)个体防护

个人防护用品(personal protective equipment,PPE)是用于最大限度地减少或避免由暴露于职业性有害因素所导致的事故伤害和职业危害而个人随身穿(佩)戴的用品。当工作环境中的职业有害因素和事故因素无法消除或有效减轻时,个人防护用品即成为主要的防护措施,属于预防职业性有害因素综合措施中的第一级预防。个人防护用品的设计和制作应严格遵守四项原则:①便于操作、穿戴,不影响工作效率;②符合国家或地方规定的技术(产品)标准,选用优质的原材料制作,保证质量,经济耐用;③不应对佩戴者产生任何损害作用,包括远期损害效应;④在满足防护功能的前提下,尽量美观大方。

个人防护用品可分为安全防护用品和职业卫生专用防护用品两大类。正确佩戴个人防护用品可以有效保护劳动者免受环境中有害因素的影响。安全防护用品以防止工伤事故为目的,如防坠落用品,防冲击用品,防电用品,防机械外伤用品,防酸、防碱和防油用品,防水用品、涉水作业用品、高空作业用品等。职业卫生专用防护用品以预防职业病为目的,如防尘、防毒、防高温、防寒、防噪声、防放射及防辐射用品等。

防护品应正确选择性能符合要求的用品,绝不能选错或将就使用。GB 39800.1—2020《个体防护装备配备规范　第1部分:总则》对个人防护用品的配备原则、配备流程、作业场所危害因素的辨识和评估、个人防护用品的选择等方面做了总体要求,每种防护用具应当按照其各自的使用要求规范使用,使用时必须在整个接触时间内正确充分佩戴。

第四节 ｜ 职业卫生服务

一、职业卫生服务概述

(一)职业卫生服务的概念与意义

职业卫生服务(occupational health services,OHS)是一种在工作场所或其附近提供的全面保护劳动者健康的服务,内容是预防性的,目的是使工作符合劳动者的健康要求。职业卫生服务的概念最早于1959年由国际劳工组织提出,2002年由世界卫生组织/欧洲职业卫生合作中心提出"到2015年世界所有劳动者都享有基本职业卫生服务",其中一项重要任务就是劳动者的健康监护。它要求有关部门、雇主、劳动者及其代表,创造和维持一个安全与健康的工作环境,使其从事的工作适合于职工的生理特点,从而促进职工的身体与心理健康。职业卫生服务以职业人群为对象,以健康为中心,以预防性服务为主,坚持以下5个原则。

1. **保护和预防原则**　保护职工健康,预防工作中的危害。
2. **适应原则**　使工作和环境适合于人的能力。
3. **健康促进原则**　增进职工的躯体和心理健康以及社会适应能力。
4. **治疗与康复原则**　使职业危害、事故损伤、职业病和工作有关疾病的影响减少到最低程度。
5. **全面的初级卫生保健原则**　为职工及其家属提供全面的卫生保健服务。

实现人人公平享有基本职业卫生服务的目标是劳动者最关心的现实问题之一,是不断提高劳动人群健康水平的重要手段。世界卫生组织关于人人享有职业卫生的全球战略,以及国际劳工组织《职业安全和卫生公约》和《职业卫生服务公约》所作出的相应规定中,都明确要求必须保证每一位劳动者都能拥有最高且能达到健康标准的基本权利。为达到这一目标,就应保证世界上所有工作场所的所有劳动者,不分年龄、性别、民族、职业、就业形势或劳动场所的规模或位置,无论其经济水平、公司规模、地理区域或劳动性质,都能享有职业卫生服务,即职业卫生服务的人人可及性。职业卫生服务的公平性和可及性主要表现在每一位劳动者都有平等的机会和权利获得基本职业卫生服务。政府和企业要保证人人享有职业健康,人人可以利用职业卫生服务,且用人单位应当为劳动者提供职业卫生服务的费用;同时政府及有关部门要科学合理分配职业卫生服务资源,提高职业卫生服务的可及性。

(二)职业卫生服务的内容

职业卫生服务的主要内容包括以下几个方面。

1. **工作环境监测**　以判定和评价工作环境和工作过程中影响工人健康的危害因素的存在、种类、性质和浓(强)度。
2. **作业者健康监护**　包括就业前健康检查、定期检查、更换工作前检查、脱离工作时检查、病伤休假后复工前检查和意外事故接触者检查等。
3. **高危和易感人群的随访观察。**
4. **收集、发布、上报和传播有关职业危害的判别和评价资料**　包括工作环境监测、作业者健康监护和意外事故的数据。
5. **工作场所急救设备的配置和应急救援组织的建立。**
6. **安全卫生措施**　包括工程技术控制和安全卫生操作规程。
7. **评价**　估测和评价因职业病和工伤造成的人力和经济损失,为调配劳动力资源提供依据。
8. **相关预算**　编制职业卫生与安全所需经费预算,并向有关管理部门提供。
9. **健康教育和健康促进。**

10. 其他公共卫生服务　与作业者健康有关的其他初级卫生保健服务,如预防接种、公共卫生教育等。

11. 服务性研究　职业卫生标准的制定和修订,职业健康质量保证体系、职业卫生管理体系及检验和服务机构的资质认证和管理。

(三) 职业卫生服务组织机构及服务模式

《职业卫生服务公约》规定,根据国家的有关法律或法规、集体协议或雇主和工人同意的其他方式,或经与雇主和工人代表组织协商后,由主管部门批准组建职业卫生服务机构。各国根据本国的情况,职业卫生服务机构应由有关企业或企业集团独办或合办,也可以由政府部门、社会保障机构或政府主管部门授权的任何其他机构独办或合办。

职业卫生服务机构应尽量设在工作场所内或附近,以确保在工作场所能发挥其职能。在条件不允许的情况下,作为临时措施,允许企业在与本单位工人代表或安全健康委员会协商后,安排当地医疗机构执行国家法律法规所规定的职业健康检查,为企业提供环境卫生监测,组织适当的急救保障和应急治疗。由于各国,甚至在同一国家的不同地区和企业之间的经济文化发展水平、政治经济制度、卫生服务体制等不同,职业卫生服务机构模式也各不相同。国际上的职业卫生服务一般有以下几种模式。

1. 独立职业卫生服务机构模式　又称为大型企业模式,职业卫生服务由企业自身提供,服务人员除了医师和护士外,还包括职业卫生人员、安全工程师、理疗专业人员和心理学专业人员等专职人员。一般见于大型企业或企业集团。不少国家法律规定,职工人数超过指定数目的企业必须承担职业卫生服务。

2. 联合职业卫生服务机构模式　职业卫生服务由不能独立组织自身职业卫生服务的中小型企业联合组建的职业卫生服务机构提供。这类机构一般具有一定规模和质量,由各参加企业雇主和工人代表共同管理。各企业依据所提供的服务付费,但该模式提供的职业卫生服务是非营利性的。

3. 私人卫生保健中心职业卫生服务机构模式　职业卫生服务由私人执业医师组建的卫生保健中心提供,其服务模式与联合职业卫生服务模式功能相似,但以营利为目的,且受服务的企业不参与管理。

4. 社区卫生保健中心职业卫生服务机构模式　职业卫生服务由社区卫生服务机构提供。这些社区卫生服务机构在向社区居民提供初级卫生保健的同时,向位于社区的小型企业或居住在社区的各种职业人员提供职业卫生服务。职业卫生与初级卫生保健相结合,是世界卫生组织倡导的职业卫生服务模式。以初级卫生保健为基础的职业卫生服务具有以下特征:卫生系统与职业人员保持最佳接触;以工作场所和社区为基础;强调第一级预防和卫生宣传教育;建立职业人员可以积极参与的有效机制;建立健全的政策、法律和体制框架;保障最佳的组织、管理和充足的人力与财政资源。但社区卫生保健中心因缺乏职业卫生专业人员,难于处理不同企业的许多职业卫生问题,应加强对社区卫生服务人员的职业卫生培训,或聘用职业卫生专业人员。

5. 社会保险机构职业卫生服务机构模式　职业卫生服务由社会保险机构提供。企业向社会保险机构缴纳经费,社会保险机构再向其委托的职业卫生服务机构支付费用,受委托的职业卫生服务机构则向缴纳经费的企业提供职业卫生服务。

6. 国家卫生服务模式　由以社区为基础的职业卫生服务机构为企业提供服务,工作人员由国家卫生服务机构聘用。主要为大型工业企业和大人群提供职业卫生服务。

我国职业卫生技术服务机构性质大致分为 3 类:疾病预防控制中心内设机构、政府独立设置机构(如职业病防治院)和第三方检测评价公司。

二、职业健康监护

职业健康监护(occupational health surveillance)是以预防为目的,根据劳动者的职业接触史,通过定期或不定期的医学健康检查和健康相关资料的收集,连续性地监测劳动者的健康状况,分析劳动者健康变化与所接触的职业病危害因素的关系,并及时将健康检查和资料分析结果报告用人单位和劳动者本人,以便及时采取干预措施,保护劳动者健康。

职业健康监护主要包括职业健康检查、离岗后健康检查、应急健康检查和职业健康监护档案管理等内容。职业健康监护的目的在于早期发现职业病、职业健康损害和职业禁忌证;跟踪观察职业病及职业健康损害的发生发展规律及分布情况;评价职业健康损害与作业环境中职业病危害因素的关系及危害程度;识别新的职业病危害因素和高危人群;进行目标干预,包括改善作业环境条件、改革生产工艺、采用有效的防护措施和个人防护用品、对职业病患者及疑似职业病和有职业禁忌人员的处理与安置等;评价预防和干预措施的效果;为制定或修订卫生政策和职业病防治对策服务。

(一) 医学监护

传统的健康监护是指医学监护(medical surveillance),它是运用医学检查和医学实验手段,对职业人群有目的地、系统地、连续地开展职业健康检查,以确定职业人群是否接触职业性危害因素及其所致职业性疾患。职业健康检查(occupational medical examination)是通过医学手段和方法,针对职业从事者所接触的职业性危害因素可能产生的健康影响和健康损害进行临床医学检查,了解受检者的健康状况,早期发现职业病、职业禁忌证(occupational contraindication)和可能的其他疾病和健康损害的医疗行为。职业健康检查包括上岗前(就业前),在岗期间(定期)、离岗或转岗时的职业健康检查。

1. **上岗(就业)健康检查**(pre-employment health examination) 是指用人单位对作业人员从事某种有害作业前进行的健康检查。目的在于掌握其作业人员就业前的健康状况及有关健康基础资料和发现职业禁忌证,防止接触劳动环境中的有害因素使原有疾病加重,或对某种有害因素敏感而容易发生职业病。职业禁忌证是指劳动者从事特定职业或者接触特定职业病危害因素时,比一般职业人群更易于遭受职业病危害和罹患职业病,或者可能导致原有自身疾病病情加重,或者在作业过程中诱发可能导致对他人生命健康构成危险的疾病的个人特殊生理或病理状态。例如,患有活动性肺结核和其他严重的呼吸系统疾病者不能从事接触粉尘的作业;有听觉器官缺陷者不宜从事接触苯的作业。一般认为,凡患有严重的神经系统疾病、肝肾疾病、心血管疾病、内分泌疾病者,均不宜从事接触化学毒物的工作。上岗前职业健康检查均为强制性职业健康检查,应在开始从事有害作业前完成。

2. **在岗期间(定期)健康检查**(periodical/on-the-job health examination) 是指用人单位按一定时间间隔对已从事某种有害作业的职工进行健康状况检查。其目的是及时发现职业性有害因素对职业人群的健康损害,对作业者的健康进行动态观察,从而使作业者得到及时治疗或适当的保护措施,对作业场所中职业性有害因素能及时采取预防措施,防止新的病例继续出现,同时为生产环境的防护措施效果评价提供资料。要求根据作业者所在工种和工作岗位存在的职业性有害因素及其对人体健康的影响规律,确定特定的健康检查项目,定期健康检查的时间间隔可根据有害因素的性质和危害程度,作业者的接触方式、水平等而定。一般情况下可每年检查 1 次。生产环境中有毒有害物质浓度或剂量越高,接触的有毒有害物质的毒性越强,检查的期限间隔应越短。对疑似职业病者,更应定期体检复查以及时观察病情进展情况。

3. **离岗或转岗时体格检查**(termination health examination) 是指职工调离当前工作岗位时或改换为当前工作岗位前所进行的检查。其目的是掌握职工在离岗或转岗时的健康状况,明确健康损害责任,同时为从事新岗位的职工和接受新岗位的职工的雇主提供健康与否的基础资料。要求根据作业者拟从事工种和工作岗位,分析该工种和岗位存在的职业性有害因素及其对人体健康的影响,确定特定的健康检查项目。如最后一次在岗期间的健康检查是在离岗前的 90 天内,可视为离岗时检查。

(二) 离岗后健康检查

有些职业性有害因素具有慢性健康影响,所致职业病或职业肿瘤常有较长的潜伏期,甚至在作业者离开该作业环境的 10~30 年以后才出现。如粉尘作业与尘肺病,放射工作人员与再生障碍性贫血、白血病、肿瘤,因此,还需要对接触过这些有害因素的作业者进行离岗后的医学观察。离岗后健康检查时间的长短应根据有害因素致病的流行病学及临床特点、劳动者从事该作业的时间长短、工作场所有害因素的浓度等因素综合考虑确定。

（三）应急健康检查

应急健康检查是指当发生急性职业病危害事故时,对遭受或可能遭受急性职业病危害的职业从事者及时组织的健康检查。比如应当对在职业活动中受到意外事故照射或从事事故应急处理的放射工作人员进行的职业健康检查。依据检查结果和现场劳动卫生学调查,确定危害因素,为急救和治疗提供依据,控制职业病危害的继续蔓延和发展。应急健康检查应在事故发生后立即开始。对于从事可能产生职业性传染病作业的劳动者,在疫情流行期或近期密切接触传染源者,应及时开展应急健康检查,随时监测疫情动态。

（四）职业健康监护档案的应用与管理

1. 健康监护档案　职业健康监护档案是职业人群健康监护全过程的客观记录,是系统地观察劳动者健康状况的变化,评价个体和群体健康损害的依据,其特征是资料的完整性、连续性。这些资料是职业病鉴定的重要依据之一,也是判定健康损害责任的客观证据,同时也是评价用人单位依法开展职业病危害治理工作的依据。健康监护档案包括生产环境监测和健康检查两个方面资料。健康监护档案有个人健康档案和企业健康档案两种。每一位职工的职业健康监护档案应包括个人基本信息、工作场所职业病危害因素检测结果、历次职业健康检查结果及处理情况、职业健康体检报告、职业病诊疗等健康资料以及其他需要存入职业健康监护档案的有关资料。职业健康监护档案应由用人单位为每一位劳动者建立,一人一档,并按照规定的期限妥善保存。

2. 健康状况分析　对职工健康监护资料应及时加以整理、分析、评估并反馈给职工本人,使之成为开展和完善职业卫生服务的科学依据。评估方法分为个体评估和群体评估。个体评估主要反映个体接触量及其对健康的影响;群体评估主要反映作业环境中有害因素的强度范围,接触水平与机体效应的关系等。在分析评估过程中,除职业健康检查资料外,还需要综合利用卫生部门、安监部门以及相关研究部门的职业病报表及其分析疾病、死亡资料,劳动部门的病休、缺勤、职业病待遇等资料。在分析评估时,常用的指标包括发病率、患病率、疾病构成比、平均发病工龄、平均病程期限、接触工龄-效应(反应)关系等。

3. 职业健康监护档案管理　职业健康监护档案管理的内容包括以下几个方面。

（1）用人单位应当依法建立职业健康监护档案,并按规定妥善保存。劳动者或劳动者委托代理人有权查阅劳动者个人的职业健康监护档案,用人单位不得拒绝或者提供虚假档案材料。劳动者离开用人单位时,有权索取本人职业健康监护档案复印件,用人单位应当如实、无偿提供,并在所提供的复印件上签章。

（2）职业健康监护档案应有专人管理,管理人员应保证档案只能用于保护劳动者健康的目的,并保证档案的保密性。

信息管理是通过有效开发和科学利用信息资源,以现代信息技术为手段,对职业健康相关信息资源进行计划、组织和控制的行动。健康监护档案管理应利用现代信息技术实现数字化管理,建立职业健康监护档案管理软件,便于动态分析,避免成为"死档"。在管理过程中始终要坚持科学性、规范性、实用性和方便性,并建立全国范围的职业健康信息网络管理系统,落实职业病网络直报制度,不断加强职业健康监护工作的网络信息管理,增强职业健康监护工作管理的系统性和先进性。另外,需要培养拥有职业健康、生产管理、计算机技术以及信息管理应用能力的综合素质人才,不断完善职业健康监护服务与管理水平。

三、工伤及职业病致残程度鉴定

工伤与职业病致残程度鉴定是指法定机构对职业从事者在职业活动中因公负伤或患职业病后,根据国家工伤保险法规规定,在评定伤残等级时通过医学检查对劳动功能障碍程度(伤残程度)和生活自理障碍程度作出的技术性鉴定结论。鉴定根据器官损伤、功能障碍、医疗依赖及生活自理障碍的程度4个方面进行。鉴定结果是用人单位实施工伤与职业病致残保险的医学依据。

(一) 鉴定规范

2014年9月3日,国家质量监督检验检疫总局和国家标准化管理委员会发布了GB/T 16180—2014《劳动能力鉴定 职工工伤与职业病致残等级》国家鉴定标准,于2015年1月1日起实施。该标准规定了职工工伤与职业病致残劳动能力鉴定原则和分级标准,适用于职工在职业活动中因工伤和职业病致残程度的鉴定。根据不同的伤残程度,由最重到最轻依次分为一到十共十个级别,各等级可按照劳动能力丧失程度的不同分为三种,即完全丧失劳动能力(一～四级),大部分丧失劳动能力(五～六级),部分丧失劳动能力(七～十级)。需要注意的是,GB/T 16180—2014标准是一个专业性门类标准,在劳动能力鉴定及职工工伤与职业病的评定中,首先需要适用专门性标准,当专门性标准中没有规定时可以参考公用的国家级标准。

(二) 工伤与职业病致残的类型

工伤与职业病致残的情况大致可以分为三类:器官损伤、功能障碍、职业病损伤。

1. 器官损伤　器官损伤是指由工伤所造成的人体器官肢体的直接破损或缺失,因器官功能严重衰竭、肢体严重损伤、感染而采取的器官切除和截肢手术也可包括在该类情况。器官损伤是工伤的直接后果,但职业病不一定会造成器官缺损。器官损伤的最佳鉴定时间取决于发生伤害后的临床经过,在损伤发生或器官肢体摘除、修补时,就可以决定其伤残等级,一旦临床上治愈或好转(主要是指伤口愈合),就可以进行致残等级评定。

2. 功能障碍　工伤和职业病损害均可造成功能障碍。工伤引起的功能障碍程度与器官缺损的部位和严重程度有关,职业病损害所致的器官功能障碍与疾病的严重程度有关。GB/T 16180—2014标准在总则部分规定,对功能障碍的判定,应以评定伤残等级技术鉴定时的医疗检查结果为依据,根据评残对象逐个确定。每一种损伤残疾的医疗终结时间都需要进行严格详细的规定。医疗终结后一般不再进行治疗或康复,因此医疗检查结果要客观、科学、真实,要运用先进的医学检测手段,尽可能客观地记录下来,减少主观误差因素。

3. 职业病损伤　法定职业病按最新发布的《职业病分类和目录》,共10类132种(含类推条款),这些职业病都可能造成人体器官和功能的损害。与工伤致残大多导致外科损伤,器官损伤和功能障碍较为直观,容易观察把握,治疗终结时间相对容易确定不同,职业病损伤主要为肺、心脏、血液、肝、肾、内分泌及免疫7个器官系统的内科疾患,病情可能在不同时期有变化,很难有准确的医疗终止期。为此,正确使用标准(内科心、肝、肾、血液、内分泌及呼吸系统疾病部分)的附件说明,才能科学确定职业病所致损害的医疗终结时间。

(三) 致残程度划分原则

GB/T 16180—2014标准根据器官损伤、功能障碍、医疗依赖、生活自理障碍四个方面的表现对致残程度进行划分,具体如表5-2所示。器官损伤后经过治疗可能出现的结果有三种:①修复完好,功能如常;②修复不完全,功能出现部分障碍;③出现萎缩、坏死、脱落等情况,功能完全丧失,此种情况与器官缺失性质一样。功能障碍是工伤及职业病评残的主要指标。根据功能障碍的病理特征,功能障碍可分为外伤性器官缺损造成的功能障碍和职业病等内源性疾病所致的功能障碍,前者通常是永久性的、不可逆的,后者通常是暂时的、可逆的。医疗依赖是指工伤致残于评定伤残等级技术鉴定后仍不能脱离治疗的情况,一般为病情稳定出院后的维持治疗和定期检查,这些可以由患者自己或家属完成;分为特殊医疗依赖和一般医疗依赖。特殊医疗依赖是指工伤致残后必须终身接受特殊药物、特殊医疗设备或装置进行治疗;一般医疗依赖是指工伤致残后仍需接受长期或终身药物治疗。生活自理障碍是指伤、病致残者因生活不能自理需要依赖他人护理,主要包括进食、翻身、大小便、穿衣和洗漱、自我移动五个方面,可分为完全生活自理障碍、大部分生活自理障碍和部分生活自理障碍三级。有些比较特殊的器官损伤、缺损可以出现比较明显的心理障碍和精神障碍,这些障碍虽然没有医疗上的依赖和完全的生活自理障碍,但是离不开监护人,所以对有心理障碍的残疾者在伤残评定中应当予以考虑。

表 5-2　职业从事者工伤与职业病致残程度鉴定分级

级别	器官损伤	功能障碍	医疗依赖	生活自理障碍
一级	器官缺失，其他器官不能代偿	功能完全丧失	存在特殊医疗依赖	完全或大部分或部分生活自理障碍
二级	器官严重缺损或畸形	有严重功能障碍或并发症	存在特殊医疗依赖	大部分或部分生活自理障碍
三级	器官严重缺损或畸形	有严重功能障碍或并发症	存在特殊医疗依赖	部分生活自理障碍
四级	器官严重缺损或畸形	有严重功能障碍或并发症	存在特殊医疗依赖	部分或无生活自理障碍
五级	器官大部缺损或明显畸形	有较重功能障碍或并发症	存在一般医疗依赖	无生活自理障碍
六级	器官大部缺损或明显畸形	有中等功能障碍或并发症	存在一般医疗依赖	无生活自理障碍
七级	器官大部缺损或畸形	有轻度功能障碍或并发症	存在一般医疗依赖	无生活自理障碍
八级	器官部分缺损，形态异常	轻度功能障碍	存在一般医疗依赖	无生活自理障碍
九级	器官部分缺损，形态异常	轻度功能障碍	无医疗依赖或存在一般医疗依赖	无生活自理障碍
十级	器官部分缺损，形态异常	无功能障碍或轻度功能障碍	无医疗依赖或存在一般医疗依赖	无生活自理障碍

四、工作场所健康促进

健康促进是指一切能够促使行为和生活条件向有益于健康改变的教育、环境与支持的综合体。工作场所健康促进（workplace health promotion，WHP），也称为职业健康促进（occupational health promotion），是指采取综合干预措施，以改善工作条件，改变劳动者不健康生活方式和行为，控制健康危险因素，预防职业病，减少工作有关疾病的发生，促进和提高劳动者健康和生命质量为目的的活动。健康工作场所（healthy workplaces）则是由员工和管理者基于已识别的需求，全面考虑工作场所的实体工作环境、社会心理工作环境、个人健康资源和企业社区行动等影响因素，来保护和促进所有员工健康、安全和幸福的可持续发展的工作场所。

工作场所健康促进包括建立安全、健康、舒适的工作环境，建立和谐的社会心理环境，充分利用个人健康资源，积极参与社区活动四个方面的内容。工作场所健康促进以健康教育为主要手段，同时结合组织建设、政策开发、环境营造、社区动员、促进参与、能力建设等综合措施。健康促进计划应充分评估目标群体面临的健康风险与威胁，根据资源和人力情况，确定优先领域和内容，实事求是地制定。

（一）建立安全、健康、舒适的工作环境

实体工作环境包括工作场所的建筑结构、空气、机器设备、家具、产品、化学品、原材料和生产流程等因素。实体工作环境中的有害因素最有可能致残甚至致死，因此最早的职业卫生安全法律法规都关注到了这些有害因素，但目前为止，无论是发达国家还是发展中国家，这些有害因素仍然每天威胁着工人的身体健康和生命安全。

1. **职业病危害因素的识别**　作业环境中存在的职业病危害因素包括：化学性有害因素（生产性粉尘、化学物质）、物理因素（噪声、振动、高温、高湿、低温、非电离及电离辐射等）、生物因素（白僵蚕孢子、枯草杆菌蛋白酶等）、工效学因素（过度用力、不良体位、重复动作、搬举重物等）、机械性有害因素（刀刃、飞溅的零件）等。

2. **职业病危害因素控制**　控制职业场所职业病危害因素的措施包括消除和替代、工程措施、行政管理以及个体防护。以职业病危害因素粉尘为例，生产性粉尘的控制措施可概括为"革、水、密、风、护、管、教、查"八字方针。"革"是指改革工艺和革新生产设备，如通过实现生产过程自动化来减

少尘源或避免粉尘接触。"水"即湿式作业,是经济简便且实用的防尘措施,例如,采用水风钻进行矿山的掘进,采用湿式拌料进行玻璃和陶瓷生产。"密"是指密封尘源,对于那些不适合湿式作业的工艺流程,在不影响操作的前提下,尽可能把尘源密封起来。"风"是指抽风除尘,在密封尘源的基础上,用抽风方法使密闭系统内保持一定的负压,避免粉尘逸散,使含尘空气通过除尘设备排出。"护"是指个体防护,即采用佩戴防尘用具等方法保护工人健康,是防尘技术措施的重要补充。"管"即落实防尘设备的维护管理和防尘管理制度。"教"即加强领导和宣传教育,使用人单位和劳动者都能正确认识粉尘危害。"查"即粉尘作业场所粉尘危害的监测与监督以及职业人群健康监护。

(二)建立和谐的社会心理环境

工作场所存在的社会心理危险因素包括工作组织性差(工作时限、奖励机制等)、企业文化不良(骚扰和威逼恐吓、歧视等)、管理方式不佳(缺乏协商、谈判、公平的绩效管理等)、缺乏对工作-生活平衡的支持等。通过合理的工作安排,建立企业文化,培养员工健康的工作和生活态度、道德和价值观,减少员工情感和心理压力等,建立和谐的社会心理环境。

(三)建设健康企业

世界卫生组织于 2010 年出版了《健康工作场所行动模式》,为工作场所健康保护和促进提出了一个全球性的框架。在我国国情下,为践行"大卫生、大健康"理念,指导企业有效落实维护员工健康的主体责任,打造良好的企业文化,全方位、全周期保障劳动者身心健康,全国爱卫办、国家卫生健康委员会、工业和信息化部、生态环境部、全国总工会、共青团中央、全国妇联于 2019 年联合印发了《关于开展健康企业建设的通知》。健康企业建设从场所的角度出发,以建立健全管理制度、建设健康环境、提供健康管理与服务、营造健康文化等方面为主要内容,多角度、多维度开展,保障劳动者身心健康。

(四)充分利用个人健康资源

工作场所个人健康资源是指企业给员工提供的健康服务、信息咨询、资源、机会及有利健康的环境,以支持和鼓励员工保持健康的生活方式,监护其身心健康状况。

工作条件欠佳或相关知识缺乏等工作场所个人健康资源的相关问题,都可能导致工人难以采取健康生活方式或维持健康状态,比如工作时间过长、上班期间得不到健康的餐饮或就餐时间无法保障、工作场所不禁烟、缺乏方便且经济的初级卫生保健服务、缺乏预防艾滋病的知识或资源等。针对这些问题,则需要对应的措施以增强工作场所个人资源,比如采用更为灵活的工间休息时间和时长、在餐厅和自动售卖机供应健康食品、制定和实施无烟政策等。

(五)积极参与社区活动

企业社区参与是指企业参加所在社区的活动或为社区提供自己的专业指导和资源,为社区健康发展提供支持的过程,比如支持社区对艾滋病、肺结核、肝炎及其他传染病的筛查和治疗;使用比法规更为严格的碳排放量标准,为劳动者及其家属提供免费或负担起的提高素养的教育,与社区共同建造自行车道、人行道等社区基础设施等,都是企业社区参与的方式。

(沈 彤 陈光弟)

第六章 食物与健康

食物是人类赖以生存的物质基础,供给人体必需的各类营养素。合理营养能够维持机体的正常生理功能,促进体力和智力的发育,促进健康,预防疾病,增进劳动效率,延长寿命,有助于患者康复等。营养失衡将会导致机体营养缺乏或营养过剩以及慢性病发生等方面的危害。

第一节 合理营养

合理营养是通过合理膳食来实现的,不同的食物所含营养素的数量与质量不同。因此,膳食中的食物组成是否合理,即提供机体所需各种营养素的数量与质量是否适宜,其比例是否合适,对维持生理功能、生长发育、促进健康及预防疾病至关重要。

一、基本概念

(一) 营养与营养素

1. **营养**(nutrition) 指机体从外界环境中摄取食物,经过体内消化、吸收和代谢,以满足机体生理功能、生长发育、组织更新和身体活动所必需的生物学过程。

2. **营养素**(nutrient) 指为维持机体繁殖、生长发育和生存等一切生命活动和过程,需要从外界环境中摄取的物质。食物的营养物质种类繁多,人类所需有 50 多种,按其化学性质或生理功能可分为五大类,即蛋白质(protein)、脂类(lipids)、碳水化合物(carbohydrate)、矿物质(mineral)和维生素(vitamin)。根据人体对各种营养素的需要量或体内含量多少,可将营养素分为宏量营养素(macronutrients)和微量营养素(micronutrients),水(water)和其他膳食成分(other dietary components)。人体对宏量营养素需要量较大,包括碳水化合物、脂类和蛋白质,这三种营养素经体内氧化可以释放能量,又称为产能营养素(energy-yielding nutrients),人体对微量营养素需要量较少,包括矿物质和维生素。

水不仅构成机体成分,还具备调节生理功能的作用。鉴于水在自然界中广泛分布,一般无缺乏的危险,所以一些营养学专著不把水列为必需营养素。人体对水的需要量受到代谢、年龄、身体活动、温度和膳食等因素的影响,因此不同人群对水的需要量变异很大。在温和气候条件生活,并进行低强度身体活动的成年人,每日至少饮水 1 500ml。人类的食物中,除了含有碳水化合物、脂类、蛋白质、矿物质和维生素外,还含有数百种其他膳食成分,这些化学物质对人类健康的影响已经日益引起关注,如来自植物性食物的植物化学物(phytochemical)和来源于动物性食物的辅酶 Q、γ-氨基丁酸及左旋肉碱等生物活性成分。

营养素的生理功能主要表现在以下三个方面。

(1) 提供能量:以维持体温并满足各种生理活动及身体活动对能量的需要,能量来自三大营养素,即蛋白质、脂肪和碳水化合物。

(2) 构成细胞组织,供给生长、发育和自我更新所需的材料:蛋白质、脂类、碳水化合物与某些矿物质经代谢、同化作用可构成机体组织,以满足生长发育与新陈代谢的需要。

(3) 调节机体生理活动:营养素在机体各种生理活动与生物化学变化中起调节作用,使之均衡协调地进行。

（二）膳食营养素参考摄入量

膳食营养素参考摄入量（dietary reference intake，DRI）是为了保证人体合理摄入营养素，避免营养缺乏和过量及降低慢性病风险，在推荐膳食营养素供给量（recommended dietary allowance，RDA）的基础上发展起来的每日平均膳食营养素摄入量的一组参考值。2023年新版中国居民DRI包括七个指标，其中包括预防营养缺乏和防止营养素摄入过量对健康的危害的4个指标：平均需要量（estimated average requirement，EAR）、推荐摄入量（recommended nutrient intake，RNI）、适宜摄入量（adequate intake，AI）和可耐受最高摄入量（tolerable upper intake level，UL）；降低慢性病风险的三个指标：宏量营养素可接受范围（acceptable macronutrient distribution ranges，AMDR）、降低膳食相关非传染性疾病风险的建议摄入量（proposed intake for reducing the risk of diet-related non-communicable diseases，PI-NCD，简称建议摄入量，PI）和特定建议值（specific proposed level，SPL）。

1. **平均需要量**　EAR是指某一特定性别、年龄及生理状况群体中个体对某营养素需要量的平均值。按照EAR水平摄入营养素，根据某些指标判断可以满足某一特定性别、年龄及生理状况群体中50%个体需要量的摄入水平，不能满足另外50%个体对该营养素的需要。EAR是制定RNI的基础。由于某些营养素的研究尚缺乏足够的资料，因此并非所有的营养素都已制定出其EAR。针对人群，EAR可用于评估群体中摄入不足的发生率；针对个体，可检查其摄入不足的可能性。

2. **推荐摄入量**　RNI是指可以满足某一特定性别、年龄及生理状况群体中绝大多数个体（97%～98%）需要量的某种营养素摄入水平。长期摄入RNI水平，可以满足机体对该营养素的需要，维持组织中有适当的营养素储备和机体健康。RNI相当于传统意义上的RDA。RNI的主要用途是作为个体每日摄入该营养素的目标值。RNI在评价个体营养素摄入量方面有一定的局限性，当某个体的日常摄入量达到或超过RNI水平，则可认为该个体没有摄入不足的风险，但当个体的营养素摄入量低于RNI时，并不一定表明该个体未达到适宜营养状态。如果已知某种营养素的EAR及其标准差，则其RNI值为EAR加两个标准差，即RNI=EAR+2SD；如果资料不充分，不能计算某营养素EAR的标准差时，一般设定EAR的变异系数为10%，RNI定为EAR加20%EAR，即RNI=EAR×1.2。

能量需要量（estimated energy requirement，EER）是指能长期保持良好的健康状态，维持良好的体型、机体构成以及理想活动水平的个体或群体，达到能量平衡时所需的膳食能量摄入量。群体的能量推荐摄入量直接等同于该群体的能量EAR，而不是像蛋白质等其他营养素那样等于EAR+2SD。所以能量的推荐摄入量不用RNI表示，而直接使用EER来描述。

3. **适宜摄入量**　AI是通过观察或试验获得的健康群体某种营养素的摄入量。当某种营养素的个体需要量研究资料不能制定EAR，从而无法推算RNI时，可通过设定AI来代替RNI。例如纯母乳喂养的足月产健康婴儿，从出生到6个月，他们的营养素全部来自母乳，故摄入母乳中营养素的量即是婴儿所需各种营养素的AI。AI的主要用途是作为个体营养素摄入量的目标。

AI和RNI的相似之处是两者都可以作为目标群体中个体营养素摄入量的目标，即可以满足该群体中几乎所有个体的需要。但值得注意的是，AI的准确性远不如RNI，且可能高于RNI，因此，使用AI作为推荐标准时要比使用RNI更加谨慎。

4. **可耐受最高摄入量**　UL是指平均每日摄入营养素或其他膳食成分的最高限量。对一般群体来说，摄入量达到UL水平对几乎所有个体均不致健康损害，但并不表示达到此摄入水平对健康是有益的。对大多数营养素而言，健康个体的摄入量超过RNI或AI水平并不会产生益处。因此，UL并不是一个建议的摄入水平。在制定个体和群体膳食时，应使营养素摄入量低于UL，以避免营养素摄入过量可能造成的危害。但UL不能用来评估群体中营养素摄入过多而产生副作用的风险性，因为UL对健康人群中最易感的个体也不应造成危害。目前有些营养素还没有足够的资料来制定UL，所以对没有UL的营养素并不意味着过多摄入这些营养素没有潜在的风险。

5. **宏量营养素可接受范围**　AMDR是指脂肪、蛋白质和碳水化合物理想的摄入量范围，该范围可以提供这些必需营养素的需要，并且有利于降低慢性病的发生风险，常用占能量摄入量的百分比表示。其显著的特点之一是具有上限和下限。

6. **降低膳食相关非传染性疾病风险的建议摄入量** PI-NCD 是以膳食相关非传染性疾病一级预防为目标,提出的必需营养素每日摄入量(水平)。当 NCD 易感人群该营养素的摄入量达到 PI,可降低其发生风险。

7. **特定建议值** SPL 是以降低成年人膳食相关非传染性疾病风险为目标,提出的其他膳食成分的每日摄入量(水平)。当该成分的摄入量达到 SPL,可能有利于降低疾病的发生风险或死亡率。

综上所述,人体每天都需要从膳食中获得一定量的各种必需营养素。如果人体长期摄入某种营养素不足就有发生该营养素缺乏症的风险,如图 6-1 所示。当日常摄入量为 0 时,摄入不足的概率为1.0。当摄入量达到 EAR 水平时,发生营养素缺乏的概率为 0.5,即有 50% 的机会缺乏该营养素。摄入量达到 RNI 水平时,摄入不足的概率变得很小,也就是绝大多数的个体都没有发生缺乏症的风险。摄入量达到 UL 水平后,若再继续增加就可能开始出现副作用。RNI 和 UL 之间是一个"安全摄入范围"。

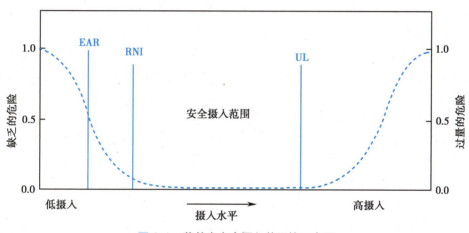

图 6-1 营养素安全摄入范围的示意图

二、人体必需的营养素及能量

(一) 蛋白质

蛋白质是一切生命的物质基础,约占人体体重的 16%,人体每天约有 3% 的蛋白质被更新。

1. **生理功能** 蛋白质是构成人体组织和体内重要生理功能物质的组成成分,既调节机体生理功能,也是能量的供给来源。

2. **必需氨基酸** 构成人体蛋白质的氨基酸有 20 种,按照是否能在体内合成,分为必需氨基酸(essential amino acid,EAA)和非必需氨基酸(nonessential amino acid)。在体内不能合成或合成速度不能满足机体需要,必须从食物中获取的氨基酸称为必需氨基酸,包括亮氨酸、异亮氨酸、赖氨酸、蛋氨酸、苯丙氨酸、苏氨酸、色氨酸、缬氨酸和组氨酸 9 种。人体能自身合成,不需要通过食物供给的氨基酸称为非必需氨基酸。由于代谢障碍或机体某一种生理状态下不能大量合成来满足机体需要的氨基酸,必须由食物或外界提供,变成必需氨基酸,称为条件必需氨基酸(conditionally essential amino acid)。如出生体重非常低的婴儿,半胱氨酸和脯氨酸是条件必需氨基酸;在创伤或患病期间,谷氨酰胺是条件必需氨基酸。另外,半胱氨酸和酪氨酸在体内分别由蛋氨酸和苯丙氨酸转变而来,考虑食物必需氨基酸组成时,将苯丙氨酸与酪氨酸、蛋氨酸与胱氨酸分别合并计算。如果膳食中苯丙氨酸和蛋氨酸供给不足,半胱氨酸和酪氨酸就变成条件必需氨基酸。

3. **食物来源及参考摄入量** 人体的蛋白质在不断地进行分解与合成,组织细胞也在不断地更新,但机体的蛋白质总量却以动态的形式维持不变。健康的成年人应保持氮平衡(nitrogen balance),即在一定的时间内,摄入的氮量等于排出的氮量。婴幼儿、青少年、妊娠期女性和哺乳期女性为了满足组织细胞增长和泌乳的需要,摄入量必须大于排出量,即维持正氮平衡(positive nitrogen balance)。当摄入的氮量小于排出的氮量,称为负氮平衡(negative nitrogen balance),如人在饥饿、疾病状态等,应尽量避免出现负氮平衡。

2023版的DRI规定成年男子蛋白质RNI为65g/d,成年女子55g/d;成人蛋白质的RNI为0.98g/(kg·d),AMDR为10%~20%。蛋白质广泛存在于动物性和植物性食物中,动物性蛋白质质量较好,植物性蛋白质中以大豆及其制品富含优质蛋白质,其余植物性蛋白质利用率较低。

(二)脂类

脂类包括脂肪(fat)和类脂(lipoid)。脂肪是由1分子甘油和3分子脂肪酸结合成的甘油三酯;类脂包括磷脂和固醇类,是多种组织和细胞的组成成分,在体内是相对稳定的。脂肪酸根据是否含有不饱和双键及其数量可分为饱和脂肪酸、单不饱和脂肪酸和多不饱和脂肪酸。

1. 生理功能

(1)脂肪的功能:脂肪具有供能和贮能、维持正常体温、更有效地利用碳水化合物和节约蛋白质、构成生物膜、增加饱腹感和食物美味、供给必需脂肪酸、促进脂溶性维生素吸收等功能。

(2)必需脂肪酸(essential fatty acid,EFA)的功能:EFA是指人体必需的、自身不能合成的、必须由食物供给的多不饱和脂肪酸。目前认为EFA有两种,即亚油酸(linoleic acid,$C_{18:2}$,n-6)和α-亚麻酸(α-linolenic acid,$C_{18:3}$,n-3)。其主要功能包括:构成磷脂的组成成分;前列腺素合成的前体;参与胆固醇代谢等。缺乏必需脂肪酸时可致皮肤湿疹样病变、脱发、婴儿生长发育迟缓等。

2. 食物来源及参考摄入量 脂肪的食物来源除烹调油外,动物性食品和坚果类食品中含量丰富,其他食物脂肪含量较少。畜禽等动物脂肪中饱和脂肪酸和单不饱和脂肪酸含量较多;植物油所含的脂肪酸以不饱和脂肪酸为多,必需脂肪酸主要来源于植物油。动物内脏和蛋类胆固醇含量较高。参考摄入量AMDR规定成年人脂肪占每日总能量的20%~30%,饱和脂肪酸占每日总能量<10%,n-6多不饱和脂肪酸占每日总能量的2.5%~9.0%,n-3多不饱和脂肪酸占每日总能量的0.5%~2.0%,二十碳五烯酸(eicosapentaenoic acid,EPA)+二十二碳六烯酸(docosahexaenoic acid,DHA)为0.25~2.0g/d。

(三)碳水化合物

1. 分类 碳水化合物按其聚合度可分为单糖、双糖、寡糖和多糖4类。单糖包括葡萄糖、果糖和半乳糖;双糖包括蔗糖、乳糖、麦芽糖和海藻糖;寡糖包括异麦芽低聚寡糖和其他寡糖;多糖包括糖原、淀粉和膳食纤维。

2. 生理功能 碳水化合物提供机体能量,是机体的重要组成成分,具有节约蛋白质、抗生酮、解毒及提供膳食纤维等作用。膳食纤维(dietary fiber)是指不能被人体利用的多糖,即不能被人胃肠道中消化酶所消化的且不被人体吸收利用的多糖,主要来自植物细胞壁的复合碳水化合物,包括纤维素、半纤维素、果胶及木质素等。膳食纤维的生理功能包括:①增强胃肠功能,促进排便;②增加饱腹感;③降低血糖和血胆固醇;④改变肠道菌群。

3. 食物来源及参考摄入量 食物中的碳水化合物主要来自谷类、薯类、蔬菜和水果类。中国居民成年人膳食碳水化合物的AMDR为占每日总能量的50%~65%,糖的摄入量不超过每日总能量的10%。建议成年人膳食纤维摄入量为25~30g/d。

(四)能量

人体的能量主要来自产能营养素蛋白质、脂肪和碳水化合物。每克产能营养素在体内氧化产生的能量值称为能量系数(energy coefficient)。蛋白质、脂肪和碳水化合物完全氧化可产生的净能量系数分别为16.8kJ/g(4kcal/g)、37.6kJ/g(9kcal/g)和16.7kJ/g(4kcal/g)。

1. 人体的能量需要 人体对能量的需要与消耗是相一致的。成人的能量消耗主要包括基础代谢、身体活动和食物的热效应三方面。生长发育的婴幼儿、儿童、青少年,特殊生理状态的妊娠期、哺乳期女性及恢复期的患者需要额外增加能量。

（1）基础代谢（basal metabolism）:是维持人体基本生命活动所必需的能量消耗,即用于维持体温、心搏、呼吸、各器官组织和细胞基本功能的能量消耗。

（2）身体活动（physical activity）:除基础代谢外,各种身体活动消耗的能量是构成人体总能量消耗的重要部分。

（3）食物的热效应（thermic effect of food,TEF）:是指人体由摄取食物所引起的额外能量消耗。TEF 是食物的消化、吸收、代谢和贮存活动中所额外消耗的能量。三种产能营养素在摄取过程中所消耗的能量是不同的,蛋白质、碳水化合物和脂肪的 TEF 分别为所产生能量的 20%～30%、5%～10% 和 0～5%。混合膳食的食物热效应比单独进食要低,一般情况下为人体每日基础代谢的10%。

2. 食物来源及参考摄入量　富含蛋白质、脂肪和碳水化合物的食物均可为机体提供能量。每天摄入和消耗的能量应保持平衡。不同年龄、性别、身体活动、特殊生理状态等均可对能量需求产生影响。2023 版 DRI 中指出低强度身体活动水平 18～30 岁成年男性 EER 为 9.00MJ（2 150kcal）/d,女性 7.11MJ（1 700kcal）/d。成年人膳食中碳水化合物提供能量占总能量的 50%～65%,脂肪占 20%～30%,蛋白质占 10%～20% 为宜。

（五）矿物质

矿物质是指人体内,除碳（C）、氢（H）、氧（O）、氮（N）以外的元素的统称,其在体内的存在形式可以是无机的也可以是有机的。矿物质包括常量元素（macroelements）与微量元素（trace elements,microelements）。在人体内含量较多,占人体总重量万分之一以上（每日需要量大于 100mg）的元素,称为必需宏量元素,它们包括钾（K）、钠（Na）、钙（Ca）、磷（P）、镁（Mg）、氯（Cl）、硫（S）7 种,占人体总矿物质的 60%～80%。

联合国粮食及农业组织/国际原子能机构/世界卫生组织（FAO/IAEA/WHO）联合组织了人体营养专家委员会,提出了必需微量元素（essential microelements）的定义:元素在组织中浓度不超过 $250\mu g/g$,若该元素的摄入量减少到低于某一限值,会导致一种重要生理功能的损伤,或该元素是机体内生物活性物质有机结构的组成成分。基于以上定义,专家委员会将目前在人体中已研究的微量元素分为三类:第一类为人体必需微量元素,有 8 种,包括碘（I）、铁（Fe）、锌（Zn）、硒（Se）、铜（Cu）、钼（Mo）、铬（Cr）、钴（Co）;第二类为人体可能必需的,有 5 种,包括锰（Mn）、硅（Si）、镍（Ni）、硼（B）、矾（V）;第三类为具有潜在毒性,但低剂量可能具有功能作用的微量元素,有 8 种,包括氟（F）、铅（Pb）、镉（Cd）、汞（Hg）、砷（As）、铝（Al）、锂（Li）、锡（Sn）。微量元素具有明显的"双重效应",即摄入不足或缺乏可引起相应缺乏病,摄入过量亦可能发生急、慢性毒性作用。

矿物质在体内的生理功能表现为:构成人体组织,如骨骼、牙齿中的钙、磷、镁;调节细胞膜的通透性,控制水分,维持细胞内外液的正常渗透压和酸碱平衡以及神经肌肉的兴奋性;构成酶、激素、维生素;参与基因的调控和核酸代谢等。

1. 钙（calcium）

（1）生理功能:构成骨骼和牙齿;维持神经与肌肉活动;调节机体酶的活性;参与血凝过程、激素分泌,维持体液酸碱平衡及细胞膜的稳定性。

（2）缺乏与过量:钙缺乏可引起骨骼病变,如儿童佝偻病、中老年人骨质疏松症。钙过量可增加肾结石的危险性,也可引起乳碱综合征。

（3）食物来源及参考摄入量:钙的食物来源应从钙含量和吸收利用率两方面考虑。奶及奶制品是钙的良好来源,含量丰富,吸收率高;水产品中小虾皮含钙高,其次是海带;黄豆及其制品、黑豆、赤小豆、各种瓜子、芝麻酱、绿色蔬菜等含钙丰富。中国居民成年人膳食钙的 RNI 为 800mg/d,UL 为 2 000mg/d。膳食中谷类的植酸、蔬菜中草酸、膳食纤维及脂肪酸等可与钙形成不溶性钙盐,影响钙的吸收。蛋白质、糖类、维生素 D 可促进钙的吸收。

2. 铁(iron)

(1)生理功能:铁是人体含量最多的必需微量元素之一,是构成血红蛋白、肌红蛋白、含铁酶、细胞色素等的重要成分;参与体内氧的转运、交换和组织呼吸过程;与红细胞形成和成熟有关;还参与抗体的产生、脂类的转运及药物在肝脏的解毒等。

(2)缺乏与过量:膳食中可利用的铁长期不足可导致缺铁性贫血,缺铁性贫血是我国及世界范围最常见的营养缺乏病之一,婴幼儿和育龄女性患病率高。服用大剂量治疗铁可发生明显的急性铁中毒,表现为恶心、呕吐和血性腹泻,全身性的影响则是凝血不良、代谢性酸中毒和休克等;慢性铁中毒或过载,肝脏是铁储存的主要部位,也是铁过多诱导损伤的主要靶器官,铁过载可引起肝纤维化和肝细胞瘤。

(3)食物来源及参考摄入量:膳食中铁的良好来源是动物肝脏、动物全血、畜禽肉类、鱼类、海带、黑木耳等。中国居民成人膳食铁的 RNI 男性为 12mg/d,女性为 18mg/d;UL 为 42mg/d。

3. 锌(zinc)

(1)生理功能:是人体的必需微量元素之一,参与人体内许多金属酶的组成;促进机体的生长发育和组织再生;促进食欲;参与维生素 A 的正常代谢;促进性器官和性机能的正常发育;保护皮肤健康;促进机体免疫功能等。

(2)缺乏与过量:锌缺乏时表现为生长迟缓、性成熟受抑制、味觉和嗅觉异常、食欲减退、伤口愈合延缓,还可表现为皮肤干燥、粗糙、面部痤疮及复发性口腔溃疡等症状。锌的缺乏常与食物中植酸和纤维素的含量较多影响吸收有关。消化道出血和肾脏疾病可增加体内锌的丢失。手术、创伤、骨折时锌排出量增加。如果摄入过量可引起锌中毒,通常发生于治疗过程中服用过量的锌剂或用锌容器储存食品。一般膳食含锌量不会引起中毒。成人一次性摄入 2g 以上的锌可发生锌中毒,其主要特征之一是锌对胃肠道的直接作用,导致上腹疼痛、腹泻、恶心、呕吐等。

(3)食物来源及参考摄入量:动物性食品是锌的良好来源,尤其是海产品、红色肉类及动物肝脏是锌的良好来源,而植物性食品含锌较少,吸收率也较低。中国居民成人膳食锌的 RNI 男性为 12.0mg/d,女性为 8.5mg/d;UL 为 40mg/d。

(六) 维生素

维生素是指维持机体正常代谢和生理功能所必需的一类低分子有机化合物。它们的化学结构与性质虽然不同,但有共同特点:①均以维生素本身,或以可被机体利用的前体化合物(维生素原)的形式,存在于天然食物中;②非机体结构成分,不提供能量,但具有特殊的代谢功能;③一般不能在体内合成(维生素 D 例外),或合成量太少,必须由食物提供;④人体只需少量即可满足,但绝不能缺少,如缺乏至一定程度,可引起维生素缺乏症。

根据维生素的溶解性可分为脂溶性维生素(维生素 A、维生素 D、维生素 E、维生素 K)和水溶性维生素(维生素 B_1、维生素 B_2、维生素 B_6、维生素 B_{12}、烟酸、叶酸、泛酸、生物素、维生素 C)两类。脂溶性维生素的特点:可溶于脂肪或某些有机溶剂中,不溶于水;机体吸收后可在体内贮存、蓄积,如过量食入,可引起中毒。水溶性维生素的特点:只溶于水,不溶于脂肪和有机溶剂;一般不能在体内大量贮存,必须经常补充;如摄入过多,多余的可以从尿中排出,一般不引起中毒。维生素缺乏常见原因有摄入量不足、吸收利用率低、需要量增高及烹调加工不合理造成损失等。维生素缺乏按原因可分为原发性和继发性缺乏两种。

1. 维生素 A

(1)生理功能:维生素 A 也称视黄醇(retinol)。其生理功能是维护上皮组织结构及其功能;增加对感染的免疫力;参与视网膜视紫红质的合成与再生,维持正常的视力;促进生长和发育。

植物性食物来源的 β 胡萝卜素(β-carotene)及其他类胡萝卜素(carotenoids)在体内转化形成维生素 A,称为维生素 A 原(provitamins A)。胡萝卜素中维生素 A 生物活性最高的是 β 胡萝卜素,在人类肠道中的吸收利用率,大约为维生素 A 的 1/6。有色的水果与蔬菜中富含 β 胡萝卜素。在制定维生素 A 参考摄入量时,采用视黄醇活性当量(retinol activity equivalents,RAE)来代替视黄醇当量(retinol equivalents,RE)评估膳食维生素 A 活性。

膳食中总的视黄醇活性当量(μg RAE)= 全反式视黄醇(μg)+1/2 溶于油剂的纯品全反式 β 胡萝卜素(μg)+1/12 膳食全反式 β 胡萝卜素(μg)+1/24 其他膳食维生素 A 原胡萝卜素(μg);1IU 维生素 A=0.3μg RAE。

(2)缺乏与过量:维生素 A 缺乏可导致暗适应能力下降,严重可致夜盲症;结膜干燥角化可形成干眼症,严重可致失明;皮肤干燥;儿童生长发育迟缓,易感染;血红蛋白合成代谢障碍,免疫功能低下。摄入大剂量维生素 A 可引起急性、慢性中毒及致畸作用;大量摄入类胡萝卜素可出现高胡萝卜素血症。

(3)食物来源及参考摄入量:富含维生素 A 的食物有动物肝脏、鱼肝油、鱼卵、全奶、奶油、禽蛋等,富含胡萝卜素的食物有西蓝花、芒果、菠菜、生菜、小白菜、苋菜、杏、胡萝卜、红心甜薯等。成年人膳食维生素 A 的 RNI 男性为 770μg RAE/d,女性为 660μg RAE/d;UL 为 3 000μg RAE/d。

2. 维生素 D

(1)生理功能:食物中吸收的维生素 D 被运到肝、肾,转化为具有生理活性的形式 1,25-$(OH)_2$-D_3(或 D_2)后,再发挥其促进钙磷吸收,调节钙磷代谢的作用,有利于骨骼和牙齿的正常生长和发育。

(2)缺乏与过量:维生素 D 缺乏可引起婴儿、儿童佝偻病,成年人骨质疏松。摄入过量可引起维生素 D 中毒。

(3)食物来源及参考摄入量:富含维生素 D 的食物有鱼肝油、奶油、鸡肝、鸡蛋等。成年人膳食维生素 D 的 RNI 为 10μg/d,UL 为 50μg/d。1μg 维生素 D=40IU 维生素 D。

3. 维生素 B_1

(1)生理功能:维生素 B_1 也称硫胺素,在酸性溶液中比较稳定,加热不易分解,在碱性溶液中极不稳定,很容易被破坏。硫胺素是脱羧辅酶的主要成分,参与丙酮酸的氧化脱羧,是碳水化合物代谢所必需的;可抑制胆碱酯酶活性,维护肠道的正常蠕动。

(2)缺乏和过量:硫胺素缺乏症,又称脚气病。成人脚气病和婴幼儿脚气病表现不同。成人脚气病根据临床症状分为干性、湿性和混合型脚气病。硫胺素过量中毒很少见。

(3)食物来源及参考摄入量:富含硫胺素的食物有谷物,如杂粮、豆类、干酵母、硬果。此外,动物内脏、蛋类、瘦猪肉也含有一定量的硫胺素。成年人膳食维生素 B_1 的 RNI 男性为 1.4mg/d,女性为 1.2mg/d。

4. 维生素 B_2

(1)生理功能:维生素 B_2 又称核黄素,在碱性条件下不稳定,酸性条件下稳定,光照或紫外线照射下可分解。核黄素是人体许多重要辅酶的组成成分。在组织中经磷酸化可形成黄素单核苷酸(FMN)及黄素腺嘌呤二核苷酸(FAD),二者是黄素酶的辅酶,是组织呼吸过程中不可缺少的。

(2)缺乏和过量:核黄素缺乏可出现口角炎、眼睑缘炎、阴囊(阴唇)皮炎、鼻翼两侧脂溢性皮炎。由于维生素 B_2 缺乏可同时引起口腔和阴囊炎症,故称此现象为"口腔生殖系综合征"。长期缺乏还可导致儿童生长迟缓,轻中度缺铁性贫血。一般来说,核黄素不会引起过量中毒。

(3)食物来源及参考摄入量:富含核黄素的食物有动物肝、肾、心、蛋黄、乳类。植物性食品中以绿色蔬菜、豆类含量较高,而谷类含量较少。成年人膳食维生素 B_2 的 RNI 男性为 1.4mg/d,女性为 1.2mg/d。

5. 叶酸

(1)生理功能:叶酸是一碳单位转移所必需的,通过一碳单位的转移,可以合成很多重要的生物分子,如蛋氨酸、组氨酸、胸腺嘧啶、某些嘌呤及核苷酸等,因而它与 DNA、RNA 及蛋白质的合成有关,而 DNA、RNA 的合成又是细胞增殖、组织生长和机体发育的物质基础。叶酸还是骨髓红细胞、白细胞形成和成熟所必需的。

(2)缺乏和过量:人体缺乏叶酸,可发生巨幼红细胞贫血、舌炎及胃肠道功能紊乱;叶酸缺乏与新生儿的神经管畸形(包括无脑儿和脊柱裂)有关。女性在妊娠前 3 个月至妊娠早期 3 个月补充叶酸,可有效地预防胎儿神经管畸形的发生。此外,叶酸缺乏可引起蛋氨酸代谢障碍,导致高同型半胱氨酸血症(hyperhomocysteinemia),后者是动脉粥样硬化形成的危险因素。天然食物中的叶酸不存在摄入过量而致中毒的问题,但长期摄入大剂量合成叶酸,可能产生副作用,如干扰抗惊厥药的作用,诱发患者惊厥发作;干扰锌的吸收;掩盖维生素 B_{12} 缺乏的早期表现等。

(3)食物来源及参考摄入量:叶酸广泛存在于动植物食品中,含量丰富的食物有肝、肾、蛋、鱼、绿叶蔬菜、坚果类、大豆类等,食物中叶酸在贮存和烹调中损失很大。DRI 规定叶酸的 RNI 以膳食叶酸当量(dietary folate equivalent,DFE)表示,DFE(μg)=[膳食叶酸 μg+(1.7× 合成叶酸 μg)],成年人 RNI 为 400μg DFE/d,妊娠期女性为 600μg DFE/d,哺乳期女性为 550μg DFE/d,UL(指合成叶酸摄入量上限)为 1 000μg/d。

6. 维生素 C

(1)生理功能:维生素 C 又名抗坏血酸,有较强的还原性,不稳定,很容易氧化。维生素 C 在体内主要生理功能包括:抗氧化作用;促进铁的吸收和储存;促进胶原蛋白的合成;促进胆固醇代谢;参与神经递质的合成;具有解毒作用,并能阻断某些致癌物的形成等。

(2)缺乏与过量:维生素 C 严重摄入不足可引起坏血病,临床症状表现为牙龈肿胀出血、结膜出血、毛囊角化、皮下瘀斑、紫癜和关节疼痛等。尽管维生素 C 的毒性很小,但服用量过多仍可产生一些不良反应。

(3)食物来源及参考摄入量:富含维生素 C 的食物是新鲜蔬菜和水果,特别是柿子椒、番茄、菜花及各类深色叶菜等,水果中柑橘、柠檬、青枣、山楂、猕猴桃等酸性水果中维生素 C 含量十分丰富。成年人膳食维生素 C 的 RNI 为 100mg/d,PI-NCD 为 200mg/d,UL 为 2 000mg/d。

三、合理膳食指导

(一)合理营养的概念

合理营养(optimal nutrition)即为平衡而全面的营养,是指人体每天从食物中摄入的能量和各种营养素的量及其相互间的比例能满足在不同生理阶段、不同身体活动水平的需要,并使机体处于良好的健康状态。因为不同营养素在机体代谢过程中均有其独特的功能,一般不能互相替代,因此在数量上要满足机体对各种营养素及能量的需要;另一方面各种营养素彼此间有着密切的联系,起着相辅相成的作用,各种营养素之间要有一个适宜的比例。

(二)营养失衡造成的危害

营养失去平衡可导致营养不良。营养不良(malnutrition)是指由一种或一种以上营养素的缺乏或过剩所造成的机体健康异常或疾病状态。营养不良包括两种表现,即营养缺乏(nutrition deficiency)和营养过剩(nutrition excess)。

营养素摄入不足,可导致营养缺乏病,如目前世界上流行的四大营养缺乏病,包括蛋白质-能量营养不良、缺铁性贫血、缺碘性疾病和维生素 A 缺乏病。各种营养素的缺乏均可产生相应的缺乏病。

营养素摄入过多,可产生营养过剩性疾病,如高能量、高脂肪、高蛋白,特别是动物脂肪摄入过多,可以引起营养过剩性疾病,如肥胖症、高脂血症、冠心病、糖尿病等。此外,维生素 A、D 摄入过多,可造成维生素 A、D 中毒,一些营养素摄入不合理还与一些肿瘤的发病有关,如脂肪摄入过多与乳腺癌、结肠癌、前列腺癌的发病有关。

(三) 合理膳食

1. 概念 合理膳食(rational diet)又称为平衡膳食(balanced diet),是指提供给机体种类齐全、数量充足、比例合适的能量和各种营养素,并与机体的需要保持平衡,进而达到合理营养、促进健康、预防疾病为目的的膳食。因此,合理膳食是合理营养的物质基础,而平衡膳食是达到合理营养的途径,也是反映现代人类生活质量的一个重要标志。

2. 平衡膳食的基本要求

(1)食物种类齐全、数量充足、比例合适:人类需要的基本食物一般可分为谷薯类、蔬菜水果类、畜禽鱼蛋奶类、大豆坚果类和油脂类五大类,不同食物中的营养素及有益膳食成分的种类和含量不同。除供6月龄内婴儿的母乳外,没有任何一种食物可以满足人体所需的能量及全部营养素。因此,只有多种食物组成的膳食才能满足人体对能量和各种营养素的需要。食物多样是平衡膳食模式的基本原则。每天的膳食应包括五大类食物,即谷薯类、蔬菜水果类、畜禽鱼蛋奶类、大豆坚果类及纯能量食物,而且在数量上要满足DRI的要求。各类食物所提供的能量与营养素之间的比例、营养素之间的比例、动物性食物与植物性食物之间或之内的比例要适宜。

(2)保证食物安全:食物不得含有对人体造成危害的各种有害因素且应保持食物的新鲜卫生,以确保居民的生命安全。

(3)科学的烹调加工:食物经科学的加工与烹调,应最大限度地减少营养素的损失,提高食物的消化吸收率,改善食物的感官性状,增进食欲,消除食物中的抗营养因子、有害化学物质和微生物。

(4)合理的进餐制度和良好的饮食习惯:根据不同人群的生理条件、身体活动以及作业环境,对进餐制度给予合理安排。合理的进餐制度有助于促进食欲和消化液定时分泌,使食物能得到充分消化、吸收和利用。成年人应采用一日三餐制,并养成不挑食、不偏食、不暴饮暴食等良好的饮食习惯。

(5)遵循《中国居民膳食指南》的原则。

(四) 膳食指南

1.《中国居民膳食指南》 膳食指南(dietary guide)是根据营养学原则和人体营养需要,结合当地食物生产供应情况及人群生活实践,提出的食物选择和身体活动的指导性意见。世界上许多国家,根据自己的国情制定膳食指南,其基本要点是食物多样化和平衡膳食,避免摄入过多脂肪、食糖、盐等,引导居民进行合理的食物消费。《中国居民膳食指南(2022)》中一般人群膳食八条平衡膳食准则为:①食物多样,合理搭配;②吃动平衡,健康体重;③多吃蔬果、奶类、全谷、大豆;④适量吃鱼、禽、蛋、瘦肉;⑤少盐少油,控糖限酒;⑥规律进餐,足量饮水;⑦会烹会选,会看标签;⑧公筷分餐,杜绝浪费。

此外,我国还制定了特定人群膳食指南,包括孕妇乳母膳食指南、婴儿幼儿喂养指南、儿童膳食指南、老年人膳食指南和素食人群膳食指南。各种特定人群的膳食指南是在一般人群膳食指南的基础上形成的建议和指导。

2. 中国居民平衡膳食模式和图示 平衡膳食模式是经过科学设计的理想膳食模式。平衡膳食模式所推荐的食物种类和比例能够最大程度地满足不同年龄阶段、不同能量需要的健康人群的营养与健康需要。为了更好地理解和传播《中国居民膳食指南》和平衡膳食的理念,设计了中国居民平衡膳食宝塔(图6-2)、中国居民平衡膳食餐盘和中国儿童平衡膳食算盘,直观告诉居民食物分类的概念及每天各类食物的合理摄入范围,每日应吃食物的种类及相应的数量,对合理调配平衡膳食进行具体指导。

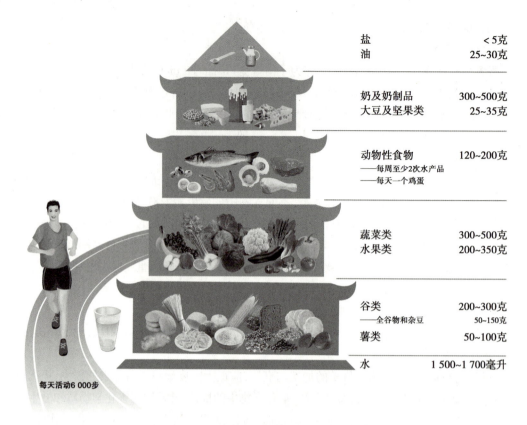

盐	<5克
油	25~30克
奶及奶制品	300~500克
大豆及坚果类	25~35克
动物性食物	120~200克
——每周至少2次水产品	
——每天一个鸡蛋	
蔬菜类	300~500克
水果类	200~350克
谷类	200~300克
——全谷物和杂豆	50~150克
薯类	50~100克
水	1 500~1 700毫升

每天活动6 000步

图 6-2　中国居民平衡膳食宝塔（2022）

第二节 │ 特殊人群营养指导

人的生命按时间顺序可分为婴幼儿期、儿童期、青少年期、成年期以及老年期等,其中女性还有两个特殊的生理时期,即妊娠期和哺乳期。不同年龄、性别、生理状态的个体或群体,其生理状况及营养需要、营养代谢有其各自的特点。因此,不同特殊生理条件下人群对营养的需求存在着差异,在膳食供应上需做出必要的补充和调整,以满足其各自的营养需要,达到促进健康、防止发生营养相关性疾病的目的。

一、孕妇和乳母的膳食指导

孕妇和乳母的营养不仅要满足自身的需求,还要满足胎儿和婴幼儿生长发育的需要,否则可能会导致母体和胎儿营养缺乏及某些并发症的发生。因此,保证妊娠期和哺乳期的合理营养对母体健康和婴幼儿的身心发育有着重要的意义。

(一) 孕妇

1. **合理安排孕期的膳食**　为保证孕育质量,夫妻双方都应做好充分的孕前准备,使健康和营养状况尽可能达到最佳后再怀孕。孕前应将体重调整至正常范围,即体重指数(body mass index,BMI)为 $18.5\sim23.9kg/m^2$,并确保身体健康和营养状况良好,特别关注叶酸、碘、铁等重要营养素的储备。备孕女性至少应从计划怀孕前 3 个月开始每天补充叶酸 $400\mu g$,坚持食用碘盐,每天吃鱼、禽畜瘦肉和蛋类共计 150g,每周至少摄入 1 次动物血和肝脏替代瘦肉。

早孕反应不明显的孕早期女性可继续维持孕前平衡膳食,早孕反应严重影响进食者,不必强调平衡膳食和规律进餐,应保证每天摄入至少含 130g 碳水化合物的食物。孕中期开始,应适当增加食物的摄入量,特别是富含优质蛋白质、钙、铁、碘等营养素的食物。孕中、晚期每天饮奶量应增至 500g;孕中期鱼、禽畜及蛋类合计摄入量每日增至 150~200g,孕晚期增至每日 175~225g;建议每周食用 1~2 次动物血或肝脏、2~3 次海产鱼类。中国营养学会设计了中国孕期妇女平衡膳食宝塔(图 6-3)。

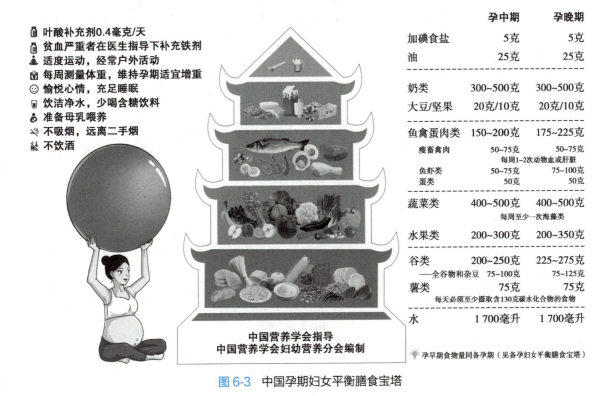

- 叶酸补充剂0.4毫克/天
- 贫血严重者在医生指导下补充铁剂
- 适度运动,经常户外活动
- 每周测量体重,维持孕期适宜增重
- 愉悦心情,充足睡眠
- 饮洁净水,少喝含糖饮料
- 准备母乳喂养
- 不吸烟,远离二手烟
- 不饮酒

	孕中期	孕晚期
加碘食盐	5克	5克
油	25克	25克
奶类	300~500克	300~500克
大豆/坚果	20克/10克	20克/10克
鱼禽蛋肉类	150~200克	175~225克
瘦畜禽肉	50~75克	50~75克
	每周1~2次动物血或肝脏	
鱼虾类	50~75克	75~100克
蛋类	50克	50克
蔬菜类	400~500克	400~500克
	每周至少一次海藻类	
水果类	200~300克	200~350克
谷类	200~250克	225~275克
——全谷物和杂豆	75~100克	75~125克
薯类	75克	75克
	每天必须至少摄取含130克碳水化合物的食物	
水	1 700毫升	1 700毫升

✦ 孕早期食物量同备孕期(见备孕妇女平衡膳食宝塔)

图 6-3　中国孕期妇女平衡膳食宝塔

2. **孕妇的膳食指南**　在《中国居民膳食指南(2022)》平衡膳食八条准则的基础上,《备孕和孕期妇女膳食指南》增加以下核心推荐。

(1)调整孕前体重至正常范围,保证孕期体重适宜增长。

(2)常吃含铁丰富的食物,选用碘盐,合理补充叶酸和维生素 D。

(3)孕吐严重者,可少量多餐,保证摄入含必需量碳水化合物的食物。

(4)孕中晚期适量增加奶、鱼、禽、蛋、瘦肉的摄入。

(5)经常户外活动,禁烟酒,保持健康生活方式。

(6)愉快孕育新生命,积极准备母乳喂养。

(二)乳母

1. **合理安排哺乳期的膳食**　产妇在分娩后可能会感到疲劳无力或食欲较差,可选择较清淡、稀软、易消化的食物,如面片、挂面、馄饨、粥、蒸或煮的鸡蛋及煮烂的菜肴,之后就可以过渡到正常膳食。剖宫产的产妇,术后约 24 小时胃肠功能恢复,应给予术后流食 1 天,但忌用牛奶、豆浆、大量蔗糖等胀气食品。情况好转后给予半流食 1~2 天,再转为普通膳食。采用全身麻醉或手术情况较为复杂的剖宫产术后女性的饮食应遵医嘱。

乳母整个哺乳期均应坚持食物多样,以满足自身营养需要、保证乳汁营养和母乳喂养的持续性。每天的膳食应该包括谷薯类、蔬菜水果类、畜禽鱼蛋奶类、大豆坚果类食物。通过选择小分量食物、同类食物互换、粗细搭配、荤素双拼、色彩多样的方法,达到食物多样的膳食结构。中国营养学会设计了中国哺乳期妇女平衡膳食宝塔(图 6-4)。

2. **哺乳期妇女膳食指南**

(1)产褥期食物多样不过量,坚持整个哺乳期营养均衡。

(2)适量增加富含优质蛋白质及维生素 A 的动物性食物和海产品,选用碘盐,合理补充维生素 D。

(3)家庭支持,愉悦心情,充足睡眠,坚持母乳喂养。

(4)增加身体活动,促进产后恢复健康体重。

(5)多喝汤和水,限制浓茶和咖啡,忌烟酒。

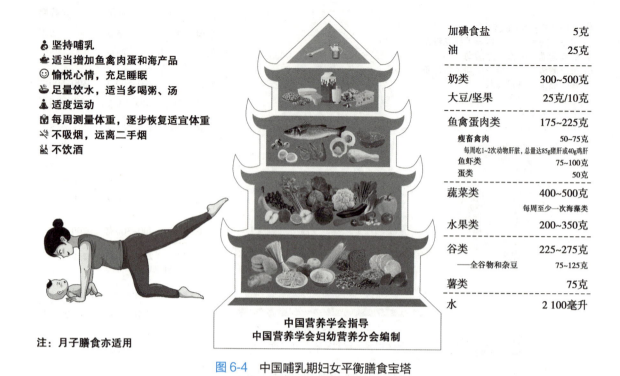

加碘食盐	5克
油	25克
奶类	300~500克
大豆/坚果	25克/10克
鱼禽蛋肉类	175~225克
瘦畜禽肉	50~75克
每周吃1~2次动物肝脏，总量达85g猪肝或40g鸡肝	
鱼虾类	75~100克
蛋类	50克
蔬菜类	400~500克
每周至少一次海藻类	
水果类	200~350克
谷类	225~275克
——全谷物和杂豆	75~125克
薯类	75克
水	2 100毫升

左侧图标：

- 坚持哺乳
- 适当增加鱼禽肉蛋和海产品
- 愉悦心情，充足睡眠
- 足量饮水，适当多喝粥、汤
- 适度运动
- 每周测量体重，逐步恢复适宜体重
- 不吸烟，远离二手烟
- 不饮酒

注：月子膳食亦适用

中国营养学会指导
中国营养学会妇幼营养分会编制

图 6-4　中国哺乳期妇女平衡膳食宝塔

二、婴幼儿喂养指南

婴幼儿（0～24 月龄）生长发育迅速，是一生中身心健康成长的重要时期，合理营养将为一生中体力和智力的发展打下良好基础，并对某些成年或老年疾病的发生具有预防作用。

（一）0～6 月龄婴儿母乳喂养指南

1. **母乳是婴儿最理想的食物，坚持 6 月龄内纯母乳喂养**　母乳是婴儿最理想的食物，一般情况下，母乳喂养能够完全满足 6 月龄内婴儿的能量、营养素和水的需要，6 月龄内的婴儿应给予纯母乳喂养。此外，母乳有利于肠道健康微生态环境建立、肠道功能及免疫功能的成熟，降低感染性疾病和过敏发生的风险。母乳喂养可以营造母子情感交流的环境，给婴儿最大的安全感，有利于婴儿心理行为和情感发展。母乳喂养经济、安全又方便，同时有利于避免母体产后体重滞留，并降低母体乳腺癌、卵巢癌和 2 型糖尿病的发生风险。

2. **产后 1 小时内开奶，重视尽早吸吮**　初乳富含营养和免疫活性物质，有助于肠道功能发展，并提供免疫保护。母亲分娩后，应尽早开奶，让婴儿开始吸吮乳头，获得初乳并进一步刺激泌乳、增加乳汁分泌。婴儿出生后第一口食物应是母乳，有利于预防婴儿过敏，并减轻新生儿黄疸、体重下降和低血糖的发生风险。

3. 回应式喂养，建立良好的生活规律。

4. 适当补充维生素 D，母乳喂养无须补钙。

5. 任何动摇母乳喂养的想法和举动都必须咨询医师或其他专业人员，并由他们帮助作出决定。

6. 定期监测婴儿体格指标，保持健康生长。

（二）7～24 月龄婴幼儿喂养指南

1. 继续母乳喂养，满 6 月龄起必须添加辅食，从富含铁的泥糊状食物开始。

2. 及时引入多样化食物，重视动物性食物的添加。

3. 尽量少加糖盐，油脂适当，保持食物原味。

4. 提倡回应式喂养，鼓励但不强迫进食。

5. 注重饮食卫生和进食安全。

6. 定期监测体格指标,追求健康生长。

三、儿童膳食指导

(一) 学龄前儿童膳食指南

本指南适用于 2 周岁以后至未满 6 周岁的学龄前儿童,基于 2～5 岁儿童生理和营养特点,在一般人群膳食指南基础上增加五条核心推荐。

1. 食物多样,规律就餐,自主进食,培养健康饮食行为。

2. 每天饮奶,足量饮水,合理选择零食。

3. 合理烹调,少调料少油炸。

4. 参与食物选择与制作,增进对食物的认知与喜爱。

5. 经常户外活动,定期体格测量,保障健康生长。

(二) 学龄儿童膳食指南

学龄儿童是指 6 岁到未满 18 岁的未成年人。在这期间,他们生长发育迅速,充足的营养是智力和体格正常发育,乃至一生健康的物质基础,同时,这个时期也是一个人饮食行为和生活方式形成的关键时期,培养他们从小养成健康的饮食行为和生活方式将使他们终身受益。关键推荐有以下五条。

1. 主动参与食物选择和制作,提高营养素养。

2. 吃好早餐,合理选择零食,培养健康饮食行为。

3. 天天喝奶,足量饮水,不喝含糖饮料,禁止饮酒。

4. 多户外活动,少视屏时间,每天 60 分钟以上的中高强度身体活动。

5. 定期监测体格发育,保持体重适宜增长。

四、老年人膳食指导

老年人的各种生理功能随着年龄增长而逐渐减退,其中消化吸收功能的下降必然影响了老年人的进食和营养状况。因此按照老年人机体的生理状态,制定合理的膳食指导非常重要。

(一) 一般老年人膳食指南

随着年龄增加,尤其是超过 65 岁,衰老的特征比较明显地表现出来。生理上的变化主要体现在代谢能力下降,呼吸功能衰退,心脑功能衰退,视觉和听觉及味觉等感官反应迟钝,肌肉衰减等。这些变化会影响老年人摄取、消化食物和吸收营养物质的能力,使他们容易出现蛋白质、微量营养素摄入不足,产生消瘦、贫血等问题,降低了身体的抵抗能力,增加罹患疾病的风险。在一般成年人平衡膳食的基础上,应为老年人提供更加丰富多样、易于消化吸收利用的食物。《一般老年人膳食指南(2022)》核心推荐如下。

1. 食物品种丰富,动物性食物充足,常吃大豆制品。

2. 鼓励共同进餐,保持良好食欲,享受食物美味。

3. 积极户外活动,延缓肌肉衰减,保持适宜体重。

4. 定期健康体检,测评营养状况,预防营养缺乏。

(二) 高龄老年人膳食指南

高龄老年人常指 80 岁及以上的老年人。高龄、衰弱老年人往往存在进食受限,味觉、嗅觉、消化吸收能力降低,营养摄入不足的现象。因此需要能量和营养密度高、品种多样的食物。食物应精细烹制,口感丰富美味,食物质地细软,适应老年人的咀嚼、吞咽能力。《高龄老年人膳食指南(2022)》核心推荐如下。

1. 食物多样,鼓励多种方式进食。

2. 选择质地细软,能量和营养素密度高的食物。

3. 多吃鱼禽肉蛋奶和豆,适量蔬菜配水果。

4. 关注体重丢失,定期营养筛查评估,预防营养不良。

5. 适时合理补充营养,提高生活质量。

6. 坚持健身与益智活动,促进身心健康。

第三节 | 临床营养

临床营养(clinical nutrition)又称患者营养,是研究人体处于各种病理状态下的营养需求和营养输注途径的科学,即在正常生理需要量的基础上,根据疾病的种类、病情、患者的营养状况等,合理安排饮食,以增强机体免疫力,改善代谢,修补组织,积极地促进疾病的转归,从而使患者早日康复。疾病的营养治疗是现代综合治疗的重要组成部分,它是根据疾病的病理生理特点,按不同时期制定符合其特征的营养治疗方案和膳食配方,以达到治疗、辅助治疗或诊断的目的。营养治疗流程包括营养风险筛查、确定营养不良风险患者、营养状况评估、营养干预、营养疗效评价。根据人体的基本营养需要和各种疾病的治疗需要而制订的医院患者膳食,可分为基本膳食、治疗膳食、特殊治疗膳食、儿科膳食、诊断膳食和代谢膳食等。根据供给患者营养物质的途径通常将患者营养分为肠内营养(enteral nutrition,EN)和肠外营养(parenteral nutrition,PN)两类。

一、患者的营养状况评价

(一)营养风险筛查与评估概念

1. **营养风险**(nutritional risk) 是指现存的或潜在的与营养因素相关的导致患者出现不利临床结局的风险。

2. **营养风险筛查**(nutritional risk screening) 是指发现患者是否存在营养问题以及是否需要进一步进行全面营养评估的过程。目的是发现个体是否存在营养不足和营养过剩的风险。

3. **营养评估**(nutritional assessment) 是指在大量临床资料中收集相关资料,如一般状况、饮食情况、身体测量指标和生化指标,按营养状态对患者进行分类:营养良好或营养不良,并评估患者营养不良的程度,从而进行相应的营养治疗。

4. **营养支持**(nutritional support) 是指当患者无法正常进食时,通过消化道或静脉将特殊制备的营养物质送入患者体内的营养治疗方法。依据营养支持途径,分为肠内营养和肠外营养。

(二)常用营养风险筛查与评估量表

目前常用的工具包括营养风险筛查2002(Nutritional Risk Screening 2002,NRS 2002)、主观整体评估(Subjective Globe Assessment,SGA)、患者主观整体评估(Patient-Generated Subjective Globe Assessment,PG-SGA)、微型营养评估(Mini Nutritional Assessment,MNA)、营养不良通用筛查工具(Malnutrition Universal Screening Tools,MUST)及营养风险指数(The Nutrition Risk Index,NRI)等。上述方法中,NRS 2002属于纯筛查性质的;SGA、PG-SGA属于纯评估性质的;MNA、MUST兼备筛查与评估功能。

1. **营养风险筛查2002**(NRS 2002) 适用对象为一般成年住院患者,包括肿瘤患者。该筛查方法建立在循证医学基础上,简便易行。

2. **主观整体评估**(SGA) 是目前临床营养状况评估的"金标准",其信度和效度已经得到大量检验。评估的内容包括详细的病史与身体评估的参数。

二、治疗膳食

治疗膳食(therapeutic diet)是指根据不同的病理与生理状况,调整患者膳食的营养成分和性状,治疗或辅助治疗疾病、促进患者康复的膳食。治疗膳食的基本原则是在平衡膳食的前提下,考虑到患者的消化、吸收和耐受力以及饮食习惯,进行治疗膳食的制备。

(一) 低蛋白膳食

1. **特点** 控制膳食中的蛋白质含量,以减少含氮的代谢产物,减轻肝、肾负担,在控制蛋白质摄入量的前提下,提供充足的能量、优质蛋白质和其他营养素,以改善患者的营养状况。要根据患者的肾功能损伤情况,决定其蛋白质的摄入量,一般每日蛋白质总量在20～40g之间。

2. **适用对象** 肾脏疾病如急性肾炎、急性肾衰竭、慢性肾衰竭、肾病综合征、尿毒症及肾脏替代治疗的患者。肝脏疾病中的肝性脑病各期的患者。

3. **膳食原则** 根据肝、肾功能情况,确定每日膳食中的蛋白质量。

(1)每日膳食中的能量应供给充足,碳水化合物不低于55%,必要时可采用纯淀粉食品及水果增加能量。

(2)肾功能不全者在蛋白质定量范围内选用优质蛋白质,如鸡蛋、牛奶、瘦肉、鱼虾。

(3)肝衰竭患者应选用高支链氨基酸、低芳香族氨基酸的豆类蛋白为主的食物,要避免食用肉类蛋白质。

(4)维生素、矿物质等营养素应充分供给。

(5)增加膳食纤维摄入量,可减少氨类吸收或增加排出。

(二) 低盐膳食

1. **特点** 通过调整膳食中的钠盐摄入量来纠正水、钠潴留以维持机体水、电解质的平衡。

2. **适用对象** 高血压、心力衰竭、急性肾炎、妊娠毒血症,各种原因引起的水、钠潴留患者。

3. **膳食原则**

(1)食盐量以克为单位计算,限制每日膳食中的含盐量在1～4g。

(2)根据具体病情确定每日膳食中的具体食盐量,如水肿明显者食盐量为1g/d,一般原发性高血压(高血压病)患者为4g/d。

(3)此类膳食的用盐量在食物准备和烹调前应用天平称量后加入。

(4)合理烹调方法,提高患者食欲。

(三) 低嘌呤饮食

1. **特点** 限制全天膳食中嘌呤的摄入量在150～250mg/d,减少外源性嘌呤的摄入,降低血清尿酸的水平。调整膳食中成酸食物和成碱食物的配比,增加水分的摄入量,促进尿酸排出体外,防止急性痛风的发作。

2. **适用对象** 急性痛风、慢性痛风、高尿酸血症、尿酸性结石患者。

3. **膳食原则**

(1)限制嘌呤摄入量:一般限制嘌呤含量者可以选用嘌呤含量低于150mg/100g的食物;中等限制嘌呤含量者可用嘌呤含量为25～150mg/100g的食物;严格限制嘌呤者宜用嘌呤含量低于25mg/100g的食物。

(2)限制总能量和脂肪的摄入:与正常人比较,能量摄入量应减少10%～20%。若伴有高脂血症和肥胖症时,体内脂肪堆积可减少尿酸排泄,故应限制脂肪的摄入量,为40～50g/d;脂肪供能占总能量的20%～25%,其中饱和脂肪酸供能比小于总能量的10%。

(3)适量限制蛋白质摄入量:蛋白质摄入量为50～70g/d,蛋白质供能占总能量的10%～15%,并以嘌呤含量少的谷类为主要蛋白质来源,也可选用适量的含核蛋白较少的乳类、鸡蛋、动物血和海参等动物蛋白质。

(4)保证碳水化合物供给:碳水化合物供能占总能量的55%～65%,以增强机体抗生酮作用,并可促进尿酸的排出量;由于果糖可促进核酸的分解,增加尿酸生成,因此应减少含糖量高的食物摄入。

(5)保证蔬菜水果的摄入:尿酸及尿酸盐在碱性环境中易被中和、溶解,因此,要保证蔬菜、水果的摄入量。

（6）培养良好的饮食习惯,改进烹调方法:避免暴饮暴食或一次进食大量肉类及动物内脏,以减少痛风急性发作。建议一日三餐或少食多餐;在烹调加工时,应少用刺激性调味品,肉类煮后应弃汤后食用。

（7）水分:无肾功能不全时宜多喝水,每日摄入水量保持在 2 000～3 000ml,以增加尿酸的排出。

（8）禁用的食物:脑、肝、肾等动物内脏,凤尾鱼、沙丁鱼、肉汁、鸡汁等嘌呤含量高的食物。

三、肠内营养

肠内营养是指具有胃肠道消化吸收功能的患者,因机体病理、生理改变或一些治疗的特殊要求,需利用口服或管饲等方式给予要素膳制剂,经胃肠道消化吸收,提供能量和营养素,以满足机体代谢需要的营养支持疗法。胃肠内营养在消化道尚有部分功能时可取得与肠外营养相同的效果,且较符合生理状态。此法费用较低,使用较安全,监护较容易,并由于膳食的机械刺激与刺激消化道激素的分泌而加速胃肠道功能与形态的恢复。所以基本原则是"只要胃肠功能允许,应尽量采用经胃肠营养"。

（一）肠内营养适应证和禁忌证

1. **肠内营养适应证**　主要取决于小肠是否具有能吸收提供的各种营养素的功能。当患者原发疾病或因治疗与诊断的需要而不能或不愿经口摄食,或摄食量不足以满足需要时,如胃肠道功能允许而又可耐受时,首先应考虑采用肠内营养。临床上有以下情况适合肠内营养:①无法经口摄食、摄食不足或有摄食禁忌者;②胃肠道疾病者;③胃肠道外疾病,术前术后营养支持、肿瘤化疗放疗的辅助治疗、肝肾衰竭、先天性氨基酸代谢缺陷病、神经性厌食症、抑郁症以及脑血管疾病等。

2. **肠内营养禁忌证**　肠内营养的绝对禁忌证是肠道梗阻。不宜使用肠内营养的情况还包括:①导致肠内营养渗漏的胃肠瘘患者;②严重应激状态、上消化道出血、应激性溃疡、顽固性呕吐或严重腹泻急性期、急性胰腺炎者;③严重吸收不良综合征及长期少食者;④小肠广泛切除后 4～6 周以内;⑤年龄小于 3 月龄婴儿。

（二）常用肠内营养制剂

肠内营养膳食应是营养素齐全、配比合理、残渣极少、易消化或不需消化、化学成分明确、使用方便的肠内营养制剂。根据组成成分以往分为四类,即要素膳、非要素膳食、组件膳食和特殊营养膳食,目前称为特殊医学用途配方食品,并按照 GB 29922—2013《食品安全国家标准　特殊医学用途配方食品通则》、GB 25596—2010《食品安全国家标准　特殊医学用途婴儿配方食品通则》和 GB 29923—2013《食品安全国家标准　特殊医学用途配方食品良好生产规范》等国家标准进行管理。

1. **特殊医学用途配方食品定义**　是指为了满足进食受限、消化吸收障碍、代谢紊乱或特定疾病状态人群对营养素或膳食的特殊需要,专门加工配制而成的配方食品。该类产品必须在医师或临床营养师指导下,单独食用或与其他食品配合食用。

2. **特殊医学用途配方食品分类**　特殊医学用途配方食品包括适用于 0～12 月龄的特殊医学用途婴儿配方食品和适用于 1 岁以上人群的特殊医学用途配方食品。1 岁以上人群的特殊医学用途配方食品根据不同临床需求和适用人群分为三类,即全营养配方食品、特定全营养配方食品和非全营养配方食品。全营养配方食品适用于需要全面营养补充和/或营养支持的人群,如体弱、长期营养不良、长期卧床等患者;特定全营养配方食品适用于由于特定疾病或医学状况而产生的对能量、营养素有特殊要求的,且无并发症或其他疾病患者群;非全营养配方食品适用于对某种物质代谢障碍、有特殊要求或对食品形态有要求的人群。

（三）肠内营养投给途径

肠内营养投给途径的选择取决于疾病本身,喂养时间长短,精神状态及胃肠道功能,不同途径的适应证、禁忌证及可能发生的并发症。临床上最常用的肠内营养投给途径有经鼻置鼻胃管、鼻十二指肠管或鼻空肠管。

四、肠外营养

肠外营养是指通过肠道以外的通路即静脉途径输注能量和各种营养素,以达到纠正或预防营养不良,维持营养平衡目的的营养补充方式。肠外营养使用完全新型的营养物质经中心静脉导管或周围静脉输入,多数情况下可满足患者的营养需求,有效地改善并维持机体的营养状况,已成为危重患者抢救工作中不可缺少的重要组成部分。肠外营养主要适用于暂时或永久不能经消化道进食、进食后不能吸收或胃肠道需要充分休息的患者。

(一)肠外营养适应证和禁忌证

1. 肠外营养适应证　主要适用于胃肠道功能障碍或衰竭的患者,包括消化系统疾病(消化道瘘、肠炎、短肠综合征、中重症急性胰腺炎、胃肠道梗阻等)、大面积烧伤、败血症、术前准备、急性肾衰竭、妊娠剧吐和神经性厌食以及神志不清、腹膜炎、肿瘤放疗或化疗引起的胃肠道反应等患者。

2. 肠外营养禁忌证　包括严重呼吸和循环功能衰竭、严重水和电解质平衡紊乱、肝和肾衰竭等。肠外营养与肠内营养不同,它绕过肠道直接进入体循环,长期应用肠外营养可导致机械性损伤、感染引起败血症、营养素不足或过多、水和电解质平衡紊乱等。根据肠外营养的性质和发生原因,其并发症可分为置管并发症、感染并发症和代谢并发症3类。

(二)肠外营养制剂

肠外营养没有统一的配方,但必须含人体所需的全部营养素。一般根据患者的年龄、性别、体重或体表面积、病情等需要来制备。肠外营养制剂要求无菌、无毒、无热源、pH和渗透压适宜、相容性和稳定性良好等,其组成成分包括氨基酸制剂、脂肪制剂、葡萄糖溶液、维生素制剂、微量元素制剂、电解质和水等。临床上配制肠外营养制剂时应严格按照无菌规则在临用前新鲜配制;配好后如不能立即输注,应在4℃冰箱中保存且不超过48小时;添加无机盐时应注意配伍禁忌;尽量将一日所需营养物质装入一个袋中以减少污染。

(三)肠外营养液的置管方式

肠外营养按照供给途径分为中心静脉营养和周围静脉营养两种。

1. 中心静脉营养(central parenteral nutrition,CPN)　又称完全静脉营养(total parenteral nutrition,TPN),是指将全部营养素通过大静脉输入的方法进行肠外营养。主要适用于长期无法由肠内营养途径提供机体所需营养物质,且周围静脉营养无法提供大量营养素的患者。中心静脉营养是通过外科手术将导管置入体内,由锁骨下静脉插入中心静脉或由颈静脉插入上腔静脉。由于静脉管径大且血流速度快,可将输入的高浓度营养素液带至全身以供利用。

2. 周围静脉营养(peripheral parentera1 nutrition,PPN)　是指将营养物质由外周静脉输入的方法。PPN采用的时间不应超过2周,主要是改善患者术前后的营养状况,纠正疾病所致的营养不良。该方法操作简便,容易实施,对静脉损伤小,在普通病房内即可实施。

肠外营养对任何无法经口摄食的患者均有积极有效的辅助治疗作用,但可引起并发症,不宜长期使用。因此,在进行肠外营养一段时间后应逐渐向肠内营养过渡。这种过渡可分为4个阶段:①肠外营养与管饲结合;②单纯管饲;③管饲与经口营养结合;④正常肠内营养。即应逐渐过渡到肠内营养使肠细胞适应,同时注意监测水和电解质平衡及营养素摄入量,避免加重肠道的负担而不利于胃肠道功能的恢复。

五、常见慢性病的膳食指导原则

为贯彻落实《健康中国行动(2019—2030年)》《国民营养计划(2017—2030年)》,发展传统食养服务,预防和控制我国人群慢性病发生发展,国家卫生健康委员会(原国家卫生和计划生育委员会)组织编制了《成人高脂血症食养指南(2023年版)》《成人高血压食养指南(2023年版)》《成人糖尿病食养指南(2023年版)》及《恶性肿瘤患者膳食指导》。

(一) 成人高脂血症食养指南

对高脂血症人群的日常食养提出 8 条原则和建议。

1. 吃动平衡,保持健康体重。

2. 调控脂肪,少油烹饪。

3. 食物多样,蛋白质和膳食纤维摄入充足。

4. 少盐控糖,戒烟限酒。

5. 因人制宜,辨证施膳。

6. 因时制宜,分季调理。

7. 因地制宜,合理搭配。

8. 会看会选,科学食养,适量食用食药物质。

(二) 成人高血压食养指南

对高血压患者的日常食养提出 5 条原则和建议。

1. 减钠增钾,饮食清淡。

2. 合理膳食,科学食养。

3. 吃动平衡,健康体重。

4. 戒烟限酒,心理平衡。

5. 监测血压,自我管理。

(三) 成人糖尿病食养指南

对糖尿病患者的日常食养提出 8 条原则和建议。

1. 食物多样,养成和建立合理膳食习惯。

2. 能量适宜,控制超重肥胖和预防消瘦。

3. 主食定量,优选全谷物和低血糖生成指数食物。

4. 积极运动,改善体质和胰岛素敏感性。

5. 清淡饮食,限制饮酒,预防和延缓并发症。

6. 食养有道,合理选择应用食药物质。

7. 规律进餐,合理加餐,促进餐后血糖稳定。

8. 自我管理,定期营养咨询,提高血糖控制能力。

(四) 恶性肿瘤患者膳食指导

2017 年国家卫生和计划生育委员会发布了 WS/T 559—2017《恶性肿瘤患者膳食指导》(*Dietary guide for cancer patients*)。该项标准规定了成人恶性肿瘤患者膳食指导原则、能量和营养素推荐摄入量、食物选择。适用人群为抗肿瘤治疗期和康复期的恶性肿瘤患者(尤其指携瘤患者)。恶性肿瘤患者膳食指导原则,包括如下 8 条。

1. 合理膳食,适当运动。

2. 保持适宜的、相对稳定的体重。

3. 食物的选择应多样化。

4. 适当多摄入富含蛋白质的食物。

5. 多吃蔬菜、水果和其他植物性食物。

6. 多吃富含矿物质和维生素的食物。

7. 限制精制糖摄入。

8. 肿瘤患者抗肿瘤治疗期和康复期膳食摄入不足,在经膳食指导仍不能满足目标需要量时,建议给予肠内、肠外营养支持治疗。

第四节 | 食源性疾病

"民以食为天,食以安为先。"食品安全(food safety)是指食品无毒、无害,符合应当有的营养要求,对人体健康不造成任何急性、亚急性或者慢性危害。食品除了保证人类生存所需要的营养外,还应注意其在种植、养殖到生产、加工、贮存、运输、销售、烹调直至餐桌的整个过程中的各个环节,都可能受到环境中或者食品本身某些有毒有害的微生物、物理和化学物质污染,以致降低食品质量,从而对人体造成不同程度的危害。与食品安全密切相关的食源性疾病(foodborne diseases)是世界上分布最广、最为常见的疾病之一,也是对人类健康危害最大的疾病之一。世界卫生组织公布,在发达国家每年约有三分之一的人罹患食源性疾病,在发展中国家更为严重。因此,对食源性疾病的重视关系着广大人民群众的身体健康和生命安全。

一、食源性疾病概述

(一)食源性疾病的定义和特征

1984年,世界卫生组织对食源性疾病的定义是指:通过摄食而进入人体的各种致病因子引起的,通常具有感染或中毒性质的一类疾病。2021年修订的《中华人民共和国食品安全法》(简称《食品安全法》)中对食源性疾病的定义为"食品中致病因素进入人体引起的感染性、中毒性等疾病,包括食物中毒"。因此,除了食物中毒,它还包括了食源性肠道传染病、食源性寄生虫病、人兽共患传染病、食物过敏、化学性有毒有害物质所造成的慢性中毒性疾病等,其中最常见的是食物中毒。

食源性疾病应具有三个基本特征:①食物是食源性疾病暴发或流行过程中传播致病源的媒介;②引起食源性疾病的致病源是食物中含有的致病因子;③摄入含致病因子的食物可引起感染或中毒的临床表现。

(二)食源性疾病监测

我国的食源性疾病监测可分为主动监测和被动监测两类。主动监测是公共卫生人员定期到医院、疾病预防控制中心、药店、学校等责任报告单位主动收集特定疾病发生情况的监测方式。被动监测是由责任报告人(如医务人员、食源性疾病发生单位等)按照既定的报告规范和程序向卫生行政部门、疾病预防控制中心和食品药品监管部门等机构常规地报告疾病数据和信息,报告接收单位被动接收报告的监测方式。

二、食物中毒

(一)食物中毒的定义、特点和分类

1. **食物中毒的定义** 食物中毒(food poisoning)是指食用了被有毒有害物质污染的食品或者食用了含有毒有害物质的食品后出现的急性、亚急性疾病。食物中毒既不包括因暴食暴饮而引起的急性胃肠炎、食源性肠道传染病、寄生虫病和食物过敏,也不包括因一次大量或长期少量多次摄入某些有毒、有害物质而引起的以慢性中毒为主要特征(如致畸、致突变、致癌)的疾病。

2. **食物中毒的分类** 食物中毒通常可分为以下三大类。

(1)微生物性食物中毒:包括细菌性食物中毒、真菌及其毒素食物中毒。

细菌性食物中毒是指摄入被细菌和/或其毒素污染的食物而引起的食物中毒。在食物中毒中最为常见,发病有明显的季节性,以夏秋季节最多见。常见的致病菌有:沙门菌、副溶血性弧菌、肉毒梭菌、肠致病性大肠埃希菌、葡萄球菌、变形杆菌、空肠弯曲菌等。

真菌及其毒素食物中毒是指摄入被真菌及其毒素污染的食物而引起的食物中毒,如赤霉病麦、霉变甘蔗中毒等,其发病率和病死率较高,发病有明显的季节性和地区性。

(2)动、植物性食物中毒:指摄入本身含有有毒成分的动、植物性食品而引起的食物中毒。如河

鲀鱼、有毒贝类、毒蕈、木薯、未加工至完全熟透的四季豆、发芽马铃薯等引起的食物中毒。发病率较高,病死率与动、植物种类有关。

（3）化学性食物中毒:指摄入含有化学性有毒成分的食品而引起的食物中毒。如亚硝酸盐、金属及其化合物、农药等有害化学物质引起的食物中毒。一般发病率、病死率均较高,发病无明显的季节性和地区性。

3. 食物中毒的特点

（1）发病潜伏期短:潜伏期一般在24～48小时内,发病来势急,呈暴发性,短时间内可能有多数人同时发病。

（2）发病与特定食物有关:患者在近期内都有食用同样的有毒有害食物史,发病范围局限在食用该食物的人群中,一旦停止供应和食用这种食物,则发病很快停止。

（3）临床表现基本相似:患者常以恶心、呕吐、腹痛、腹泻等胃肠炎症状为主或伴有神经系统等其他系统症状,病程较短。

（4）无传染性:一般人与人之间无直接传染。中毒事件的发病曲线呈突然上升之后又迅速下降之趋势,无传染病流行时发病曲线的余波。

4. 食物中毒的流行病学特点

（1）发病的季节性:食物中毒发生的季节性与其种类有关,如细菌性食物中毒主要发生在夏秋季节,化学性食物中毒则无季节性分布特征。

（2）发病的地区性:大部分食物中毒的发生有明显的地区性差异,如我国沿海地区多发生副溶血性弧菌食物中毒,霉变甘蔗中毒多见于北方地区等。

（3）食物中毒原因:在我国引起食物中毒的原因分布不同年份均略有差异。其中微生物性食物中毒事件的中毒人数最多,且均为细菌性食物中毒事件。

（4）食物中毒病死率:一般来说死亡人数以有毒动、植物食物中毒最多;其次为化学性食物中毒。

（5）食物中毒发生场所分布:食物中毒发生的场所多见于集体食堂、饮食服务单位和家庭。

（二）常见的食物中毒

1. 细菌性食物中毒　细菌性食物中毒是最常见的一类食物中毒,全年皆可发生,但夏秋季节高发,以5～10月多见。一些常见的细菌性食物中毒发病率高、病程短、病死率低、恢复快;但肉毒梭菌等引起的食物中毒例外,病死率高,且病程长、病情重、恢复慢。

细菌性食物中毒按发病机制可分为感染型、毒素型和混合型三种。感染型食物中毒是食品被致病性微生物污染后,在适宜的条件下,微生物可大量繁殖,随后伴随食物进入人体,侵犯肠黏膜,引起急性、亚急性胃肠炎症状。毒素型食物中毒是细菌在污染食品上繁殖并产生外毒素,外毒素随食物进入人体后可经肠道吸收而发病。混合型食物中毒是某些病原菌侵入肠黏膜引起肠黏膜的病理变化,还产生引起急性胃肠道症状的肠毒素。

鉴别诊断:①非细菌性食物中毒:有明确的食用有毒动植物或食物中含有化学污染物的饮食史,发病时通常潜伏期短,仅数分钟或1～2小时,一般无发热,除有胃肠炎症状外,还常有神经系统和内脏损害等特有的表现,病死率较高,经动物实验和化学分析可确定病因;②霍乱及副霍乱:潜伏期多为1～3天,主要表现为无痛性腹泻,无恶心性呕吐(多数先泻后吐),无发热,腹泻呈米泔水样便,粪便培养或涂片后经荧光抗体染色镜检找到霍乱弧菌可确定诊断;③急性细菌性痢疾:一般恶心、呕吐较少,常有发热、里急后重,粪便多混有脓血,下腹部及左下腹明显压痛,粪便镜检有红细胞、脓细胞、巨噬细胞,粪便培养志贺菌属阳性;④病毒性胃肠炎:轮状病毒、诺如病毒等引起,以急性胃肠炎症状为主,潜伏期为24～72小时,主要表现为发热、恶心、呕吐、腹胀、腹痛、腹泻,粪便呈水样或蛋花汤样,吐泻严重者可发生水、电解质及酸碱平衡紊乱,双份血清检测病毒抗体,粪便电镜检查可找到病毒。

（1）沙门菌食物中毒

1）病原学特点:沙门菌属(*Salmonella*)属肠杆菌科,为革兰氏阴性杆菌,需氧或兼性厌氧,绝大部分具有鞭毛,有 2 500 多种血清型。其生存能力较强,生长繁殖的最适温度为 20~30℃,不耐热,65℃ 15~30 分钟即被杀死。该菌不分解蛋白质、不产生靛基质,食物被污染后无感官性状变化,易引起感染型细菌性食物中毒。

2）流行病学特点:全年皆可发生,多见于夏秋季,其中 5~10 月发病数可占全年发病总数的80%;中毒食品主要是动物性食品,特别是畜、禽肉类及其制品,其次为蛋类、奶类及其制品,由植物性食物引起的很少;食物中沙门菌广泛存在于自然界中,人和动物皆可带菌,常通过动物性食品的生前感染或宰后污染而使食品中带菌,也可通过生熟交叉污染或食品从业人员带菌者等污染食品。

3）临床表现:潜伏期一般为 4~48 小时,发病越快病情常越重。沙门菌食物中毒有多种临床表现,可分为胃肠炎型、类霍乱型、类伤寒型、类感冒型、败血症型,其中以胃肠炎型最为常见。中毒初期表现为头痛、恶心、食欲减退,继而出现呕吐、腹痛、腹泻和发热。腹泻一日可数次至十余次,主要为黄色或黄绿色水样便,有恶臭,有时带黏液或脓血。体温升高达 38~40℃。一般沙门菌胃肠炎多在 2~3 天自愈,重者可引起痉挛、脱水、休克等,如不及时抢救可导致死亡。

4）治疗与预防:对症治疗,及时纠正水、电解质紊乱,重症者可应用抗生素。预防按照细菌性食物中毒的防止污染、控制繁殖、食前彻底加热三大措施进行。特别要加强对肉类食品的卫生监督和检验,防止肉类食品在储藏、运输、加工、销售等环节受到污染,避免生熟交叉污染。

（2）副溶血性弧菌食物中毒

1）病原学特点:副溶血性弧菌(*Vibrio parahaemolyticus*)为革兰氏阴性杆菌,有鞭毛,需氧或兼性厌氧;在 30~37℃、pH 7.4~8.2、含盐 3%~4% 的培养基和食物中生长良好,无盐条件下不生长,为嗜盐菌;不耐热、不耐酸,56℃加热 5 分钟或 90℃加热 1 分钟或用含1%醋酸的食醋处理 5 分钟即被杀死。副溶血性弧菌有 845 个血清型,主要通过 13 种耐热的菌体抗原(即 O 抗原)鉴定,而 7 种不耐热的包膜抗原(即 K 抗原)可用来辅助鉴定。其致病力可用神奈川(Kanagawa)试验来区分。该菌能使人或家兔的红细胞发生溶血,在血琼脂培养基上出现 β 溶血带,称为"神奈川试验"阳性。神奈川试验阳性菌的感染能力强,引起食物中毒的副溶血性弧菌 90% 神奈川试验阳性(K⁺),通常在 12 小时内出现症状。K⁺菌株能产生一种耐热型直接溶血素,K⁻菌株能产生一种热敏型溶血素,而有些菌株能产生这两种溶血素。

2）流行病学特点:该菌主要存在于近岸海水、海底沉积物和鱼、贝类海产品中,故沿海地区为该菌食物中毒高发区,随着海鲜产品的市场流通性加强,内陆地区也有副溶血性弧菌食物中毒事件的发生。6~9 月为高发季节。中毒食品主要是海产品,以带鱼、墨鱼、虾、蟹、贝和海蜇较为多见,其次为直接或间接被该菌污染的其他食品,如盐渍或腌制食品等。

3）临床表现:潜伏期多为 5~71 小时,平均 17 小时。发病初期有上腹部疼痛或胃痉挛,继之出现恶心、呕吐、腹泻和发热等症状。发病 5~6 小时后腹痛加剧,以脐部阵发性绞痛为特点。腹泻一日数次至 20 余次,多为水样便,重者出现黏液便或脓血便,里急后重不明显。体温 37.7~39.5℃。病程为 2~3 天,预后良好。重症患者可出现脱水、意识障碍或血压下降等。近年来国内报道的副溶血性弧菌食物中毒的临床表现不一,可呈胃肠炎型、菌痢型、脓毒症休克型或少见的慢性肠炎型。

4）治疗与预防:对症治疗,及时纠正水、电解质紊乱。预防措施同沙门菌食物中毒,也要抓住防止污染、控制繁殖和杀灭病原菌三个主要环节,其中控制繁殖和杀灭病原菌尤为重要。尤其对海产品及其制品要加强防止细菌污染、低温贮藏、食前彻底加热等措施。制作凉拌海鲜类食品时要清洗干净、食醋浸泡 10 分钟或沸水漂烫数分钟。

（3）变形杆菌食物中毒

1）病原学特点:变形杆菌(*Proteus*)属肠杆菌科,周身鞭毛,为革兰氏阴性杆菌,需氧或兼性厌氧;该菌对营养要求不高,易于生长繁殖,低温情况下(4~7℃)亦可繁殖;不耐热,55℃加热 1 小时即可被杀灭。当食品仅被此菌污染后,因其不分解蛋白质,食品感官性状常无腐败变质迹象。变形杆菌食物中毒主要是大量活菌侵入人体肠道引起的感染型细菌性食物中毒。

2）流行病学特点：7~9月最多见；中毒食品主要是动物性食品，尤其是熟肉和内脏的熟制品，也见于豆制品、凉拌菜、剩饭和水产品等；变形杆菌广泛分布于自然界、人和动物的肠道中，食品在生产、加工等过程中易受其污染。

3）临床表现：潜伏期一般为5~18小时。临床特征以上腹部刀绞样疼痛和急性腹泻为主，腹泻物为水样便，伴有黏液，恶臭，一日数次至十余次。有恶心、呕吐、头痛、发热等症状，体温一般38~39℃。病程1~3天，多数在24小时内恢复，预后良好。

4）治疗与预防：对症治疗，重症者可用抗生素。加强食品卫生监督管理，防止污染，食品须冷藏，食用前彻底加热。

（4）肉毒梭菌食物中毒

1）病原学特点：肉毒梭菌（*Clostridium botulinum*）为革兰氏染色阳性、厌氧、短粗杆菌，可在缺氧的环境下生长、繁殖。肉毒梭菌芽胞抵抗力强，需180℃干热加热5~15分钟，或121℃高压蒸汽加热30分钟，或100℃湿热加热5小时才能将其杀死。它产生的肉毒毒素是一种强烈的神经毒素，是已知毒性最强的急性毒物，毒性比氰化钾强1万倍，对人的致死量约为0.1μg。人消化道中的消化酶、胃酸很难破坏其毒性。根据肉毒毒素的抗原性不同，肉毒梭菌可分为A、B、C_α、C_β、D、E、F、G共8型，其中A、B、E、F四型可引起人类中毒，不同菌型的肉毒梭菌耐热性有所差异，A、B型耐热性强，E型耐热性弱。食盐能抑制肉毒梭菌的发育和毒素的形成，但是不能破坏已形成的毒素。提高食品中的酸度也能抑制肉毒梭菌的生长和毒素的形成。

2）流行病学特点：一年四季均可发生，主要发生在4~5月；中毒食品多为家庭自制发酵豆谷类制品，其次为肉类和罐头食品；肉毒梭菌引起的食物中毒与人们的饮食习惯密切相关，多以家庭或个体形式出现，很少有集体暴发；肉毒梭菌广泛分布于土壤、江河湖海淤泥沉淀物、尘埃及动物粪便中。粮谷豆类等食品受其污染的机会很多。

3）临床表现：与其他细菌性食物中毒不同，其临床症状以弛缓性瘫痪为主，而胃肠道症状少见。潜伏期数小时或数天，一般为12~48小时，短者6小时，长者8~10天，潜伏期越短，病死率越高。主要症状表现为头痛、乏力、视力模糊、眼睑下垂、复视、咀嚼无力、张口困难、伸舌困难、咽喉阻塞感、饮水发呛、吞咽困难、呼吸困难、头颈无力、垂头等，不发热，神志清楚。患者症状轻重程度和出现范围可有所不同，严重者出现呼吸困难，多因呼吸停止而死亡。

4）治疗与预防：及时抢救治疗，催吐、洗胃，及早给予多价抗肉毒毒素血清治疗。对可疑污染食物进行彻底加热是预防肉毒梭菌中毒发生的可靠措施。加工后的食品应迅速冷却并在低温环境贮存，避免再污染和在较高温度或缺氧条件下存放，以防止毒素产生。

2. 真菌及其毒素食物中毒 真菌及其毒素食物中毒主要由被真菌污染的食品引起，用一般烹调方式加热处理不能破坏食品中的真菌毒素。该种食物中毒发病率较高，死亡率也较高，发病的季节性及地区性均较明显。

（1）赤霉病麦中毒：赤霉病麦中毒是指摄入了已发生赤霉病的麦类、玉米等谷物所引起的食物中毒。多因麦收以后食用受病害的新麦或因误食库存的赤霉病麦或霉玉米而引起，中国多见于淮河和长江中下游一带。

1）有毒成分：赤霉菌是一种真菌，属于镰刀菌属。小麦、玉米等谷物如被镰刀菌侵染可引起谷物的赤霉病，镰刀菌产生的代谢产物"赤霉病麦毒素"是引起中毒的有毒成分，包括脱氧雪腐镰刀菌烯醇（deoxynivalenol，DON）、镰刀菌烯酮-X、T-2毒素等，它们属于单端孢霉烯族化合物，该类毒素对热稳定，一般烹调方法难以去除。DON主要引起呕吐，故也称呕吐毒素。

2）临床表现：潜伏期一般为0.5~2小时，主要症状为胃部不适，有恶心、呕吐、腹痛、腹泻、头痛、头晕等症状。还可有乏力、口干、流涎，少数患者有发热、畏寒等现象。一般停止食用赤霉病谷物后1~2天可恢复，预后良好。重者有呼吸、脉搏、体温及血压波动，四肢酸软、步态不稳、形似醉酒，故有的地方称为"醉谷病"。

3)治疗与预防:一般无须治疗或对症治疗,呕吐严重者需进行补液。加强麦类、玉米等谷物在田间和储存期间的防霉措施,防止其受到真菌的侵染和产毒。若谷物已发生赤霉病或霉变,则应尽量不食用,或去除、减少粮食中的病粒和毒素,使其毒素含量不超过国家限量标准。

（2）霉变甘蔗中毒:霉变甘蔗中毒是指摄入了已有一定程度霉变的甘蔗而导致的食物中毒。甘蔗霉变主要是由甘蔗在不良的条件下长期储存,导致微生物大量繁殖所致。霉变甘蔗的质地较软,瓤部的色泽比正常甘蔗深,一般呈浅棕色,闻之有霉味,其中含有大量的有毒真菌及其毒素,这些毒素对神经系统和消化系统有较大的损害。中毒多发生于2～4月中国的北方地区,多见于儿童和青少年,发病急、病情凶险,可留下严重的后遗症,甚至造成死亡。

1)有毒成分:甘蔗保存不当时可受到甘蔗节菱孢霉菌污染并产生毒素致病,该毒素为3-硝基丙酸(3-nitropropionic acid,3-NPA),为一种强烈的嗜神经毒素,主要损害中枢神经系统。

2)临床表现:潜伏期十余分钟至数小时。中毒症状初期表现为一时性消化道功能紊乱,恶心、呕吐、腹痛、腹泻、黑便,随后出现神经系统症状,如头晕、头痛、复视等;重者可出现阵发性抽搐,抽搐时四肢强直、屈曲内旋、手呈鸡爪状,可留下以锥体外系神经损害为主要表现的终身残疾;严重者瞳孔散大、昏迷、死亡。

3)治疗与预防:尚无特殊治疗方法。在发生中毒后应尽快洗胃、清肠,以排出毒物,积极采取消除脑水肿、改善血液循环、防止继发感染等对症治疗措施。甘蔗应成熟后再收割,收割后的甘蔗应注意防雨、防潮、防冻,防止霉菌污染和繁殖,储存时间不宜过久并应定期进行感官检查,严禁出售已有霉变或变质的甘蔗。

3. 有毒动、植物食物中毒 有毒动、植物中毒通常发病较快,且无发热等症状,不同的中毒食品往往有不同的特征性症状,对进食史的调查和食物形态学的鉴定有利于辅助查明病因。

（1）河鲀鱼中毒:河鲀鱼(globefish)又称河豚、气泡鱼、吹肚鱼等。其种类很多,主要产于沿海各地和长江下游河口,在海水、淡水中均能生存,是一种味道鲜美但含有剧毒的无鳞鱼类。现有人工养殖的河鲀鱼,毒性较野生鱼低、鲜味也较低。河鲀毒素可直接作用于胃肠道,引起局部刺激作用;河鲀毒素还可选择性地阻断细胞膜对 Na^+ 的通透性,使神经传导阻断,呈麻痹状态。

1)中毒成分:河鲀鱼所含毒素为河鲀毒素(tetrodotoxin,TTX),主要存在于鱼的内脏、生殖腺、血液、眼、鳃、皮肤等部位,在春季繁殖季节其卵巢和鱼卵毒性最高,肝脏次之。新鲜洗净的河鲀鱼肉一般无毒,但鱼死后,毒素可从血液、内脏等渗入鱼肉中,少数河鲀品种鱼肉也有毒。TTX 性质稳定,煮沸、日晒、盐渍均不易将其破坏,是一种毒性极强的非蛋白类神经毒素,进入机体后主要使神经中枢和神经末梢发生麻痹,食入该毒素 0.5～3mg 可致人死亡。

2)流行病学特点:河鲀鱼中毒多发生在沿海居民中,以春季发生中毒的次数、中毒人数和死亡人数为最多。引起中毒的河鲀鱼主要来源于市售、捡食、渔民自己捕获等。

3)临床表现:发病急,潜伏期为 10 分钟～3 小时。早期感觉有口唇、舌、指尖发麻,随后出现恶心、呕吐、腹痛、腹泻、便血等胃肠道症状,进而口唇、舌尖及肢端知觉麻痹,并出现眼睑下垂、四肢无力或肌肉麻痹、共济失调等神经系统症状。重症者有全身麻痹、瘫痪、言语不清、血压和体温下降、发绀、呼吸困难等表现,最后因呼吸、循环衰竭而死亡。

4)治疗与预防:目前无特效解毒药,一般以迅速排出体内毒物(催吐、洗胃、导泻、应用吸附剂)、对症和支持治疗(补液、吸氧、使用肾上腺皮质激素和莨菪碱类药物等)为主。加强宣传教育,勿食河鲀鱼;禁止随意丢弃、自行加工和出售河鲀鱼;严禁餐饮服务提供者加工制作鲜河鲀鱼。

（2）鱼类引起的组胺中毒:是指摄入含大量组胺(histamine)的鱼类所引起的以急性过敏性反应为主的食物中毒。主要见于海产鱼中的青皮红肉鱼类(富含组氨酸),如鲣鱼、鲐鱼、秋刀鱼、沙丁鱼、鲭鱼、竹荚鱼、金枪鱼等。组胺是一种生物胺,可导致支气管平滑肌强烈收缩,引起支气管痉挛。

1)中毒成分:某些鱼类中组氨酸含量较高,当鱼体不新鲜或腐败,同时又受到富含组氨酸脱羧酶的细菌(如组胺无色杆菌、摩氏摩根菌等)污染时,可使鱼肉中的游离组氨酸脱羧基而形成组胺,大量组胺进入机体后可引起毛细血管扩张和支气管收缩而导致中毒症状。

2）流行病学特点：组胺中毒在国内外均有报道。多发生在夏秋季，在温度 15～37℃、有氧、弱酸性（pH 6.0～6.2）和渗透压不高（盐分含量 3%～5%）的条件下，组氨酸易于分解形成组胺引起中毒。

3）临床表现：潜伏期为 10 分钟～2 小时，面部、胸部或全身皮肤潮红，眼结膜充血，头晕头痛、心悸胸闷、呼吸加快。部分患者出现口唇肿胀或口舌、四肢发麻，以及恶心、呕吐、腹痛、腹泻、荨麻疹等症状。个别可出现哮喘、呼吸困难、血压下降等症状。体温一般正常，病程多为 1～2 天，预后良好。

4）治疗和预防：尽早排毒，使用抗组胺药和对症治疗。选青皮红肉鱼时要新鲜，储藏时要低温，严防鱼肉腐败变质，烹调时应加醋或雪里蕻或红果以去除部分组胺，过敏体质者不宜食用青皮红肉鱼。

（3）毒蕈中毒：蕈类又称为蘑菇，属于真菌植物，有些蕈类含有毒素，食入即可引起中毒。目前中国有可食蕈 300 多种，毒蕈（toxic mushroom）100 多种，其中含剧毒的有 10 多种。毒蕈中毒在云南、广西、四川三省区发生的例数最多，毒蕈中毒一般发生在春夏季节、山区农村地区、雨后天晴蘑菇生长茂盛时，由于误采或采集可食蕈时有毒蕈混入其中，食用后引起急性中毒，故预防措施主要为不采摘自己不认识的蘑菇食用。

不同毒蕈中毒的临床表现各不相同，一般分为以下 5 型。

1）胃肠炎型：由毒红菇、墨汁鬼伞等毒蕈所引起。潜伏期为 0.5～6 小时，主要表现为胃肠炎症状，有恶心、呕吐、上腹部阵发性腹痛、剧烈腹泻等，不发热。经过适当对症处理，中毒者可迅速康复。

2）神经精神型：由毒蝇伞、豹斑毒伞、牛肝蕈等毒蕈引起。潜伏期为 1～6 小时。发病时除胃肠炎症状外，尚有明显副交感神经兴奋症状，如流涎、流泪、多汗、脉缓、瞳孔缩小等。用阿托品类药物治疗效果较好。少数病情严重者可有谵妄、幻觉、精神错乱、呼吸抑制等症状，不及时救治可引起死亡。因食牛肝蕈引起中毒者，除胃肠炎症状及精神异常外，多有幻觉（小人国幻觉症）等症状。部分病例有被害妄想等类似精神分裂症的表现，经过适当治疗可康复。

3）溶血型：由鹿花蕈引起。潜伏期为 6～12 小时。发病初期为胃肠炎症状，3～4 天后出现黄疸、血红蛋白尿等溶血现象和急性贫血、肝脾大、头痛等。给予肾上腺皮质激素、输血及保肝治疗等多可康复。

4）肝肾损害型：由毒伞属蕈、褐磷小伞蕈等引起。通常病情凶险、病死率高。临床表现可分为 6 期：①潜伏期，多为 10～24 小时，短则 6 小时、长则数天；②胃肠炎期，有恶心、呕吐、腹痛、腹泻症状，多不严重，常 1～2 天内逐渐缓解；③假愈期，胃肠炎症状缓解或消失，或仅感乏力、不思饮食等，轻度中毒者由此进入恢复期；④内脏损害期，重度中毒者在发病 2～3 天后出现肝、肾、心、脑等器官损害症状，其中以肝脏损害最为严重，可有黄疸、肝功能异常、肝大、出血倾向、肝性昏迷等表现，肾脏损害可出现少尿、血尿或无尿，甚至尿毒症；⑤精神症状期，部分患者呈烦躁不安或淡漠嗜睡，甚至昏迷惊厥等中毒性脑病症状，最终可因呼吸、循环中枢抑制或肝性昏迷而死亡；⑥恢复期，经过积极治疗的病例一般在 2～3 周后进入恢复期，各项症状体征逐渐消失而痊愈。此外，有少数病例呈暴发型，潜伏期后 1～2 天突然死亡，可能为中毒性心肌炎或中毒性脑炎等所致。肝肾损害型中毒时，首先应迅速采取排出毒物措施，食用毒蕈后 10 小时内应彻底洗胃，然后给予活性炭吸附残留的毒素，无腹泻者还要导泻排毒。其次，用二巯基丙磺酸钠进行解毒治疗，同时还应对症治疗。

5）日光性皮炎型：因食用胶陀螺（猪嘴蘑）所引起。潜伏期为 24 小时左右，机体暴露于阳光的部位出现类似日光性皮炎的症状，如颜面出现肿胀、疼痛，嘴唇肿胀外翻等。宜采取抗过敏和对症治疗。

4. 化学性食物中毒　化学性食物中毒一般发病急、潜伏期短，病情与中毒化学物剂量有关，临床表现因毒物性质不同而多样化，一般不伴有发热，也没有明显的季节性、地区性的特点，也无特异的中毒食品。化学性食物中毒发生的例数和中毒人数相对微生物食物中毒较少，但病死率较高。

（1）亚硝酸盐中毒

1）中毒原因：亚硝酸盐（nitrite）中毒是指进食了含有较大量的亚硝酸盐食物后，在短期内引起的以高铁血红蛋白血症（methemoglobinemia）为主的全身性疾病。食物中亚硝酸盐来源：①蔬菜不新鲜或腐烂、煮熟后存放过久、腌制不充分时，均可使亚硝酸盐含量增加；②将亚硝酸盐作为添加剂过量用于肉制品的腌制（如香肠、腊肉、火腿等）；③个别地区井水硝酸盐含量高（又称"苦井"水），用此水煮饭并放置过久，使食物中亚硝酸盐含量较高；④误将亚硝酸钠作为食盐食用，最低中毒剂量约为0.1g，最低致死剂量为 1.0～5.0g。

2）中毒机制和临床表现：亚硝酸盐为强氧化剂，能使机体血液中正常携氧的低铁血红蛋白氧化成不能携氧的高铁血红蛋白，从而引起组织缺氧。亚硝酸盐对周围血管也有麻痹作用。临床表现为发病急，潜伏期短者10分钟，一般1～3小时，在口唇、耳郭、指/趾甲及全身皮肤、黏膜处呈现不同程度发绀，通常称为"肠源性发绀"（enterogenous cyanosis）。同时伴有头晕、头痛、乏力、胸闷、气短、心悸、恶心、呕吐、腹痛、腹泻等症状，高铁血红蛋白占总血红蛋白的 10%～30%。重者发绀现象更明显，可有心悸、呼吸困难，甚至心律失常、惊厥、休克、昏迷等症状，高铁血红蛋白大多超过 50%。

3）急救与预防：急救包括催吐、洗胃、导泻等排毒措施，利尿、纠正酸中毒、吸氧等对症处理，应用特效解毒剂亚甲蓝（美蓝）和大剂量维生素 C。预防上主要是加强对亚硝酸盐的管理，防止误食；勿滥用硝酸盐或亚硝酸盐作为食品添加剂，严禁餐饮服务单位采购、贮存和使用亚硝酸盐（亚硝酸钠、亚硝酸钾等）；勿食存放过久或变质的或腌制时间不久（1～15 天）的蔬菜；勿用"苦井"水做饭做菜。

（2）其他常见化学性食物中毒 ①误食被有毒有害的化学物质污染的食品，如被砷化物、有机磷农药等污染的食品；②食用添加了非食品级的或伪造的或禁止使用的食品添加剂、营养强化剂的食品，以及超量使用食品添加剂的食品；③食用营养素发生了化学变化的食品，如酸败的油脂等。

（三）食物中毒调查与处理

1. 食物中毒报告制度 医疗机构在日常工作中发现疑似或确诊食物中毒的患者，应当立即向相关卫生行政部门报告，报告内容为：发生食物中毒事故的单位、地址、时间、中毒人数、可疑食物、发生的原因及已采取的措施、需要解决的问题和要求等。

医疗卫生机构和有关单位发现重大食物中毒事件后，应在 2 小时内向所在地县级人民政府卫生行政部门紧急报告。

2. 食物中毒技术处理

（1）首先对患者采取紧急处理，并及时向当地卫生行政部门和食品安全综合监管部门报告：①停止食用中毒食品；②采集患者血液、尿液、吐泻物等标本备检；③对患者急救治疗，包括急救（催吐、洗胃、清肠），对症治疗和特殊治疗（如使用特效解毒剂）。

（2）对中毒食品控制处理：①保护现场，封存并采集中毒食品或疑似中毒食品备检；②追回已售出的中毒食品或疑似中毒食品；③对明确的中毒食品进行无害化处理或销毁。

（3）对中毒场所采取消毒处理：根据不同的中毒食品，对中毒场所采取相应的消毒处理。

3. 食物中毒调查 对患者或进食者进行调查，查明中毒原因，包括引起中毒的食品、致病因子及中毒途径等，确定中毒事件的三间分布（时间、地点、人群）；对疑似引起中毒的食品及其加工过程进行调查，根据患者进餐情况的调查结果，调查人员应追踪至就餐场所或食品制作单位，对可疑中毒食品的原料、加工流程、清洁度、储存条件进行调查，同时应采集剩余的可疑物并对可能污染的环节进行涂抹采样；对食品从业人员的健康状况进行调查。

（黄国伟 杨 燕）

第七章 健康行为干预

无论是慢性病的预防还是传染病的防控,行为与生活方式因素在疾病的发生发展中占据了重要地位。基于行为与生活方式因素与疾病发生发展的关系及其可改变性,采取措施提升服务对象人群的健康相关行为,无疑是当前临床医学和预防医学的共同任务。临床医师需要学会如何以关注健康相关行为的方式与患者进行交流,发现行为改变的关键点,并应用相关的理论和技能帮助患者建立健康行为。

第一节 健康行为及其影响因素

一、行为与健康行为的概念

行为(behavior)是指在内外环境刺激下机体为适应环境所产生的反应,也是机体为维持个体生存和种族延续,在适应不断变化的环境中所作出的反应。

健康行为这一概念最早由 Kasl 等于 1966 年提出,认为健康行为是个体为了预防疾病或早期发现疾病而采取的行为。随着人们对于健康行为的认识逐步深入,目前对于健康行为的理解包括广义和狭义两个方面。广义而言,健康行为(health behavior)不仅包括个体或群体可观察到的、外显的行动,也包括人的思想活动和情感状态。David Gochmant 将健康行为定义为"与促进、维护或恢复健康相关的个体心理、情感状态和外显的行为模式"。从狭义上理解,Kasl 和 Cobb 认为健康行为是个体为了预防疾病或早期发现疾病而采取的行为,并将健康行为分为以下三类。

(1)预防行为(preventive health behavior):自认为健康者在无疾病症状情况下所采取的任何旨在维护健康、预防疾病的行为。如平衡膳食、合理运动等。

(2)疾病行为(illness behavior):不确定是否健康或自我感觉生病者所采取的任何旨在确定健康状况或寻求恰当治疗的行为。如求助行为等。

(3)患者行为(sick-role behavior):被确诊有病或自认为生病者所采取的任何旨在恢复健康的行为,包括主动获得治疗、照料、静养康复、主动休息等。

二、影响健康行为的因素

影响人行为的因素可大致分为三大类:倾向因素、促成因素和强化因素。

1. **倾向因素**(predisposing factors) 指为行为改变提供理由或动机的先行因素。它通常先于行为,是产生某种行为的动机或愿望,或是诱发产生某行为的因素,包括知识、信念、价值观、态度及自信心,以及技能能力、自我效能等。

2. **促成因素**(enabling factors) 指支持或促进行为动机或愿望得以实现的因素,即实现或达到某行为所必需的技术和资源,包括干预项目、服务、行为和环境改变的必需资源、行为改变所需的支持等。如:健康食品的供应、保健设施的配备、医务人员与诊所等卫生资源;可负担的医疗费用、可及的诊所距离、交通工具的使用、卫生保健能力;政府的重视与支持、法律与政策等。

3. **强化因素**(reinforcing factors) 指对象实施某行为后所得到的加强或减弱该行为的因素,这类因素通常来自行为者周围的人,如家人、医师、教师、同伴、长辈等;也包括行为者自己对行为后果的感受等。

事实上,无论是倾向、促成或强化因素,都反映了人的行为受到多个层次上不同因素的影响。例如,倾向因素往往和个体的认知、态度等有关,但也会受到家庭和社会环境的影响。强化因素可以来自家庭或组织,也可以来源于自我激励。促成因素则更多来自社会层面。健康行为的生态学模型强调人们的行为受多重环境的影响,若按照层次来描述它们之间的关系,则形成如图 7-1 所示的健康行为生态学模型。在这一模型中,影响人的行为的因素有 4 个层次,由小到大依次为个体、人际、组织机构、社区(文化、经济和政策)因素。该模型认为,健康行为的发生发展受到多个水平的因素影响:个体水平,家庭、朋友等人际水平;组织、群组水平;社区、社会水平。同时,在这些因素和水平间存在相互联系,即人的行为与环境是相互作用的。

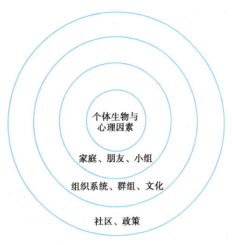

图 7-1　健康行为的生态学模型

健康行为的生态学模型提倡多学科、多部门、多项目间的合作。如在烟草控制领域,立法部门通过制定和实施无烟政策保护非吸烟者的权利,保证室内公共区域无烟;媒体抵制烟草公司的广告与赞助,并积极传播烟草控制的信息;社区医务人员把戒烟劝导作为日常工作的重要内容;学校将无烟教育贯穿于青少年的健康教育中;家庭成员积极支持吸烟者戒烟。上述这些干预作用于环境的各个层面,是社会各界在各方面对控烟工作的共同贡献。

第二节 | 健康教育与健康促进

健康教育和健康促进旨在促使人们建立和形成有益于健康的行为和生活方式,以消除危险因素,更好地促进和保护公众健康。健康教育和健康促进是健康教育学在公共卫生和医学领域的实际应用,目的是促进人群的健康和福祉。在人群的具体实践过程中,不仅需要遵循科学的原则,更强调艺术性地尊重干预对象的人文背景和心理特性,使人们心悦诚服地采纳健康的建议,愉快地实践健康行为,在改善健康的同时也提升自身的幸福感。

一、健康教育的概念

(一) 健康教育的定义

健康教育(health education)是有计划地应用循证的教学原理与技术,为学习者提供获取科学的健康知识、树立健康观念、掌握健康技能的机会,帮助他们做出有益健康的决定和有效且成功地执行有益健康的生活行为方式的过程。健康教育既是引导人们自愿采取有益健康行为而设计的学习机会,也是帮助人们达成知行合一的实践活动,其核心是健康行为的养成。

(二) 健康教育的五个主要环节

健康教育是由健康教育的教学者(健康教育工作者)把健康相关的信息(health related information)借以教学活动(educational activities)传达给学习者(learner),从而把人类有关医学或健康科学的知识和技术转化为有益于人们健康的行为。这个过程包括如下五个主要环节。

1. **教学者**　根据健康教育的属性,专业性健康教育工作主要由医疗卫生机构中的公共卫生医师、临床医师或健康教育老师承担,普及性健康教育工作主要由担负基本公共卫生服务任务的基层卫生工作者和社区社会工作者承担。

2. **健康相关的信息**　科学地选择健康相关信息的原则:第一是确保信息的正确性,且对提升人们的健康是有益的;第二是证据充分,即选择有循证结论(evidence-based findings)的健康相关信息;第三是要适合学习者的需求。

3. 教学活动　健康教育的教学活动涉及一系列的教学方法和技巧,从狭义上看主要包括个体咨询、指导,人际和小组活动,课堂讲授、培训、训练,各种媒体的传播等;从广义上看,一切有目的、有计划的健康知识传播、健康技能传授或健康相关行为干预活动都属于健康教育范畴。

4. 学习者　学习者可以是个人,也可以是团体(如学校的学生、企业的员工、医院的患者),或没有确定边界的公众。健康教育不是单向的健康信息传递,而是以学习者为中心,让学习者针对自身来发现问题,在亲身参与中实地体验和学会实践的技能。

5. 效果　健康教育的目的是通过开展教育活动,提高健康素养,增强人们自身的健康决策能力,作出有益于健康的理智决定和明智选择(个人增权和社区增权),让人们养成有益于健康的生活行为方式,激发人们对社区健康议题的重视和参与改善健康的社区行动,从而维持、促进和改善个人和社区的健康。

(三) 健康教育与增权

健康教育的目的是让人们作出有益于健康的理智决定和明智选择。这与健康教育学的一个重要概念"增权"有关。增权(empowerment)是指人们增强对决定他们生命事件掌控力的过程,即有能力对决定自身健康的问题作出明智的选择。增权的核心是:它不能够被给予,必须是自己获得。在健康教育活动中,如果专业人员仅仅利用专业知识的优势,强制要求服务对象必须做的事情,而服务对象只是处于被动接受的地位,可能导致服务对象表面的服从和内心的抗拒。而且由于剥夺了服务对象为自己作决策的机会,也会损害服务对象的自尊和自信心,不利于其行为的改变和生活幸福感的提升。

另外,人的行为在很多场合也受到法律的约束。我们在讲述健康促进时会提及应用立法来规范人们的健康行为。但与健康相关法律约束人的行为不同,健康教育是一个内化和增权的过程,通过教育,人们由衷、自愿和乐意地采纳某一健康相关行为,而健康相关法律是借以法律的条文禁止或取缔违法行为。法律的管束可以在短时间内看到人们行为的改变,但外在的改变必须也要让人们内在信服。这就需要加强健康教育,使人们因受到规制而产生的行为改变逐渐通过内化变成可持续的自觉行为。所以,遇到威胁性大或紧急的一些公共卫生问题,借助法律来约束特定的行为是必要的,但同时还应该采取健康教育帮助人们养成自觉自愿的良好的健康行为。

(四) 健康教育与健康素养

健康教育与健康信息及现代信息化技术密切相关。在高度信息化的当今社会,如何寻求和辨识科学的健康相关信息成为人们关心的问题。如何正确地获取、理解、甄别和应用健康信息,即健康素养,成为学术界、政府和社会关注的议题。

1. 健康素养的定义　健康素养(health literacy)是在进行与医疗服务、疾病预防和健康促进有关的日常活动时,获取、理解、评价和应用健康信息来做出健康相关决定以维持或提高生活质量的知识、动机和能力。健康素养是一种可由后天培养训练和实践而获得的技巧或能力,它包含阅读书面材料,以及听、说、写和计算等一系列对人维持健康产生影响的能力。在人的一生中,随着时间和情境的变化,健康素养也在不断地发展,贯穿于整个生命全程。健康教育和健康促进是提高健康素养的主要手段。健康教育不仅在于增加人们的健康知识,更在于让人们能通过获取、理解、评价和应用健康信息作出合理的健康决策,从而维持或提升自身的健康水平。健康素养可以作为衡量个体或者群体是否有能力保持健康的指标,同时也是健康促进与健康教育干预效果的评估指标。

2. 健康素养的理论框架　根据健康素养的定义以及其应用的层面,世界卫生组织欧洲区办事处(EU WHO)从健康信息处理过程中所涉及的获取、了解、评价及应用 4 个过程以及在医疗服务、疾病预防和健康促进 3 个层面所形成的 12 个维度,构建了健康素养整合模型的理论框架,如图 7-2 所示。

在这个整合模型的理论框架中,同心椭圆形的中心是健康素养的核心要素,即处理健康有关信息的四个过程(获取、理解、评价、应用)和所涉及健康相关的知识、能力和动机。获取、理解、评价、应用这四方面各代表一个维度,既需要信息接收者本人特定的认知能力和理解力,也取决于所提供信息的特性,即:健康信息的易理解度、切合度和可信度都会影响健康信息的获取和使用;对信息的处理和评价受术语、信息的复杂性等影响;能否有效地应用信息取决于对信息的综合理解力。

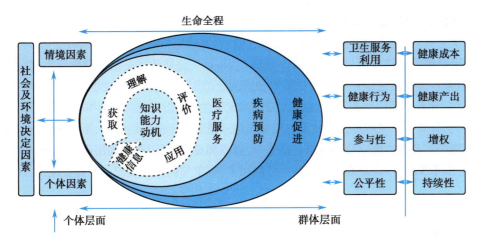

图 7-2　健康素养整合模型的理论框架

在同心椭圆中心以外有三个不断扩大的同心椭圆,是健康素养的核心要素,贯穿公众在健康领域的三大方面:①身为患者,则处在医疗服务系统中;②具有疾病风险的状态,则处在疾病预防系统中;③作为健康公民,则与社区、工作等场所中的健康促进工作有关。人们在这三层面上通过所具备的健康素养,能够运用基本的听说读写和计算技能以获得并理解必要的信息,也能够对信息进行批判性的分析和评价,克服个人、社会和经济上的障碍,自觉采取健康行为,为健康负责。处理健康信息过程中的四个维度具体体现在这三个层面上,由此形成了健康素养 3×4 的矩阵模型。

健康素养整合模型图形左侧所展现的影响因素按逻辑由近及远进行排列,个人因素和情境因素为近端影响因素,社会和环境因素为远端影响因素。健康素养和健康相关产出之间的联系表现在图形右侧,包括:卫生服务的利用与健康成本、健康行为与健康产出、参与性与增权,以及公平性与可持续性。

该整合模型图形的上侧表明健康素养与整个生命全程息息相关,下侧则展现出健康素养从个体扩展到群体,结合上面所说的三个层面,健康素养整合到了"临床"与"公共卫生"领域之中,强调了健康素养在三级预防以及减轻医疗负担方面的作用。

二、健康促进的概念

(一) 健康促进的定义

随着对行为改变研究的不断深入,人们逐步认识到影响个人和群体的行为不仅受到个体因素的影响,物质和社会环境在内的行为背后的因素起到更大的作用,而仅针对个体行为的健康教育所能取得的效果有限,因此将健康教育和支持性环境结合起来的健康促进越来越受到学者、政府和社会的关注。1986 年,世界卫生组织在加拿大首都渥太华召开了第一届国际健康促进大会,发布了《渥太华宪章》(Ottawa Charter),提出了健康促进的定义、内涵、行动领域和基本策略。《渥太华宪章》指出,健康促进(health promotion)是"促使人们维护和提高他们自身健康的过程"。同时指出,健康促进是一个综合的社会政治过程,它不仅包含了加强个人素质和能力的行动,还包括改变物质、社会环境以及经济条件,从而削弱它们对大众及个人健康的不良影响。2005 年,世界卫生组织《曼谷宪章》又重新把健康促进定义为"增加人们对健康及其决定因素的控制能力,从而促进健康的过程"。

作为一个综合社会政治过程的健康促进,健康促进不仅针对行为的改变,同时也强调了个人、社会、政治、公共资源等各种因素对健康的影响,并针对这些决定健康的多种因素切实采取综合的行动。因此,健康促进是健康、教育、经济、政治、社会等有组织行动的组合,以整个政府和全社会的健康共治路径,对环境、立法、组织、社区和个人等各方面进行干预,从而改善人们的态度和行为、建立社会和物质的健康支持性环境,提高人们的健康水平和福祉。

(二) 健康促进的行动策略

《渥太华宪章》指出了健康促进的 5 大行动领域。

1. 制定健康的公共政策(build healthy public policy) 公共政策是指由政府负责制定且影响公众利益的政策。健康促进强调了政府决策对健康问题的影响,重申政府在促进公众健康中的责任,要求不同层面和各个部门的决策者,以"大健康和大卫生"为指导,将健康列入本部门的议事日程,将健康融入所有政策。在制定公共政策时要确保该政策有益于公众的健康,至少不得对公众的健康有害,即健康公共政策。健康公共政策包括法令、规章和规范,可以在不同层面上制定。健康公共政策的实施有助于保护社区、家庭和个人远离危险因素,寻求如何实现资源的平等分配,实现健康的公平性。

2. 营造支持性环境(create supportive environments) 营造支持性环境是指在促进人群健康的过程中,必须使物质环境、社会经济和政治环境都有利于健康,保证环境与人类的协调和可持续发展。健康促进通过营造一种安全、舒适、满意、愉悦的生活和工作条件,使人们便于做出最利于健康的选择。人们在这样的环境下培养良好的生活行为方式,同时也保证环境对公众健康产生积极有利的影响。

3. 强化社区行动(strengthen community action) 如果说制定健康公共政策强调了自上而下的政府决策以保证最大多数的受益者,社区行动则体现了自下而上的群众参与。社会公正与平等是人民获得良好健康状况和幸福生活的先决条件,民主和对人权的尊重是社会公正、和平的内在品质。因此,如果没有个人和社区居民的参与,就不可能创建和谐健康的环境。健康促进的另一项策略就是通过具体和有效的社区行动(包括确立优先问题、做出决策、设计策略及其实施和评价),以达到更健康的目的。在这一过程中,核心问题是让社区拥有当家作主、积极参与和主宰自己命运的权力,即对个人和社区增权。它是一个社会、文化、心理或政治的过程,个人或团体通过这一过程表达他们的需求、在制定决策过程中阐明他们的想法,并参与实现他们需求的政治、社会和文化的行动。人们通过参与这一过程,体验他们生活的目标与采取行动实现这些目标之间的紧密联系,以及他们的努力和生活结局之间的关系,增强社区成员对社区的归属感,以及对健康的拥有权和控制权,从而提升社区、组织和个体的健康掌控力,即社区增权。

社区增权(community empowerment)是强化社区行动的核心,它指通过集体决策和行动,更大程度地影响和控制他们所在社区的决定健康与生活质量的因素,这是社区健康行动的重要目标。社区增权通过动员群众参与解决健康问题的决策过程,保证决策的有效性,消除社区成员的无助和失落感,从而促进社区乃至社会的进步。另外,社区增权的重要性还在于人的行为受社会力量的支配,所以,要改变个人的行为,必须改变其社会条件,使个人通过参与集体行动和制定有效策略使行为得到强化,从而提高个人有关健康的权利和责任的意识,加强个人保健、发展个人能力和健康的生活方式,而不是简单地把个人不良的行为方式归咎于该行为本人,从而造成责怪受害者(victim blaming)倾向。

4. 发展个人技能(develop personal skills) 健康促进通过健康教育,提供健康相关信息、提高生活技能和创建支持性环境支持个人和社会的发展。发展个人技能,不仅仅意味着养成健康的生活方式,更使群众能更有效地维护自身的健康和所生存的环境,并作出有利于健康的选择,即个体层面的增权。除了影响人们对生活方式的选择,增权更能促成人们终身学习,了解人生各个阶段的健康特点、掌握处理慢性病和伤害的方法,作出健康的选择,最终改善自身的健康。学校、家庭、工作场所和社区都有责任帮助人们发展个人技能。

5. 调整卫生服务方向(reorient health services) 卫生部门是健康促进的关键倡导者,卫生服务是健康的社会决定因素之一。卫生系统和卫生服务方向的重新调整,就是要使之满足健康促进和疾病预防的需求,从以供给为导向的片段化模式转变为以人群和社区为中心的卫生服务,加强社区卫生服务、疾病预防和健康促进的服务和体系建设;同时需要调整政府内部和政府之间的工作关系,以实现全民健康覆盖(universal health coverage,UHC)体系中的健康改善和公平性的最优化。

（三）健康促进的三项基本策略

在上述五大行动领域中,健康促进主要采取如下三项基本策略。

1. **倡导**（advocate）　是指提出有益的观点或主张,并尽力争取其他人给予支持的一种社会活动。健康促进通过倡导制定健康公共政策,动员社会共同关心健康和参与有益健康的活动,促使人们共同努力,主动控制和改变这些影响因素,实现健康共治,使之朝着有利于健康的方向发展。

2. **增强能力**（enable）　是指增强人们控制健康决定因素的能力,与前面介绍的增权同义,包括健康素养的提高以及在健康方面作出正确选择和决定的能力。人们只有通过增强控制健康决定因素的能力,并能够平等地得到健康的机会和资源,才能在保护和促进健康方面提升责任感、效能感、获得感和自主意识,从而采取有益于健康的决定和行动。

3. **协调**（mediate）　控制健康的影响因素,实现健康的愿望,仅仅靠卫生部门是无法实现的,需要协调各利益相关方,建立伙伴关系,共同努力。政府机构、卫生部门和其他社会经济部门、非政府和志愿者组织、地方权威机构、企业和媒体等都是利益相关方,个人、家庭和社区成员都应该积极参与。为了促进人群健康,专业人员、社会机构和卫生服务人员应承担社会协调责任,同时应保证健康促进的策略和项目切合本地区的实际需要,并考虑到不同的社会、文化和经济系统对这些策略和项目的接受程度。

（四）健康共治

健康共治（governance for health）是指各级政府及其相关部门以"整个政府和全社会的路径"（whole-of-governments and whole-of-society approach）引导社会组织、企业和公众为了健康和福祉共同采取的行动。第九届全球健康促进大会的《上海宣言》提出了"健康共治",强调以"整个政府和全社会的路径"来应对当今社会所面临的健康问题和挑战,突出全球、国家、地方和社会事务的共治,并为此构建多元主体共同参与的平台、完善多元主体平等协商的机制,从而激发社会活力,其落脚点是全体人民的健康和福祉。如图 7-3 所示,健康促进通过健康教育,提高个人和公众的健康素养以及强化社会的健康倡导,同时通过健康共治,制定和实施健康的公共政策和动员全社会的参与,营造健康的支持性环境(包括社会和物质环境),促成健康的生活行为方式,结合重整卫生服务方向,从而促进人群健康和福祉。健康促进的出现标志着对行为干预的重点开始从"健康的选择"到"使健康选择成为简单选择"的转变。所以,健康促进的范围可以简单地总结成一个公式:健康促进 = 健康教育 × 健康共治。公式表明健康教育与健康共治不是简单的相加,而是相乘、协同的关系。

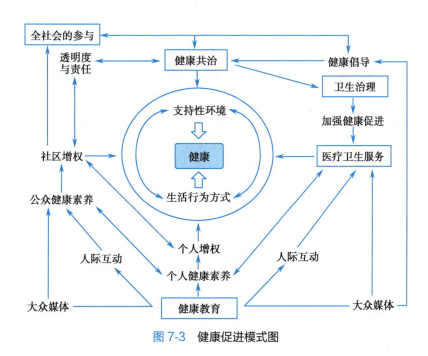

图 7-3　健康促进模式图

(五) 健康教育与健康促进的关系

健康教育与健康促进密不可分。健康促进是健康教育发展到一定阶段后的产物;在概念上,健康促进包括了健康教育,而健康教育是健康促进策略中最活跃的一部分。健康促进通过倡导、增强能力和协调,促使人们承担对健康应负的责任,推进有益于健康的公共政策改革和支持性环境的创建,推动有益于健康的社会行动的实施。健康促进实质上是政治和社会运动,通过健康共治,制定和实施健康的公共政策和动员全社会的参与,来营造健康的支持性环境,使"健康的选择成为简单的选择"。而健康教育是帮助个体和群体掌握健康知识和技能,提高健康素养等内化的作用,作出"健康的选择",提高自我保健能力,养成有益于健康的行为和生活方式的过程。健康教育是健康促进的重要策略和方法之一,是重要的基础和先导,融合在健康促进的各个环节之中。无论是健康政策开发还是社会动员,无论是倡导还是增权,都要首先对人们开展健康教育,提高健康素养,帮助人们树立正确的健康意识,掌握必要的健康知识和技能。但健康教育必须以健康促进战略思想为指导,健康教育欲改善人们的行为必须得到环境和政策的支持。总之,健康教育无法脱离健康促进,健康促进也不能没有健康教育。

第三节 ｜ 常用的健康行为相关理论

没有理论指导的实践是盲目的实践。在开展健康行为干预时,学习健康行为相关理论能帮助我们分析内外部影响因素对健康相关行为的作用,探索行为改变的动力和过程,确定健康教育活动最佳的目标,制定有效的干预策略和措施,以及评价健康教育干预的效果等。

根据上述健康生态学模型,健康相关行为理论可分为三个水平。

1. 应用于个体水平的理论　如健康信念模式(health belief model,HBM)、阶段变化理论(transtheoretical model and stage of change,TTM)、理性行为理论和计划行为理论(theory of reasoned action and theory of planned behavior)等。

2. 应用于人际水平的理论　如社会认知理论(social cognitive theory,SCT)。

3. 应用于社区和群体水平的理论　如社区组织模型(community organization model)、创新扩散理论(diffusion of innovation)。

根据关注的对象不同和目标行为类型的不同,需要应用不同的理论或同时运用多个理论。下面着重介绍在个体和人际水平上常用的几个理论。

一、健康信念模式

健康信念模式是最早运用于解释个体健康行为的理论模型,是目前接受程度较高也相对成熟的健康行为改变理论。半个世纪以来健康信念模式被成功地用于促进安全带使用、遵医行为和健康筛检等领域。

健康信念模式的基本内容　健康信念模式认为要使患者接受建议而采取某种有益健康的行为或放弃某种危害健康的行为,需要具有以下几方面的认识。

(1) 察觉到某种疾病或危险因素的威胁,并进一步认识到问题的严重性。

1) 对疾病严重性的认识(perceived seriousness of the condition):指个体对罹患某疾病的严重性的看法,包括人们对疾病引起的临床后果的判断,如死亡、伤残、疼痛等;以及对疾病引起的社会后果的判断,如失业、经济压力、社会关系受影响等。

2) 对疾病易感性的认识(perceived susceptibility to an ill-health condition):指个体对自己罹患某疾病或陷入某种疾病状态的可能性的认识,包括对医师相应判断的接受程度和自己对疾病发生、复发可能性的判断等。

(2) 对采取某种行为或放弃某种行为的结果的估计,相信这种行为与上述疾病或危险因素有密切联系。包括认识到该行为可能带来的好处,同时也认识到采取行动可能遇到的困难,包括两个方面:

1）对行为益处的认识（perceived benefits of specified action）：指人们对于实施或放弃某种行为后，能否有效降低患病的风险或减轻疾病后果的判断，包括减缓病痛，减少疾病产生的社会影响等。只有当人们认识到自己的行为有效时，人们才会自觉地采取行动。

2）对实施或放弃行为障碍的认识（perceived barriers to take that action）：指人们对采取该行动的困难的认识。如有些预防措施花费太大、可能带来痛苦、与日常生活的时间安排有冲突、不方便等。对这些困难的足够认识并找到解决方法，是使行为改变并巩固持久的必要前提。

（3）自我效能（self-efficacy）：指一个人对自己实施或放弃某一行为的能力的自信，相信自己能通过努力成功地采取一个导致期望结果（如戒烟）的行动。自我效能的重要意义在于当认识到采取某种行动会面临的障碍时，需要有克服障碍的信心，才能完成这种行动。

（4）行为线索（cues to action）：指的是诱发健康行为发生的因素，是导致个体行为改变的"最后推动力"，指任何与健康问题有关的促进个体行为改变的关键事件和暗示，包括内在和外在两方面。内在线索包括身体出现不适的症状等，外在的线索包括媒体对有关健康危害行为严重后果的报道、医师的劝告、家人或朋友的患病体验等。实际上健康教育项目的开展也是一种行为线索。行为线索越多，权威性越高，个体采纳健康行为的可能性越大。

健康信念模式也关注社会人口学特征对健康的影响，如年龄、性别、民族、人格特点、社会阶层、同伴影响，以及个体所具有的疾病与健康知识。具有卫生保健知识的人更容易采纳健康行为。不同年龄、性别、个性特征和生活环境的人对采纳健康行为的态度和采纳程度并不相同。

整合上述各因素可以得到健康信念模式图（图7-4）。

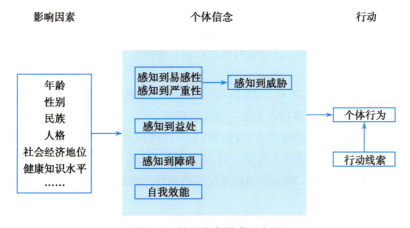

图 7-4　健康信念模式示意图

健康信念模式的核心是个人对疾病易感性和严重性的认识，对预防性行为的益处和障碍的认识。因此干预措施的目标是改变个人不切实际的想法。例如，一个多性伴的女性不愿意接受人类免疫缺陷病毒检测。如果是因为她认为自己身边没有艾滋病患者，自己并无感染人类免疫缺陷病毒的风险，则咨询的重点应该告知她目前多性伴行为增加了感染艾滋病的风险；如果她认为艾滋病不是严重的问题，有些人已经被治愈，则咨询的目标应该强调艾滋病的严重性以及对于患者健康的巨大威胁。如果她觉得一旦感染了该病，检测也没有意义，则咨询的重点是告知早期诊断和及时治疗可以大大提高艾滋病患者的健康水平和生活质量。如果她觉得人类免疫缺陷病毒检测有太多障碍，如担心保密性和费用等，则应该和她积极沟通克服这些障碍的信息（例如告知艾滋病检测的免费、匿名服务等）。

二、行为改变的阶段变化理论

为什么对于没有戒烟意愿的人们单纯提供戒烟方法收效甚微？Prochaska 和 Diclemente 通过研究吸烟者戒烟过程发现人的行为的改变必须经过一系列过程，因此他们针对行为变化的不同阶段提出了阶段变化理论。由于整个变化过程跨越且联结了许多理论，所以又称为跨理论模型。阶段变化理论将行为变化解释为一个连续的、动态的、由 5 个阶段逐步推进的过程。该理论注重个体内在因素，并认为人们修正负向行为或采取正向行为实质上是一种个人决策过程。最初该理论应用于戒烟行为的探讨，但很快被推广至酒精及物质滥用、饮食失调及肥胖、高脂饮食、艾滋病预防等方面的行为干预研究。

阶段变化理论最突出的特点是强调根据个人和群体的需求确定健康干预策略的必要性。该理论除了重视变化过程外，特别强调应选择适宜的项目以满足人们真正的需求和适合各种人的具体情况，而不要企图将同一个策略应用于所有人群。

行为变化阶段（stages of change）　阶段变化理论认为人的行为变化通常需要经过以下 5 个阶段（图 7-5）。

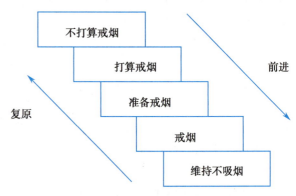

图 7-5　阶段变化理论示意图（以吸烟为例）

（1）无打算阶段（precontemplation）：处于该阶段的人没有在未来 6 个月内改变自己行为的考虑，或有意坚持不改。可能的原因是还没有意识到自己行为存在的问题，也可能是以前曾尝试过改变，但因失败而觉得没有能力改变。这两种情况下，人们可能避免想到或提及其目前所具有的危害健康行为。

（2）打算阶段（contemplation）：处于该阶段的人打算在未来 6 个月内采取行动，改变疾病危险行为。这个阶段的人们已经意识到自己行为存在的问题，也已理解行为改变后的好处，但同时也觉察到改变行为可能遇到一些困难与阻碍，在好处与困难之间权衡而处于一种矛盾心态，因而可能长期停留在这个阶段，不再继续前进。

（3）准备阶段（preparation）：进入"准备阶段"的人将于未来 1 个月内改变行为。处于该阶段的人们对所采取的行动已有具体打算或者采取一些准备措施。

（4）行动阶段（action）：在此阶段的人在过去的 6 个月内行为已经有所改变。在行为阶段变化模式中，并非所有的行动都可以看成行为改变。行为的改变必须符合专业判断已达到足以降低疾病风险的程度。如对于戒烟干预而言，减少吸烟量并没有达到行为改变，完全不吸烟才意味着改变了行为即进入行动阶段。

（5）行为维持阶段（maintenance）：处于此阶段的人已经维持新行为状态达 6 个月以上，已达到预期目的。人们努力防止旧行为复发，但对于行为的转变已经比较自信，不易再受到诱惑而复发旧行为。

在 5 个阶段的变化过程中还包含了 10 个认知和行为步骤，如表 7-1 所示。

实践中，为保证行为干预的有效性，医学工作者必须先了解目标人群在各行为阶段的分布，分析其不同的需要，然后有针对性地采取措施帮助对象进入下一阶段。在无打算阶段、打算阶段，应重点促使他们进行思考，认识到不健康行为的危害、权衡改变行为的利弊，从而产生改变行为的意向、动机；在准备阶段和行动阶段，应促使他们针对不健康行为对于自身、他人和环境的影响做出评判，尽快开始改变危害健康的行为；这一阶段也应促使参与者做出改变行为的承诺；在行为维持阶段，应改变环境来消除或减少诱惑，通过帮助建立自我强化和学会信任来支持行为改变；该阶段应了解参与者行为改变的障碍并对于如何解决做出建议，并提供足够的社会支持。如干预不理想或不成功，对象的行为会停留在某一阶段甚至倒退。

与健康信念模式不同的是，阶段变化理论是从一个动态的过程来描述人们的行为变化，而健康信念模式则是从行为诱发因素的角度来探讨人们行为变化的原因。但是两者并非割裂。在无打算阶段以及打算阶段，可以应用健康信念模式，使患者认识到行为导致疾病的严重性与易感性，以及行为改变的好处与障碍，从而提高行为改变的动机。

表 7-1　不同行为变化阶段的行为变化过程

行为变化阶段	行为变化过程
无打算阶段和打算阶段	a. 提高认识（consciousness raising）：增加对危险行为的认识，包括行为的原因、后果和治疗方法 b. 情感唤起（dramatic relief or emotional arousal）：意识到如果采取适当的行动，可以降低不良行为带来的负面影响 c. 环境再评价（environmental reevaluation）：在认知与情感上对自己的健康风险行为对社会环境产生的影响进行评价，例如评估自己吸烟对他人健康的影响
打算阶段	自我再评价（self-reevaluation）：在认知与情感上对自己的健康风险行为进行自我评价，认识到行为改变的重要性
准备阶段	a. 自我解放（self-liberation）：在建立行动信念的基础上，做出要改变行为的承诺 b. 社会解放（social-liberation）：意识到社会环境在支持健康行为
行动阶段与维持阶段	a. 反思习惯（counterconditioning）：认识到不健康行为习惯的危害，学习一种健康的行为取代它 b. 强化管理（reinforcement management）：增加对健康行为的奖赏，反之实施处罚，促进健康行为的发生 c. 刺激控制（stimulus control）：消除诱发不健康行为的因素，增加有利于行为向健康方向改变的提示 d. 求助关系（helping relationships）：在健康行为形成过程中，通过社会支持网络寻求支持

阶段变化理论的局限性：①对环境的影响作用考虑较少；②此模式是对行为变化的描述性解释，而不是原因性解释；③各阶段间的划分和相互关系不够明确。

三、社会认知理论

与前述的个体水平的健康信念模式与阶段变化理论不同，社会认知理论属于人际水平的行为改变理论，是可以用来解释广泛人类行为包括健康行为的综合行为理论，也是为设计行为干预措施而最广泛使用的理论。

社会认知理论源于社会学习理论（social learning theory，SLT）。社会认知理论的主要观点认为：个体在特定的社会情境中，并不是简单地接受刺激，而是把外界刺激组织成简要的、有意义的形式，并应用已有经验决定行为方式。例如，结识陌生人时，我们首先确定是在什么场合，对方的职业、地位、性格等，对方在做什么，其意图、动机及对自己的期望是什么，然后再决定做出何种反应。

社会认知理论多年来应用于理解健康相关行为，并进而设计促使有利健康的行为形成的健康教育干预活动，积累了很多成功经验，日臻成熟。

1. 社会认知理论的主要概念　表 7-2 列出了社会认知理论框架涉及的主要概念。

2. 社会认知理论的主要内容　社会认知理论认为，个体的行为既不是单由内部因素驱动，也不是单由外部刺激控制，而是行为、个人的认知和其他内部因素、环境三者之间交互作用所决定的（图 7-6）。环境、行为、个人三者之间的交互作用因人而异，并因特定行为和行为发生的特定情形而不同。

（1）交互作用：交互作用因素包括个体认知因素与行为的双向交互。人的思想、情绪、期望、信念、自我知觉、目标和意向、生物学特性（如性别、种族、气质和遗传易感性）与人的行为可产生交互影响。例如人的期望、信念会决定自己的行为方式与方向；反过来所采取的行为又会影响自己的思想和情绪。

环境和个人特性的双向作用表现为人的期望、信念和认知能力的形成和改变要受到环境中社会因素与物质因素的影响。这些社会影响通过诸如榜样的作用、指导和社会规劝等因素能传递信息改变认知。反过来，人们的认知和意识成为社区或者社会文化的一部分。

环境和人的行为之间也有双向交互作用，人是其环境的产品和生产者。人的行为将会决定他们暴露于环境的方式，而行为又被环境改变。交互决定论认为人有能力影响自己的命运，同时也承认人们并非自己意愿的自由行动者。

表 7-2　社会认知理论的概念及其在健康教育中的运用

概念	定义	应用
环境（environment）	客观存在的外部因素	提供机会和社会支持
情境（situation）	个人对外部环境的理解	修正错误观念,促进健康规范的形成
行为能力（behavioral capability）	执行特定行为的知识和技能	通过技能培训,促进主动学习
结果期望（outcome expectation）	预期的行为结果	模拟健康行为的有利结果
结果预期（outcome expectancies）	对特定的行为结果的价值的判断,把预期的行为结果量化	展示行为改变有意义的结果,突出其正向意义
自我控制（self-control）	对针对目标的行为或行为实施的个人调节	提供目标设定、决策、问题解决、自我监督和自我奖励的机会
观察学习（observational learning）	通过观察其他人的行为和结果而形成自己行为的过程	提供目标行为的角色模式
强化（reinforcements）	对行为的应答,可进一步增强该行为发生的可能性	促使自我奖励和激励
自我效能（self-efficacy）	个人对实施某特定行为并克服困难的信心	通过能确保成功的小步骤开始行为改变
情感性应答反应（emotional coping responses）	个人处理感情刺激的策略和战术	提供处理紧张和解决问题的培训,包括实践针对因情景而产生的情绪的应对技能
交互决定论（reciprocal determinism）	在个人、行为和环境的动态交互影响中形成行为	考虑促使行为改变的多种因素,包括环境改变、技能和个人变化

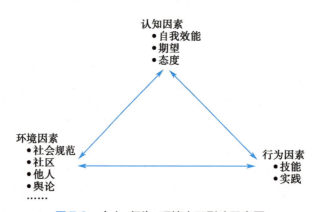

图 7-6　个人-行为-环境交互影响示意图

（2）观察学习:社会认知理论对个体如何通过观察来学习,了解社会环境,进而形成行为作了系统说明。事实上人类的大多数行为都是通过观察学会的,模仿学习甚至可以在既没有示范也没有奖励的情况下发生,个体仅仅通过观察其他人的行为反应,就可以达到模仿学习的目的。人的不良行为也常常是通过这一途径而形成,如模仿娱乐明星的吸烟行为。同理,健康教育也可以通过榜样的示范作用,诱导人们建立有利健康的行为。行为一旦形成,则由三个方面调节与维持:①刺激,特定刺激可以决定某些特定行为在适宜的时间出现;②强化,在出现积极行为时予以奖励;③认知,把行为同内在标准比较,提供自我强化或惩罚,从而指引行为。

观察学习需要以下条件:第一,必须引起注意,才能使其接受有关的外界刺激加以学习;第二,要将观察的行为保持在记忆中,以便在一定的情境中加以模仿;第三,需具有言语和动作能力,才能模仿一定的行为;第四,要有适当的动机,才会促进学习的效率;最后,应在实施正确行为之后加以强化。

（3）自我效能:自我效能是社会认知理论的核心内容,它对行为的形成、改变和维持至关重要。自我效能是一种信念,即相信自己能在特定环境中恰当而有效地实施某种行为。自我效能不同于一般意义上的自信,它是对特定能力的自我认识,并以多种方式影响着人们的知觉、动机、行动及其效果。在行为实践中,在能力训练和强化刺激下,自我效能会逐渐增强。

（4）情感:情感的控制也是行为形成和转变的重要因素。在行为形成和改变的过程中会出现一些情感性问题,包括心理性的防御机制。例如,表现出否定新行为、美化旧行为的倾向;或者感到紧张,有压力等。这种情感干扰在不同的个体和不同的文化环境中有很大不同。如人们对体重超重持负向态度,会使超重者产生焦虑情绪,这可能使他们以进食来缓解焦虑,结果使情况更加恶化。在戒除一些成瘾性行为时,也往往由于戒断反应出现焦虑、情绪低落等改变。因此健康教育者需要考虑如何帮助行为改变者控制自己的情绪。

（5）环境:环境在人们健康行为的形成中有非常重要的作用。环境通常通过人的主观意识(情境)起作用。当人们意识到环境提供了采取某类行为的机会时,人们可能克服障碍而形成该行为。如当工作场所禁止吸烟,员工戒烟成为风尚,其中的吸烟者就容易克服种种困难而戒烟。当人们没有察觉到环境提供的机会时,环境的影响力也会受到限制。人的认知活动决定了在多种外部因素中的哪些是可以被观察到的,进而影响个体如何应对环境。没有认知的参与,就没有真正意义上的对教育的接受。环境也通常是个人和人际行为互动的结果。例如儿童喜好某些食品的行为就受到家长喜欢吃哪些食品,在家里能得到哪些食品,以及在当地或在当时能够得到哪些食品等因素的综合影响。

（6）强化:强化是指能使今后行为频率增加的结果。强化理论(reinforcement theory,RT)认为行为发生(或再发生)与否及其频度同"行为前件"和"行为后件"有关。行为前件指能引发某行为的提示性事件或事物,如摆在桌上的烟盒引发吸烟者的吸烟行为,"桌上的烟盒"即为行为前件;行为后件指紧接着某行为的结果而发生的,能对该行为再发生与否和发生频度、强度产生影响的事件。如参加锻炼而受到父母鼓励,有可能促使孩子今后更多地参加体育活动,父母的鼓励即为行为后件。强化指通过改变行为后件使行为反应发生频度提高的技术。能够提高行为反应频度的条件性事件(行为后件)称为强化因素。

强化可分外部强化和内部强化。外部强化一般通过他人的反应或其他环境因素来实现。人们通过观察了解到周围的人对某些行为的正面反应,因而自己的行为受到强化。这些行为可能是自己的行为,也可能是他人的行为。例如儿童可以观察其父母的饮食习惯、饮酒或吸烟行为是否得到周围人的赞赏或批评。在学习过程中,体会到周围环境对行为价值的判断,还有助于产生效果期望。内部强化来自个人的经验或自身的价值观。结果预期和结果期望是影响内部强化的重要因素。结果期望是通过在类似情境中的经验,观察(或听说)其他人在该情境的情况,使人们相信这样做会达到某种预期的结果。如青少年从对成人或同伴的观察中形成吸烟好玩、令人激动或使自己显得更成熟的预期。相应地,健康教育项目应让孩子讨论吸烟的负面后果,怎样承受拒绝吸烟所产生的压力等。结果预期,即对行为结果的感知和价值判断,能进一步加强内部强化的作用。根据刺激的性质,强化也可以分为正向强化和负向强化。正向强化是指在行为发生后呈现愉快刺激来使得今后特定行为增加,如人们参加锻炼后感觉愉快轻松,这种愉悦的正向强化增加了今后的锻炼行为;负向强化是指行为发生后,不愉快的刺激得以消除或终止,从而使今后类似行为增加。例如痛风患者通过减少食用高嘌呤食物来减少疼痛,从而增加合理饮食行为。

惩罚与强化相反,惩罚可以降低特定行为在个体受到了惩罚的这种情境下再执行的可能性。其中Ⅰ型惩罚是在行为发生后通过呈现厌恶刺激来减少今后行为发生频率。如纠正一些不良行为的厌恶疗法;Ⅱ型惩罚是通过消除使人愉悦的刺激来减少今后类似行为的发生频率,如家长通过减少游戏时间来减少孩子不做作业的行为。临床医学应用强化理论来实施行为矫正治疗已有很长历史,在健康教育中强化理论也是解释健康相关行为和指导干预工作的有力工具。

总之,社会认知理论为解释、预测健康相关行为和制定健康教育干预策略提供了有用的理论工具。许多健康教育工作者都应用该理论来设计健康教育项目。但因该理论内容较广和结构复杂,应用时需要广泛的知识、经验和训练。同时,通过健康教育帮助目标人群形成一些特定的目标行为,也应注意相应的培训,包括与这种行为有关的知识和技能。

健康行为的生态学模型是一个宏观模型,强调的是一种思维方式,而不是某个具体变量。在设计健康促进的干预方法时,可以考虑运用该模型作为总体框架,在不同层面使用具体的健康行为改变理论。例如研究者在某社区设计促进身体活动的项目时,可以在大框架上运用健康行为的生态学模型划分和定义环境,然后在环境中的具体层面上结合使用相关的理论模型,如在个体层面上使用健康信念模式,在人际层面上使用社会认知理论等。

第四节 ｜ 行为干预的健康咨询方法

在临床场所,医务人员在为个体或家庭提供服务的过程中,有许多可提供健康咨询服务的机会。健康咨询是临床场所尤其是基层卫生保健机构帮助个体及家庭改变不良行为最常用的一种健康教育方式。咨询的成功与否很大程度上取决于咨询者的交流技巧。咨询是为咨询对象提供各种选择,而不是强迫对方接受你认为正确的建议。健康咨询可以作为治疗的一部分而提供给患者,也可以是疾病预防和健康促进的重要手段之一。以下介绍两种可用于健康咨询的方法:健康咨询的"5A 模式"与动机式访谈。

一、健康咨询的"5A 模式"

许多国家的临床预防服务指南均建议临床医师使用"5A 模式"来开展健康咨询帮助患者改变各种不良行为。"5A 模式"不是一个理论,而是由医务人员在临床场所为患者提供健康咨询的五个基本的步骤,即评估(assess,包括行为、病情、知识、技能、自信心);劝告(advise,指提供有关健康危害的相关信息,行为改变的益处等);达成共识(agree,指根据患者的兴趣、意向、能力共同设定一个改善健康/行为的目标);协助(assist,为患者找出行动可能遇到的障碍,帮助确定正确的策略、解决问题的技巧及获得社会支持);安排随访(arrangement,指明确随访的时间、方式与行动计划),最终通过患者自己的行动计划,达到既定的目标。

需要注意的是,在制定计划时,需要建立的是切实可行的具体行为和改变目标。例如,把每月减去 1kg 体重的健康目标转变为每周参加 5 次跑步,每次 30 分钟等切实可行、可以测量的行动计划。可以采用 SMART 原则,保证计划具体(specific),可以测量(measurable),以行动为导向(action-oriented),现实(realistic),时间导向(time-oriented)。

由此可见,"5A 模式"(图 7-7)是帮助/协助患者改变行为的一系列步骤,是指导"如何做"的一套程序,是做到以患者为中心的一种实践方式。医务人员可用许多特定的工具(事先印刷好的表格、计算机、电话)来完成对患者的健康咨询和促进行为的改变。虽然"5A 模式"适用于对几乎所有行为改变的健康咨询,但在进行不同的行为改变的咨询时,其每个步骤的干预内容是有所不同的。另外,在实施"5A 模式"时,可以从任何一个步骤开始,也可以在任何一个步骤结束,并非每个患者每次健康咨询都需要从"评估"开始,以"安排随访"结束。这是因为人们的行为可处于行为改变的不同阶段,干预可以从适当的阶段开始。

二、动机式访谈

并非所有的患者都能够顺利接受健康相关建议。当患者对改变行为表现出抵触或犹豫时,或者对健康行为改变没有明确的承诺或动机时,我们需要帮助患者探索自身的价值观和信念,以了解这些如何与他们的健康行为相联系,从而提升行为改变的动机。促进患者健康相关行为改变的一种非常

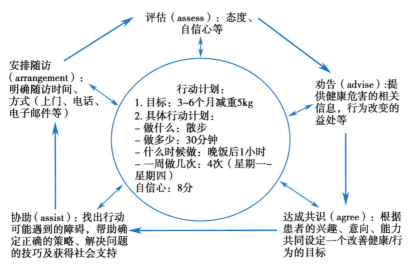

图 7-7　健康咨询的"5A 模式"

有效的方法是动机式访谈。它是以人为本和以关系为中心的沟通方式,通过与当事人建立协作关系,更多采用引导而非指示的对话方式,通过在接受和同情的氛围中引出和探索个人改变的原因来加强个人对特定目标的动机和承诺。简言之,动机式访谈是加强一个人对于自身改变的动机与决心的合作性谈话风格。

（一）动机式访谈的基本精神

动机式访谈践行四项基本精神:合作、接纳、至诚为人和唤出。①合作（collaboration）:合作需要患者和临床医师之间建立主动的伙伴关系,临床医师的角色是以感兴趣、尊重和支持的方式探索患者自身的动机和有利于改变的资源。临床医师应成为一名善解人意的促进者,而不试图操控患者改变行为。②接纳（acceptance）:是一种对患者深度接纳的态度,这包括对患者主动和无条件地尊重,相信患者的内在价值,尊重患者是一个独一无二的个体(绝对价值);关注、理解患者的内在视角,并尝试通过患者的眼睛去了解他/她的生活(准确共情);尊重患者的自主性,接受患者能够并有权选择是否发生改变(支持自主性);探索、识别和赞赏患者的优点和努力(肯定)。③至诚为人（compassion）:是指临床工作者应以善意和积极促进他人福祉,当之无愧地接受患者的信任。④唤出（evocation）:引出、识别和加强患者自己改变健康行为的动机。临床医师认识到患者对改变行为的矛盾心理:患者的一部分想要改变,而另一部分想要维持现状。患者通常将这种矛盾心理表述为"但是":我想吃得健康些,但是我不喜欢蔬菜的口味。通过巧妙地使用唤出患者价值观的语言,显示出这些价值观与目前行为之间的差异,并激发和加强患者自己的改变动机,使决策平衡朝着改变的方向倾斜。

（二）动机式访谈的过程

动机式访谈的实施会经历四个过程,即"导进过程""聚焦过程""唤出过程"和"计划过程"。每个过程建立在前一过程的基础上,但这四个过程可能会彼此渗透和重叠。①导进（engagement）过程:是指临床工作者和患者双方建立起一种彼此尊重和信任的协作关系,这也是后续阶段开展实施的必要条件。②聚焦过程:是指临床医师在对话中引导、发展并维持在一个特定方向的过程,主要是帮助患者明确改变的目标。例如,某吸烟患者因上呼吸道症状就医时,医师与患者的对话可能会涉及患者基本情况、疾病症状及治疗方案等,当医师了解到患者吸烟史并想建议其做出改变时,医师可适当提起吸烟,并通过谈话技术发展、维持在这一话题。③唤出过程:是动机式访谈的核心,主要引导患者说出关于改变的观点。具体而言,患者面对行为改变时会存在矛盾心态（ambivalence）,即同时存在促成改变的观点和维持现状的观点。这些促成改变的观点实际上就是行为改变的积极动机,而临床工作者的任务就是唤起和强化这些已经存在的动机。此外,唤出过程中不要试图通过建议或告诉患者该做什么来"解决"问题,因为尽管是出于善意,这种纠正性回应（righting reflex）通常会引发相反的效果,患者会为自己的行为辩护。④计划过程:是指患者形成改变的决心并制订一个具体的行动计划的过程。由于在改变中会出现新的挑战和障碍,患者可能会重新思考所制订的目标和计划。因此,与其他三个过程一样,计划过程并非一步到位,而可能需要反复进行。

(三)动机式访谈的核心技术

动机式访谈是一门目标导向的谈话艺术,在实施过程中需要使用一定的谈话技术,其中四个核心技术为询问开放性问题(open-ended questions)、肯定(affirmations)、反映性倾听(reflective listening)和总结(summarization)。①开放性问题:是常用的对话形式,旨在引导患者进行思考和阐述。在动机式访谈中,患者是自身行为和改变动机的专家。开放性问题的例子包括"锻炼对你有什么好处?""你以前是怎么戒烟的?"②肯定:是动机式访谈中的一项强大技能,它反映了临床医师对每个人与生俱来的积极品质、善良和成长潜力的认可。临床医师的积极关注传达了尊重,增强了自我效能,并拓宽了患者对以前可能被忽视的可能性和个人优点的认识,这在患者自责、气馁或持有消极自我形象的情况下尤其有用。③反映性倾听:是主动地倾听、共情、非评判性接纳和真诚关怀的沟通方式,对患者唤出的改变性谈话作出回应,由此而形成强有力的动机性措施。这个技术可使患者再次听到自己的想法和感受并进行深入思考。反映具有选择性,即从患者所说的全部内容中选择某些内容进行反映。高质量的反映有助于提升患者的改变动机。④总结:是临床工作者对患者说过的两段及以上的内容集中在一起进行反馈。临床医师在整个动机式访谈中间歇性地给出总结性回应,并且在访谈结束时一定要有总结。在总结回应中,患者的改变性谈话和计划(如果已经讨论过)被汇集起来,并由临床医师以陈述的形式反馈给患者。这对患者来说是一种强有力的激励,他们也有机会回应并可能澄清或补充总结的内容。

动机式访谈旨在唤出患者为了自己的健康而改变行为的、属于自己的良好动机,从而促使行为改变的发生及维持。没有人是完全没有动机的,因此,动机式访谈是临床医师在面对患者改变健康行为和生活方式需求时的有效方法。

行为咨询"5A模式"和动机式访谈的目的都是促进健康行为,以共情、关怀建立友好关系,并以合作、尊重、调动参与的方法进行,这种沟通原则两者是一致的。但它们的应用时机和侧重点有所不同。动机式访谈是一种以患者为中心的咨询风格,通常在当患者对改变行为表现出抵触或犹豫时,或者当患者对于治疗或健康行为改变没有明确的动机时使用,旨在通过探索和解决患者的矛盾心态唤出患者的内在动机,并引出计划过程,体现了对于患者内驱力的动员;而"5A模式"则体现了一种专业人员开展行为干预的完整流程,强调的是专业人员的直接建议与明确帮助。在实际应用中,健康专业人员可以根据患者的具体情况和需求,灵活运用这两种方法。有时甚至可以将动机式访谈和"5A模式"结合使用,先通过动机式访谈来增强患者的内在动机,然后使用"5A模式"来提供具体的行动计划和支持。

(郑频频)

第八章 | 全生命周期保健

本章数字资源

本章思维导图

人类全生命周期是指人的生命从两性生殖细胞结合开始直至生命最后终结的全部历程,形成了一个孕育、成长、成熟、衰老、死亡的完整过程。生命是一个连续的过程,每一个阶段的健康发展都为生命后一阶段奠定健康基础,尤其是生命早期阶段的环境、营养和发育状况与许多成年后疾病密切相关,在全生命周期各阶段,特别是早期阶段获得连续科学合理的健康保健可预防或延缓许多疾病的发生发展。

世界卫生组织(World Health Organization,WHO)建议将人类全生命周期划分为:围生和婴幼儿期、青少年期、成年期和晚年期四个阶段。而不同学科不同研究领域对于全生命周期的各阶段划分略有不同,为了给人群提供有效的健康保健服务,我国一般将其划分为:婴幼儿期、学龄前儿童期、学龄儿童期、青少年期、成年期、老年期等阶段,且成年期主要涉及劳动力人口、育龄妇女等特殊人群。人在全生命周期各阶段面临着不同的发展任务和卫生需求,并表现出一定的连续性和规律性,根据各阶段的生理、心理和社会适应的特点,按照全生命周期规律开展连续的健康保健具有重要的健康学和社会意义。

第一节 | 婴幼儿及学龄前儿童保健

一、婴幼儿及学龄前儿童特点与保健重点

(一)婴幼儿特点

婴幼儿期一般指个体从出生到3岁(即0~3岁)的时期。其中,自胎儿娩出到28天为新生儿期,1周岁以内统称为婴儿期;满1周岁到未满3周岁为幼儿期。新生儿期是婴儿期中一个非常特殊且重要的时期,新生儿期的死亡率占婴儿死亡率的60%~70%。胎儿娩出后,既面对复杂变化的外环境,又有可能面临先天性和遗传性疾病的威胁,同时,生理调节和适应能力有待建立和完善,因此,尽早开展疾病筛查和加强保健,对降低其发病率和死亡率起到关键的作用。婴幼儿期儿童生长发育快、体格增长幅度大,从站立、学走,到自如跑跳;语言发育从学说字词到用简单的句子表达自己的意愿,认知发育和社会交往能力也有显著发展。同时,婴幼儿的大脑发育处于迅速发育过程中,具有很强的可塑性。在生命早期进行发育监测和评估,不仅可以了解婴幼儿大脑和神经肌肉发育状况,进而通过潜能开发促进婴幼儿智力发育和健康人格形成,还可早期识别婴幼儿发育迟缓和障碍,把握早期干预和治疗的时机,减少致残率。

(二)学龄前儿童特点

学龄前儿童期是指个体从3岁到6岁入小学前的时期。学龄前期儿童心理发育迅速,语言、思维、动作、认知、情绪情感等方面较婴幼儿期均有明显的发展变化,生活自理和社会交往能力得到锻炼,且学龄前期儿童的好奇心与求知欲强,喜欢提问、模仿性强、可塑性较高。但体格生长发育较前减缓,处于稳步增长阶段。这一时期的儿童进入幼儿园阶段,因此,学龄前儿童期保健,在婴幼儿保健的基础上,还需要幼教机构与儿童保健机构及家庭、社会相互配合,加强学龄前教育工作,注意培养其良好的道德品质、生活习惯和健康的心理,为入小学做准备。

(三)保健重点

婴幼儿及学龄前儿童(0~6岁)保健是根据其生理、心理和社会特征,以保护和促进婴幼儿及学龄前儿童健康为目标,以三级预防为主要策略,通过改善环境与营养、加强疾病与健康监测、实施免疫

规划与预防接种、减少意外伤害、预防疾病,促进婴幼儿及学龄前儿童体格、运动、认知和社会情绪全面发展。本节重点介绍新生儿疾病筛查与管理、生长发育监测与心理行为发育评估、免疫规划与常见病防治。其中,婴幼儿及学龄前儿童营养与喂养、膳食指导的相关内容见第六章。

二、新生儿疾病筛查与管理

新生儿疾病筛查(neonatal screening)是指在新生儿期对严重危害新生儿健康的先天性、遗传性疾病施行专项检查,提供早期诊断和治疗的母婴保健技术,是提高出生人口素质,减少出生缺陷的预防措施之一,属于二级预防。在新生儿出生后即筛查,通过采用快速、简便、灵敏的检测方法,尽早诊断一些危害儿童生命、导致儿童体格及智能发育障碍的先天性、遗传性疾病,在患儿临床症状出现之前,及时给予治疗,避免患儿机体各器官受到不可逆的损害,减少后遗症。

随着筛查技术的不断进步,筛查更多新生儿疾病在技术上成为可能,由于各地资源和医疗保健基础设施的不同,在世界范围内,筛查的新生儿疾病数量存在很大差异。依据我国《新生儿疾病筛查管理办法》及其技术规范,实际工作中具体开展的新生儿疾病筛查内容包括:①听力筛查,目的是尽早发现有先天性听力障碍的新生儿,使其在语言发育的关键年龄之前得到早期干预,减少听力障碍对语言发育和其他神经精神发育的影响,促进儿童健康发展。②遗传代谢、内分泌疾病筛查,目前我国筛查的主要是苯丙酮尿症和先天性甲状腺功能减退症,以早期发现、早期诊断,预防疾病发生带来的严重后果。③先天性畸形,体格检查时应注意头面部、心脏、四肢、外生殖器是否有先天性疾病的体征,如先天性心脏病、先天性髋关节发育不良。同时,国家鼓励各地区根据医疗资源、群众需求、疾病发生率等实际情况,增加区域内新生儿疾病筛查病种,并制定本地区新生儿疾病筛查中心设置规划。

新生儿疾病筛查遵循自愿和知情选择的原则。医疗机构在实施新生儿疾病筛查前,应将新生儿疾病筛查的项目、条件、方式、灵敏度和费用等情况如实告知新生儿的监护人,并取得签字同意。从事新生儿疾病筛查工作的医疗机构和人员,应严格执行新生儿疾病筛查技术规范,保证筛查质量。当发现新生儿患有遗传代谢病和听力障碍时,应及时告知其监护人,并提出治疗和随诊建议。

三、生长发育监测与心理行为发育评估

生长发育是指从受精卵到成年的成熟过程。生长是指各器官、系统的形体长大和形态变化,属于量的变化。发育是细胞、组织、器官的分化与功能成熟,属于质的变化。生长和发育密不可分,生长过程伴随着发育成熟,二者共同反映机体连续、逐步发展的动态变化。

(一)体格生长发育监测评价

体格生长发育监测评价是监测干预个体和群体儿童健康与营养状况最为简便、经济、无创的方法,通过定期测量和评估婴幼儿和学龄前儿童的身高、体重、头围等体格生长指标,以及相关的生理发育特征,结合儿童各阶段生长发育的规律与特点,对其生长发育状况进行评价,不仅有助于识别发育异常,了解营养状况,及时发现生长迟缓、超重肥胖、营养不良等问题,从而采取相应的干预措施;而且可以为婴幼儿和学龄前儿童提供个性化的健康指导,同时,提供数据支持促进婴幼儿和学龄前儿童健康发展的科学研究和政策制定。

婴幼儿和学龄前儿童的生长发育呈现一定的规律和特点:①具有连续性和阶段性,如出生后的第一年是第一个生长高峰,尤其是前3个月生长最快,第二年生长速度逐渐减慢,趋于稳定。②具有不平衡性与规律性,如身体各部分形态发育表现为躯干先于四肢,下肢先于上肢,肢体近端先于远端;神经系统发育较早,出生后2年内脑发育最快,6~7岁时脑重量接近成人;淋巴系统出生后生长迅速,青春期前达顶峰;生殖系统到青春期才发育,其他系统发育与体格生长基本平行。③具有个体差异,受遗传和环境因素影响,存在着相当大的个体差异。每个儿童都有自己的生长轨迹,不完全相同,往往有一定的正常范围,须进行连续性观察才能正确判断。

婴幼儿和学龄前儿童体格生长发育评价内容主要包括生长水平、生长速度和匀称度三个方面。

①生长水平:测量某位儿童在某一年龄时点的某项体格生长指标值与参照人群值比较,即为该儿童该项指标在此年龄和性别中的生长水平。所有的单项体格生长指标,如体重、身长(身高)、头围、胸围等均可进行生长水平评价,评价结果常以等级表示。一般建议对个体婴幼儿和学龄前儿童体格生长发育的评价,最好选择本国的生长标准,群体婴幼儿和学龄前儿童体格生长发育的评价可采用国际生长标准,以便进行不同人群和国家间的比较。②生长速度:对某一单项体格生长指标进行定期连续测量,所获得的该指标在一定时间内的增长值,即为该项指标的生长速度。将某婴幼儿和学龄前儿童的生长速度值与参照人群的速度标准进行比较,即可判断该婴幼儿和学龄前儿童在一段时间内生长的状况。纵向观察婴幼儿和学龄前儿童的生长速度可以掌握其自身的生长"轨迹",体现遗传与环境因素对生长的影响,存在一定的个体差异。生长速度的评价较生长水平更能真实反映婴幼儿和学龄前儿童的生长状况。③匀称度:包括体形匀称和身材匀称两个方面。体形匀称使用身高别体重和年龄别体重指数(BMI)来评估。身高别体重是指一定身高相应的体重增长范围,用来表示相对于目前身高的体重信息,可间接反映身体的密度与充实度;年龄别 BMI 是指某一年龄儿童相应的 BMI 范围,可间接反映体型的匀称度。BMI 是综合利用身高、体重来评价营养状况的指标,与身体脂肪存在高度相关性,对于评价 2 岁及以上儿童是否超重肥胖要优于身高别体重。身材匀称使用躯干-下肢比例来评估,即坐高(顶臀长)与身高(身长)的比值,用以反映下肢生长情况,有助于判断内分泌与骨骼发育异常疾病。体格生长发育评价方法多采用均值离差法、百分位数法和标准化评分法(Z 评分法),前两种方法使用广泛。Z 评分法可用于不同性别、年龄和指标间的比较。通常将均数±2倍的标准差或第3~97 百分位之间视为正常范围。

(二) 心理行为发育评估

心理行为发育是婴幼儿和学龄前儿童生长过程中,与体格生长发育同等重要的另一个方面。婴幼儿和学龄前儿童心理行为发育是从不成熟到成熟这一阶段所发生的积极心理变化,是个体对客观现实反映活动的扩大、改善、日趋完善和复杂化的过程。心理行为发育评估是通过系统观察、测试和评估,对婴幼儿和学龄前儿童的心理、认知、情绪和行为发育进行全面了解和评价,以尽早发现和干预儿童心理行为发育可能存在的风险、问题或异常情况,并提供干预和支持;另一方面也有助于制定个性化的教育计划、行为干预方案,以及为婴幼儿和学龄前儿童提供更好的心理健康支持。

婴幼儿和学龄前儿童心理行为发育主要包括认知和语言、运动和感知、行为和注意力、个性和社会性以及情绪和情感等几个方面,具有一定的规律。随着脑的不断发育,皮质中突触连接日益发展,出生后 2 周左右开始出现条件反射,这标志着心理活动的出现。婴幼儿期是心理行为发育的重要时期,1 岁时运动发育达到能主动接触周围人和物的水平,语言、认知和社会-情绪能力的发育提高到使其与周围人(早期主要是母亲)亲近并建立联系的水平。学龄前儿童则已经具备了基本独立能力,与人对话,独立吃饭、睡觉及如厕等生活能力,以及能够根据别人的观点和情感反应来提高自己的自我调节能力,同时,对自身所做的一切充满了热情,具有极强的好奇心、想象力和创造性。

婴幼儿期和学龄前儿童心理行为发育的水平表现在运动、语言、认知、社会等各种能力及性格方面,对这些能力和性格特点的检查和评估方法也较多。根据婴幼儿和学龄前儿童心理行为发育评估的作用和目的,可分为筛查性评估(监测性评估)和诊断性评估两大类型。筛查性评估相对简便、快速、经济,能够在较短时间内得出结果,但只能大致筛查区分正常与异常,常用的工具有儿童心理行为发育问题预警征象筛查问卷、年龄与发育进程问卷、丹佛发育筛查测验、新生儿20项神经行为评分法。诊断性评估所用测验内容全面而复杂,测验结果能较精确和客观地反映心理行为发育水平,常用的工具有贝利婴幼儿发育量表、盖塞尔发育诊断量表等。但是,无论是筛查性评估还是诊断性评估实施评估所得结果均不能作病因诊断。婴幼儿和学龄前儿童心理行为发育评估必须严格按照指导理论和操作规范进行。必须首先让所有有关人员明确评估目的,因为评估目的决定评估设计:如选择哪些发育能区,选用哪些评估工具,实施单次还是多次评估,运用哪些评估方法等。筛查性评估和诊断性评估在识别婴幼儿和学龄前儿童心理行为发育问题的评估体系中发挥着互相独立而又息息相关的作用,如图 8-1 所示。

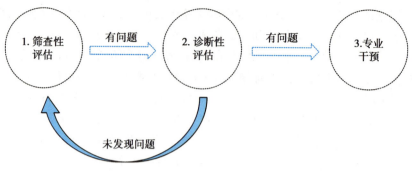

图 8-1　儿童神经心理行为发育评估流程

四、免疫规划与常见病防治

（一）预防接种和免疫规划

婴幼儿由于身体发育不够完善,防御机能较差,容易被病毒、细菌等致病性微生物所侵袭,引起脊髓灰质炎、白喉、百日咳、破伤风、麻疹、流行性乙型脑炎等传染病。为了预防传染病的发生,保护儿童健康成长,通过有计划地使用有效疫苗进行预防接种,从而预防、控制乃至消灭传染病。世界各国政府均将儿童预防接种列为优先的公共预防服务项目。我国儿童免疫接种作为一项重要内容被纳入《国家基本公共卫生服务规范》,要求在全国范围内对适龄儿童实行免费常规接种。2021 年,国家卫生健康委员会印发了《国家免疫规划疫苗儿童免疫程序及说明(2021 年版)》,对儿童免疫接种程序进行了修订,纳入国家免疫规划的疫苗有:乙肝疫苗,卡介苗,脊灰疫苗(含灭活或减毒疫苗),百白破和白破疫苗,麻腮风疫苗,乙脑疫苗(含灭活或减毒疫苗),A 群流脑多糖疫苗和 A 群 C 群流脑多糖疫苗,甲肝疫苗(含灭活或减毒疫苗),分别可预防乙型病毒性肝炎,结核病,脊髓灰质炎(俗称"小儿麻痹症"),百日咳、白喉、破伤风,麻疹、风疹、流行性腮腺炎,流行性乙型脑炎、流行性脑脊髓膜炎,甲型病毒性肝炎等传染性疾病。通过接种疫苗,全面组织实施国家免疫规划,提高人群免疫水平,我国有效地控制了儿童群体中传染病发病,极大地改善了儿童健康状况。

预防接种可能出现一些反应,需正确看待和处理:①乙肝疫苗肌内注射接种后,一般无反应,个别儿童可有发热或局部红肿、疼痛,不必处理。②卡介苗皮内注射接种后 2 周左右,注射局部会开始红肿浸润出现小硬结,8～12 周逐渐软化、破溃、结痂,最后留有小瘢痕,整个过程注意保护伤口不受感染。个别腋下或锁骨上淋巴结肿大或化脓时,可局部处理防止感染扩散,但不可切开引流。③脊髓灰质炎混合疫苗口服后,一般无不良反应,极个别儿童可能有低热或轻度腹泻,多数无须治疗,1～2 日后可自愈。④百日咳、白喉、破伤风类毒素混合制剂肌内注射接种后,6～10 小时局部可有轻微红肿、疼痛或伴有低热或全身不适,偶见过敏性皮疹、血管性水肿。若全身反应严重,应及时前往医院诊治。⑤麻腮风疫苗皮下注射接种后,局部一般无反应,少数儿童可在 6～10 日出现轻微的麻疹,可予对症治疗。

（二）常见病防治

0～6 岁的散居儿童和托幼机构的集体儿童应定期到固定的社区卫生服务中心儿童保健科进行健康检查,通过连续系统纵向观察可获得个体儿童的生长发育趋势及营养状况,一旦筛查发现异常,应及早干预,及时给予诊治。

营养缺乏性疾病(如营养性缺铁性贫血、维生素 D 缺乏性佝偻病)和感染性疾病(如急性呼吸道感染、腹泻等)是婴儿期的常见病,影响其生长发育,也是导致婴儿发病率高、死亡率高的主要原因。应定期体格检查和筛查营养性疾病,指导合理喂养、辅食添加和维生素 D、铁剂的补充,注意食品卫生,以适应并促进婴儿胃肠道功能的发育和成熟,预防消化不良、消化道感染。同时,保持居室通风、空气新鲜,进行户外活动、接受阳光照射,不去人多嘈杂环境,预防以减少呼吸道感染机会。

幼儿和学龄前儿童的活动范围增加,尤其是学龄前儿童大多开始了幼儿园的集体生活,交叉感染机会增加,而免疫功能尚未发育完善,急性传染病在幼儿期和学龄前期疾病中占据重要位置,威胁儿童健康水平。应按照预防为主的原则,通过加强免疫接种、培养良好个人卫生习惯、建立合理的生活制度、做好环境卫生和预防性消毒等综合措施,做到防治结合,控制传染病流行。

此外,意外伤害也是婴幼儿期和学龄前儿童的主要健康威胁之一。提供安全的生活环境(如安装护栏、锁好危险物品,避免电器触电等),加强儿童安全知识教育是预防意外伤害的关键。

第二节 | 学龄儿童及青少年保健

一、学龄儿童青少年特点与保健重点

学龄儿童青少年是指从 6 岁到不满 18 岁的未成年人。其中学龄期是指个体自入小学(6 岁)至青春期前;青春期一般指个体从青春发动开始到生长基本成熟的阶段,相当于人生第二个 10 年,即 10~19 岁。女孩的青春期开始年龄和结束年龄都比男孩早 2 年左右。青春期的进入和结束年龄存在较大的个体差异,可相差 2~4 岁。学龄儿童的体格生长速度相对缓慢,身体发育稳定进展,除生殖系统外,各系统器官外形均已接近成年。智能发育更加成熟,有意注意和记忆逐步取代无意注意和记忆,从具体形象思维逐步过渡到抽象逻辑思维;与此同时,情绪开始成熟,初步出现友谊感、道德感、理智感、美感、义务感、责任感等高级情感。青春期少年体格生长发育出现第二次高峰,身高激增,性发育开始,内分泌剧烈变动,第二性征迅速发育,出现月经初潮(女)或首次遗精(男)并持续发育至成人水平;心理发育特别是性心理发育也发生着快速变化,但存在生理发育成熟与性心理相对幼稚、自我意识迅猛发展与社会成熟度相对迟缓、情感激荡释放与外部表露趋向内隐等矛盾。

因此,培养良好的学习习惯,加强素质教育,积极引导体育锻炼,增强体质,提升意志力,同时,建立良好的人际交流等,对学龄儿童青少年健康成长都是十分重要的。为了促进学龄儿童青少年的健康保健,中国生产力促进中心协会 2021 年发布了《学龄儿童及青少年健康管理实施指南》,规范了学龄儿童青少年健康饮食的培养和健康膳食的制定、健康运动与作息的养成、健康体质的改善以及健康心理等实施内容。本节重点介绍学龄儿童青少年的健康运动与体质改善、心理健康教育与性教育、常见疾病与意外伤害预防。

二、健康运动与体质改善

(一)健康运动管理

积极的身体活动对于儿童和青少年的健康成长与发育非常重要。优质的体育教育和支持性的学校环境可以为长期健康、积极的生活方式提供身体和健康素养。对于儿童与青少年,身体活动可以作为娱乐休闲(游戏、比赛、运动或有计划的锻炼)、体育、交通(轮式运动、步行和骑自行车)或家务的一部分,在教育、家庭和社区环境中进行。WHO 建议:儿童和青少年应平均每天至少进行 60 分钟的中等到剧烈强度的身体活动,以有氧运动为主。每周至少应有 3 天进行剧烈强度有氧运动以及增强肌肉和骨骼的运动。

学校应制定并实施科学合理的体育锻炼方案,以确保学龄儿童青少年参加适龄、愉悦和多样化的体育锻炼。同时,指导学龄儿童青少年科学、合理地进行运动锻炼,开展保健活动。主要内容包括:①注意运动姿势的正确性,以及低、中和高强度身体活动之间的过渡环节;②避免空腹运动,饭后 1 小时再进行运动;③运动前做好充分的准备活动,运动后注意补充水分;④充分利用课间和体育课进行户外活动;⑤雾霾天或空气污染严重时,要在室内进行运动,降低运动强度;⑥学龄儿童青少年每天上下午各做 1 次眼保健操;⑦每坐 1 小时,要提醒进行身体活动;尽可能减少久坐少动和视屏时间,视屏时间每天不超过 2 小时。

体育锻炼方案应考虑学龄儿童青少年性别、个体对运动量的耐受程度等因素;应从少量身体活动开始,逐渐增加频率、强度和持续时间,做到运动强度、形式以及部位的多样化;合理安排有氧和无氧运动、关节柔韧性活动、躯干和四肢大肌肉群的抗阻力训练、身体平衡和协调性练习等。

(二) 健康作息管理

指导和帮助学龄儿童青少年安排并遵守作息时间、养成良好的睡眠习惯将让其受益终身。根据教育部门规定,科学合理安排作息时间:①小学安排 1~3 年级每天上 1 节体育课,4~5 年级每周 4 节体育课;②小学课间休息 10~15 分钟,中小学每天上下午各安排 30 分钟大课间活动;③小学增加户外活动时间。同时,保证合理的睡眠时间、保持良好的睡眠习惯,做到:①学龄儿童睡眠时间范围为 9~11 小时,青少年睡眠时间范围为 8~10 小时;②中午有条件可以午睡,但时间最好控制在 1 小时左右;③早睡早起,晚餐不宜吃得过多,睡前少喝水。

(三) 健康体质改善管理

体质是在遗传性和获得性基础上表现出来的人体形态结构、生理机能和心理因素等综合的、相对稳定的特征。依据《学龄儿童及青少年健康管理实施指南》,主要通过能量平衡控制对学龄儿童青少年进行健康体质改善管理。①维持学龄儿童青少年能量平衡,做到既能满足正常的生长发育又不促进多余的体重增加;②超重或肥胖的学龄儿童青少年每天摄入量应比标准值减少 500~750kcal (1kcal=4.18kJ),体重控制一周减少 500~750g;③大部分女性学龄儿童青少年宜在每天 1 200~1 500kcal 能量的饮食模式下健康减重,大部分男性学龄儿童青少年宜在每天 1 500~1 800kcal 能量的饮食模式下健康减重;④低体重和身高生长迟滞时,学龄儿童青少年应适当增加宏量营养素的摄入量,同时加强体育锻炼。从而使学龄儿童青少年从身体形态、身体机能和身体素质等方面达到体质健康水平。

三、心理健康教育与性教育

学龄儿童青少年的心理健康教育是根据学龄儿童青少年心理发育特点和身心发育规律,运用教育手段和心理辅导等方法,通过心理健康宣教、心理健康环境营造、心理健康关爱等多途径来提高学龄儿童青少年心理健康水平,培养其健全的心理素质,使其形成完善的人格和良好的社会适应能力,促进身心全面和谐发展。在心理健康教育与促进中,遵循主体性原则,充分尊重学龄儿童青少年的主体地位,发挥学龄儿童青少年主体作用,调动其参与心理健康教育的积极性、主动性。同时,强调互动性原则,通过创设互动式活动情境,促进学龄儿童青少年将活动内容与心理体验相互结合,激活或唤醒其心理活动,诱发行动愿望,在学生与教师、学生与家长、学生与学生之间相互作用的心理环境中提升心理素质。

学龄儿童青少年健康教育内容应体现各年级学生心理健康教育内容的层次性和阶段性。小学生心理健康教育内容主要包括:自我认识教育;学习能力教育;人际交往教育;社会适应教育;性心理教育。中学生心理健康教育内容主要包括:坚强意志教育;学习能力教育;社会适应教育;青春期性心理健康教育。一般而言,学龄儿童青少年心理健康教育需要达到以下标准:①智力正常,智商在 80 分以上为心理健康的标准;②行为内外一致、行为与年龄相符以及行为与角色一致;③人际关系和谐,能够与同龄人建立平等、互助、和睦相处的伙伴关系;④具有与年龄相适应的心理自控能力;⑤具有应对突发的强烈精神刺激或长期精神刺激产生抵抗能力,以及对压力、失败、挫折产生心理承受能力。

由于性功能的迅速发育和成熟,心理活动的发展及客观环境等影响,进入青春期青少年出现与异性交往的渴求,有发生性传播疾病的危险,应进行正确的性教育。根据不同年龄进行性知识教育和性心理教育,包括对自身的保护,正确认识性发育对青少年心理生理的影响,学习有关性病、艾滋病危险因素科普知识等。

四、常见疾病与意外伤害预防

(一) 常见疾病的防治

学龄儿童青少年应定期做好体格检查和疾病筛查工作,做到早发现、早诊断和早治疗。体格检查每年开展一次,监测生长发育曲线,发现异常尽早干预。疾病筛查包括如下。

1. **营养性疾病**　预防缺铁性贫血、营养不良、单纯性肥胖。

2. **骨骼畸形**　检查脊柱,排除脊柱侧弯、后突畸形。

3. **眼科疾病**　预防学龄儿童青少年屈光不正,尤其是近视眼。

4. **学习困难和心理行为障碍**　出现注意缺陷、多动障碍、学习障碍、情绪和行为问题(如焦虑、紧张、易怒、抑郁等),需专科诊断治疗。

5. **矮小**　生长发育落后时伴有矮小,应到专科检查,排除特纳综合征、睾丸发育不良综合征。

6. **性发育异常和月经失调**　出现性早熟(女孩<8岁,男孩<9岁青春期提前出现)和性发育延迟(女孩>14岁,男孩>16岁未出现第二性征),月经周期紊乱、量多少不一、腹痛等内分泌紊乱现象,需专科诊断治疗。

(二)意外伤害的预防

学龄儿童青少年是意外伤害发生的高危人群,且呈现上升趋势。意外伤害导致的死亡超过了感染性疾病和营养性疾病,成为学龄儿童青少年主要死亡原因。学龄儿童青少年常见的意外伤害包括溺水、交通事故、跌落伤、烧烫伤、自杀、暴力等。预防意外伤害的策略包括以下几方面。

1. **社会策略**　建立健全儿童青少年权益保护、伤害赔偿等法律法规,降低意外伤害风险和意外伤害损失。在政府主导下,全社会关注和居民参与,公共场所加强安全行为监控工作,加强安全巡查,及时制止不安全行为。制定符合社区的安全行为守则规范,引导学龄儿童青少年自觉遵守;社会、学校和家庭应紧密配合,共同做好预防学龄儿童青少年意外伤害工作,尽力创造安全环境。

2. **环境策略**　社区居民、企业、管理者共同参与儿童青少年伤害预防与安全社区创建工作,在社区中放置警示标志,加强社区设施的安全性工作,放置急救物品等,排除安全隐患;公共场所禁止向学龄儿童青少年提供不安全的物品,开展好安全行为教育;在学校张贴安全行为宣传资料,张贴意外伤害自救知识宣传资料。在家庭清除安全隐患,如高层住户的防护网,放置好药物,阻止学龄儿童青少年不安全用火、用电行为;加强家庭和监护人的监护行为,避免学龄儿童青少年独处、单独游泳,禁止其进入危险场所。

3. **健康教育策略**　开展安全和健康知识进社区、进学校的大型公益讲座、义诊活动;在公共场所醒目的地方张贴各种安全知识,滚动播放安全知识、自救知识。普及安全知识,开展交通安全、安全用水、安全用电、安全用火、防溺水教育;提高家长看护好子女的意识,关注儿童心理情绪变化,及时疏导或就医,预防自残自杀行为。

第三节 | 妇女保健

一、妇女生理特点与保健重点

妇女保健是以先进的医学科学技术、有效的防治措施及合理的管理方法对妇女一生各时期进行综合性保健。妇女的一生涉及儿童期、青春期、生育期、围绝经期和老年期,本节重点介绍妇女生育期和围绝经期生理特点与保健。

生育期是指15~49岁之间的时期。此期妇女性功能旺盛,卵巢功能发育成熟并分泌各种性激素,已建立规律的周期性排卵;生殖器各部及乳房在卵巢分泌的性激素作用下发生周期性变化。绝大多数妇女在生育期要经历结婚、妊娠、分娩、哺育后代和生育调节等事件,同时还要参加社会劳动,故更容易受到各种不良因素的影响。围绝经期是从卵巢功能开始衰退直至绝经后1年内的时期,其中,从卵巢功能开始衰退至最后一次月经的时期,称为绝经过渡期。绝经(menopause)是指卵巢内卵泡自然耗竭,对脑垂体促性腺激素反应丧失,导致卵巢功能衰竭,月经永久性停止。尽管绝经是妇女生命进程中必然发生的生理过程,是一个正常事件,但是妇女在绝经前后是一个特殊的生理变更时期,此期卵巢功能逐渐衰退,卵泡数明显减少且易发生卵泡发育不全,因而月经不规律。此外,由于雌激素水平降低,可出现血管收缩舒张障碍和精神神经症状,如在机体自主神经系统失调节和不能够代偿的情况下,可出现潮热、出汗、失眠、抑郁或烦躁等绝经综合征。绝经后期是指从最后一次月经直至生命终止的阶段。在早期阶段,卵巢虽然停止分泌雌激素,但其间质仍可分泌少量雌激素;进入老年期时,卵巢功能已经完全衰竭,生殖器官进一步萎缩老化,低水平的雌激素不足以维持女性第二特征,易感染发生老年性阴道炎,骨代谢失常可能引起骨质疏松症。结合这些特点,主要介绍妇女生育期的婚前保健、孕产期保健、围绝经期保健、生育调节保健以及妇科常见疾病的防治。

二、婚前保健

婚前保健(premarital health care)是为准备结婚的男女双方,在结婚登记前所进行的婚前医学检查、婚前卫生指导和婚前卫生咨询。婚前保健的目的在于避免医学上认为不适当的婚育,保证双方健康的婚配,促进婚后夫妻生活的和谐,防止遗传性疾病的延续及传染性疾病的传播。婚前保健服务遵循预防为主、保健结合的妇幼卫生工作方针,按照《中华人民共和国母婴保健法》关于婚前医学检查的内容,出具医学意见,达到指导男女双方健康婚配,及时发现影响婚育的疾病,及早治疗的目的。

(一)婚前医学检查

婚前医学检查是指对准备结婚的男女双方可能患影响结婚和生育的疾病进行的医学检查。2003年10月正式实施的《婚姻登记条例》取消了强制婚检,婚检从强制走向自愿,体现了我国法律、法规尊重和保护公民的基本人权。但取消强制婚检并不意味着婚检不重要,通过婚前医学检查,可以尽早发现影响结婚、生育的生殖系统疾病、遗传性疾病及传染性疾病等,从而达到及早诊断、积极治疗与防治出生缺陷的目的。

婚前医学检查项目包括询问病史、体格检查、常规辅助检查和其他特殊检查。婚前医学检查的主要疾病包括四类:①严重遗传性疾病是指由于遗传因素先天形成,患者全部或者部分丧失自主生活能力,后代再现风险高,医学上认为不宜生育的遗传性疾病;②指定传染病是指《中华人民共和国传染病防治法》规定的艾滋病、淋病、梅毒、麻风病以及医学上认为影响结婚和生育的其他传染病;③有关精神病是指精神分裂症、躁狂抑郁型精神病以及其他重型精神病;④其他与婚育有关的疾病,如心、肝、肺、肾等重要脏器的严重疾病及生殖系统发育障碍或畸形等。

(二)婚前卫生指导

婚前卫生指导是对准备结婚的男女双方进行的以生殖健康为核心,与结婚和生育有关的保健知识的宣传教育。其内容包括有关性保健和性教育,新婚避孕知识及生育计划指导,受孕前的准备、环境和疾病对后代影响等孕前保健知识,遗传病的基本知识,影响婚育的有关疾病的基本知识以及其他生殖健康知识。

(三)婚前卫生咨询

婚前卫生咨询是婚检医师针对医学检查结果发现的异常情况以及服务对象提出的具体问题进行解答、交换意见、提供信息,帮助受检对象在知情的基础上做出适宜的决定。

婚前卫生咨询的服务对象主要是经过婚前医学检查的婚配对象,咨询的内容包括婚前医学检查的医学指导意见、婚检时检出疾病的就诊指导、性问题的咨询指导、优生指导和节育方法咨询等。每位提供健康咨询的婚检医师,必须掌握健康咨询的原则和技能,熟悉咨询的步骤。婚前健康咨询的步骤应包括问候、询问、科学阐明、交流、帮助做出"知情选择"和回访。

三、孕产期保健

孕产期保健是指各级各类医疗保健机构为准备妊娠至产后42天的妇女及胎婴儿提供全程系列的医疗保健服务。孕产期保健是降低孕产妇和围产儿并发症发生率及死亡率、减少出生缺陷的重要措施,包括孕前保健、孕期保健、分娩期保健和产褥期保健。

(一) 孕前保健

孕前保健是通过评估和改善计划妊娠夫妇的健康状况,减少或消除导致不良妊娠结局的风险因素,预防出生缺陷发生,提高出生人口素质。孕前保健是婚前保健的延续,是孕产期保健的前移。

孕前保健从妊娠前3个月开始,进行生殖相关的健康保健,主要包括以下几方面。①孕前健康教育及优生保健指导:遵循普遍性指导和个体化指导相结合的原则,通过询问、讲座及健康资料的发放等方式,讲解孕前保健的重要性,介绍最佳受孕时机;指导计划妊娠,为在受孕前进入最佳的健康状况,减少危险因素和高危妊娠,计划妊娠夫妇应做好身体生理条件的准备计划、培养健康生活方式、预防感染、选择安排好受孕日等。②健康检查和孕前健康咨询:通过医学检查和孕前咨询,对准备妊娠夫妇的健康状况做出初步评估,尤其是对曾经发生出生缺陷或有过异常妊娠史的家庭,评估本次妊娠发生出生缺陷的风险,以减少高危妊娠和高危儿的发生。

(二) 孕期保健

孕期保健是指从确定妊娠之日开始至临产前,为孕妇及胎儿的健康和安全而采取的一系列措施,包括妊娠期营养及体重管理、心理健康、用药指导和规范的产前检查等。产前检查是对妊娠期女性进行的医学检查和指导,包括详细询问病史、全面体格检查、产科检查、必要的辅助检查和健康教育与指导。规范的产前检查是及早防治妊娠并发症或合并症,及时发现胎儿异常,评估孕妇和胎儿安全,确定分娩时机和方式,保障孕妇和胎儿安全的重要措施。

孕期保健要求在特定的时间,系统进行有证可循的产前检查项目。产前检查的时间安排要根据产前检查的目的来决定。妊娠13周前由孕妇居住地的乡镇卫生院、社区服务中心建立《母子健康手册》,并进行第一次产前检查。合理的产前检查次数及孕周不仅能保证孕期保健的质量,也可节省医疗卫生资源。WHO于2016年发布的《孕期保健指南》,将产前检查次数由原来的至少4次增加到8次,且建议时间分别为:妊娠<12周、20周、26周、30周、34周、36周、38周和40周。2018年中华医学会妇产科学分会产科学组制定了符合我国孕期保健的《孕前和孕期保健指南(2018)》,推荐的产前检查孕周分别为:妊娠6~13周,14~19周,20~24周,25~28周,29~32周,33~36周,37~41周。共7~11次。有高危因素者,酌情增加次数。

(三) 分娩期保健

分娩期保健是指从临产开始至胎儿胎盘娩出期间的保健和处理。分娩期应当对孕产妇的健康情况进行全面了解和动态评估,加强对孕产妇与胎儿的全产程监护,积极预防和处理分娩期并发症,及时诊治妊娠合并症。高危孕妇应提前入院。分娩期保健具体内容包括:①全面了解孕产妇情况;②胎儿情况评估;③进行保健分娩指导;④对产妇和胎儿进行全产程监护。

(四) 产褥期保健

产褥期保健指产妇从胎盘娩出至全身各器官(除乳腺外)逐渐恢复到未孕状态的一段时期的保健,一般需6~8周,以防止产后出血、感染等并发症发生,促进产后生理功能的恢复。产褥期对产妇和新生儿的保健具体内容包括:①饮食起居;②适当活动、产后康复锻炼;③生育指导;④产后检查,包括产后访视和产后健康检查。开展产后访视,产后3日内初访,14日、28日再各访视一次,产后42日全面检查一次。

四、围绝经期保健

随着我国经济发展和人口老龄化的加速,围绝经期人口数量逐年增加,随着人均期望寿命的延长,女性处于围绝经期及绝经后期的时间占到整个人生的1/3以上。由于卵巢功能减退,雌激素水平降低,该时期易发生围绝经期综合征、功能失调性子宫出血、老年性阴道炎及泌尿系统疾病等,也是宫颈癌、子宫内膜癌及卵巢癌等女性生殖系统恶性肿瘤的高发时期,绝经相关疾病已逐渐成为影响广大中老年女性健康的主要问题,迫切需要通过科学的保健措施帮助女性顺利度过绝经期,落实预防保健措施,有效促进绝经女性身心健康,改善并提高生命质量。

1. **加强绝经相关知识的健康教育宣传**　宣传绝经期生理、心理及社会适应特点,正确认识绝经,提高女性自我保健意识和能力。倡导生活规律,膳食营养均衡,吃动平衡,维持健康体重,保证充足睡眠,学会情绪管理,调节心理,培养健康的娱乐兴趣爱好及保持良好的人际交往,保持个人卫生,提高女性自我保健意识和能力。

2. **绝经女性营养保健措施**　主食中应增加五谷杂粮量,多吃新鲜蔬菜、水果,供给适量充足的优质蛋白质(多选用鱼类、奶类、豆类及豆制品);适量食用蛋类、禽畜肉类等,避免食用或少食动物性脂肪和内脏,选用植物油烹调,降低油盐摄入量。应多吃新鲜蔬菜、水果。特别强调,绝经期女性应重视钙的摄入,以预防骨质疏松症的发生。

3. **个人卫生和适度锻炼**　保持外阴部清洁,预防萎缩的生殖器发生感染;防治绝经过渡期月经失调,重视绝经后阴道出血。因围绝经期妇女生殖器官趋于萎缩,体内支持组织及韧带松弛,容易发生子宫脱垂和压力性尿失禁,应进行肛提肌锻炼,加强盆底组织的支持力。

4. **定期进行体格检查**　重点做好慢性病如心脑血管疾病、糖尿病及骨质疏松的三级预防工作,女性体格检查包括全身及生殖系统疾病检查,感觉器官结构与功能、心脑血管疾病、糖尿病及骨质疏松等慢性病,乳腺癌的筛查,女性同时做好生殖系统三大恶性肿瘤(包括宫颈癌、子宫内膜癌及卵巢癌)等的筛查,做到疾病的早发现、早诊断及早治疗。

5. **激素替代治疗的临床应用**　激素替代治疗是指当机体缺乏性激素并由此引发健康问题时,补充外源性具有性激素活性的药物,以防治与性激素不足有关的健康问题或疾病而采用的临床医疗措施。应在医师指导下,有适应证而无禁忌证的情况下应用,绝经早期应用受益更大。

五、生育调节保健

生育调节是通过人工的方法(包括通过使用甾体激素类避孕方法、放置宫内节育器或皮下埋植、使用男性或女性屏障避孕方法、外科手术等)或根据人体体内的激素变化所引起的一系列生理变化征象(如测基础体温和尿检排卵试纸监测排卵)来调节促进人的生育功能,达到避孕或计划受孕的目的。生育调节有着双重目的。恰当选用各类生育调节技术,能够根据自己的需求和健康状况,有计划地生育和有效地避孕,以确保生殖健康。

计划受孕包括自然受孕和人工受孕。计划受孕时,夫妇应培养健康的生活方式,在双方都处于精力旺盛、体格强壮、身心放松的条件下进行,避免在疾病活动期受孕,预防细菌和病毒感染,注意营养。24~34岁是我国已婚育龄妇女的合适受孕年龄,其中女性24~29岁,男性26~30岁为最佳生育年龄,此时身体发育成熟,激素分泌旺盛,胎儿发育环境好,利于胎儿生长发育。此外,排卵前3天至排卵后1天是易受孕日,可采取日程推算、基础体温测量及宫颈黏液观察办法来推算排卵期,合理安排受孕日。若确诊为不孕不育症(女性无避孕性生活至少12个月而未孕称为不孕症,对男性则为不育症),应积极治疗,如纠正盆腔器质性病变、诱导排卵、采用辅助生殖技术等进行受孕。

避孕措施是避免非意愿妊娠、远离人工流产危害的重要手段。产后及时高效的避孕可以保障女性生殖健康并避免产后近期妊娠甚至人工流产带来的风险。同时,合理应用避孕技术还能阻断疾病的性传播,避孕也是全面性教育的重要内容之一。避孕方法多种多样,依据WHO《避孕方法选用的医学标准》以及《女性避孕方法临床应用的中国专家共识》,按照避孕维持时间长短分类,大致分为长效避孕方法和短效避孕方法;也可按照避孕效果分高效避孕方法和非高效避孕方法。女性在不同生理阶段及合并不同疾病时,对避孕方法的选择有所不同,需要在考虑安全有效的基础上对不同生理阶段及不同疾病状态进行评估后选择。

六、妇科常见疾病防治

妇科常见疾病防治是针对危害妇女健康的常见病进行规范筛查和干预。通过对广大妇女进行相关知识的健康教育,提高对常见病的认识程度和自我保健意识,指导妇女采取健康的行为,积极主动定期参加妇科常见病筛查。妇科常见疾病防治以已婚妇女（包括未婚有性行为者）为防治对象。主要针对乳腺良、恶性肿瘤；宫颈癌癌前病变、宫颈癌、生殖道感染性疾病、子宫肌瘤、卵巢肿瘤等妇女常见疾病进行防治。

（一）妇科常见疾病的筛查

通过有效、简便、经济的检查措施，对无症状的适龄妇女定期实施的生殖器官和乳房常见病专项普查，通过早发现、早诊断和早治疗各种妇科常见疾病，尤其是早期识别癌前病变和恶性肿瘤并进行治疗，提高妇女生殖健康水平，最终目的是降低女性特有疾病的发病率和死亡率。

1. **乳腺癌筛查**　一般风险人群乳腺癌影像筛查的起始年龄为 40 岁；从 18 岁开始就应该进行乳腺癌相关知识的宣教和乳腺查体；对于高危女性，根据患癌风险的不同，需要提前进行影像筛查，结合中国国情，检查首选乳腺超声检查，必要时可以考虑辅助乳腺 X 线检查。

2. **宫颈癌筛查**　25 岁女性为筛查起始年龄。25～64 岁女性，采用每 5 年一次的 HPV 核酸单独检测/联合筛查；或每 3 年一次细胞学检查。65 岁以上女性，如既往有充分的阴性筛查记录，并且无宫颈上皮内瘤变（cervical intraepithelial neoplasia，CIN）、HPV 持续感染，以及无 HPV 相关疾病治疗史等高危因素，可终止筛查。

3. **其他常见妇科疾病筛查**　CIN、乳腺良性疾病、外阴阴道炎症、宫颈感染性疾病、盆腔炎性疾病、盆腔肿物（子宫肌瘤、卵巢包块）、子宫脱垂等妇科疾病可通过妇科检查、阴道分泌物常规化验、宫颈细胞学涂片检查、乳腺检查等进行筛查。

（二）妇科常见疾病的干预

1. **开展健康教育和预防性疫苗接种**　利用义诊、讲座、宣传册、多媒体等多种形式的健康教育，普及妇科常见疾病防治知识，提高对疾病和预防疾病的重要性的认识。可通过接种 HPV 预防性疫苗防止 HPV 感染，有效降低子宫颈上皮内瘤变的发生率，从而预防宫颈癌。

2. **注意个人卫生和性生活卫生，养成良好的卫生习惯**　提倡淋浴，保持外阴清洁，应穿棉织品内裤，衣着宽松。

3. **加强体育锻炼，饮食应有足够营养及维生素**　避免高度精神紧张及精神刺激，保持乐观情绪及充足睡眠。

4. **定期作妇科检查和宫颈癌、乳腺癌筛查，发现妇科炎症、癌前病变患者及时予以积极治疗**　同时，积极治疗糖尿病、蛲虫病、过敏及瘙痒性疾病、肝肾疾病及贫血等，有助于预防妇科炎症。

第四节 ｜ 劳动力人口保健

一、劳动力人口特点与保健重点

劳动力人口是指劳动适龄人口中具有劳动能力的那部分人口。中国国家统计局在人口统计上将 15～64 岁定义为"劳动年龄人口"。本章节强调的重点保健对象为劳动力人口中从事某种工作并取得劳动报酬的从业劳动者。WHO 资料表明，全球从业劳动者占总人口的 50%～60%。从业劳动者的人口数量庞大，是社会财富的主要创造者，维持着社会活动，保障社会经济进步发展。

从业劳动者进入成年期，其身体发育及心理发展均已趋向成熟，各种生理活动相对稳定。大多数从业劳动者的身体功能在 25～30 岁时达到高峰，体力、精力、反应力、敏感度、手工技能等都处于最佳状态，之后随着年龄增长而开始下降，并在围绝经期经历重要的身体变化，女性从业劳动者表现更为明显。在此人生阶段，从业劳动者须面对择业、工作、婚姻、生子、子女教育、老年赡养等人生重要的生活事件，承担着复杂的社会责任，这将对从业劳动者的身心健康产生重要的影响。尤其是，从业劳动者在从事职业活动中可能暴露于工作环境和工作条件存在的各种职业有害因素，从而直接导致其健康损害，甚至发生疾病和死亡。

　　为了保护和促进从业劳动者的安全与健康,实现 WHO 的"人人享有职业卫生保健"全球卫生战略,使工作符合从业劳动者健康要求,让从业劳动者生理心理和社会方面适应工作环境,国家政府向用人单位和从业劳动者提供职业卫生服务,针对性解决工作所致的职业劳动人群健康问题。同时,将基本职业卫生作为公共卫生服务平等地提供给所有从业劳动者,对从业劳动者个体和群体的健康进行全面监测、分析、评估,提出健康咨询和指导,以及对健康危险因素进行干预。

二、健康监测和健康评估

　　1. 健康监测　通过对从业劳动者个体或群体的健康危险因素进行定期和不间断的观察,从而掌握其健康及疾病状况。《职业病防治法》和《工作场所职业卫生管理规定》要求,用人单位应建立职工健康档案,依据《健康体检管理暂行规定》《职业健康检查管理办法》《用人单位职业健康监护监督管理办法》《放射工作人员职业健康管理办法》《放射工作人员职业健康监护技术规范》(GBZ 235—2011)、《职业健康监护技术规范》《国民体质测定标准(2023 年修订)》等相关规定,开展从业劳动者的健康检查、职业健康检查、特殊工种检查等。同时,可利用佩戴腕式手表、数字体重秤、智能血糖仪等智能可穿戴设备采集、监测健康信息,建立职工健康信息远程监测预警机制。

　　2. 健康评估　对所收集的从业劳动者个体或群体健康(或疾病)相关信息进行系统、综合、连续的科学分析与评价,建立生活方式、工作环境及生活环境、遗传和医疗卫生服务等危险因素与健康状态之间的量化关系,预测从业劳动者个体或群体在一定时间内发生某种特定疾病(生理疾病和心理疾病)或因某种特定疾病导致死亡的可能性。主要包括:①生活方式及行为评估,可采用调查问卷方式进行,包括膳食评估、运动习惯评估、睡眠评估等;②疾病风险评估,可采用量表评价以及生理、生化、心理检查指标分析预测,建立疾病风险评估模型等;③心理健康评估,可采用心理健康测量量表,针对行为、认知能力、人格特征、情绪等评估。根据评估风险结果,制订健康管理方案,实施健康干预,及时随访跟踪,对健康管理体系、管理人员能力、健康监测手段、评估机制、健康促进策略及措施、目标或指标控制等进行评估并持续改进。

三、健康干预和健康促进

　　1. 健康干预　根据健康风险等级有针对性地控制健康危险因素,针对工作中接触职业病危害因素的人员,采取策略及措施。

　　(1)工作中接触传染病病原微生物的从业劳动者,可采取传染源无害化处理、工作场所隔离和通风及消毒杀菌、工作活动精准管控、人群疫苗接种、个体防护等干预策略和措施。

　　(2)工作中接触职业病危害因素的从业劳动者,可采取逐步替代落后生产工艺及设备和材料、配置符合要求的防护条件及设施和用品、落实职业禁忌保护、降低作业场所职业病危害因素接触水平等干预策略和措施。

　　(3)具有慢性非传染性疾病风险的从业劳动者,可采取健康生活方式推广、定期健康检查、膳食和营养指导、运动康复指导、亚健康理疗保健服务、心理健康促进与提升指导、根据情况调整作业岗位等干预策略和措施。

　　2. 健康促进　通过采取综合干预措施,改善作业条件,改变劳动力人口不健康生活方式和行为,控制健康危险因素,促进和提高劳动力人口健康和生命质量。

　　(1)利用多种形式组织开展健康教育,普及健康知识,提升从业劳动者健康素养水平。健康教育内容包括:中国公民健康素养、职业健康教育、心理健康教育、慢性非传染性疾病健康教育、传染性疾病健康教育、应急健康教育、公共卫生健康教育、基本健康技能等。

　　(2)实施运动健身,控烟,限酒,合理膳食行动,确保"三高"(高血压、高血脂、高血糖)、"六病"(冠心病、肾病综合征、眼底病变、周围神经病变、周围血管病变、脑卒中)发生率或发病率显著降低。

　　(3)实施心理健康促进行动,有效提升心理健康素养水平,预防和控制焦虑、抑郁、职业倦怠等心理行为问题和精神障碍。

（4）实施职业健康保护行动,解决职业健康问题,保障职业人群健康权益。

（5）实施心脑血管疾病、癌症、慢性呼吸系统疾病、糖尿病、传染病及地方病的重大疾病防治行动,预防疾病的发生,降低发病率、病死率。

四、健康工作保障与健康技术支持

1. **健康工作保障**　用人单位应将健康管理工作融入单位发展决策,积极开展"健康企业""健康单位""健康社区"等的行动建设,促进职业人群健康,服务国家健康事业发展大局。推动工作场所建立健康管理体系,明确工作人员,负责开展健康管理工作。加强健康服务及保障必要的健康基础设施建设。

2. **健康技术支持**　医疗单位或健康管理服务机构应积极为用人单位提供技术支持和保障。根据职业人群特点,设计符合用人单位健康需求的健康管理体系或方案,实施推进线上、线下相结合的多维度健康服务模式,比如健康检查个性化定制及快速体检、检查报告多学科专家解读与评估、健康风险预警及精准干预、终身数字化健康档案建设服务、智能健康风险评估服务、健康管理效果动态追踪等。

第五节 ｜ 老年人保健

一、老年人口特点与保健重点

2020年WHO在儿童和青少年、成年人和老年人《关于身体活动和久坐行为指南》中,将65岁及以上者作为老年人;中国国家统计局在人口统计上以及国家基本公共卫生服务的《老年人健康管理服务规范》中,也均将65岁以上界定为老年人。中国已成为世界上老年人口最多的国家之一,随着老龄化社会的加速到来,加强老年人的健康保健工作,对提升全人群健康及有效利用国家卫生资源有重大意义。

随着年龄的增长,老年人器官组织在形态及生理功能上发生衰老变化,健康状况逐渐衰退,慢性病逐渐累积,出现一系列与衰退和衰老有关的生理、心理和社会三方面的改变。由于体内主要器官的实质细胞数量减少,引起器官萎缩,从而导致其功能下降。如随着年龄增长,脑细胞数量减少,突触数量下降,脑动脉硬化、脑供血减少,发生退行性改变,出现健忘、智力和注意力下降、反应迟钝、动作协调性下降,视觉、听觉、触觉、本体觉等敏锐性降低;呼吸系统随年龄增长逐渐老化,气管黏膜及腺体萎缩,对气体过滤及加温功能减退或丧失,整体气道防御机能下降,易引起呼吸道感染;老年人肾小球滤过率下降,肾功能下降,膀胱松弛,前列腺增大,易出现泌尿系统感染、尿潴留等;食管肌肉萎缩,吞咽功能欠佳,消化吸收功能下降、食欲下降;肝细胞数量减少,肝脏功能下降;胰腺分泌功能减弱,2型糖尿病发病风险增高,肠蠕动减慢,常便秘;此外,骨质疏松、关节韧带退行性变和关节囊结缔组织增生、肌肉韧带萎缩及弹性降低等,易发生骨折、关节僵硬、腰酸腿痛腰肌劳损;同时,生理衰老改变常引起心理改变,人格情绪易出现焦虑不安、保守、孤独、任性、怀旧、自卑感、失落感等表现。此外,从职业角色转变为闲暇角色,从主角退化为配角等社会因素也可进一步影响生理心理问题。老年人的衰老具有渐进性、内在性、不可逆性和危害性,老年人易出现多病共存的健康问题。老年人的生理、心理和社会特点,决定了老年人复杂多样的健康保健需求,本节重点介绍老年人健康体检与评估、健康教育与健康指导、慢性病与意外伤害预防。

二、健康体检与评估

根据老年人生理、心理和社会角色变化,依据国家基本公共卫生服务规范中《老年人健康管理服务规范》和《老年人健康管理技术规范》,对其身体功能和心理状况以及生活质量进行定期健康体检和健康状况评估。

(一) 健康体检

65岁以上老年人健康体检是了解老年人健康状况的常见手段。主要包括以下几方面检查内容。①生活方式和健康状况询问:了解吸烟、饮酒、体育锻炼、饮食等生活方式,目前确诊的慢性病及目前用药情况,以及既往所患疾病等,重点询问一个月内老年人常见疾病的典型症状;②基本体格检查:对老年人的体温、脉搏、呼吸、血压、身高、体重、腰围等一般状况和皮肤、淋巴结、乳腺、心脏、肺部、腹部等进行检查,注意重要脏器功能检查以及老年女性的乳腺及相关妇科检查内容;③认知功能和情感状态粗筛,老年人生活自理能力自我评估;④辅助检查:血常规、尿常规、肝功能、心电图检查和腹部B超检查等。

(二) 健康状态评估

为了全面了解老年人的身体和心理健康状况,以便及时发现和预防潜在的健康问题,提供及时、个体化的医疗和护理服务,预防慢性病和并发症的发生,促进老年人的主动参与和积极生活,应开展躯体健康、心理健康和社会健康三方面的老年人健康状态评估。

1. **老年人躯体健康评估**　通过问诊、体格检查等,对身体评估、功能状态评估和慢性病或损伤评估。身体评估包括对体温、脉搏、呼吸、血压等生命体征,体重、身高、智力、意识状态等一般健康状况,体表、头面部、颈部、胸部以及消化系统、运动系统、泌尿系统、神经系统等各种指标状况进行评估。功能状态评估是对老年人日常生活能力的评估,其内容主要包括独居生活能力、基本处理能力、生活质量相关活动情况。慢性病或损伤评估主要是对存在的吸烟、过量饮酒、超重或肥胖、不良饮食和生活习惯等慢性病或损伤危险因素进行评估,同时,对新发现慢性病患者和确诊的慢性病患者的疾病控制情况等进行评估。

2. **老年人心理健康评估**　包括情绪和情感评估、认知评估和压力与应对评估。通过量表评定法、访谈、观察和测量等综合方法对老年人焦虑、抑郁等情绪,以及语言能力、定向力、记忆能力和思维能力等认知功能进行评估,由于老年人离退休、社会地位改变、丧偶、朋友去世、疾病、身体功能受限、空巢现象、经济窘迫等对老年人身心产生较大影响,应对老年人有无压力源,压力源的强度、性质、持续时间等进行评估。

3. **老年人的社会健康评估**　老年人的社会健康是指老年人在社会中能够保持积极的社交关系、参与各种社会活动、拥有良好的社会支持和社会资源,同时能够保持自尊、自主和获得满足感的状态,老年人的社会健康对于维持其整体健康和幸福至关重要。老年人的社会健康评估包括角色评估、环境评估、家庭评估和文化评估。①角色评估:通过交谈、观察、收集资料,评估老年人对角色的承担、认知、适应情况,判断老年人是否可以正确认知自己和他人的身份、地位及各种角色的区别和联系;是否具有从事正常角色活动的能力。②环境评估:通过询问、考察和取样检测,对老年人的家庭、工作场所和病室等环境存在影响老年人健康的因素进行评估。③家庭评估:通过对居住条件、衣着、饮食、家庭气氛等的观察,以及交谈和量表评定老年人家庭功能、家庭资源、家庭压力。④文化评估:文化直接影响其对健康问题的认识以及对疾病和治疗的态度,左右个体解决问题的缓急和决策(如对治疗手段的选择)。因而,需要对老年人的价值观、信念与信仰、习俗进行了解和评估。

评估时应选择适宜的环境(安静、无光直照、保护隐私等);安排充分的时间(考虑老年人感官退化反应慢、思维减退行动缓、疾病影响易疲劳等因素);选择恰当的方法(特别注意易于发生皮损的部位、移动障碍者取合适体位、口耳检查取下义齿和助听器、感觉减退者感觉检查避免损伤);选用沟通的技巧(尊重关心体贴老年人,语速要慢、语音要清楚、语言容易懂,近距离耐心听,注意非语言交流,必要时可由家属提供资料)。

三、健康教育与健康指导

根据老年人生理、心理和行为特点,有计划、有目的、有系统、有评价地向老年人介绍健康知识、进行健康指导,使其理解健康的意义,建立健康的生活方式,养成良好的生活、饮食卫生习惯,增强自我保健与生活自理能力,坚持适度运动,调整好心态,并保持到最佳的状态。主要介绍身体活动和心理的健康教育与指导,老年人健康饮食指导见本书第六章。

(一)身体活动健康教育与指导

老年人的身体活动可以改善全因死亡率、心血管疾病死亡率、高血压发病率、特定部位癌症发病率、2 型糖尿病发病率,促进心理健康、认知健康和改善睡眠,有助于预防跌倒和跌倒相关的伤害以及骨骼健康和功能性能力的衰退。

所有老年人都应主动参加身体活动,积极进行户外运动,减少久坐等静态时间。身体活动应从少量活动开始,逐渐增加频率、强度和持续时间,坚持平衡能力、灵活性和柔韧性练习,在身体功能性能力允许的范围内进行身体活动,并根据身体状况和兴趣爱好选择合适活动强度、频率和时间,可选择多种身体活动的方式,如步行、慢跑、游泳、太极拳、八段锦、五禽戏、经络拍打操、门球、跳舞等。每周运动 3～5 次,每次不少于 30 分钟,每周不少于 150 分钟。运动时轻微出汗、无"上气不接下气"的感觉、运动中最大脉搏次数不超过 170－年龄(次/分)较适宜。在每周身体活动中,老年人应该进行多样化身体活动,强调功能平衡和中等或更高强度的力量训练,每周 3 天或更多,以增强功能能力和防止跌倒。如身体不允许每周进行 150 分钟中等强度身体活动,应尽可能地增加各种力所能及的身体活动,少量身体活动优于不活动。老年人身体活动可以作为娱乐和休闲(玩耍、游戏、运动或有计划的锻炼)、交通(步行和骑自行车)、工作或家务的一部分,在日常职业、教育、家庭或社区环境中进行。

(二)心理健康教育与指导

老年人因衰老带来身体功能的退化、生活能力和社会功能的降低等易诱发诸多心理问题,通过对老年人进行心理健康教育与指导,可提高老年人的心理健康水平,预防和缓解心理问题,促进积极心态和社会支持,提升老年人的自我管理能力,从而提高老年人的生活质量和幸福感。

对老年人进行心理健康教育与指导需要耐心、理解和关怀。通过向老年人传授有关心理健康的知识,帮助他们了解心理健康的重要性,以及如何维护和改善心理健康。同时,为老年人提供情感支持、鼓励他们参加社交活动、提供咨询等,帮助他们应对生活中的挑战和压力。对于有抑郁倾向的老年人应尽量了解在心理问题背后可能的家庭和个人因素。与家属和社会配合,有针对性地进行心理调节。

四、慢性病与意外伤害预防

(一)慢性病预防

老年人是疾病高发人群,常有多种慢性病并存,对存在慢性病危险因素的老年人,针对具体情况进行健康教育和指导及疾病危险因素筛查和干预。包括吸烟者协助戒烟,过量饮酒者进行健康饮酒教育,肥胖者协助控制体重,心血管疾病危险因素筛查和干预,骨质疏松危险因素筛查和干预等。对于有高危因素的老年人,推荐并建议其每年进行流感疫苗接种,接种 23 价肺炎链球菌疫苗,5 年及以上可加强接种。

发现有异常的老年人建议定期复查或向上级医疗机构转诊。对发现已确诊的原发性高血压和 2 型糖尿病等患者同时开展相应的慢性病患者健康管理。对患有其他疾病的(非高血压或糖尿病),应及时治疗或转诊。

对老年人开展积极的疾病正确认识教育,指导老年人安全用药,以老年人能够接受的方式,向老年人解释药的种类、名词、用药方式、不良反应和期限等。必要时,在药袋或药瓶上用醒目的颜色标明用药的注意事项。同时,对家属进行有关安全用药知识教育,让他们学会正确协助和督促老年人用药,防止发生用药不当造成的意外。

(二)骨质疏松症预防

预防老年人骨质疏松的发生可以降低骨折发生率。骨质疏松的预防包括:①加强老年人骨质疏松相关知识教育;②筛查骨质疏松导致骨折的危险因素,含成年骨折史、父母骨折史、痴呆、吸烟、低体重(BMI<19kg/m^2)、早绝经(<45岁,包括手术绝经)或>1年的闭经、摄入钙不足(不吃奶制品)、饮酒、经常摔倒、缺乏体育锻炼、生活不能自理、有与骨质疏松相关的疾病或服用可引起骨质疏松的药物、对于有危险因素的老年人,建议前往医院行骨密度检查;③针对骨质疏松危险因素采取干预措施,包括补充钙质和维生素 D、充足日照、规律运动、调整生活方式、戒烟戒酒、加强营养、均衡膳食等。

(三) 跌倒预防

2019年《老年人防跌倒联合提示》中指出,跌倒已成为65岁以上老年人因伤致死的首位原因,一半以上老年人因跌倒受伤而就诊。年龄越大,风险越高,跌倒严重威胁老年人健康。预防跌倒损伤的措施主要有:①正确认识和适应衰老,主动调整日常行为习惯,提高预防老年人跌倒的意识;②加强平衡能力、肌肉力量、耐力锻炼,降低老年人跌倒风险;③穿合身的衣裤,穿低跟、防滑、合脚的鞋,科学选择和使用适老辅助器具,主动使用手杖,养成安全出行习惯;④重视创建适宜老年人居住的家居环境,减少环境中的跌倒危险因素;⑤定期体检,早发现易致跌倒损伤的疾病(如骨质疏松、帕金森病、退行性关节炎等),早治疗。

(范广勤)

第九章 | 慢性非传染性疾病的预防及控制

慢性非传染性疾病（non-communicable chronic diseases，NCD），简称"慢性病"，不是特指某种疾病，而是对一组起病时间长，缺乏明确病因证据，一旦发病即病情迁延不愈的非传染性疾病的概括性总称。例如癌症、心脑血管疾病、呼吸和代谢性疾病为常见慢性病。目前，慢性病已成为严重威胁世界人民健康，影响国家经济社会发展的重大公共卫生问题。慢性病的发生和流行与经济、社会、人口、行为、环境等因素密切相关。随着全球人口老龄化进程不断加快，居民生活方式、生态环境、食品安全状况等对健康的影响逐步显现，慢性病发病、患病和死亡人数不断增多，慢性病疾病负担日益沉重。慢性病影响因素的综合性、复杂性决定了防治任务的长期性和艰巨性。

第一节 │ 慢性病流行状况及影响因素

一、慢性病流行现状及趋势

（一）慢性病在世界上流行概况及趋势

随着社会经济的发展，近年来慢性病在全球呈现流行趋势。据WHO估计，2019年的前10大死因中，有7个为慢性病。2000年，60.8%的患者死于慢性病，到了2019年这一占比上升到了73.6%。在慢性病死亡人数中，每年约有1790万人因心脑血管疾病死亡，其次是癌症（930万人）、慢性呼吸系统疾病（410万人）和糖尿病（200万人，包括糖尿病引起的肾脏疾病死亡人数），这四类疾病占所有慢性病过早死亡的80%以上。据估计，每年约有1700万人在70岁之前死于慢性病，并且在这些过早死亡病例中，86%发生在低收入和中等收入国家。

自2000年以来，全世界各区域慢性病死亡人数均有所增加，东南亚区域和西太平洋区域增幅最大。不同国家因为经济收入相差很大而导致慢性病死亡情况及其构成比不同，中低收入国家心脑血管疾病所占比例最高，癌症和慢性呼吸系统疾病次之，糖尿病所占比例最低；中高收入国家仍是心脑血管疾病所占比例最高，癌症和其他慢性病次之，慢性呼吸系统疾病和糖尿病所占比例最低。由于当前4种主要慢性病导致的过早死亡的下降速度较慢，全世界将不能实现可持续发展目标，即到2030年时，通过预防与治疗，将慢性病导致的过早死亡减少1/3。据WHO预测，如果目前的情况继续发展，到2030年每年死于慢性病的人数将增加至5500万人。

（二）中国慢性病的流行特点

中国卫生服务调查显示，中国居民慢性病患病率由2013年的24.5%上升到2018年的34.3%，5年增长了40%。据估算，目前中国确诊的慢性病患者已超过4亿，慢性病死亡占到了所有人口死亡的88.5%左右。中国已经进入慢性病的高负担期，具有"患病人数多、医疗成本高、患病时间长、服务需求大"的特点。慢性病已经成为影响中国居民健康水平提高、阻碍经济社会发展的重大公共卫生问题和社会问题。慢性病在中国的流行特点主要表现为以下几方面。

1. 高患病率、高发病率、高死亡率 《中国居民营养与慢性病状况报告（2020年）》显示，2019年中国18岁及以上成人高血压患病率为27.5%，糖尿病患病率为11.9%，患病率呈上升趋势。《中国居民慢性阻塞性肺疾病监测报告（2014—2015）》显示，40岁及以上人群慢性阻塞性肺疾病患病率为13.7%。根据2022年国家癌症中心发布的癌症统计数据显示，《2016中国肿瘤登记年报》结果分析，中国癌症发病率为 293.9/10 万,肺癌位居男性发病首位,其次分别为肝癌、胃癌、结直肠癌、食管癌;乳腺癌居女性发病首位,其次分别为肺癌、甲状腺癌、结直肠癌、宫颈癌,中国癌症发病率呈上升趋势。根据《中国居民营养与慢性病状况报告(2020年)》,2019 年中国居民慢性病死亡率为 685/10 万,占总死亡人数的 88.5%。恶性肿瘤、心脑血管疾病和慢性呼吸系统疾病为主要死因,占总死亡人数的 80.7%。2017—2021 年之间,癌症、心脏病、脑血管病和呼吸系统疾病均位列城乡居民疾病粗死亡率和死因比的前 4 位;癌症、心脏病、脑血管病的死亡率均高于呼吸系统疾病粗死亡率。农村人群的癌症死亡率和呼吸系统疾病粗死亡率均高于城市人群。在农村人群中 4 类疾病粗死亡率有较大波动,尤其心脏病和脑血管病粗死亡率上升明显,且高于城市人群的粗死亡率。呼吸系统疾病的粗死亡率在城市和农村人群中逐渐下降。城市和农村死亡人群的疾病死因比分布不同,2017—2020 年城市死亡人群中癌症的死因比最高,其次是心脏病和脑血管病,呼吸系统疾病最低,而在 2021 年心脏病的死因比有上升趋势,且超过癌症;在农村死亡人群疾病中,癌症和脑血管病的死因比有上升趋势,呼吸系统疾病的死因比逐渐下降。

2. 居民不健康生活方式仍然普遍存在　吸烟,过量饮酒,身体活动不足和高盐、高脂等不健康饮食是慢性病发生、发展的主要行为危险因素。根据《中国居民营养与慢性病状况报告(2020年)》,中国现有吸烟人数超过 3 亿,15 岁及以上人群吸烟率超过 25%,其中男性吸烟率高达 50.5%,非吸烟者中暴露于二手烟的比例也较高,约为 68.1%。我国成年居民超重肥胖超过 50%,6~17 岁的儿童青少年有近 20%,6 岁以下的儿童达 10%;儿童青少年经常饮用含糖饮料问题已经突显,18.9% 的中小学生经常饮用含糖饮料。2015—2017 年中国 18 岁及以上成人饮酒率为 43.7%,饮酒者几乎每天饮酒的比例较之前有所下降,为 19.9%。我国居民膳食结构不合理,高油高糖能量密度高、营养素密度低的食物摄入较多,蔬菜、水果、豆及豆制品摄入不足,主食精细化等,导致个体能量摄入增加。随着经济社会的现代化、城市化发展,人们自然而然地倾向于选择精细的食物,久坐的生活方式和承受更多的心理压力,这些都成为慢性病持续上升的重要原因。

3. 潜在慢性病患者众多　老年人是慢性病的高发人群,根据《2021 年度国家老龄事业发展公报》,截至 2021 年底中国 65 周岁以上老年人人数约为 2 亿,占总人口的 14.2%。中国将迎来老年人口高负担期,对卫生服务和保健策略提出了严重挑战。另外,中国农村地区经济快速发展,农村生活水平改善以及种植方式机械化使人的身体活动远不如前,不合理膳食和不良生活方式导致肥胖、血脂异常等危险因素增多,加之农村卫生资源有限及居民健康素养相对较低,糖尿病之类的慢性病易发高发。

4. 慢性病疾病负担加重　慢性病不仅是死亡主因,也是疾病负担的主要原因,且增长极快。WHO 报道,慢性病在中国所有疾病负担中所占比例约为 69%;世界银行预测,到 2030 年,人口迅速老龄化可能使中国慢性病负担增加 40%。中国慢性病经济负担的增长速度远超过疾病经济负担和国内生产总值(gross domestic product,GDP)的增长速度。同时,慢性病已呈现年轻化发展趋势,开始"侵袭"四五十岁的中年人,35~65 岁的人群的超重和肥胖、血脂异常和脂肪肝、高血压发病率持续上升。评价疾病负担的常用指标为有 PYLL、DALY 等。目前,DALY 是最具代表性、运用最多的疾病负担评价指标,它包括 YLL 和 YLD。根据 2019 年全球疾病负担研究的估计,2019 年中国人群慢性病的 DALY 数约占全部病因 DALY 数的 84.93%。

二、慢性病发生与发展的影响因素及其机制

(一) 慢性病发生发展的生命全程观

根据 WHO 关于慢性病的报告,慢性病与吸烟、饮酒、不合理膳食、缺乏体育锻炼等可改变的行为危险因素,以及肥胖与超重、高血压、高血糖、血脂异常等代谢性危险因素有关(表 9-1)。慢性病各种危险因素之间往往是"一因多果、一果多因、多因多果、互为因果"。慢性病是在多个基因轻度异常的基础上,长期紧张疲劳、不健康生活方式及饮食习惯、环境污染物的暴露、忽视自我保健和心理应变平衡等众多因素长期累积作用而发生的疾病。其中生活方式是其主要原因,即使有慢性病(如高血压)的遗传背景,发病与否很大程度上取决于生活方式。

表 9-1　主要慢性病的共同危险因素

危险因素	心脑血管疾病	糖尿病	癌症	呼吸系统疾病
吸烟	√	√	√	√
饮酒	√	×	√	×
不合理膳食	√	√	√	√
缺乏体育锻炼	√	√	√	√
肥胖与超重	√	√	√	√
高血压	√	√	×	√
高血糖	√	√	√	×
血脂异常	√	√	√	×

注：√是疾病相关危险因素；× 不是疾病相关危险因素。

　　一些重要的生物危险因素起源于生命初期并开始产生负面影响,这种影响将贯穿人们的整个生命全过程。生命全程(life course),也称全生命周期,是一个人从出生到死亡、从受精卵开始到生命结束的完整过程。生命周期不同阶段不仅是生长发育累积的过程,也是疾病发生相关危险因素累积的过程,有的甚至可以危害到下一代。

　　出生以后,在婴儿期(从出生到 1 岁)以及童年早期,是身体发育以及社会和情感发育有关的一些重要阶段,包括建立健康的饮食和活动模式,发展自我调节能力,语言和认知发展以及更广泛的学习技能。如在婴幼儿期,营养状况是身体健康的决定因素,在此期间营养不足和营养过剩都可能在以后的生活中造成健康问题。

　　儿童青少年时期的经济社会环境也通过不同途径影响成人健康和疾病。经济社会地位差的儿童往往会养成如吸烟等不良生活行为方式。肥胖的儿童往往与其在肥胖的环境中成长有关,家长喂养方式和饮食控制也影响儿童早期饮食模式和儿童肥胖的风险。父母经常表现出不满或幼年时同伴中有敌意的孩子都会影响其将来的健康状况。

　　青春期是确立影响以后生活健康和幸福的健康行为关键时期。快速的大脑发育和新的认知能力比如复杂的抽象思维的获得,会导致年轻人在生活中与家庭、同龄人和学校的身份和关系发生重大变化。

　　进入成人期,除了已经养成的生活行为方式外,就业和职业健康是这个年龄组影响慢性病发病的重要方面。如与标准工作时间相比,工作时间长(每周≥55 小时)与冠心病发病风险增加相关。其他与慢性病发生发展有明显关系的职业危险因素还包括暴露于致癌物、空气颗粒物、人体工效学因素、工作压力以及噪声污染。经济社会条件差对健康行为有重要的影响,因为较贫困的人更容易吸烟、不健康饮食、不参加体育锻炼。

　　人的衰老(老龄化)是一个终身的过程,生命早期生活中的社会和生物因素会影响生命后期的老化程度。生命早期生活中的营养不足可导致衰老加速,随后的成人阶段受遗传、生活和环境因素的影响可引起骨骼变薄(骨质疏松症)、肌肉质量强度降低(肌肉减少症)和软骨改变(骨关节炎),从而加速肌肉骨骼老化;而身体活动减少和肥胖等也会促进心血管和肌肉骨骼功能下降。

　　由此可见,慢性病的发生发展是相关影响因素在生命过程中日积月累的结果,生命早期的暴露以及健康状况对后期有重要影响。因此,慢性病的防控必须关口前移,预防为主,在生命过程中的各个时期降低慢性病发生的风险。

(二) 慢性病发生与发展的生命全程模型

　　在使用生命全程方法时,需要了解正常生物系统的自然史和生理轨迹,以及生物和社会途径。这些模型建议将整个生命全程中的暴露与晚期健康联系起来,包括暴露变量的时间顺序、相互关系(直接或通过中间变量)和结果测量。

1. **关键期模型**　是指在特定时期的暴露对器官、组织和身体系统的结构和功能的持久的、终身的影响,这种模式也被称为"生物学规划"或"潜伏期模型"。理论上,关键期模型主张在此期间的暴露会造成永久性和不可逆转的损害。然而,在慢性病的情况下,应该区分暴露于结构性或功能性障碍的影响。结构性障碍可能不一定影响生物学功能,因为身体可以补偿或适应结构性缺陷。在关键时期暴露也可能随着生命全程的后期暴露而被修改或触发。例如,胎儿宫内生长受限与冠心病或胰岛素抵抗的关联常因儿童或成人期的肥胖而受到影响。关键时期的模式还包括关键的社会转型,比如小学到中学的过渡,学校学习环境到单位工作环境的过渡,离开父母的家向自己家庭的过渡,老年阶段向退休过渡,自我照顾向他人照顾的过渡等。

2. **后期效应修正的临界模型**　是指后期生活因素可能会改变关键时期暴露对后来疾病风险的影响,是关键期模型的延伸。晚期暴露的影响可能会增加或减弱疾病发展。风险暴露可以是独立的,也可能是聚集的。风险因素聚集常见于所有的风险都与某单一因素的暴露相关。例如,与童年时期低社会经济地位有关的教育程度低、营养不足、被动吸烟、家庭压力大等因素都是某些慢性病发生发展的危险因素。

3. **风险累积模型**　是指多种效应在生命全程中的累积,从基因遗传到子宫内发育、童年、少年、青年、中年和老年的健康和社会暴露,着重于暴露的总量和/或次序。随着暴露的次数、持续时间和严重程度的增加,生物系统积累的风险增大。例如,经济上处于不利地位的妇女更有可能生下低出生体重的儿童,并依靠粮食援助,这可能会导致他们的孩子饮食质量较差,经历更多的负面环境暴露,如被动吸烟、缺乏教育等。累积模型在生命全程流行病学中更具优势,它具有更好的预测能力,可以提供病因学的见解和解决健康方面的社会不平等问题。

4. **路径模型/风险链模型**　是指一系列相互联系的生物、心理和社会途径暴露的整合,而暴露时间可能以多种不同方式影响疾病风险。它与累积模型相似,但在病因暴露的时间上有所不同。早期生活与成人健康之间的各种中间因素如生活方式、受教育程度、社会阶层和健康行为等可能有重要作用。早期的优势或劣势使人们在后来的暴露路径上成为病因学上重要的事件。例如,一个处境不利的孩子可能会遇到较少的教育机会,这反过来又限制了经济社会的财富和资源,后来又影响了健康行为,并导致后来的健康状况变差等。

第二节 ｜ 慢性病预防的策略和措施

一、慢性病全周期的预防

慢性病的预防和控制需要以公共卫生系统为主导,以"防、筛、诊、治、康"为基本原则,"防"是指改变不健康的生活方式、消除环境中的致病因子达到预防疾病发生的目的;"筛"是指对常见慢性病的早期筛查,做到早筛、早诊、早治;"诊"是指疾病发生后医师要做出正确的诊断;"治"是指规范化的治疗程序;"康"是指对患者进行积极的康复管理,减轻疾病给患者带来的负担,提高患者的生存质量。只有做到以上几点,才能做到对于慢性病的全周期预防。

在疾病尚未发生时,针对致病因子、可疑致病因子或相关因素所采取的措施,是预防疾病发生和消灭疾病的根本措施。目的是切断各种健康危害因素和病因对人体作用的途径,并采取各种措施提高人群的健康水平。例如,通过对适龄女性接种 HPV 疫苗,来降低 HPV 感染所导致的宫颈癌发病风险,在日常生活中要注意健康均衡饮食,限制过多脂肪、刺激性食物和盐的摄入量,多摄入新鲜的蔬菜水果,禁烟限酒。生活作息时间要规律,合理控制自己的情绪,不良的情绪、工作压力、经济压力、思想负担等都会给身体造成无法承受的压力,疾病也会随之而来。适当的体育锻炼可增强体质、提高身体免疫力。可采用慢跑、快步走、游泳、骑自行车、爬山等形式的体育活动,每次活动建议 30~60 分钟为宜,具体因人而异。

由于许多慢性病的病因较复杂，很难通过针对病因的干预阻止疾病的发生。但是随着医学技术的发展，人们可以通过适当的检测技术，在慢性病的自然史中属临床前期（亚临床期），发现机体出现的一些异常特征（如癌症早期标志物、血压升高、血脂升高等）并及早检测出来，采取适当的干预和治疗措施，阻止疾病向临床阶段发展。此阶段患者往往无临床症状，但通过体检和实验室检查可以发现异常。据此，人们提出了在表面健康的人群中开展筛查，这也是预防慢性病、保障人群健康的重要公共卫生措施。例如，在肺癌防治上，胸部的低剂量螺旋 CT 是肺癌筛查的"金标准"，能够降低肺癌患者 20% 以上的死亡率。

当疾病已经发生，要对疾病做出正确的诊断，并推广规范化治疗程序，提高患者生存质量，延长寿命，降低病死率。在疾病发生的早期，通过适当的治疗缓解症状预防疾病进一步恶化，预防急性事件的发生和复发，预防并发症和残疾的发生。到了疾病晚期，通过早期发现和管理并发症，对已经发生的残疾进行康复治疗，最大限度地恢复个体的机体功能和社会功能，提高生活质量，延长寿命。

二、重大慢性病的预防

（一）癌症

根据我国最新制定的《健康中国行动—癌症防治行动实施方案（2023—2030 年）》，我国当前的癌症预防仍坚持预防为主，并逐步完善从癌症预防、高危人群筛查到早期诊断、规范化治疗以及康复服务的一体化全流程管理，最终让我国癌症发病率、死亡率上升趋势得到遏制，总体癌症 5 年生存率在 2030 年达到 46.6%。围绕该目标的主要措施如下。

一是控制危险因素，降低癌症患病风险。开展全民健康促进，减少致癌相关细菌（如幽门螺杆菌等）及病毒（如 HPV、肝炎病毒、EB 病毒等）的感染。加强乙肝疫苗及 HPV 疫苗接种的科学宣传。加强与群众健康密切相关的饮用水、大气、土壤等环境健康影响监测与评价，建立环境与健康调查和风险评估制度，推进环境健康风险管理。深化职业健康保护行动，推进健康企业建设，保障劳动者的身心健康。

二是完善癌症防治服务体系，加强信息共享。完善国家 - 省 - 地市 - 县四级癌症防治网络。充分发挥国家癌症中心、以肿瘤专科为重点的国家区域医疗中心等医疗机构以及疾控机构作用，加强协同配合，进一步完善癌症防治协作网络。进一步提升肿瘤登记报告规范化、制度化程度，并逐步实现肿瘤登记信息与死因监测信息对接，优化数据采集报送方式。加强部门间信息资源共享。规范信息管理，保护患者隐私和信息安全。

三是推广癌症早诊早治，强化筛查长效机制。针对发病率高、筛查手段和技术方案相对成熟的胃癌、食管癌、结直肠癌、宫颈癌、乳腺癌、肺癌等重点癌症，组织完善筛查和早诊早治系列技术指南。在癌症高发地区和高风险人群中持续开展组织性筛查。在此基础上，各地因地制宜，根据本地区癌症流行状况，开展癌症机会性筛查，不断加大筛查力度、扩大覆盖范围，构建分层癌症筛查体系。

四是加强癌症诊疗规范化，提升管理服务水平。进一步完善癌症临床诊疗指南、技术操作规范和临床路径。加强抗肿瘤药临床应用管理，完善全国抗肿瘤药临床应用监测网络建设，开展肿瘤用药监测与评价。巩固完善国家 - 省 - 地市 - 县四级肿瘤诊疗质控管理体系，开展肿瘤单病种诊疗质量控制工作。持续推进多学科诊疗模式，提升癌症相关临床专科能力，探索以癌症病种为单元的专病中心建设。

（二）心脑血管疾病

根据我国最新发布的《健康中国行动—心脑血管疾病防治行动实施方案（2023—2030 年）》，我国当前的心脑血管疾病防控应坚持以基层为重点，预防为主，推进"以治病为中心"向"以人民健康为中心"转变，有效降低人群心脑血管疾病风险和心脑血管疾病死亡率，提升心脑血管疾病高危人群健康相关生活质量，心脑血管疾病死亡率在 2030 年下降到 190.7/10 万以下。主要的防控措施包括以下内容。

一是实施危险因素控制,降低发病和死亡风险。高血压、血脂异常、糖尿病以及肥胖、吸烟、缺乏体力活动、不健康饮食习惯等是心脑血管疾病主要的且可以改变的危险因素。树立心脑血管健康观念,强化心脑血管疾病高危人群的健康教育,提高居民对心脑血管疾病危险因素的认识。提倡居民定期进行健康体检。加强心脑血管疾病风险综合评估,开展覆盖 35 岁以上人群的心脑血管疾病风险监测,促进主动健康观念的形成。

二是加强心脑血管疾病综合监测,不断提高监测质量。持续监测心脑血管疾病及相关危险因素的流行情况;掌握健康生活方式、相关危险因素和主要心脑血管疾病流行特征及变化趋势。拓展心脑血管疾病监测网络,加强心脑血管疾病发病和死亡监测,提高心脑血管疾病发病、死亡和残疾等负担评估水平。

三是强化关口前移,创新心脑血管病同防同治路径。拓展社区心脑血管疾病防治服务范围,加大基层医疗机构血压、血糖、血脂"三高共管"力度。加大心脑血管疾病早期筛查和早诊早治力度,持续推进心脑血管疾病早期筛查与综合干预联合的医防融合、同防同治路径。针对心脑血管疾病高危人群,建立基层医疗机构与二级以上医院的协同早诊早治模式。加强医疗机构与疾控机构合作模式,健全心脑血管疾病防治工作质量监测和评价体系。

四是完善急救体系,提高规范化、同质化诊疗水平。积极推动应急救护培训,普及全民应急救护知识,使公众掌握必备的心肺复苏、脑卒中识别等应急救护知识与技能。加强院前医疗急救体系建设,畅通院前院内一体化急救绿色通道,实现院前急救与院内急诊有效衔接。完善心脑血管疾病相关诊疗指南、技术操作规范和/或临床路径等。推动心脑血管疾病相关医疗质控中心地市级全覆盖,并延伸至 50% 以上县域。

(三) 呼吸系统疾病

根据我国最新发布的《健康中国行动(2019—2030 年)》,我国代表性的慢性呼吸系统疾病是慢性阻塞性肺疾病(以下简称慢阻肺病)、哮喘。慢阻肺病具有高患病率、高致残率、高病死率和高疾病负担的特点,患病周期长、反复急性加重、有多种并发症,严重影响中老年患者的预后和生活质量。我国哮喘患者超过 3 000 万人,因病程长、反复发作,导致误工误学,影响儿童生长发育和患者生活质量。我国当前的呼吸系统疾病防控目标聚焦于降低死亡率、提高知晓率,以及针对高危人群开展定期肺功能检查。主要的防控措施包括以下内容。

一是注意危险因素防护,预防疾病发生发展。减少烟草暴露,吸烟者尽可能戒烟;加强职业防护,避免与有毒、有害气体及化学物质接触,减少生物燃料(木材、动物粪便、农作物残梗、煤炭等)燃烧所致的室内空气污染,避免大量油烟刺激;室外空气污染严重天气减少外出或做好戴口罩等防护措施;以及通过主动接种疫苗预防呼吸道感染、加强体育锻炼干预等预防措施。

二是增强慢阻肺病机会性筛查的可及性,做到应诊尽诊,应治尽治。通过开展基层机构的专业人员培训、肺功能检查设备的配置、诊治设备(雾化吸入设施、氧疗设备、无创呼吸机等)和长期治疗管理用药的配备,从而提高我国慢阻肺病体检的可及性,提高基层对慢阻肺病实施有效防治的成功率。

三是加强慢阻肺病的组织性筛查,助力早诊早治。将慢阻肺病患者的健康管理纳入国家基本公共卫生服务项目,为慢阻肺病高危人群和患者提供筛查等全程防治管理服务,提高基层慢阻肺病的早诊早治率和规范化管理率。

(四) 代谢性疾病

糖尿病是最主要的代谢性慢性非传染性疾病。根据我国最新制定的《健康中国行动(2019—2030 年)》,目前我国糖尿病患者超过 9 700 万,糖尿病前期人群约 1.5 亿。糖尿病并发症累及血管、眼、肾、足等多个器官,致残率、致死率高,严重影响患者健康,给个人、家庭和社会带来沉重的负担。我国当前的代谢性疾病防控目标聚焦于提高知晓率,规范管理率、治疗率、控制率以及并发症的筛查率。主要的防控措施包括以下内容。

一是接受生活方式干预,延迟或预防糖尿病发生。对于 40 岁以上的健康人,以及糖尿病高危人群[超重与肥胖、高血压、血脂异常、具有糖尿病家族史、妊娠糖尿病史、巨大儿(出生体重≥4kg)生育史〕,建议通过定期监测个人血糖水平、控制饮食、注重膳食健康、科学运动来有效预防或延迟糖尿病的发生。

二是完善糖尿病健康教育与管理平台网络,提高糖尿病管理效果。依托国家公共卫生服务项目平台,为 35 岁以上 2 型糖尿病患者提供针对性的健康教育和规范的健康管理;依托全民健康信息平台及新型信息技术,推进"互联网+公共卫生"健康服务优化;鼓励各级医疗机构开展糖尿病患者的健康管理指导,并落实糖尿病分级诊疗服务技术规范。

三是促进糖尿病及并发症筛查标准化,助力早发现、早诊断、早治疗。针对糖尿病及糖尿病视网膜病变、糖尿病伴肾脏损害、糖尿病足等并发症,开展标准化筛查服务,促进糖尿病的早期诊断,干预并发症的发生和进展。

第三节 ｜ 慢性病的健康管理

目前慢性病占全球疾病负担的一半以上,在未来十年间慢性病负担将不断上升,尤其在发展中国家,疾病负担的 80% 将来自慢性病。对慢性病进行疾病管理将使健康状况得到有效评估,提供针对性的健康指导,从而促使人们有目的地采取各种行动改善健康,减少患慢性病概率,降低医疗服务费用,改善人群健康状态,提高生命质量。

一、慢性病健康管理的概念

慢性病健康管理(health management for chronic disease)是指以生物 - 心理 - 社会医学模式为指导,组织慢性病专业医师及护理人员,通过为健康人、慢性病风险人群、慢性病患者提供全面、连续、主动的管理,以达到促进健康、延缓慢性病进程、减少并发症、降低伤残率、延长寿命、提高生活质量,同时降低医药费用为目的的一种科学健康管理模式。该模式全方位、多角度为慢性病患者提供健康服务,注重对各种危险因素进行积极干预,传播医药卫生知识,为慢性病患者提供科学合理的健康促进、用药指导以及人文关怀。随着老龄化时代的到来,慢性病发病率和死亡率逐年升高,慢性病治疗费用给患者家庭带来沉重的经济压力,以及精神压力。因此,慢性病健康管理工作意义重大。政府和卫生部门应该加大财政投入,培养专业队伍,配备相应装备,完善慢性病组织管理工作和管理体系,促进居民健康,使社会和谐发展。中国充分发挥网络新媒体和传统媒体优势,面向高危人群、重点人群,开展以社区、家庭互为联动的健康教育活动,并且针对全人群开展一系列的主题宣传日活动和日常科普宣传,如"全民健康生活方式日""全国爱牙日""全国高血压日""世界卒中日""联合国糖尿病日"等,广泛传播慢性病防治、营养膳食等知识,倡导健康生活方式理念,提高居民慢性病防控意识。

二、慢性病健康管理的内容

1. **慢性病健康管理计划**　根据既往成功案例经验,整个慢性病健康管理计划包括设计、实施、评价和推荐四个阶段。

(1)设计阶段:应该掌握疾病的基本知识,明确疾病的病因、发生、发展和转归以及在各个过程中采取最适宜的干预措施(最好的成本 - 效果)。同时应明确患者的划分和评价危险因素,并确定临床指南、实施路径和决策原则,做出患者保健、自我管理和健康教育的计划。

(2)实施阶段:应该具备适宜的技术和管理制度,以保证能够顺利开展疾病管理工作,主要包括患者的持续服务计划、信息技术和信息传播的基础结构、医院内部和外部的管理等内容。

(3)评价阶段:应有相应的技术和指标体系完成慢性病管理的效果、效益的评价和报告,慢性病健康管理实施的跟踪和资源的管理,并将结果反馈给实施过程,达到持续提高质量的目的。

(4)推荐阶段:是在前三个阶段的基础上评估该项慢性病健康管理计划在市场上推荐的前景,以确定该项计划的投资风险。

2. 慢性病健康管理要素　慢性病健康管理不仅仅是执行和发展具体的项目,也是卫生保健体制改革的一个重要部分。以系统为基础的慢性病健康管理包括以下几个要素:建立各部门的协作、建立信息系统平台、初级保健团队建设、医师培训、患者健康教育和自我管理。

(1)建立有效的团队协作:慢性病健康管理在社区实施时,根据社区服务机构的特点及辖区管理人群的特点,可构建不同模式的管理团队,主要包括以患者为中心的管理团队、以流程管理为中心的管理团队和小团队管理模式。

(2)完善初级卫生保健团队:疾病管理是通过卫生保健团队完成的。疾病初级卫生保健团队除了医师、护士以外,应包括药剂师、营养师、健康教育者、健康管理师、疾病管理责任师等,在为患者提供医疗服务过程中,同时为居民提供预防、保健、康复、健康教育融为一体的人性化、综合性、持续性、可及性、协调性的综合医疗卫生服务。

(3)建立各部门的协作:疾病管理是以系统为基础的,由社区卫生服务站、社区卫生服务中心、三级医院、疾病预防控制中心等相互协作共同完成的。社区卫生服务机构和三级医院之间建立双向转诊通道是保证高质量卫生保健服务的重要环节,也是协调保健服务的重要内容。

(4)建立社区临床信息系统:社区医疗系统引进电子病例(computer-based patient record,CPR)是社区医疗信息发展的重要标志。没有社区临床信息系统,就很难获得连续的患者信息,实现连续性卫生保健服务;很难实施综合的一体化的卫生保健服务;很难及时评价真实的管理效果,造成卫生资源浪费;医保部门由于不能及时得到费用信息也难以做到监督和管理。

(5)医师培训:疾病管理战略应当以循证医学为基础,临床指南是所有疾病管理项目的基础。临床指南具有以下特点:信息具有权威性;专家的集体论证达成一致的建议;共识的患者管理的建议;澄清临床上有意义的争论问题。疾病管理重要的一点是鼓励保健人员遵循指南,患者和保健人员应获得信息以能更好地遵循治疗、生活方式和自我管理的建议,使患者提高健康水平。

(6)患者健康教育与自我管理:传统的疾病管理主要内容是教育患者,后发展为教授患者自我管理的技能为主,提高患者的自我管理能力。

三、慢性病的自我管理

慢性病主要是由人们的行为生活方式和环境因素所决定,慢性病患者的预防性干预与卫生保健活动一般在社区与家庭完成,因此患者与家庭将不可避免地成为管理慢性病的主要承担者。而绝大多数患者及其家庭成员均缺乏自我管理所需的技能,因此,通过健康教育与健康促进增强慢性病患者及其家庭成员的自我管理技能均具有非常重要的现实意义。

(一)慢性病自我管理的概念

慢性病自我管理(chronic disease self-management,CDSM)是指通过系列健康教育课程教给患者自我管理所需知识、技能以及和医师交流的技巧,帮助慢性病患者在得到医师更有效的支持下,主要依靠自己解决慢性病给日常生活带来的各种躯体和情绪方面的问题。因为慢性病患者长期与疾病作斗争,熟悉疾病的诊疗、自我保健等全过程,所以这决定了他们自己才是慢性病控制与管理的最佳人选。从这个定义可以看出自我管理并不是脱离专业医师的自我保健活动,只不过医师的作用不再如原来处理急性病那样,负责选择及实施治疗方案,而是作为慢性病患者的伙伴,与其协商治疗方案,支持其在日常生活中主要通过自己来管理所患慢性病。图9-1可以清楚地了解慢性病自我管理模式的实质:一方面需要开展慢性病自我管理健康教育来提高患者自我管理所需的基本知识、技能和自信心,让患者有能力、有信心自己照顾自己;另一方面,通过在技术上(培训医师),在政策、环境、资源上支持医师在日常诊疗时为患者提供帮助,支持其进行自我管理。随着慢性病在世界范围内高发病态势的持续,自我管理作为一种有效的管理方法在国内外已被广泛应用,并获得了一定的应用经验。

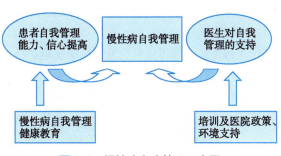

图 9-1　慢性病自我管理示意图

（二）慢性病自我管理的内容

图 9-2 展示了以支持患者自我管理为核心的创新性保健服务的框架。从中可以看出此模式整合了患者、卫生专业人员、卫生系统及卫生机构的系统改变、社区资源与政策以及更高层次的积极政策及环境。

1. **患者自我管理**　有效的自我管理能帮助患者及其家人坚持治疗方案以尽可能稳定症状、减少并发症及因慢性病所致的失能。不仅提高服务效率，也能提高效果。

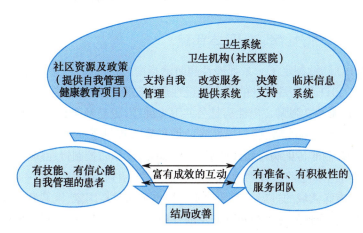

图 9-2　以自我管理为核心的创新性保健框架

（1）自我管理任务：各种慢性病患者都必须完成三大自我管理任务。①医疗和行为管理，即照顾自己的健康问题，如按时服药、加强锻炼、就诊、改变不良饮食习惯；②角色管理，即建立和维持日常角色，如做家务、工作、社会交往等；③情绪管理，即应对和处理疾病所带来的各种情绪及其变化，如抑郁、焦虑、恐惧、挫折感等。

（2）自我管理的基本技能：要完成上述三大自我管理任务，患者必须掌握5种基本自我管理技能：解决问题的技能、制定决策的技能、寻找和利用社区资源的能力、建立良好医患关系的技能以及目标设定与采取行动的技能。

2. **社区对患者自我管理的支持**　社区对患者自我管理的支持主要体现为在社区内持续开展慢性病自我管理健康教育项目，培训患者的自我管理能力。即通过充分利用社区资源，开展系列的健康教育课程来增加和提高患者及其家人自我管理基本知识、能力及信心，鼓励病友互助，提高患者与医师的交流技巧，帮助患者完成自我管理任务。

3. **医师对慢性病患者自我管理的支持**　主要包括：①日常自我管理活动的支持、指导、评估、帮助患者解决问题、确定管理目标等；②有效的临床管理；③准确的诊疗计划；④紧密的随访。要帮助医师完成这些支持任务，必须进行有关慢性病自我管理的培训，让医师掌握有效的自我管理支持技巧。另外，医师也要善于组织医院内部及社区的资源来为患者提供持续的自我管理支持。

4. **支持医师对慢性病患者自我管理支持的系统改变**　包括：①创造一种行业文化、机制来促进服务质量的不断提高及服务创新，为创新性服务（如支持患者自我管理）提供政策、制度及激励机制。②调整服务提供方式，确保有效、有效率的临床服务及对自我管理支持（如在服务团队中合理分工，确定定期随访安排，鼓励患者参与确定服务内容、形式等）。③促进卫生机构提供符合科学证据及患者选择的服务，如将循证医学的原则贯穿于日常诊疗服务；与患者共享有科学依据的指南及信息，鼓励患者参与;使用有效的培训方法等。④建立信息系统,利用患者及人群数据来帮助提高服务质量及效率,如为服务提供者及患者建立及时的提醒系统(电子邮件提醒);鉴定出服务的重点对象;让患者与医师信息共享达到医患协作;监测卫生服务系统及服务团队的绩效。

　　总之,通过在社区持续开展自我管理健康教育项目,让每个患者学习到自我管理技能及建立信心后,承担日常的疾病管理任务加上来自医师及社区的自我管理支持和随访,能使慢性病患者主要依靠自己控制所患疾病,过上健康、幸福的生活。卫生保健系统在系统水平上的改变及社区资源的动员与利用,再加上外部政策环境的支持,能让患者的自我管理及医师的支持服务持续进行,最终提高慢性病保健服务的质量及效率,减少卫生服务的利用。

第四节 | 国际与中国慢性病防制策略

一、WHO 推荐的慢性病防制基本策略

　　1999 年开始,WHO 陆续制定了一系列慢性病防治指南、规范、程序、临床路径等,形成了相对统一的规范和要求。在 2011 年 9 月召开的联合国慢性病预防和控制高级别会议(联合国慢性病峰会)上,时任联合国秘书长潘基文强调,“慢性病是公共卫生问题,更是社会经济发展问题。” 本次会议为各国政府凝聚共识、制定国别战略、遏制慢性病的增长势头提供了一个重要的契机。WHO 在实施 2008—2013 年预防和控制非传染病行动计划基础上,编制了《预防控制慢性病全球行动计划(2013—2020)》。2019 年世界卫生大会将该计划的期限延至 2030 年,并呼吁制定 2023—2030 年实施路线图,以加快防控非传染性疾病领域的进展。该计划明确提出了通过在国家、区域和全球层面开展多部门协作与合作,减少慢性病导致的可预防和可避免的发病率、死亡率和残疾负担,使所有人群都能获得其年龄水平能够达到的健康和生产力标准,使慢性病不再成为人类幸福和社会经济发展的障碍。

(一) 防制原则和方法

　　WHO 关于慢性病预防和控制的总原则是强调生命全过程干预、提升个人和社区能力、全民健康覆盖、控制利益冲突、寻找循证策略、尊重人权和公平公正、采取国家行动和国际的多部门合作行动。

　　1. **生命全过程**　预防和控制慢性病的机会出现在生命的多个阶段。生命早期阶段的干预措施通常是第一级预防的最佳时机。慢性病预防控制政策、计划和服务的确立有必要考虑生命历程各个阶段的健康和社会需要。

　　2. **个人和社区能力**　使个人和社区具备能力参与慢性病预防和控制工作,包括参与宣传、服务提供、教育和培训、监测、研究和评价等方面工作。

　　3. **全民健康覆盖**　所有人都应该获取由国家给定的必要的促进性、预防性、治疗性和康复性等基本卫生服务,以及安全、可负担、有效和优质基本药物和诊断试剂。同时,必须确保这些服务的使用不会导致使用者陷入经济困境,尤其要注重低收入人群和生活在脆弱状况中的人群。

　　4. **管理现实、已知或潜在的利益冲突**　国家和非国家方面的多种行为者,包括学术界、工业界、非政府组织和专业组织等都需要参与进来才能有效应对慢性病。因此必须保证预防和控制慢性病的公共卫生政策不受任何形式既得利益的不当影响。

　　5. **循证策略**　预防和控制慢性病的策略和做法需要以最新科学证据、最佳做法、成本效益、经济负担能力以及公共卫生原则为基础,同时考虑到文化因素。

　　6. **尊重人权**　认识到享受最高的、能获得的健康标准是人人基本权利之一。不分种族、肤色、性别、宗教、政治或其他见解、国籍或社会出身等任何区别,这是《世界人权宣言》的宗旨。

　　7. **公平公正的方法**　认识到慢性病疾病负担不同是受健康问题、社会决定因素的影响,针对这些决定因素采取行动既是为了弱势群体也是为了整个人口。减少慢性病疾病总体负担,创建包容、公平、有经济生产力和健康的社会是至关重要的。

8. 国家行动以及国际合作与团结　确认政府在应对慢性病挑战方面的首要作用与责任,同时应当认识到国际合作在协助会员国方面具有重要作用,可以补充各国的努力。

9. 多部门行动　认识到慢性病的有效预防和控制需要领导、多方利益攸关者的协调参与以及政府和广泛行为者的多部门卫生行动,包括卫生、农业、教育、环境、财政、社会和经济发展等各个部门实行将"健康融入所有政策"和"整个政府采取行动"的方针,与相关民间组织和私营部门实体建立伙伴关系。

(二) 防制工作策略

1. 通过加强国际合作,在全球、区域和国家层面的发展目标中提高对慢性病预防控制工作的重视　联合国大会、联合国可持续发展会议以及联合国发展议程工作组的第一份报告将预防和控制慢性病确定为社会发展和投资于民的优先重点工作。防治慢性病所带来更好的健康结果是可持续发展的三个方面,即经济发展、环境可持续性以及社会发展的前提、结果和指标。

2. 通过加强国家能力、领导力,协调多部门行动和合作伙伴关系,促进国家对慢性病预防控制的应对　作为人群健康的最终保护者,各国政府应该为预防和控制慢性病提供适当的体制、法律、财政和服务安排。政府层面采取多部门合作方针,实行"整个政府采取行动""全社会努力"和"将卫生纳入所有政策"方针。

3. 通过创建健康促进环境,消除或减少慢性病可改变的危险因素　各国政府应酌情行动,根据本国国情,通过多部门行动,采用法律和其他政策,通过监管或奖惩措施,创建有利于保护身心健康和促进健康行为的支持性环境。

4. 通过以人为本的初级卫生保健服务和全民健康覆盖,加强和调整卫生系统,应对潜在的社会决定因素　所有人都必须不受歧视地获取国家确定的基本卫生服务,减轻患者经济困难。卫生系统应当着重于加强针对心血管疾病、癌症、慢性呼吸系统疾病、糖尿病和其他慢性病患者或高危人群的健康促进、预防、早期发现、治疗和持续管理,以避免并发症,减少住院需求以及过早死亡。

5. 推动和支持国家能力建设,开展高质量的慢性病防制研究与开发　联合国大会呼吁,增加所有支持和促进有关预防和控制慢性病方面的研究,并将其转化为实践,以充实用于国家、区域和全球行动的知识库。结合社会科学和生物医学,开展比较研究、应用研究和实施研究,以扩大现有干预措施并使其产生最大影响。

6. 监测慢性病流行趋势和决定因素,评估防控进展情况和效果　监测工作将提供对慢性病趋势变化的国际评估,加强国家收集、分析和交流数据的能力,协助建立各国与同区域或发展类别相同的其他国家比较的基准,为开展宣传、制定政策和采取协调行动提供依据。

(三) 防制目标(自愿性全球目标)

2013 年 5 月,世界卫生大会通过全球综合监测框架,其中包括一套到 2025 年实现全球自愿目标,从降低死亡率、国家系统应对和慢性病危险因素防控三个方面提出 9 项自愿性全球目标,以监测有关慢性病的国家战略和计划的执行趋势。

1. 死亡率和发病率　心血管疾病、癌症、糖尿病和慢性呼吸系统疾病总死亡率相对降低 25%。

2. 国家系统应对　至少 50% 符合条件人群接受预防心脏病和脑卒中发生的药物治疗和咨询(包括控制血糖);80% 的公立和私营医疗卫生机构提供经济有效的慢性病诊治所需的基本技术和药物。

3. 慢性病危险因素防控　有害酒精使用现象比例相对减少至少 10%;身体活动量不足的流行率相对减少 10%;人群平均食盐摄入量/钠摄入量相对减少 30%;15 岁以上人群烟草使用流行率相对减少 30%;血压升高患病率相对减少 25%;遏制糖尿病和肥胖的流行率上升。

二、中国慢性病防制策略

近年来,各地区、各有关部门认真贯彻落实中共中央、国务院决策部署,深化医药卫生体制改革,着力推进环境整治、烟草控制、体育健身、营养改善等工作,初步形成了慢性病综合防治工作机制和防治服务网络。为加强慢性病防治工作,降低疾病负担,全方位、全周期保障人民健康,我国先后印发了《"健康中国 2030"规划纲要》《中国慢性病防治中长期规划(2017—2025 年)》和《健康中国行动(2019—2030 年)》。相应规划强调了统筹推进"五位一体"总体布局和协调推进"四个全面"战略布局,牢固树立和贯彻落实创新、协调、绿色、开放、共享的新发展理念,坚持正确的卫生与健康工作方针,以提高人民健康水平为核心,以深化医药卫生体制改革为动力,以控制慢性病危险因素、建设健康支持性环境为重点,以健康促进和健康管理为手段,提升全民健康素质,降低高危人群发病风险,提高患者生存质量,减少可预防的慢性病发病、死亡和残疾,实现由"以治病为中心"向"以健康为中心"转变,促进全生命周期健康,提高居民健康期望寿命,为推进健康中国建设奠定坚实基础。

（一）防制原则和方法

1. **坚持统筹协调**　统筹各方资源,健全政府主导、部门协作、动员社会、全民参与的慢性病综合防治机制,将健康融入所有政策,调动社会和个人参与防治的积极性,营造有利于慢性病防治的社会环境。

2. **坚持共建共享**　倡导"每个人是自己健康第一责任人"的理念,促进群众形成健康的行为和生活方式。构建自我为主、人际互助、社会支持、政府指导的健康管理模式,将健康教育与健康促进贯穿于全生命周期,推动人人参与、人人尽力、人人享有。

3. **坚持预防为主**　加强行为和环境危险因素控制,强化慢性病早期筛查和早期发现,推动由疾病治疗向健康管理转变。加强医防协同,坚持中西医并重,为居民提供公平可及、系统连续的预防、治疗、康复、健康促进等一体化的慢性病防治服务。

4. **坚持分类指导**　根据不同地区、不同人群慢性病流行特征和防治需求,确定针对性的防治目标和策略,实施有效防控措施。充分发挥国家慢性病综合防控示范区的典型引领作用,提升各地区慢性病防治水平。

（二）防制策略与措施

1. **加强健康教育,提升全民健康素质**　①开展慢性病防治全民教育:宣传合理膳食、适量运动、戒烟限酒、心理平衡等健康科普知识,规范慢性病防治健康科普管理,建立健全健康教育体系,教育引导群众树立正确健康观。②倡导健康文明的生活方式:加强幼儿园、中小学等健康知识和行为方式教育,实现预防工作的关口前移;开展"三减三健"(减盐、减油、减糖、健康口腔、健康体重、健康骨骼)等专项行动,增强群众维护和促进自身健康的能力。

2. **实施早诊早治,降低高危人群发病风险**　①促进慢性病早期发现:全面实施 35 岁以上人群首诊测血压,基层医疗卫生机构提供基础检测项目,将疾病筛检技术列为公共卫生措施,加强健康体检规范化管理;②开展个性化健康干预:在基层医疗卫生机构开展慢性病高危人群的患病风险评估和干预指导,重视老年人常见慢性病、口腔疾病、心理健康的指导与干预,开展集慢性病预防、风险评估、跟踪随访、干预指导于一体的职工健康管理服务。

3. **强化规范诊疗,提高治疗效果**　①落实分级诊疗制度:优先将慢性病患者纳入家庭医师签约服务范围,积极推进分级诊疗,形成基层首诊、双向转诊、上下联动、急慢分治的合理就医秩序,健全治疗-康复-长期护理服务链;②提高诊疗服务质量:建设医疗质量管理与控制信息化平台,全面实施临床路径管理,规范诊疗行为,推广应用癌症个体化规范治疗方案。

4. **促进医防协同,实现全流程健康管理**　①加强慢性病防治机构和队伍能力建设:明确和充分发挥各级医疗卫生机构在慢性病防治工作中所承担的咨询、监测、评价、指导等工作;二级以上医院要配备专业人员,履行公共卫生职责。②构建慢性病防治结合工作机制:疾病预防控制机构、医院和基层医疗卫生机构要建立健全分工协作、优势互补的合作机制,加强医防合作,推进慢性病防、治、管整体融合发展。③建立健康管理长效工作机制:明确政府、医疗卫生机构和家庭、个人等各方在健康管理方面的责任,完善健康管理服务内容和服务流程。

5. **完善保障政策,切实减轻群众就医负担**　①完善医保和救助政策:完善城乡居民医保门诊统筹、不同级别医疗机构医保差异化支付等相关政策,发展多样化健康保险服务,开展各类慢性病相关保险经办服务;对符合条件的患慢性病的城乡低保对象、特困人员实施医疗救助。②保障药品生产供应:做好专利到期药物的仿制和生产,提升仿制药质量;加强二级以上医院与基层医疗卫生机构用药衔接,发挥社会药店在基层的药品供应保障作用,发挥中医药在慢性病防治中的优势和作用。

6. 控制危险因素,营造健康支持性环境　①建设健康的生产生活环境:加强文化、科教、休闲、健身等公共服务设施建设;推动覆盖城乡、比较健全的全民健身服务体系建设;建立健全环境与健康监测、调查、风险评估制度,降低环境污染对健康的影响。②完善政策环境:推动国家层面公共场所控制吸烟条例出台,加大控烟执法力度;严格执行不得向未成年人出售烟酒的有关法律规定;加强食品安全和饮用水安全保障工作。③推动慢性病综合防控示范区创新发展:以国家慢性病综合防控示范区建设为抓手,创建适合不同地区特点的慢性病综合防控模式。

7. 统筹社会资源,创新驱动健康服务业发展　①动员社会力量开展防治服务:鼓励、引导、支持社会力量参与所在区域医疗服务、健康管理与促进、健康保险以及相关慢性病防治服务;建立多元化资金筹措机制,鼓励社会资本投向慢性病防治服务和社区康复等领域。②促进医养融合发展:促进慢性病全程防治管理服务与居家、社区、机构养老紧密结合,加快推进面向养老机构的远程医疗服务试点。③推动互联网创新成果应用:促进互联网与健康产业融合,完善移动医疗、健康管理法规和标准规范,推进预约诊疗、在线随访、疾病管理、健康管理等网络服务应用。

8. 增强科技支撑,促进监测评价和研发创新　①完善监测评估体系:整合单病种、单因素慢性病及其危险因素监测信息,健全死因监测和肿瘤登记报告制度,开展营养和慢性病危险因素健康干预与疾病管理队列研究;②推动科技成果转化和适宜技术应用:系统加强慢性病防治科研布局,完善重大慢性病研究体系,加强慢性病防治基础研究、应用研究和转化医学研究,开展慢性病社会决定因素与疾病负担研究,积极参与国际慢性病防治交流与合作。

(三) 防制目标和主要指标

近年来,各地区、各有关部门认真贯彻落实党中央、国务院决策部署,深化医药卫生体制改革,着力推进环境整治、烟草控制、体育健身、营养改善等工作,初步形成了慢性病综合防治工作机制和防治服务网络。对于慢性病防治工作效果,根据《健康中国行动(2019—2030 年)》要求:到 2030 年,慢性病防控环境显著改善,降低因慢性病导致的过早死亡率,力争 30～70 岁人群因心脑血管疾病、癌症、慢性呼吸系统疾病和糖尿病导致的过早死亡率控制在≤13.0%;总体癌症 5 年生存率提升至≥46.6%,逐步提高居民健康期望寿命,有效控制慢性病疾病负担。其具体指标如表 9-2 所示。

表 9-2　《健康中国行动(2019—2030 年)》主要指标

主要指标	基线	2022 年	2030 年
居民健康素养水平/%	14.18	≥22%	≥30%
人均每日食盐摄入量/g	10.5		≤5%
成人人均每日食用油摄入量/g	42.1		25～30
人均每日添加糖摄入量/g	30		≤25
蔬菜和水果每日摄入量/g	296		≥500
经常参加体育锻炼人数比例/%	33.9	≥37	≥40
15 岁以上人群吸烟率/%	27.7	<24.5	<20
居民心理健康素养水平/%	12	20	30
心脑血管疾病死亡率/(1/10 万)	238.4	≤209.7	≤190.7
总体癌症 5 年生存率/%	40.5	≥43.3	≥46.6
70 岁以下人群慢性呼吸系统疾病死亡率/(1/10 万)	10.2	≤9.0	≤8.1

续表

主要指标	基线	2022 年	2030 年
30～70 岁人群因心脑血管疾病、癌症、慢性呼吸系统疾病和糖尿病导致的过早死亡率/%	18.5	≤15.9	≤13.0
30 岁及以上居民高血压知晓率/%	47	≥55	≥65
高血压患者规范管理率/%	50	≥60	≥70
35 岁以上居民年度血脂检测率/%	19.4	≥27	≥35
18 岁及以上居民糖尿病知晓率/%	36.1	≥50	≥60
糖尿病患者规范管理率/%	50	≥60	≥70
癌症防治核心知识知晓率/%	66.4	≥70	≥80
高发地区重点癌症早诊率/%	48	≥55	持续提高
40 岁及以上居民慢阻肺病知晓率/%	2.6	≥15	≥30
人均预期寿命/岁	76.7	77.7	79.0

三、中国慢性病综合防控示范区

中国慢性病管理主要以三级预防为主,由医院诊疗、社区管理和自我健康促进协同管理,开展慢性病的早期筛查和居民健康教育,控制慢性病的致病因素,提倡健康的生活方式。其管理模式主要为基于社区的慢性病综合防控模式、以患者为中心的慢性病干预模式和慢性病患者自我管理模式。2010 年,国家卫生和计划生育委员会开始启动慢性病综合防控示范区工作,并对示范区的考评和管理进行了规定。为进一步加强慢性病综合防控工作,发挥"以点带面、推动整体、带动全国"的示范引领作用,2016 年制定《国家慢性病综合防控示范区建设管理办法》,其主要目标是坚持以人民健康为中心,强化政府责任,创造和维护健康的社会环境,培育适合不同地区特点的慢性病综合防控模式,总结推广经验,引领带动全国慢性病综合防控工作,降低因慢性病造成的过早死亡,有效控制慢性病疾病负担增长,推进健康中国建设。

(一) 示范区建设原则

坚持政府主导、部门协作、动员社会、全民参与的慢性病综合防控工作机制。坚持预防为主、防治结合、中西医并重,发挥医疗卫生服务体系的整体功能,提供全人群生命全周期的慢性病防治管理服务,推进疾病治疗向健康管理转变。坚持突出特色创新,促进均衡发展,整体带动区域慢性病防治管理水平提升。

(二) 示范区建设目标

1. **政策完善**　健全完善政府主导的慢性病综合防控协调机制,多部门协同配合,统筹各方资源,加大政策保障,在政策制定、组织管理、队伍建设、经费支持等方面给予充分支持,在环境治理、烟草控制、健身场所设施建设等慢性病危险因素控制方面采取有效行动。

2. **环境支持**　示范区建设与卫生城市、健康城市、文明城市建设等紧密结合,建设健康生产生活环境,优化人居环境。加强公共服务设施建设,完善文化、科教、休闲、健身等功能,向家庭和个人就近提供生理、心理和社会等服务,构建全方位健康支持性环境。

3. **体系整合**　构建与居民健康需求相匹配、体系完整、分工协作、优势互补、上下联动的整合型慢性病综合防控体系,积极打造专业公共卫生机构、二级及以上医院和基层医疗卫生机构"三位一体"的慢性病防控机制,建立信息共享、互联互通机制,推进慢性病防、治、管整体融合发展。

4. **管理先进**　提供面向全人群、覆盖生命全程的慢性病预防、筛查、诊断、治疗、康复全程管理服务,开展健康咨询、风险评估和干预指导等个性化健康干预。以癌症、高血压、糖尿病等为突破口,加强慢性病综合防控,强化早期筛查和早期发现,推进早诊早治工作。提高基本公共卫生服务均等化水平,推进家庭医师签约服务,强化分级诊疗制度建设。

5. 全民参与　教育引导人民群众树立正确健康观,用群众通俗易懂的方法普及健康知识和技能,强化个人健康责任意识,提高群众健康素养。依托全民健身运动、全民健康生活方式行动等载体,促进群众形成健康的行为和生活方式。充分调动社会力量的积极性和创造性,不断满足群众多层次、多样化的健康需求。

原国家卫生和计划生育委员会(现国家卫生健康委员会)负责示范区建设工作的组织实施,加强有关部门间协同配合,确定各省(区、市)示范区建设任务,组织相关部门及专家对申报材料进行审核,开展现场调研和技术评估,确定国家级慢性病综合防控示范区。中国疾病预防控制中心负责承担示范区建设日常管理及业务指导;原省级卫生计生行政部门(现省级卫生健康委员会)会同有关部门负责所辖区域示范区的培育、遴选、推荐、管理和指导;县(市、区)级政府负责承担示范区建设各项任务。示范区实行动态管理和复审制度,每年工作进展报告经省市级审核后报中国疾病预防控制中心,每满五年接受复审,由示范区进行自评,省级卫生计生行政部门(现省级卫生健康委员会)组织复核,并将复核意见报原国家卫生计生委(现国家卫生健康委员会)。截至 2020 年 6 月,31 个省(自治区、直辖市)和新疆生产建设兵团分五批共建成 488 个国家级慢性病综合防控示范区,覆盖全国 17.1%(488/2 846)的县(市、区),达到《"十三五"卫生与健康规划》提出的"十三五"期间国家慢性病综合防控示范区覆盖全国 15% 以上的县(市、区)的阶段性建设目标。其中东部地区 184 个,覆盖率 27.2%;中部地区 152 个,覆盖率 14.0%;西部地区 152 个,覆盖率 14.0%。示范区建设工作的开展,对于辐射带动全国慢性病综合防控工作起到了积极作用,为慢性病防控工作的开展提供了重要经验。国家卫生健康委员会同时强调,各地要在国家慢性病综合防控示范区建设工作中继续坚持以人民健康为中心,坚持政府主导、部门协作、动员社会、全民参与的工作机制,进一步加强示范区动态管理,突出省级支撑与指导,坚持特色创新,切实发挥好国家级示范区在践行健康中国行动、促进人群健康水平提升方面的示范引领作用。

(陈可欣)

本章数字资源

本章思维导图

第十章 | 传染病的预防及控制

随着经济水平的提高、卫生条件的改善和疫苗的应用,传染病的总体危害程度大幅下降,但绝大多数病原体仍然在自然界中生存繁衍,并以零星散发、暴发、流行甚至是全球大流行等方式严重威胁着人类的健康。传染病的预防和控制始终是维护人类健康的核心内容之一。

第一节 | 传染病流行概述

人类发展的历史也是与传染病斗争的历史。过去曾有多种传染病的流行给人类造成了重大的灾难,即使在人类文明较为进步的今天,传染病仍然严重危害着人类的健康。

一、传染病流行简史

大约在1万年前,人类的生产方式从狩猎和采集转到了农耕,伴随着大规模的人群聚居以及与家养动物的密切接触,传染病的流行频率和规模大幅上升。在有文字记录的人类历史中,频现多种烈性传染病造成重大灾难的记载。公元6世纪,人类有文献记载的第一次鼠疫大流行持续近60年,死亡总数近1亿人。第二次世界性鼠疫大流行发生于1347—1351年,史称"黑死病",使欧洲人口减少了近1/4。14世纪欧洲殖民者把天花、麻疹、鼠疫等传染病带到美洲,导致美洲土著人口减少了90%。17—18世纪,天花成为欧洲最严重的传染病,死亡人数高达1.5亿。1918年伴随第一次世界大战引发的欧洲乃至世界范围内的流感大流行导致死亡逾2000万,超过第一次世界大战战场死亡总数。

20世纪以来,随着人类生活水平和卫生条件的改善,尤其是疫苗和抗生素的应用使全球传染病死亡人数占总死亡人数的百分比由19世纪的50%~60%下降至20世纪中后期的10%以下。

近年来,由于一些古老传染病的"死灰复燃"和新发传染病的出现,以及全球化进程导致的传染病扩散速度空前加快,世界各地传染病的发病和死亡出现较明显的回升,传染病的威胁重新引起高度关注。

二、当前传染病流行的主要特征

(一) 古老传染病"死灰复燃"

1. **结核病** 20世纪末以来,结核病的发病率持续升高。2021年全球新发肺结核1060万例,死亡人数160万,居全球疾病死因第十三位、传染病死因第二位。在我国法定报告的传染病中,结核病发病和死亡人数均居第二。

2. **霍乱** 在20世纪初沉寂了40余年后,1961年出现第七次霍乱大流行,波及140多个国家和地区,报告患者逾350万人。1997年,霍乱在非洲大规模蔓延。2022年,全球霍乱病例和霍乱相关死亡人数在多年下降之后再次出现激增。

3. **疟疾** 自20世纪70年代以来,疟疾在亚洲及其他国家和地区再度流行,全球100多个国家和地区不同程度地受到疟疾的威胁。2021年全球新发疟疾病例2.47亿例,依然在全球范围内流行。

(二) 新发传染病不断出现

新发传染病(emerging infectious disease)包括新认识的、新引进的或新发展的传染病,或者是在地理范围、宿主或媒介范围等方面新近出现较明显扩大化趋势的传染病。按历史认识过程,新发传染病可分为三类：①已存在的曾被认定为非传染病而又被重新定义的传染病，如消化性溃疡、T细胞白血病等；②已存在的近代才被清晰认知的传染病，如丙型和戊型肝炎、军团病等；③由新进化出的病原体导致的以往不存在的新传染病，如艾滋病（AIDS）、埃博拉出血热、牛海绵状脑病（疯牛病）、严重急性呼吸综合征（SARS）、2019冠状病毒病（COVID-19）、寨卡病毒病、猴痘等。这些新发传染病在世界各地相继流行，对人类健康和社会秩序造成极大的伤害。虽然现代医学和公共卫生系统在控制传染病方面取得了显著的进步，但在面对新的病原体时，尤其是能够迅速变异和适应新环境的病原体，公共卫生系统仍面临着巨大的挑战。

（三）部分常见肿瘤与病原体感染有关

肿瘤的发生是遗传因素和致癌因素相互作用的结果。大量研究已证实了某些病原体与特定肿瘤之间的因果关系。据WHO估计，2018年全球确诊的癌症中约有13%可归咎于致癌性感染。在国际癌症研究机构（IARC）发布的报告中，已有充分科学证据表明对人类有致癌性而被归为I类致癌物的病原体及其相关肿瘤主要包括：①肝炎病毒（HBV与HCV）与肝癌；②人乳头瘤病毒（HPV 16型、18型等高危型别）与宫颈癌、肛门癌、阴道癌、阴茎癌、口咽癌；③人类疱疹病毒4型（EB病毒，EBV）与伯基特淋巴瘤（Burkitt lymphoma）、鼻咽癌；④人类疱疹病毒8型（HHV-8）与卡波西肉瘤和多发性骨髓瘤；⑤人类免疫缺陷病毒1型（HIV-1）与卡波西肉瘤等多种肿瘤；⑥人类T细胞白血病病毒1型（HTLV-1）与成人T细胞白血病/淋巴瘤；⑦泰国肝吸虫与胆管癌；⑧血吸虫与膀胱癌；⑨幽门螺杆菌与胃癌。

（四）传染病暴发常伴随社会经济问题与生物安全问题

烈性传染病的暴发可能引发恐慌和歧视，导致社会紧张和不稳定，甚至加剧社会分裂和削弱公众对政府和卫生机构的信任。传染病的暴发也可对全球和地区经济造成严重影响。当疫情涉及多个国家和地区时，可能引发国际紧张和冲突，可对全球社会稳定、经济发展、国际关系产生巨大冲击。此外，传染病的暴发往往伴随着病原体在人群与环境中的迅速积累，或由病原体的泄漏引发或加剧，由此带来的生物安全问题也越来越受到重视。

（五）传染病大流行并非小概率事件

随着人类的活动范围不断扩大以及公共交通工具的高密度使用，病原体可以在更短时间内在全球迅速传播。全球气候变化、生态退化、环境污染等也可能导致动物种群聚集或栖息地改变、病原微生物构成变化，从而增加传染病的流行概率。因此，传染病的大流行并非小概率事件。近年来，以世界各地密切相关、人与动物密切相关为核心内涵的"同一健康（one health）"理念得到越来越多的认同。

第二节 │ 传染病流行过程

流行过程（epidemic process）是传染病在人群中发生、蔓延的过程，由传染源、传播途径及易感人群三个环节相互作用、相互连接。

一、传染源

传染源（source of infection）是指体内有病原体生存、繁殖并能排出病原体的人或动物，包括传染病患者、病原携带者和受感染的动物，是引起新的感染的病原体的源头。

（一）被感染的人

1. **患者**　传染病患者通常是最重要的传染源。患者在疾病进程中的某个阶段体内会存在大量病原体，且某些症状又有利于排出病原体，如咳嗽、腹泻等。患者在其病程的潜伏期、临床症状期和恢复期，因是否排出病原体及排出病原体的数量和频率不同，作为传染源的意义也不同。

（1）潜伏期（incubation period）：指病原体侵入机体至最早出现临床症状的时期。不同的传染病在不同个体中的潜伏期长短不同，有的短至数小时，有的长达数年，但同一种传染病有相对固定的潜伏期。潜伏期的变化可能与进入机体内病原体的数量、致病力、繁殖能力以及机体的免疫力等因素有关。

潜伏期的流行病学意义及用途主要有：①判断患者被感染的时间,有助于追查传染源、确定传播途径。②确定接触者的留验、检疫或医学观察期限。一般以平均潜伏期加1~2天,危害严重的传染病可按最长潜伏期予以留验或检疫。③确定暴露后应急免疫接种的时间。④评价预防措施的效果。一项预防措施实施后经过一个潜伏期的时间,如果发病人数明显下降则认为该措施可能有效。⑤预判疾病的流行特征。潜伏期短的传染病来势凶猛,病例成簇出现,常形成暴发;潜伏期长的传染病流行持续时间较长,一般呈散发流行。⑥评估暴发疫情是否结束。如果在两个最长潜伏期内没有新的病例出现,通常可认为此次疫情结束。

（2）潜隐期（latent period）:指从生物个体感染病原体到该个体具有传染性所经历的时间段。一般而言,潜隐期可比潜伏期短,但也可一样。若潜隐期短于潜伏期,患者在潜伏期时已具有排出病原体的能力,可作为判断潜伏期是否具有传染性的依据。潜隐期与潜伏期的主要区别在于,潜伏期着重于病原体感染后至症状出现的时间,而潜隐期更多关注病原体能够传播给他人的时间。了解潜隐期对于控制传染病的传播非常重要。

（3）临床期（clinical stage）:指传染病患者出现特异性临床症状和体征的时期。此期患者通常体内病原体数量多,同时有诸多利于病原体排出的症状,因而此期的传染性最强,患者作为传染源的意义最突出。

（4）恢复期（convalescent period）:指患者的临床症状已基本消失,身体逐渐恢复的时期。此期患者的免疫力大多已处于较高水平,体内病原体基本被清除。但有些传染病患者在恢复期仍可排出病原体,甚至可成为终身传染源,如伤寒、结核、乙型肝炎等。

传染病代际关系在开展传染病传播动力学特征模拟以及传染病现场防控方面均具有重要意义。自然史中有三个时间节点对于代际关系的计算至关重要:被感染的时间、出现传染性的时间、出现症状的时间。根据这三个时间节点,可以引出以下三个关键代际关系指标(图10-1):感染代际（generation time,GT）指传染源和续发病例被感染的时间间隔;传染性代际（the time interval between transmission generations,TG）指传染源和续发病例出现传染性的时间间隔;症状代际（serial interval,SI）指传染源和续发病例出现症状的时间间隔。计算公式如下。

$$GT= 续发病例感染时间 - 传染源感染时间 \qquad 式（10-1）$$
$$TG= 续发病例初筛阳性时间 - 传染源初筛阳性时间 \qquad 式（10-2）$$
$$SI= 续发病例发病时间 - 传染源发病时间 \qquad 式（10-3）$$

2. 病原携带者（carrier）　病原携带者指没有任何临床症状但能排出病原体的人。有些慢性感染病原体的携带者在经过相对较长一段时间后可以出现临床症状而转变为患者,如乙肝病毒携带者。

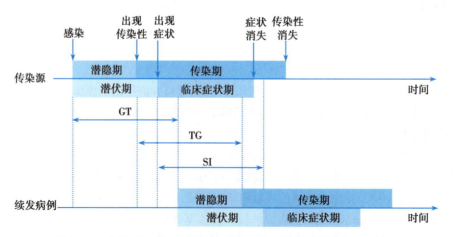

图10-1　个体感染病原体的自然史以及代际关系相关概念关系简图

病原携带者作为传染源的意义取决于其排出病原体的数量、持续时间以及携带者的职业、卫生习惯、生活环境、社会活动范围和防疫措施等。病原携带者一般分为三类。

（1）潜伏期病原携带者（incubatory carrier）：指潜伏期内携带病原体并可向体外排出病原体的感染者，如麻疹、新型冠状病毒感染者等。

（2）恢复期病原携带者（convalescent carrier）：指在临床症状消失后，仍能在一定时间内向外排出病原体的人，如伤寒、乙型肝炎感染者等。一般情况下，恢复期病原携带状态持续时间较短，但个别携带者可维持较长时间，甚至终身。通常将临床症状消失后3个月内仍可排出病原体的人称为暂时性病原携带者，超过3个月者称为慢性病原携带者。后者常有间歇性排出病原体的现象。

（3）健康病原携带者（healthy carrier）：指在较长的时间内始终未出现传染病相关临床症状，但能排出病原体的人。这类携带者只有通过实验室检查才能证实。大多数人感染病原体后多少都会出现一定的病理损伤，严格来讲不应称为健康者，但因其没有临床表现，在人群中一般不易区分，常以健康携带者作为病原携带者的特征进行表述。对于某些传染病，如乙型肝炎、艾滋病、肺炎球菌病等，健康病原携带者为数众多，是非常重要的传染源。

（二）被感染的动物

人兽共患病（zoonosis）是指可以从动物自然传播给人类的任何传染病。20世纪70年代以来，全球范围新确认的传染病中半数以上是人兽共患病。动物作为传染源的意义主要取决于人与受感染动物接触的机会和密切程度、受感染动物的种类和数量以及环境中是否有适宜该疾病传播的条件等。人兽共患病可分为以下四类。

1. 以动物为主的人兽共患病　这类疾病的病原体通常在动物间传播并延续，只有在一定条件下才能传播给人，也称自然疫源性疾病。此类传染病多数不会以人传人的形式传播，如狂犬病、森林脑炎、旋毛虫病等。但有一些也可人传人，如禽流感、寨卡病毒病等。

2. 以人为主的人兽共患病　此类疾病的病原体主要靠人延续，如人型结核等。

3. 人兽并重的人兽共患病　人与动物作为此类疾病的传染源的作用并重，并可互为传染源，如日本血吸虫病等。

4. 真性人兽共患病　这类病原体的生活史必须在人与动物体内协同完成，缺一不可，如牛绦虫病等。

二、传播途径

传播途径（route of transmission）是指病原体从传染源排出后，侵入新的易感宿主前，在外界环境中所经历的全过程。不同的传染病传播途径不同，有些传染病可通过一种途径传播，而有些传染病可通过多种途径传播，传播途径可分为以下几种。

（一）经空气传播

经空气传播（air borne transmission）是呼吸系统传染病的主要传播方式，包括飞沫、飞沫核与尘埃。

1. 经飞沫传播（droplet infection）　在患者呼气、喷嚏、咳嗽时，含有大量病原体的飞沫排入环境，大的飞沫迅速降落到地面，小的飞沫在空气中短暂停留，局限于传染源周围。因此，经飞沫传播常累及传染源周围的密切接触者。此种传播在一些拥挤的公共场所如车站、学校、临时工棚、监狱等较易发生。流感病毒、脑膜炎奈瑟菌等常经此方式传播。

2. 经飞沫核传播（droplet nucleus infection）　飞沫核是飞沫在空气中失去水分后由剩下的蛋白质和病原体组成的。飞沫核通常以气溶胶的形式漂流到远处，在空气中存留较长时间。一些耐干燥的病原体如白喉杆菌、结核分枝杆菌等常以此方式传播。

3. 经尘埃传播（dust infection）　含病原体的较大的飞沫或分泌物落在地面，干燥后形成尘埃，易感者吸入后即可感染。对外界抵抗力较强的病原体均可以经此种方式传播，如结核分枝杆菌和炭疽杆菌。

（二）经水传播

经水传播（water-borne transmission）包括经饮用水传播和接触疫水传播两种方式，是肠道传染病传播的主要途径。饮用水污染可由自来水管网破损污水渗入所致，也可因粪便、污物污染水源所致，如甲型肝炎、戊型肝炎。公共饮水机的污染引发的诸如病毒腹泻暴发也较为多见。疫水是指含病原体的自然水体，如洪水、含钉螺的河水等。

（三）经食物传播

经食物传播（food-borne transmission）主要为肠道传染病、某些寄生虫病、少数呼吸系统疾病的传播方式。当食物本身含有病原体或受病原体污染时，可引起传染病的传播。受污染的动物食品，如果未经煮熟或消毒就食用也可引起感染。1988年上海市发生甲型肝炎暴发流行，主要是人们半生吃被病毒污染的毛蚶导致。食物是许多病原微生物生存的良好环境，在生产、加工、运输、储存及销售的各个环节均可被病原微生物污染，其中鱼、肉类和乳制品因蛋白质丰富利于微生物繁殖而最易导致传染病的传播。

（四）经接触传播

经接触传播（contact transmission）通常分为直接接触传播和间接接触传播两类。

1. 直接接触传播（direct contact transmission） 指没有外界因素参与，易感者与传染源或其体液直接接触而导致的传播，如性病、狂犬病等的传播。

2. 间接接触传播（indirect contact transmission） 指易感者接触了被传染源的排泄物或分泌物污染的日常生活物品所造成的传播，又被称为日常生活接触传播。霍乱、手足口病、水痘等可通过间接接触传播。

（五）经节肢动物传播

经节肢动物传播（arthropod-borne transmission）又称虫媒传播，是以节肢动物作为传播媒介而造成的感染，包括机械携带和生物性（吸血）传播两种方式。

1. 机械携带传播 肠道传染病如伤寒、痢疾的病原体，可在苍蝇、蟑螂等节肢动物的体表和体内存活数天。这些节肢动物通过接触、反吐和粪便将病原排出体外，污染食物或餐具，感染接触者。

2. 生物性传播 吸血节肢动物如蚊子、跳蚤、虱子、蜱虫等通过叮咬血液中带有病原体的感染者，将病原体吸入体内，然后再叮咬易感者造成感染。病原体在节肢动物体内发育、繁殖，经过一段时间的增殖或完成其生活周期中的某阶段后，节肢动物才具有传染性，这段时间称为外潜伏期。此种传播方式具有生物学的特异性，其特点是一种病原体只能通过一定种属的节肢动物媒介进行传播，如按蚊传播疟疾、库蚊传播乙型脑炎、蜱传播森林脑炎等。

（六）经土壤传播

经土壤传播（soil-borne transmission）是指易感人群通过各种方式接触被病原体污染的土壤所致的感染。经土壤传播的病原体主要是一些肠道寄生虫（蛔虫、钩虫）及能形成芽胞的细菌（破伤风、炭疽）。寄生虫卵被宿主排出后，须在土壤中发育一段时间才具有感染能力。细菌芽胞在土壤中传染力可达数十年。

（七）医源性传播

医源性传播（iatrogenic transmission）是指在医疗卫生服务中，由于未能严格执行规章制度和操作规程或现有科技水平的不足，人为地造成某些传染病的传播，如病毒性肝炎、艾滋病等。医源性传播可分为两类：一是由污染的器械导致的疾病传播；二是由输血或输液所使用的生物制品和药品遭受病原体污染而造成的传播。

以上七种传播途径均是病原体在外环境中借助传播因素而实现人与人之间的相互传播，故可将其统称为水平传播（horizontal transmission）。

（八）垂直传播

垂直传播（vertical transmission）是指病原体通过某种方式从母体传给子代的过程，又称母婴传播。一般包括经胎盘传播、上行性传播和分娩时传播三种方式。

1. 经胎盘传播　指孕妇体内的病原体通过胎盘血液传给胎儿而引起宫内感染,如乙肝病毒、艾滋病毒、巨细胞病毒等。

2. 上行性传播　指病原体从孕妇的阴道通过宫颈口抵达绒毛膜或胎盘引起宫内感染,如葡萄球菌、单纯疱疹病毒等。

3. 分娩时传播　指分娩过程中胎儿在通过严重感染的孕妇产道时所受到的感染,如淋球菌、沙眼衣原体、乙肝病毒等。

多数传染病可通过以上途径传播,以哪种途径传播取决于病原体所处环境的流行病学特征和病原体自身的生物学特征。

三、易感人群

机体在接触外界病原体后最终被感染的可能性称为易感性(susceptibility)。免疫力(immunity)是机体免疫系统对抗病原体侵袭的能力。易感人群是指对某传染病的病原体不具备足以阻断感染发生的免疫力的特定人群。人群易感性的高低取决于该人群中易感个体所占的比例。当人群中有免疫力的个体足够多时,尽管此时尚有相当数量的易感者存在,免疫个体构筑的"屏障"使感染者(传染源)"接触"易感个体的概率减小或使后续感染者排出感染性病原体的时间缩短、剂量降低从而传染性降低,进而人群中新感染者出现的数量少于传染源丧失传染性的数量,传染源的数量快速下降直至从人群中消失,从而传染病的流行停止,这种现象称为免疫屏障(immune barrier)或群体免疫(herd immunity)。一次传染病流行后,许多易感者因感染而获得免疫力,使整个人群免疫力提高、易感性降低。通过大面积预防接种可以主动提高人群免疫力,形成群体免疫,阻断或减轻传染病的流行。

四、影响传染病流行过程的两类因素

传染病在人群中的流行过程依赖于传染源、传播途径及易感人群三个环节的连接和延续,因自然因素或社会因素的影响使其中任何一个环节发生变化时,都可能影响传染病的流行及流行的强度。

(一) 自然因素

自然因素包括病原体自然进化、地理、气候、土壤、动植物等。

地理、气候等因素对由媒介昆虫传播的传染病的影响较明显。如流行性乙型脑炎明显的秋季高发与蚊虫在秋季繁殖能力强、活动范围广等密切相关。

气候还可通过影响人们的生活习性、机体免疫力等而导致传染病呈现季节分布特点,如冬季气候寒冷,人们在室内活动的机会增多,流行性感冒等呼吸系统传染病的发病率增高;夏季气候炎热,人们多食瓜果、蔬菜等生冷食品,易发生肠道传染病流行。

(二) 社会因素

社会因素包括人类的一切活动,如人们的卫生习惯、公共卫生措施、医疗卫生条件、生活和营养条件、居住环境、社会制度、生产活动、人口老龄化等。

1. 抗生素和杀虫剂的滥用使病原体和传播媒介的耐药性日益增强。2022年全球新发生的耐多药/利福平耐药结核病患者的数量约为41万。1981—1985年,美国的抗生素耐药程度从2%上升到25%。蚊虫对杀虫剂的普遍抗药,使疟疾、登革热、黄热病等疫情出现反弹。

2. 城市化和人口的快速增长使人类传染病传播更为容易,居住环境较差和易感人群较密集的城中村外来人口聚集区是病原体滋生和传染病发展的温床;因人口老龄化加剧,一些常见于老年人的传染病的患病数也会大幅增加。

3. 战争、动乱、难民潮和饥荒促进了传染病的传播和蔓延,如20世纪90年代苏联的解体和东欧的动荡使白喉在该地区严重流行。

4. 伴随着全球化进程的跨境旅行大幅上升以及人口流动速度的增快也有助于传染病的全球性蔓延。

5. 公共卫生条件的改善、预防接种的普及、传染病诊断能力的快速上升、大数据和各种现代信息技术在传染病防控中的应用可以显著提升传染病防控效能,抑制传染病的发生和蔓延。

第三节 │ 传染病流行过程的相关概念

一、疫源地

传染源及其排出的病原体向四周播散所能波及的范围称为疫源地(epidemic focus),即可能发生新病例或新感染的范围。一般将范围较小的或单个传染源所构成的疫源地称为疫点,较大范围的疫源地或若干疫源地连成片时称为疫区,如一个或几个村、居委会或街道。流行过程是群体的现象,也是疫源地连续不断发生的过程。每个疫源地都是由前一个疫源地产生,它本身又是形成新的疫源地的基础,一系列相互联系,相继发生的疫源地构成了传染病的流行过程。

疫源地形成的条件包括两方面,即传染源和传播途径的存在。疫情发生时,为了采取有效的防疫措施,查清疫源地的范围和存在的时间是很有必要的。影响疫源地范围大小的因素有:①传染源存在的时间;②传染源活动的范围;③疾病的传播方式;④周围人群免疫力;⑤环境条件。

疫源地的消灭必须具备三个条件:①传染源被移走(住院或死亡)或不再排出病原体(痊愈);②传染源排到外界环境中的病原体被消灭;③所有的易感接触者经过了该病最长潜伏期未出现新病例或被证明未受感染。

二、传染过程及感染谱

(一) 传染过程

传染过程(infectious process)是指病原体侵入机体后,与机体相互作用、相互斗争的过程。传染过程是个体现象,也是传染病发生、发展,直至结束的整个过程。它涵盖了从初步接触病原体到出现临床症状,再到最终痊愈或导致持续性健康问题的全过程。这一过程的深入理解对于疾病的预防、诊断和治疗至关重要。传染过程更多聚焦于病原体和单个宿主之间的互动,而流行过程则关注疾病在整个群体中的传播和影响。

(二) 传染力

传染力(infectivity)是指病原体侵入宿主体内生存繁殖并释放出子代病原体的能力,这是病原体的基本特性之一。传染力的强弱常用二代发病率或者续发率来衡量,即一个感染者在未被隔离的情况下,能够传染多少其他易感人群。病原体的生物学特性、宿主的易感性、自然因素以及预防和控制措施的有效性等都会影响病原体的传染力。理解这些因素有助于更好地控制和预防传染病的传播。

(三) 感染谱

感染谱(spectrum of infection)是指机体感染病原体后,经过传染过程所呈现出的各种临床表现的集合。病原体进入机体后,宿主可保持健康状态(称为隐性感染,或无症状感染、亚临床感染),也可成为症状轻重不一的患者(显性感染)。了解感染谱有助于制定相应的防治对策与措施。隔离患者对以隐性感染为主的传染病的作用甚微,而对以显性感染为主的传染病则较为有效。

(四) 致病力

致病力(pathogenicity)是指病原体侵入宿主后引起疾病的能力,是病原体特性中的关键要素之一。它不仅涉及病原体自身的侵袭力,也包括其产生毒素和引发宿主免疫反应的能力。致病力的大小受到宿主的免疫系统状态、遗传因素、整体健康状况以及病原体的种类、毒力、数量等多种因素的综合影响。一般可用显性感染在感染者中所占的比例或重症率、病死率等指标衡量。了解致病力对于预防和控制传染病、制定有效的治疗方案具有重要意义。这要求我们不仅关注病原体本身,还要考虑宿主的多种因素。

三、传染病发生与传播的衡量指标

（一）基本再生数

基本再生数（basic reproduction number，R_0）表示一个感染者在完全易感人群中、没有任何干预措施情况下平均能够传染的新感染者数量。其数值越大代表相应病原体的传播能力越强，基本再生数大于1意味着传染病会逐渐传播开，形成流行；基本再生数等于1则传染病会变成地方性流行病长期存在；基本再生数小于1预示着传染病会逐渐从人群中消失。基本再生数不仅与病原体传染力有关，也与人群接触密度有关。

（二）有效再生数

有效再生数（effective reproduction number，R_{eff}）表示在实施了免疫、隔离、疫苗接种等干预措施后，平均每位感染者能够引起的二代感染者的数量。R_{eff} 的计算考虑了多种因素，如病原体的传染力、群体的免疫水平、人群的接触模式和所采取的公共卫生措施等。因此，R_{eff} 是流行病学中用于评估和指导防控策略效果的重要工具。R_0 和 R_{eff} 都用于衡量传染病的传播能力，但它们有着区别，R_0 是一个理想化的指标，用于估计病原体在完全无干预的情况下的传播潜力，而 R_{eff} 则是一个更实际的指标，考虑了现实中的干预措施，用于评估当前的疾病控制效果。

（三）实时再生数

实时再生数是在特定时间点或时间段内，感染者平均能够引起的二代感染者的数量。实时再生数是有效再生数的一个特例，它在特定的时间和地点进行测量，反映了特定时刻的传播情况。

（四）续发率

续发率（secondary attack rate，SAR）又称为二代发病率，是指在某些传染病的最短潜伏期和最长潜伏期之间，易感接触者中二代病例所占的百分比。集体中发生的第一个病例称为"原发病例"，此后在该病最短潜伏期到最长潜伏期之间出现的病例称为二代病例，也称为续发病例。续发率的计算公式如下：

$$续发率 = \frac{易感接触者中续发病例数}{易感接触者总数} \times 100\% \qquad 式（10\text{-}4）$$

第四节 ｜ 传染病预防和控制的策略与措施

一、传染病预防和控制策略

传染病预防和控制的策略是为实现传染病预防和控制目标而制定的一套统一、协调、广泛、整合的计划。这套策略包括疾病监测、病原体研究、疾病诊治、免疫接种、公共卫生教育、环境卫生管理等多个方面。其核心是通过减少病原体传播、增强群体免疫力、提升公共卫生响应能力以控制疾病的发生和蔓延。策略的制定需基于对病原体特性、传播方式、人群易感性、防控技术手段的深入理解，并考虑社会、经济和文化等因素的影响。此外，传染病预防和控制策略还需与时俱进，适应病原体的变异和流行病学特征的变化以及防控技术手段的发展，以确保其有效性和适用性。有效执行这些策略，需要政府、医疗机构、相关部门、社区和个人的共同努力和协作。

（一）预防为主

预防为主是我国的基本卫生工作方针。多年来，我国的传染病防制策略可概括为：预防为主，群策群力，因地制宜，发展三级保健网，采取综合性防制措施。

（二）加强监测

传染病监测是疾病监测的一种，其监测内容包括传染病发病、死亡，病原体型别、特性，媒介昆虫和动物宿主种类、分布和病原体携带状况,人群免疫水平及人口资料等。我国传染病监测包括常规报告和哨点监测。各级医疗机构、传染病医疗机构、诊治传染病的医师以及其他相关单位在发现疑似或确诊的特定传染病病例时,有义务向当地卫生行政部门报告。

(三) 群防群控

每个人都是自己健康的第一责任人。传染病防制工作需要全社会共同努力,需要民众的参与、理解、支持和配合。尤其是传染病暴发流行期间,只有每个人切实履行个人责任,才能最大程度做好传染病疫情防制工作。

(四) 联防联控

联防联控是政府层面协调不同地区或不同部门工作的机制和平台。在传染病防制工作中,尤其是传染病暴发流行期间,需要各地区、各部门联防联控,加强沟通协调,密切协作,才能快速、协调、有效地开展传染病疫情防控工作。

(五) 全球化控制与同一健康

为预防控制传染病的跨境传播蔓延,WHO 于 1969 年颁布了具有普遍约束力的《国际卫生条例》并随后进行了多次修订。通过全球共同努力,1980 年 WHO 宣布人类消灭天花,全球脊髓灰质炎发病水平极大下降,结核病、艾滋病、疟疾、传染性非典型肺炎等传染病的防制均取得了显著成效。

2004 年,联合国粮食及农业组织、世界动物卫生组织和 WHO 共同发表了关于同一健康的声明,呼吁加强人类健康、动物健康和环境健康的协作,以解决全球卫生问题。同一健康是指一个综合的、协作的和统一的方法,旨在可持续地平衡和优化人类、动物和环境的健康,以共同应对传染病和其他健康问题。

二、传染病预防和控制措施

(一) 经常性的传染病防制措施

1. **传染病报告**　传染病报告又称疫情报告,是传染病监测最重要的内容之一。

(1) 报告病种和类别:依据 2004 年修订实施的《中华人民共和国传染病防治法》(以下简称《传染病防治法》),法定报告传染病分为甲、乙、丙三类。截至 2024 年 1 月,我国法定报告传染病共计 41 种。

甲类:鼠疫、霍乱,共 2 种。

乙类:传染性非典型肺炎、艾滋病、病毒性肝炎、脊髓灰质炎、人感染高致病性禽流感、麻疹、流行性出血热、狂犬病、流行性乙型脑炎、登革热、炭疽、细菌性和阿米巴性痢疾、肺结核、伤寒和副伤寒、流行性脑脊髓膜炎、百日咳、白喉、新生儿破伤风、猩红热、布鲁氏菌病、淋病、梅毒、钩端螺旋体病、血吸虫病、疟疾、人感染 H7N9 禽流感、新型冠状病毒感染、猴痘,共 28 种。

丙类:流行性感冒、流行性腮腺炎、风疹、急性出血性结膜炎、麻风病、流行性和地方性斑疹伤寒、黑热病、包虫病、丝虫病,除霍乱、细菌性和阿米巴性痢疾、伤寒和副伤寒以外的感染性腹泻病、手足口病,共 11 种。

(2) 责任报告人及报告时限:各级各类医疗卫生机构为责任报告单位,其执行职务的人员和乡村医师、个体开业医师均为责任疫情报告人。责任报告单位和责任疫情报告人发现甲类传染病和乙类传染病中的肺炭疽、传染性非典型肺炎等按照甲类管理的传染患者或疑似患者时,或发现其他传染病和不明原因疾病暴发时,应于 2 小时内将传染病报告卡通过网络报告。对其他乙、丙类传染病患者、疑似患者和规定报告的传染病病原携带者在诊断后,应于 24 小时内进行网络报告。不具备网络直报条件的医疗机构及时向属地乡镇卫生院、城市社区卫生服务中心或县级疾病预防控制机构报告,并于 24 小时内寄送出传染病报告卡至代报单位。

2. **改善卫生条件**　不断改善卫生条件,加强食品安全监管,提供安全饮用水,加强粪便、垃圾管理和无害化处理。

3. 健康教育　健康教育可以提升人们的健康素养,促进养成健康行为。

4. 国境卫生检疫　国境卫生检疫是为了防止传染病由国外传入和从国内传出,通过设在国境口岸的卫生检疫机关,依照相关法律、法规,在国境口岸、关口对出入境人员、交通工具、运输设备以及可能传播传染病的行李、货物、邮包等物品实施卫生检疫查验、疾病监测、卫生监督和卫生处理的卫生行政执法行为,是传染病全球化控制策略的重要措施。

5. 预防接种　预防接种是经常性防制措施的重要内容。预防接种可使人体产生对某种传染病的特异免疫力,主动提高易感人群免疫水平。

(二)针对传染源的措施

针对传染源的措施主要是控制传染源,消除或减少其传播作用。

1. 对患者的措施　做到早发现、早诊断、早报告、早隔离、早治疗。患者一经诊断为传染病或可疑传染病,就应按《传染病防治法》的规定实行分级管理。

2. 对病原携带者的措施　对甲类传染病的病原携带者应做好隔离医学观察。

3. 对接触者的措施　与传染源有过接触而有受感染可能者,根据法律法规的要求以及传染病防制工作的需要,可对其采取隔离医学观察、健康监测、应急接种、药物预防等措施。

4. 对动物传染源的措施　视动物传染源对人类的危害程度和经济价值大小采取不同的处理措施,如捕杀、隔离、预防接种、检疫等。

(三)针对传播途径的措施

针对传播途径的措施主要是切断传播途径。不同传染病因传播途径不同,所采取的措施也不同,重点是消除或减少传染源排出的病原体接触并感染易感者的可能。主要措施是用化学、物理、生物等方法杀灭或消除外界环境中的致病性微生物和有害昆虫。

(四)针对易感人群的措施

1. 预防接种　一般应在传染病暴发流行的间歇期或早期实施。在暴发流行期间组织的预防接种需要采取有效措施减少因聚集引发的加速传播风险。

2. 药物预防　对某些有特效防治药物的传染病,在流行时可以采取药物预防措施。如在疟疾流行时给易感者服用抗疟药。

3. 个人防护　在传染病流行时,易感者的个人防护措施对预防感染有着重要作用。易感者可根据需要采取戴口罩、戴手套、使用安全套等个人防护措施。接触传染病的医务人员和实验室工作人员应严格遵守操作规程,配置和使用必要的个人防护装备。

(五)传染病暴发流行时的紧急措施

传染病暴发、流行时,县级以上地方政府应当立即组织力量,按照预防、控制预案进行防治,切断传染病的传播途径,必要时,报经上一级政府决定,可以采取下列紧急措施并予以公告。

1. 限制或者停止集市、影剧院演出或者其他人群聚集的活动。

2. 停工、停业、停课。

3. 封闭或者封存被传染病病原体污染的公共饮用水源、食品以及相关物品。

4. 控制或者扑杀染疫野生动物、家畜家禽。

5. 封闭可能造成传染病扩散的场所。

紧急措施的解除,由原决定机关决定并宣布。

三、临床医务人员的注意事项

(一)传染病暴发流行的识别和报告

传染病暴发流行发生的第一个可被发现的外在征兆就是短时间内有多名具有类似临床表现的患者就诊,因此临床医务人员是最有机会首先提出预警的"吹哨人"。临床医务人员在诊疗工作中应始终保持警觉性,关注就诊可疑传染病患者的流行病学史,以及患者在时间、地区和人群分布的异常聚集等流行病学特征,及时报告传染病暴发流行的可疑信号,有条件时及时采集并妥善保存生物样本,积极配合核实处置。

(二) 新发、输入、罕见和再发传染病的识别和报告

近年来新发传染病不断出现,许多在境外地区流行的传染病输入我国并扩散蔓延的风险持续存在,部分罕见传染病偶有发生,一些既往已得到控制的传染病有卷土重来之势。临床医务人员在诊疗工作中,尤其是诊断尚不明确者,应当敏感地意识到上述可能性,做到早发现、早诊断、早报告、早隔离、早治疗。

(三) 传染病相关的健康教育和干预

许多传染病的预防和控制措施需要患者的积极主动配合,如自我健康监测、加强个人健康防护、及时预防接种等,才能落到实处,取得好的效果。临床医务人员更容易取得患者及其亲属的信任和配合,在健康教育和落实干预措施等方面有不可替代的优势。

第五节 ｜ 预防接种

一、预防接种概述

预防接种(immunization)是将疫苗或抗体接种到机体,使机体获得对传染病的特异性免疫力,从而保护易感人群,预防传染病的发生。预防接种包括主动免疫和被动免疫。通常所说的预防接种主要是指主动免疫,即接种疫苗。

1. **主动免疫**(active immunity)　指将疫苗接种到机体,使之产生特异性免疫。疫苗是将病原体或其功能成分,经过减毒、灭活或利用基因工程等方法制成的用于预防传染病的主动免疫制剂。

2. **被动免疫**(passive immunity)　是将含特异性抗体的血清或细胞因子等制剂注入机体,使机体被动地获得特异性免疫力而受到保护。此种免疫注射后即产生免疫力,见效快,但维持时间较短,不会产生免疫记忆,常用于疫情发生时的紧急预防或治疗,或用于特殊人群的免疫预防。

3. 某些特殊情况下,为获得更好的保护,同时采用主动免疫和被动免疫的措施。被动主动免疫兼有被动及主动免疫的长处,使机体在迅速获得特异性抗体的同时,产生持久的免疫力。例如,在出生时同时注射高效价乙肝免疫球蛋白和乙肝疫苗以阻断乙肝病毒的垂直传播;犬伤较重时,同时注射狂犬病人免疫球蛋白和狂犬病疫苗。

疫苗的预防接种服务可以分为免疫规划和非免疫规划两类。

免疫规划是根据国家传染病防制规划,按照国家或者省级卫生行政部门确定的疫苗品种、免疫程序或者接种方案,对目标人群有计划地进行预防接种。

免疫规划疫苗由政府免费提供。根据 2008 年起实施的《扩大国家免疫规划实施方案》,我国的国家免疫规划疫苗预防的传染病共有 15 种,其中对适龄儿童进行常规接种预防乙型肝炎、结核病、脊髓灰质炎、百日咳、白喉、破伤风、麻疹、流行性腮腺炎、风疹、流行性乙型脑炎、流行性脑脊髓膜炎、甲型肝炎等 12 种传染病;对重点地区、重点人群接种出血热疫苗预防流行性出血热;发生炭疽、钩端螺旋体病疫情或发生洪涝灾害可能导致钩端螺旋体病暴发流行时,对重点人群进行炭疽疫苗和钩端螺旋体疫苗应急接种。

非免疫规划疫苗是由民众自愿接种的其他疫苗。如人乳头瘤病毒疫苗、流感疫苗、轮状病毒疫苗等。

二、特殊人群接种

不同疫苗的禁忌证和/或慎用证可能各不相同,在疫苗说明书中有详细描述。对于处于某些特殊健康状态下的接受者,应评估接种的获益与风险,根据情况推迟、停止或者谨慎接种疫苗。

对于早产儿,无论出生体重如何,在大多数情况下应和足月婴儿和儿童按照相同的年龄、程序接种疫苗。除了黄热病疫苗外,哺乳期母亲或婴儿接种灭活病毒或减毒活病毒疫苗尚未发现有严重不良后果。目前尚无证据表明妊娠期间接种灭活疫苗、类病毒素疫苗、重组疫苗存在风险,但接种减毒活疫苗对胎儿发育理论上可能存在风险。急性疾病期间是否需要延迟接种,取决于病因及严重程度,对于轻症疾病,应尽量避免错过接种机会。对于中重度疾病而延迟接种者,在疾病好转后应尽快完成接种。由于疾病或治疗导致的免疫抑制是大部分减毒活疫苗的禁忌证;对于疫苗活性成分或辅料成分有超敏反应者一般为接种禁忌证,但青霉素过敏史、其他非疫苗成分过敏史一般并非接种禁忌。

三、疫苗的有效性评价

(一)免疫原性评价

免疫原性(immunogenicity)是指疫苗能够引起机体免疫系统产生免疫应答的特性。抗体是最常见的免疫应答评价指标,主要指中和抗体。细胞免疫有时也用于免疫原性的评价。

(二)保护性评价

疫苗的保护性是指接种疫苗对改善临床结局(outcome)的成效,如减少感染、预防发病、减轻疾病伤害(重症或死亡)等。最常用的评价指标是疫苗效力(vaccine efficacy),指疫苗接种组结局发生率比对照组降低的程度。

$$疫苗效力 = \frac{对照组结局发生率 - 接种组结局发生率}{对照组结局发生率} \times 100\% \qquad 式(10\text{-}5)$$

经临床试验获得的疫苗效力是在代表性样本中通过比较理想和受控的条件观察获得的。而在接种人群和情景更为多元和复杂的真实世界应用中,一般以疫苗效果(vaccine effectiveness)来衡量有效性,这一效果既包含接种者被直接保护的效果,也包含未接种者因感染风险降低而获得的间接保护效果。一方面实际接种中可能包括被排除在临床试验外的人群(如体弱的老年人,或服用抑制免疫反应药物者等),或未按照要求的免疫程序完成接种,或环境中出现新的变异毒株,因此在接种者中呈现出的疫苗效果通常会低于疫苗效力。另一方面,如果人群中接种疫苗的比例很高,而且疫苗降低传染源数量的效果比较明显,间接保护效果的叠加可能使疫苗效果高于疫苗效力。

四、安全性监测与因果关联评估

(一)安全性监测

安全性监测是预防接种的一项重要工作内容,目前主要通过系统性地监测疑似预防接种异常反应(adverse event following immunization,AEFI)来开展。AEFI是指在预防接种后发生的怀疑与预防接种有关的反应或事件。

(二)不良事件因果判断

因果关联评估是安全性风险评估、决策和采取行动的一个重要组成部分。疫苗接种后发生的不良事件(adverse event,AE)如果被判定为与疫苗存在合理的因果关联,则被定义为不良反应(adverse reaction,AR)。根据我国现行《个例药品不良反应收集和报告指导原则》,因果关联性评价分为肯定、很可能、可能、可能无关、待评价、无法评价等六级。判断某个不良事件与疫苗接种的因果关系一般需考虑以下几点。

1. 该不良事件与疫苗的给药之间是否存在时间顺序关系。
2. 疫苗是否有引起该不良事件的合理生物学机制。
3. 该不良事件是否有其他可能的病因,例如并发疾病或伴随用药。
4. 既往是否有与疫苗或相同类别的其他疫苗相关的类似不良事件的报告。

第六节 | 传染病暴发调查

一、传染病暴发调查概述

传染病暴发是指在某一局部地区或集体单位中,短期内突然出现许多同一种传染病的病例,可以理解为发病率局部性升高的传染病流行。

公共卫生部门可以通过分析传染病监测资料、医疗机构或集体单位的主动报告、民众的主动报告、媒体报道等途径,发现某传染病的病例数异常增加,或者在时间、空间、人群分布上呈异常聚集,从而识别出传染病暴发信号。

面对一起可能的传染病暴发事件,是否要开展调查,以及调查的深入程度取决于许多因素,通常包括事件的本身特征,以及卫生部门和社会关注相关的因素。

开展暴发调查的目的主要是查明本次暴发事件的规模和波及范围,查明传染源、传播途径等。其意义在于为提出针对有效的控制措施提供依据以及为今后避免或减少出现类似事件提出建议。

二、传染病暴发调查的步骤和内容

(一) 准备工作

不管实施现场调查的决定何时做出,都应做好充分准备,以确保现场调查工作顺利高效开展。包括技术和信息的准备、组织和实施的准备、物资和保障准备等。

(二) 确定暴发存在

现场调查的首要任务就是证实暴发真实存在。根据病例的流行病学史、临床表现和实验室检查结果等判定所报告的病例是否患有同一种疾病;根据既往监测资料掌握历史基线水平,确定报告病例数超过了预期发病数水平;分析鉴别是否人为原因导致病例数虚假增多。

(三) 核实诊断

调查人员需要通过核实诊断确定所报告疾病已被正确识别,临床诊断和实验室检查结果真实可靠。调查人员需要通过访视病例、查阅病历资料以及确定病例的临床特征,综合判断诊断的可靠性。必要时采集合适的标本开展进一步的实验室检查。

(四) 制定病例定义

任何病例的诊断都具有一定的灵敏度和特异度,难以做到完全准确。病例定义是在暴发调查中用来判断个体是否应当被归类为病例的一套标准,与日常临床诊断标准可以不完全一致。暴发调查中的病例定义通常包括:流行病学标准(时间、地点和人群范围)和临床诊断标准(病例的临床症状体征、临床一般检查和实验室特异性检查结果)。现场调查中通常将病例分类为:疑似病例、可能病例和确诊病例。随着调查进展,病例定义可以根据需要调整。

(五) 搜索病例和个案调查

启动暴发调查时,已发现和报告的病例通常只是全部病例的一部分,需要按照病例定义,使用系统的方法,寻找发现其他病例,呈现暴发的真实特征。对搜索到的病例需要使用统一的个案调查表进行流行病学个案调查。

(六) 描述流行病学特征

在收集完成病例的信息后,需要整理、汇总和分析,以阐明疾病在时间、地区和人群中的分布特征。

(七) 形成假设

形成假设是整个暴发调查中的关键环节。假设是依据现场调查中收集的数据和信息,特别是描述流行病学提供的线索,形成的可以验证的推断。假设中通常包括:传染源、传播途径、危险因素和高危人群等要素。例如:某学校教职工因在1月1—5日期间饮用诺如病毒污染的桶装水导致了1月2—10日发生在该校的诺如病毒胃肠炎暴发。

（八）分析流行病学

形成假设后,需要对假设进行验证。一个正确的假设需要流行病学证据支持,以及现场卫生学调查、临床检查和实验室检查等的证据支持。

（九）现场卫生学调查

暴发调查的不同阶段,可能都需要开展现场卫生学调查,各阶段的内容和侧重点有所不同。调查初期的现场卫生学调查可能包括病例工作和生活环境、食品的生产环境、饮用水的供应情况等,帮助形成假设。随着调查的深入,还需要开展现场卫生学调查以收集更多的证据,进一步验证假设。

（十）采取控制措施

在实际工作中,采取控制措施应尽早进行。如在调查初期,虽然传染源和传播途径未明,但可以根据经验和常识采取一些通用预防控制措施。随着调查的进展,当发现了引起暴发的病原体和危险因素,可以采取针对性的预防控制措施。

（十一）调查结果反馈和交流

在暴发调查中,调查人员需要及时向各相关部门和单位反馈调查进展和结果。调查结束后,调查人员需要撰写调查报告,总结经验和教训,并正式反馈调查结果。调查人员可以根据需要把调查结果撰写为新闻稿件或学术论文等,分享交流调查发现。

三、传染病暴发调查的注意事项

（一）平衡调查和控制的关系

控制暴发是现场调查的主要目的。对暴发事件应当“边调查,边控制”。随着调查深入,应根据调查结果及时调整控制措施,直至控制暴发。

（二）调查步骤的顺序问题

前述暴发调查的步骤顺序和内容不是一成不变的,每个暴发事件都不相同,调查人员应当灵活运用以应对不同的暴发。

（三）法律问题

《传染病防治法》等法律法规赋予疾病预防控制机构等专业机构对传染病暴发开展调查、报告和控制的权利和义务,相关单位和个人应当配合。调查人员在调查处置过程中也应当注意保护调查对象的合法权益。

（四）伦理和道德问题

暴发调查中的伦理问题主要包括:知情同意、尊重当地风俗习惯、个人隐私信息保密、尊重调查对象、及时反馈调查结果和采取公平的控制措施等。调查对象的个人隐私信息保密等也属于法律问题。例如:对调查对象的调查不要影响临床救治。

（五）舆情问题

传染病暴发发生后,常引起媒体和社会的关注,舆情问题常伴随传染病暴发产生。调查人员应学习和掌握舆情的主要规律特点,提高与媒体交流的能力,积极引导舆论,避免传染病暴发引起群众恐慌和社会秩序混乱。

（张　军）

本章数字资源

第十一章 | 筛 检

本章思维导图

　　根据疾病的自然史,疾病的发生发展大致可分为病理发生期、临床前期、临床期和结局四个阶段。在临床症状出现之前,往往先有生物学特性、生理指标或组织形态学的改变。如果能在临床前期或早期,通过适当的检测手段,及早发现机体出现的一些异常特征,并作进一步诊断和治疗,可以有效降低疾病的发生率和死亡率,提高患者的治愈率并改善预后。筛检(screening)就是这样一类用于疾病早期发现的方法,在高危个体识别和疾病早诊早治方面有着广泛应用,对疾病防控具有十分重要的意义。本章将重点介绍筛检的原理、选择疾病筛检的原则、常见疾病的筛检方法与注意事项以及筛检结果的判读及处理。

第一节 | 筛检概述

一、筛检的概念

　　筛检,也称筛查,是在疾病的临床前期或早期阶段,运用快速、简便的试验、检查或其他方法,在表面健康的人群中将那些可能有病或缺陷的个体同那些可能无病者鉴别开来的一系列医疗卫生服务措施。筛检所用的各种手段和方法称为筛检试验(screening test),它可以是问卷调查、体格检查、内镜与X线等物理学检查,也可以是细胞学或分子标志物等实验室检查。筛检的程序如图 11-1 所示,应用筛检试验将人群中可疑有病或有缺陷者(筛检试验阳性者)与可能无病者(筛检试验阴性者)区分开来;对阳性者做进一步诊断检查,如确诊还需进行治疗;对未患病或阴性者进行定期再筛检。

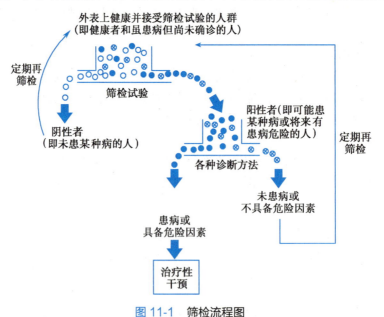

图 11-1　筛检流程图

二、筛检的目的和应用

　　1. **发现可疑患者**　通过筛检试验在表面健康的人群中发现可能患病的个体,做到早期诊断和早期治疗,降低疾病发病率和死亡率,提高生存率,是二级预防的重要措施。例如乳腺癌、宫颈癌的筛检。

2. 识别高危人群 通过筛检试验发现健康人群中具有某些疾病危险因素的个体,从病因学角度对这部分高危人群采取相应的干预措施,以减少或延缓疾病的发生,达到一级预防的目的。例如,筛检出某些人具备高脂血症、高血压等危险因素,然后开展合理膳食、适量运动、戒烟限酒等健康干预措施控制这些因素以达到预防冠心病、脑卒中的目的。

3. 识别疾病的早期阶段,了解疾病的自然史,揭示疾病的"冰山现象" 例如通过宫颈癌筛检可以得出不同年龄段人群的各阶段宫颈癌变的患病率和转换概率,了解宫颈癌的疾病史和年龄别进展风险,对确定筛检的起始年龄、筛检间隔和治疗方案具有重要的参考价值。

4. 合理分配卫生资源 例如通过危险因素调查将人群进行风险分层,根据不同风险采用不同的干预措施,既提高了诊疗效率,也节约了医疗资源。

三、筛检的分类

(一)整群筛检与选择性筛检

根据筛检对象的范围分类,可分为整群筛检(mass screening)和选择性筛检(selective screening)。整群筛检是指在疾病患(发)病率很高的情况下,对一定范围内人群的全体对象进行普遍筛检,即普查。如对 35 岁以上女性作宫颈上皮细胞涂片筛检宫颈癌。选择性筛检是指在某范围内根据流行病学特征选择高危人群进行筛检,最大限度地发现那些无临床症状的病例,以取得最大的筛检效益。如对有糖调节受损史者进行空腹血糖或口服葡萄糖耐量试验筛检糖尿病。

(二)主动筛检与机会性筛检

基于筛检组织的方式可以分为主动筛检(active screening)和机会性筛检(opportunistic screening)。前者是采取"主动出击",通过组织的宣传介绍,动员群众到筛检服务地点进行检查。例如在我国上消化道癌高发区开展的人群筛查,就是动员 40~69 岁的当地居民到筛查点接受内镜检查。定期健康体检也是一种主动筛检。后者属于一种被动性筛检,是将日常性的医疗服务与目标疾病的患者筛检结合起来,在患者就医过程中,对具有高危因素的人群进行筛检。如目前在各级医院门诊中给首诊患者测血压,目的就是发现其中的血压升高者或隐匿的高血压患者。

此外,按照筛检项目的多少可以分为单项筛检和多项筛检。前者指用一种筛检试验筛检一种疾病,后者是同时使用多项筛检试验筛检一种疾病。按照筛查疾病数量可以分为单病种筛查和多病种筛查。前者只针对单一疾病进行筛检,后者同时对多种疾病进行筛检。依照筛检的目的可分为治疗性筛检和预防性筛检。前者指在疾病的临床前期阶段将其早期发现,然后经过确诊后,采取有效的治疗,从而在典型临床症状表现之前就治愈或预防疾病的最终出现,如宫颈癌的筛检。后者指筛检已有科学证据确认的生物学方面的危险因素并进行早期干预,如筛检血脂和血压预防心脑血管疾病。

第二节 | 筛检的方法与原则

一、筛检的实施原则

筛检的实施需要巨大的人力、物力、财力的投入,因此在制订筛检计划时需要考虑与筛检实施有关的标准。Wilse 和 Junger 在 1968 年提出了实施筛检计划的 10 条标准,主要包括疾病、筛检试验、疾病治疗和筛查计划等几个方面。

(一)筛检疾病

1. 所要筛检的疾病应是该地区当前重大的公共卫生问题,即有较高的死亡率或患病率。
2. 所筛查疾病或状态经确诊后有可行的干预或治疗方法。

3. 对所筛检疾病或状态的自然史有比较清楚的了解,有足够长的可识别临床前期和可识别的临床前期标识,且这种标识要有比较高的检出率。

(二) 筛检试验

筛检试验应准确、简单、经济、安全,且易被群众接受。对于不同疾病负担、经济发展和卫生资源水平的地区,可以选择不同的筛检方法。

(三) 疾病治疗

对筛检出的不同阶段的疾病结局均有相应的有效干预措施,且早期治疗的效果优于晚期。对筛检阳性者有一定的机构和设备为其做进一步确诊检查。对于确诊的病例应给予恰当的治疗,并有统一的治疗方案。

(四) 筛检计划

筛检计划需要考虑整个筛检、诊断与治疗的成本与效益。筛检计划不是单次检查,而是一个定期开展的连续项目。筛检费用不仅用于单次试验本身,还包括对假阳性做进一步检查以及确诊后的治疗、对阴性者的定期复检以及随访等。所以当地卫生工作的决策者应将用于筛检工作的各种资源与当地卫生经费保持协调。

二、筛检计划的制订

(一) 筛检对象和疾病

筛检的对象是表面健康的人或无症状的患者,因此,所筛检的疾病在该人群中必须有较高的患病率。对于任何已经限定灵敏度和特异度的检查方法,假阳性和假阴性结果的数量与目标人群中该疾病的患病率有关。该疾病为常见疾病则假阴性结果会比较多;该疾病比较少见时,假阳性结果会比较多。后者在癌症筛检中尤其重要。以食管癌筛检为例,由于食管癌在一般人群中发病率较低,但在某些地区的发病率特别高,因此大规模的人群筛检只在高发区进行。此外,疾病发生的危险度也是确定是否需要筛检的重要因素。例如,针对新生儿的遗传代谢性疾病筛检就是因为这些疾病严重危害儿童生命健康,只有在临床症状出现前及时给予治疗,才能避免机体各器官受到不可逆损害。

(二) 筛检的起始年龄和时间间隔

筛检的起始年龄和时间间隔应根据人群最大获益的时点来确定。如宫颈癌的筛检,从 30 岁以后开始筛检,可以发现 92% 的早期癌,据此可确定筛检的起始年龄为 30 岁。

决定筛检时间间隔的因素主要包括疾病的进展速度和筛检方法的灵敏度。不同疾病的病理特点不同,所处的病理时期有不同的进展速度。如细胞从基因突变开始,演变成肿瘤细胞,再以指数型增长速度发展成为可以用筛检手段发现的肿瘤,不同的病理时期其进展速度是不一样的。筛检时间间隔需要结合筛检疾病和筛检试验的特征决定。用灵敏度和特异度均高的方法,筛检间隔可较长;而对灵敏度较低的方法,可以通过提高筛检频率来减少漏诊的情况。如用准确性较高的细胞学检查联合 HPV-DNA 检测法筛检宫颈癌,阴性者可以间隔 5 年后再进行筛检;而单采用细胞学检查的阴性者筛检间隔时间为 3 年。

(三) 筛检试验

一项好的筛检试验应具备以下五个特征:①简单性,易学习、易操作,即便是非专业人员经过适当的培训也会操作;②廉价性,在效益一定的情况下,筛检试验的费用越低,则筛检的成本-效益就越好;③快速性,能很快得到结果;④安全性,不会给受试者带来任何伤害;⑤可接受性,易于被目标人群接受。此外,筛检试验还要有良好的真实性和可靠性。

在实施筛检时,可采用多项筛检试验检查同一受试对象,以提高筛检的灵敏度或特异度,增加筛检的收益,这种方式称为联合试验。根据联合的形式,又可以分为串联与并联。串联试验是指全部筛检试验结果均为阳性者才定为阳性。该法可以提高特异度,但使灵敏度降低,导致漏诊的可能性增加。因此,初筛的方法尽量选择灵敏度高的方法,第二轮的筛检则尽可能选择特异度较高的方法。例如筛检糖尿病时先进行尿糖检查,阳性者再查餐后 2 小时血糖,只有两者都阳性时才作为筛检阳性者,以便进一步用糖耐量确诊。并联试验是指在全部筛检试验中,任何一项筛检试验结果阳性就可定为阳性。该法的优点是可以弥补两种方法灵敏度都不足的问题,提高筛查整体的灵敏度,但会降低特异度。在设计并联筛检方案时,应充分考虑筛检方法的成本-效益比。

在临床上,用于诊断疾病的诊断试验(diagnostic test)与筛检试验并没有区别,都是应用一些试验、检查等手段确定受检者的健康状况,但实际应用中对两者的要求则存在以下区别(表 11-1)。

表 11-1　筛检试验与诊断试验的区别

项目	筛检试验	诊断试验
对象	表面健康的人或无症状的患者	患者或筛检阳性者
目的	发现可疑患者,区分可疑者与可能无病者	区别患者与可疑有病但实际无病的人
要求	快速、简便、有高灵敏度,尽可能发现所有可能的患者	复杂、灵敏度和特异度高,相对于筛检试验要求有较高的准确性
费用	经济、廉价	一般花费较高
处理	阳性者须进一步用诊断试验确诊	阳性者需要进一步观察和及时治疗

(四)筛检项目实施计划和评价

筛检的评价应从计划设计阶段开始,并贯穿始终。筛检试验的评价主要从真实性、可靠性和收益三方面进行。真实性的评价指标有灵敏度、特异度、假阳性率、假阴性率、约登指数、粗一致性和似然比。可靠性的评价指标有变异系数、符合率和 Kappa 值。收益的指标主要包括预测值(阳性预测值和阴性预测值)以及经济学评价(成本效果分析、成本效益分析和成本效用分析)。世界卫生组织建议的筛检项目评价的内容包括:目标人群是否明确;筛检-治疗程序是否有效,是否有卫生经济学价值,是否符合公平性、可及性以及伦理学原则。人群获益是否超过伤害等。此外,还需要对筛检的质控、经费保障及项目风险应对机制等方面进行评估。

(五)筛检的伦理学问题

1. 不论是医疗实践还是医学研究,筛检对受检者的影响均具有不确定性,受检者都可能面临一定程度的风险。因此在实施时,必须遵守尊重个人意愿、有益无害、公正等一般伦理学原则。

2. 筛检的宗旨是给受检者带来好处,但作为筛检计划的受检者,有权利对将要参与的计划所涉及的问题"知情"。医务人员也有义务向受检者提供足够的信息,包括参与这项计划的收益与风险,并使他们理解提供的信息,据此做出理性的选择,决定是否同意参加。

3. **有益无害原则**　在筛检实施的标准中有明确体现。如筛检试验必须安全可靠,无创伤性、易于被群众接受,不会给被检者带来身体和精神上的伤害。对筛检试验阳性者,有进一步的诊断、治疗的方法,不会给他们带来不必要的心理负担,对健康产生负面影响。应该尊重受检者健康资料中涉及的个人隐私权,除非得到本人允许,不得向外泄露。

4. **公正原则**　要求公平、合理地对待每一个社会成员。如果筛检的价值和安全性已确定,并将用于医疗实践,给群众带来益处时,无论受检者的年龄、性别、职务、经济地位及与医务人员的关系如何,均应受到平等的对待。

第三节 | 常用的疾病筛检方法及注意事项

目前,筛检已经广泛应用于慢性病、传染病、出生缺陷等疾病的早期防控。我国《"十四五"国民健康规划》提出,提高心脑血管疾病、癌症、慢性呼吸系统疾病、糖尿病等重大慢性病综合防治能力,强化预防、早期筛查和综合干预。本节选择了几种中国人群患病率较高的慢性病,介绍其常用的筛检方法和筛检方案。

一、心脑血管疾病

（一）脑卒中

脑卒中是一种急性脑循环障碍所致的局限或全面性脑功能缺损综合征,包括缺血性脑卒中和出血性脑卒中两大类。缺血性脑卒中是指由脑的供血动脉(颈动脉和椎动脉)狭窄或闭塞,脑供血不足导致的脑组织坏死的总称,占脑卒中总数的 70% 以上。脑卒中发病前可以完全没有症状,提高对脑卒中危险因素的筛检力度和开展相应脑动脉粥样硬化的筛检是早期发现脑卒中风险的重要措施。

1. 筛查对象和方法

（1）风险评估:根据《中国脑卒中防治指导规范(2021 年版)》,针对 40 岁以上人群,依据以下 8 项危险因素进行脑卒中风险筛查评估。①高血压病史(≥140/90mmHg,1mmHg=0.133kPa)或正在服用抗高血压药;②心房颤动或心脏瓣膜病等心脏病;③吸烟;④血脂异常;⑤糖尿病;⑥很少进行体育活动;⑦明显超重或肥胖(BMI≥26kg/m^2);⑧有脑卒中家族史。综合各项危险因素调查结果,对脑卒中患病风险进行评估。具有 3 项危险因素,或有短暂性脑缺血发作,或既往有脑卒中病史者判断为高危人群。具有 3 项以下危险因素,但患有高血压、糖尿病、心房颤动或瓣膜性心脏病中至少一种疾病者判断为中危人群。低危人群为具有 3 项以下危险因素,且未患高血压、糖尿病、心房颤动或瓣膜性心脏病等任何一种慢性病者。依据个体危险程度不同,选择性进行相关实验室和影像学检查,并对其进行生活方式和适宜性技术干预。

（2）实验室检查:根据病史、体征及既往有异常指标需进一步检查者,应有针对性地进行实验室检查,主要包括血糖、血脂、凝血功能、同型半胱氨酸等。

（3）血管超声检查:脑、颈部血管超声检查包括颈动脉超声检查和经颅多普勒超声检查。目前颈动脉超声技术较普及规范,通常无禁忌证,具有无创伤、费用低、诊断准确性高等优势,可为临床提供重要信息。

（4）其他筛检方法:包括心电图、超声心动图等。如脑、颈血管超声检查发现有血管病变,可选择性行 CT 血管成像、脑血管磁共振和脑血管造影等检查。

2. 筛检方案　在医疗机构可以通过病史采集及体格检查来早期发现脑卒中高危人群或患者。主要询问有无脑卒中症状,以及既往高血压、血脂异常、糖尿病及心脑血管疾病史、吸烟饮酒史、饮食生活习惯、家族性心脑血管疾病史等,测量身高、体重、腰围、双上肢血压,听诊颈部血管杂音及神经系统体格检查等。

经风险评估进行人群筛选分类,针对危险因素等级制订不同的干预方案。对低危人群持续开展健康科普宣教活动,建议低危人群采取健康生活方式,并定期接受体检。对中危人群,开展针对高血压、糖尿病及房颤患者的综合干预和指导,并在筛检满 12 个月时进行随访。对高危人群推荐进入三级医院开展综合干预,并于筛检后满 6 个月和 12 个月时进行随访。

（二）冠心病

冠状动脉粥样硬化性心脏病(简称冠心病)属于缺血性心脏病,涉及供应心肌血液的动脉发生冠状动脉粥样硬化,从而导致血管腔狭窄或斑块形成甚至破裂、完全堵塞,限制或完全中断了心肌的血液供应,引起临床上心绞痛、心肌梗死等一系列严重的临床情况。心血管疾病危险因素对冠心病的发生发展具有促进作用,若能通过筛检达到早期诊断并及时进行干预治疗的目的,则可以明显改善冠心病的预后。

1. 筛检对象和方法

（1）风险评估:根据《中国心血管病一级预防指南(2020 年版)》,对 18～75 岁个体进行风险评估时,对于检出糖尿病(≥40 岁)或低密度脂蛋白胆固醇(low-density lipoprotein cholesterol,LDL-C)≥4.9mmol/L [或总胆固醇(total cholesterol,TC)≥7.2mmol/L] 或 3/4 期慢性肾脏病的患者直接列为心血管病高危人群,无须进行 10 年和余生风险评估。对于不符合直接列为高危条件的个体,分别评估动脉粥样硬化性心血管病和总心血管病的 10 年发病风险。对于 10 年发病风险为中危且年龄＜55 岁者评估余生风险，以识别中青年群体中心血管病余生风险高危的个体。

（2）实验室检查：包括全血细胞计数（包括血红蛋白水平和白细胞计数）、血清肌酐测定并评测肾功能（肌酐清除率）和空腹血脂水平（包括 LDL-C）；对疑似或确诊为动脉粥样硬化性心血管病的患者，筛检 2 型糖尿病。

（3）心电图检查：对于疑诊动脉粥样硬化性心血管病的患者，应行静息心电图检查。静息心电图正常并不能排除心肌缺血，但静息心电图能提供患者罹患冠心病的某些信息，如既往存在心肌梗死或复极异常等。静息心电图可作为患者病情发生变化时的心电参照。动态心电图有助于发现日常活动时心肌缺血的证据和程度。

（4）其他筛检方法：包括胸部 X 线检查、超声检查、诊断心肌缺血的负荷试验、冠状动脉 CT 血管成像、冠状动脉造影等。

2. **筛检方案**　根据风险评估流程图，仔细筛检冠心病危险因素，评估冠心病患病风险，指导其改善生活方式，积极干预危险因素，减少发病。对于疑诊冠心患者群，在综合考虑冠心病危险因素的前提下，行血液学、静息心电图检查，必要时结合负荷试验、超声心动图及核素心室造影，如不能排除诊断，可考虑行 CT 冠状动脉血管成像评估冠状动脉血管情况，如结果为阳性，建议行冠状动脉造影检查明确诊断，并进一步确定治疗方案，早期积极干预以减少严重并发症的发生。

二、糖尿病

糖尿病是遗传因素和环境因素长期共同作用所导致的慢性、全身性及代谢性疾病。长期慢性的高血糖，可导致眼、神经、肾脏和心血管等组织和器官的损害而出现一系列的并发症，严重危害人体健康。循证医学研究证明，严格控制血糖、血脂、血压和高凝状态等多种危险因素，可显著降低糖尿病患者发生并发症的风险。

1. 筛检对象和方法

（1）风险评估：《中国 2 型糖尿病防治指南（2020 年版）》建议在一般人群使用糖尿病风险评分表评估糖尿病风险。具有下列任意 1 个及以上糖尿病危险因素者判断为高危人群：①年龄≥40 岁；②糖尿病前期史；③BMI≥24kg/m^2 和 / 或中心性肥胖（男性腰围≥90cm，女性腰围≥85cm）；④缺乏体力活动者；⑤一级亲属中有糖尿病病史；⑥女性有巨大儿分娩史或妊娠期糖尿病病史；⑦高血压或正在接受抗高血压治疗；⑧血脂异常，高密度脂蛋白胆固醇（high-density lipoprotein cholesterol，HDL-C）≤0.91mmol/L（≤35mg/dl）和 / 或甘油三酯≥2.22mmol/L（≥200mg/dl），或正在接受调脂治疗；⑨动脉粥样硬化性心血管疾病史；⑩有类固醇药物使用史；⑪有多囊卵巢综合征病史的女性；⑫长期接受抗精神病药和 / 或抗抑郁药治疗；⑬伴有与胰岛素抵抗相关的临床状态（如黑棘皮征等）；⑭中国糖尿病风险评分总分≥25 分。高危人群应及早行糖尿病筛检。

（2）实验室检查技术与方法

1）空腹血浆葡萄糖（fasting plasma glucose，FPG）检测：FPG 是指在隔夜空腹（至少 8～10 小时未进任何食物，饮水除外）后，早餐前采血，所测定的血糖值，是糖尿病最常用的检测指标。

2）口服葡萄糖耐量试验（oral glucose tolerance test，OGTT）：OGTT 是指给受试者口服 75g 葡萄糖然后测其血糖变化，观察受试者耐受葡萄糖的能力。OGTT 是确诊糖尿病和糖耐量减低、空腹血糖受损的国际公认方法，是诊断的"金标准"。

3）糖化血红蛋白（HbA1c）：HbA1c 可反映近 2～3 个月平均血糖水平，尤其适用于空腹血糖正常而血糖波动比较大者，HbA1c 在反映糖代谢控制状况以及与糖尿病慢性并发症的相关性上优于血糖测定结果。

由于 FPG 重复性差、单测 FPG 可能漏诊餐后血糖升高者，OGTT 耗时长、需多次抽血，HbA1c 质控要求高、检查价格偏高等问题，在进行人群糖尿病筛检时可采用以空腹毛细血管血糖为初筛手段的分段式筛检流程:所有筛检对象先进行空腹毛细血管血糖检测;空腹毛细血管血糖<5.6mmol/L 为初筛阴性;≥5.6mmol/L 为初筛阳性,其中≥5.6mmol/L 且<8.0mmol/L 者进一步行 OGTT 试验,≥8.0mmol/L者仅检测空腹静脉血糖。

2. **筛检方案**　有机会发现糖尿病高危人群的医疗机构和医务工作者应承担起糖尿病前期和糖尿病筛检的工作,主要机构包括基层医疗机构、体检机构和糖尿病高危人群可能就诊的相关科室(如内分泌科、心内科、老年科、精神科、妇产科等)。通过风险评估筛选糖尿病高危人群,开展 FPG 和 OGTT 2 小时血糖筛检工作,筛检结果正常者建议每 3 年筛检 1 次,筛检结果为糖尿病前期者,建议每年筛检 1 次。低风险人群进行强化生活方式干预,高风险和极高风险人群在生活方式干预的基础上考虑联合药物治疗。

三、慢性阻塞性肺疾病

慢性阻塞性肺疾病(简称慢阻肺病)是最常见的慢性呼吸系统疾病。对慢阻肺病患者早期发现、早期诊断、定期监测和长期管理,可以减缓肺功能下降,减轻呼吸道症状,减少急性加重发生率。

1. **筛检方法**

(1)风险评估:根据《慢性阻塞性肺疾病诊治指南(2021 年修订版)》,符合以下 1 个及以上特征的人群均属于慢阻肺病高危人群。①年龄≥35 岁;②吸烟或长期接触"二手烟"污染;③患有某些特定疾病,如支气管哮喘、过敏性鼻炎、慢性支气管炎、肺气肿等;④直系亲属中有慢阻肺病病史;⑤居住在空气污染严重地区,尤其是二氧化硫等有害气体污染的地区;⑥长期从事接触粉尘、有毒有害化学气体、重金属颗粒等工作;⑦在婴幼儿时期反复患下呼吸道感染;⑧居住在气候寒冷、潮湿地区以及使用燃煤、木柴取暖;⑨维生素 A 缺乏或者胎儿时期肺发育不良;⑩营养状况较差,BMI 较低。

(2)实验室检查及其他监测指标

1)肺功能检查:肺功能检查是目前检测气流受限公认的客观指标,是慢阻肺病诊断的"金标准",也是慢阻肺病的严重程度评价、疾病进展监测、预后及治疗反应评估中最常用的指标。慢阻肺病的肺功能检查除了常规的肺通气功能检测如第一秒用力呼气量(FEV_1)、第一秒用力呼气量占用力肺活量百分率[FEV_1 与 FVC 的比值(FEV_1/FVC)]以外,还包括肺容量和弥散功能测定等,有助于疾病评估和鉴别诊断。吸入支气管扩张剂后 FEV_1/FVC<70% 是判断存在持续气流受限,诊断慢阻肺病的肺功能标准。

2)胸部影像学检查:①胸部 X 线检查,慢阻肺病早期 X 线胸片可无明显变化,随后可出现肺纹理增多和紊乱等非特征性改变。主要 X 线征象为肺过度充气,表现为肺野透亮度增高,双肺外周纹理纤细稀少,胸腔前后径增大,肋骨走向变平,横膈位置低平,心脏悬垂狭长,严重者常合并有肺大疱的影像学改变。②胸部 CT 检查,高分辨率 CT 对辨别小叶中心型和全小叶型肺气肿以及确定肺大疱的大小和数量,有较高的灵敏度和特异度,多用于鉴别诊断和非药物治疗前评估。利用高分辨率 CT 计算肺气肿指数、气道壁厚度、功能性小气道病变等指标,有助于慢阻肺病的早期诊断和表型评估。

3)脉搏氧饱和度(SpO_2)监测和动脉血气分析:当患者临床症状提示有呼吸衰竭或右心衰竭时应监测 SpO_2。如果 SpO_2<92%,应该进行动脉血气分析检查。

4)心电图和超声心动图检查:对于晚期慢阻肺病以及慢阻肺病急性加重的鉴别诊断、并发肺源性心脏病以及慢阻肺病合并心血管系统疾病的诊断、评估和治疗具有一定的临床意义与实用价值。

5)血常规检查:包括外周血血红蛋白、红细胞和血细胞比容、外周血嗜酸性粒细胞等。

2. **筛检方案**　慢阻肺病筛检工作由基层医疗卫生机构负责。推荐所有筛检对象先进行危险因素评估,对于筛查问卷阳性人群,或有慢性呼吸症状的人群,进行便携肺功能仪检查,对于便携肺功能仪检测 FEV_1/FVC<80% 的慢阻肺病高危人群,建议每年进行 1 次肺功能检查。基层医疗机构如未配备便携肺功能仪,可采用手持肺功能仪替代。

四、恶性肿瘤

恶性肿瘤是威胁我国居民健康的主要疾病之一,筛检和早诊早治是肿瘤防治的重要措施,可以有效降低恶性肿瘤的发病率和死亡率。

(一) 肺癌

1. **筛检人群** 根据《中国肺癌筛查与早诊早治指南(2021,北京)》,肺癌筛查应在肺癌高风险人群中进行。肺癌高风险人群为年龄在 50~74 岁,且至少符合以下条件之一:①吸烟包年数不少于 30 包年,包括曾经吸烟不少于 30 包年,但戒烟不足 15 年;②被动吸烟,与吸烟者共同生活或同室工作被动吸烟超过 20 年;③患有慢性阻塞性肺疾病;④有职业暴露史不少于 1 年,包括暴露于石棉、氡、铍、铬、镉、硅、煤烟和煤烟灰;⑤有一级亲属确诊肺癌。

2. **筛检方法** 肺癌高风险人群,每年进行 1 次低剂量螺旋 CT(low-dose computed tomography,LDCT)筛检,不宜采用胸部 X 线检查。对于可疑的气道病变,建议采用支气管镜进一步检查。对于重度吸烟的患者,条件允许的情况下,可行荧光支气管镜检查。人工智能辅助技术可降低 CT 影像读片的压力,并在一定程度上提高肺部结节诊断的准确性。

3. **筛检方案** 筛检工作由多学科人员共同合作完成,包括影像科、呼吸科、胸外科、肿瘤科、检验科和病理科等相关学科医师及工作人员。首先对目标人群进行危险因素调查和风险评估,对肺癌高风险人群进行低剂量螺旋 CT 筛检,根据检查结果进行随访管理:①筛检发现气道病变者建议临床干预,行支气管镜检查,如支气管镜检查结果为阴性,建议进入下年度 LDCT 筛检;如为阳性,建议多学科会诊后决定是否进行临床治疗或进入下年度高分辨率 CT(high resolution computed tomography,HRCT)筛检。②无肺内非钙化性结节检出(阴性结果),或检出的非实性结节平均长径<8mm,或实性结节/部分实性结节的实性成分平均长径<5mm,建议进入下年度 LDCT 筛检。③检出的非实性结节平均长径≥8mm,或实性结节/部分实性结节的实性成分平均长径≥5mm,如无法排除恶性结节,建议抗感染治疗或随访后复查 HRCT。如结节部分吸收,3 个月后复查 HRCT;如继续吸收或完全吸收,建议进入下年度 LDCT 筛检;如无变化或增大,建议多学科会诊后决定是否进行临床治疗。对于高度怀疑恶性的结节,建议进行临床诊疗。

(二) 乳腺癌

1. **筛检人群** 根据《中国女性乳腺癌筛查与早诊早治指南(2021,北京)》,45~70 岁的一般风险人群应进行乳腺癌筛查,高风险人群宜从 40 岁开始进行乳腺癌筛查。存在下列情况之一者被认为是乳腺癌高危人群:①有明显的乳腺癌遗传倾向;②月经初潮年龄不大于 12 岁或绝经年龄不小于 55 岁;③有乳腺活检史或乳腺良性疾病手术史,或病理证实的乳腺(小叶或导管)不典型增生病史;④使用"雌孕激素联合"的激素替代治疗不少于半年;⑤45 岁后乳腺 X 线检查提示乳腺实质(或乳房密度)类型为不均匀致密性或致密性。此外,具备以下任意两项者也被认为是乳腺癌高危人群:①无哺乳史或哺乳时间短于 4 个月;②无活产史(含从未生育、流产、死胎)或初次活产年龄不小于 30 岁;③仅使用"雌激素"的激素替代治疗不少于半年;④流产(含自然流产和人工流产)不少于 2 次。

2. **筛检方法**

(1)乳腺 X 线检查:乳腺疾病的最基本检查方法,在检出钙化方面,具有其他影像学方法无可替代的优势,但对致密型乳腺、近胸壁肿块的显示不佳,且有放射性损害,对年轻女性患者不作为首选检查方法。

(2)乳腺超声检查:乳腺超声检查作为主要的乳腺癌早诊手段,能够发现临床体格检查不能发现的结节。超声检查能清楚地显示乳房各层软组织及其内部肿块的形态、内部结构及相邻组织的改变。尤其在分辨囊性与实质性肿块方面,具有独特的优越性。

(3)乳腺触诊:包括乳腺自我查体和临床乳腺查体,作为一种较经济且易操作的筛检方式,乳腺触诊是乳腺癌筛检的重要手段和方法,与乳腺超声和 X 线检查共同使用可以降低漏诊率。

（4）乳腺核磁共振检查:该方法具有无射线、无损伤和高对比分辨率等优点,是乳腺癌早诊检查手段中最准确的检查方法。缺点是价格昂贵。一般用于超声、乳腺 X 线检查阳性者,作为进一步检查的手段。

3. 筛检方案　对目标人群进行风险评估,对于一般风险人群,建议每 1～2 年进行 1 次乳腺 X 线或乳腺超声检查,对致密型乳腺(腺体为 C 型或 D 型),推荐使用乳腺 X 线检查联合乳腺超声检查进行筛检。对于高风险人群,建议每年进行 1 次乳腺 X 线检查联合乳腺超声检查,必要时联合乳腺核磁共振检查。

对于筛检发现的可疑结果,需要进行进一步专科诊断或随访,应用包括影像学、组织病理学等诊断方法,以确定或者排除乳腺癌诊断;对确诊乳腺癌的患者,需要接受进一步的评估以选择适用于个体的最佳治疗方案。

（三）食管癌

1. 筛检人群　根据《中国食管癌筛查与早诊早治指南（2022,北京）》,推荐高风险人群年龄从 45 岁时开始食管癌筛查,至 75 岁或预期寿命<5 年时终止筛查。食管癌高风险人群定义为年龄≥45 岁,且具有以下任一危险因素:①长期居住于食管癌高发地区;②一级亲属中有食管癌史;③患有食管癌前疾病或癌前病变[如慢性食管炎症、贲门失弛缓症、食管鳞状上皮细胞异型增生和巴雷特食管（Barrett esophagus）异型增生等];④有吸烟、饮酒、热烫饮食等生活和饮食习惯。

2. 筛检方法　内镜检查是食管癌筛检和诊断的"金标准"。内镜检查前受检者须禁食>6 小时,禁水>2 小时。检查前 20 分钟口服去泡剂及去黏液剂(西甲硅油、二甲硅油及链霉蛋白酶等),以去除上消化道内的黏液与气泡。检查前 5 分钟给予 1% 利多卡因 5ml（或利多卡因胶浆 10ml）含服,或咽部喷雾麻醉。有条件的地区,在麻醉师配合下可以使用镇静麻醉下内镜检查(无痛胃镜)。在食管内镜下对全部食管黏膜进行系统观察,并需要有充分与合理的检查时间。内镜检查时间至少持续 7 分钟,观察食管时间≥3 分钟。对于发现的任何阳性或可疑病灶,应在相应区域分别咬取活检,咬取活检的块数视病灶大小及多少而定。活检标本处理后,送病理检查并进行诊断。

3. 筛检方案　对于食管癌高风险人群,每 5 年进行 1 次上消化道内镜筛检。根据诊断结果进行相应的干预和治疗。对于食管高级别上皮内瘤变和黏膜内癌,原则上应采用内镜黏膜切除术、内镜黏膜下剥离术、多环套扎黏膜切除术或射频消融术进行治疗。对于食管黏膜下癌,病变黏膜下层浸润深度≥200μm 应施行外科手术或者放化疗。

食管低级别上皮内瘤变者每 1～3 年进行 1 次内镜检查,低级别上皮内瘤变合并内镜下高危因素或病变长径≥1cm 者每年接受 1 次内镜检查并持续 5 年,无异型增生的巴雷特食管患者,每隔 3～5 年进行 1 次内镜检查,低级别上皮内瘤变的巴雷特食管患者,每隔 1～3 年进行 1 次内镜检查。

（四）胃癌

1. 筛检人群　《中国胃癌筛查与早诊早治指南（2022,北京）》推荐高风险人群接受胃癌筛查。年龄 45 岁及以上,且符合下列任一条件者为胃癌高风险人群:①长期居住于胃癌高发区;②幽门螺杆菌（Hp）感染;③既往患有胃癌前疾病(如慢性萎缩性胃炎、胃溃疡、胃息肉、术后残胃、肥厚性胃炎、恶性贫血等);④一级亲属中有胃癌史;⑤存在胃癌其他高危因素(高盐、腌制饮食、吸烟、重度饮酒等)。

2. 筛检方法

（1）内镜检查:参考食管癌部分。

（2）血清学检查:检测血清胃功能标志物,包括胃蛋白酶原（pepsinogen,PG）、胃泌素 17（gastrin-17,G-17）、血清胃癌相关抗原（MG7-Ag）和血清 Hp-Ag 等,血清学标志物配合评分系统或许有利于胃癌的精准筛检,但需要考虑经济效益问题。

3. **筛检方案**　对于胃癌高风险人群,从 45 岁开始内镜筛检,至 75 岁或预期寿命<5 年时终止筛检。根据新型胃癌筛查评分系统,胃癌高危人群(17～23 分),建议每年 1 次胃镜检查;胃癌中危人群(12～16 分),建议每 2 年 1 次胃镜检查;胃癌低危人群(0～11 分),建议每 3 年 1 次胃镜检查。对于诊断的胃高级别上皮内肿瘤,原则上应采用内镜黏膜下剥离术(ESD)。术后视黏膜切除标本病理诊断、基底切缘及侧切缘的情况决定是否需要进一步的根治手术。对于黏膜内癌和黏膜下癌,视情况决定手术治疗方式。

对于早期胃病变和胃癌术后患者根据诊断确定监测间隔。局限于胃窦或胃体的萎缩性胃炎或肠上皮化生患者,建议每 3 年接受 1 次内镜检查;高危慢性萎缩性胃炎或肠上皮化生患者,建议每 2 年接受 1 次内镜检查;经内镜黏膜下剥离术切除且未接受其他治疗的早期胃癌患者,以及经内镜黏膜下剥离术切除的上皮内瘤变或常规手术切除的早期胃癌患者,建议术后 6 个月内复查内镜,然后根据内镜检查结果制定下一步监测策略。

(五)结直肠癌

1. **筛检人群**　根据《中国结直肠癌筛查与早诊早治指南(2020,北京)》,推荐高风险人群在 40～75 岁、一般风险人群在 50～75 岁接受结直肠癌筛查。具有以下任一危险因素者被定义为高风险人群:①一级亲属具有结直肠癌病史;②有结直肠癌病史;③有肠道腺瘤史;④有 8～10 年长期不愈的炎症性肠病史;⑤粪便隐血试验阳性。

2. **筛检方法**

(1)粪便隐血试验(facal occult blood test,FOBT):FOBT 的主要技术原理是通过特异性的抗体检测粪便标本中的人体血红蛋白,进而提示可能的肠道病变。FOBT 阳性者需要进行结肠镜检查以明确诊断。

(2)结肠镜:结肠镜是结直肠癌筛检普遍应用的"金标准"。内镜医师在可视镜头下可以完整地检视整个结直肠的情况,对于发现的可疑病变可以取组织活检进一步明确病理诊断。

(3)结肠 CT 成像技术:又称作 CT 仿真结肠镜,是指受检者在经过肠道准备后,用气体充盈扩张清洁的结肠,然后进行全结肠的仰卧位及俯卧位薄层 CT 扫描,对获得的二维图像进行三维重建,观察整个结肠的情况。尽管该技术有着无创的优点且对结直肠癌和癌前病变的筛检灵敏度较高,但在人群筛检中仍有一些局限性,包括需要严格的肠道准备、检查设备和专业技术人员有限、放射线辐射风险等。因此,暂不推荐适用于大规模的人群筛检,仅推荐用于无法完成结肠镜检查的病例,或作为临床辅助诊断的手段。

(4)多靶点 FOBT-DNA 检测:多靶点 FOBT-DNA 是通过实验室技术检测粪便脱落细胞中的 DNA 突变并联合 FOBT 形成个体综合风险评分,对于综合评分超过预设阈值的受检者定义为高风险人群,需要进行结肠镜检查。

3. **筛检方案**　推荐一般人群 40 岁起接受结直肠癌风险评估。评估为中低风险的人群在 50～75 岁接受结直肠癌筛检,评估为高风险的人群在 40～75 岁接受结直肠癌筛检。如有 1 个及以上一级亲属罹患结直肠癌,推荐接受结直肠癌筛检的起始年龄为 40 岁或比一级亲属中最年轻患者提前 10 岁。推荐每 5～10 年进行 1 次高质量结肠镜检查;或每年进行 1 次 FOBT,阳性者应接受结肠镜检查进一步明确诊断;或每 3 年进行 1 次多靶点粪便 DNA 检测,阳性者应接受结肠镜检查进一步明确诊断。有条件的地区,可每 3～5 年进行 1 次乙状结肠镜的检查,或每 3～5 年进行 1 次结肠 CT 成像技术的检查。

对于结直肠癌及癌前病变,根据病变大小和类型采用圈套器切除术、内镜下黏膜切除术、内镜下黏膜下层剥离术等进行治疗。

(六)肝癌

1. **筛检人群**　根据《中国人群肝癌筛查指南(2022,北京)》,推荐对肝癌高风险人群进行筛查。

符合以下条件之一者定义为高风险人群:①各种原因(包括酒精性肝病、代谢相关脂肪性肝病)所致的肝硬化患者;②HBV 和/或 HCV 慢性感染且年龄≥40 岁者。

2. 筛检方法

(1)甲胎蛋白(α-fetoprotein,AFP):血清 AFP 是当前诊断肝癌和疗效监测常用且重要的指标。血清 AFP≥400μg/L,在排除妊娠、慢性或活动性肝病、生殖腺胚胎源性肿瘤以及消化道肿瘤后,高度提示肝癌;而血清 AFP 轻度升高者,应结合影像学检查或进行动态观察,并与肝功能变化对比分析,有助于诊断。

(2)超声检查:超声检查具有便捷、实时、无创和无放射辐射等优势,是临床上最常用的肝脏影像学检查方法。彩色多普勒超声检查可以观察病灶血供状况,辅助判断病灶良恶性。超声造影检查或动态超声造影检查可显著提高肝癌的检出灵敏度和特异度。但超声造影剂价格昂贵,目前还不能广泛使用。

超声联合 AFP 检测仍是最广泛采用的肝癌筛检技术,CT 与核磁共振成像(MRI),特别是增强 CT 与结合钆塞酸二钠的 MRI 是异常人群进行进一步诊断的首选技术。

3. 筛检方案　我国肝癌高风险人群推荐监测起始年龄为 40 岁,74 岁或预期寿命<5 年时终止,肝硬化患者的肝癌监测起止年龄不限。对于肝癌高风险人群,每 12 个月进行 1 次肝脏超声联合血清 AFP 检查。对慢性肝病(包括肝硬化、慢性肝炎等)患者推荐监测间隔为 6 个月。对于肝脏超声未发现占位,血清 AFP 异常但<200μg/L,建议进行增强 CT 或 MRI 检查,或者密切随访,每 2 个月复查 1 次超声及血清 AFP;对于肝脏超声未发现占位,血清 AFP≥200μg/L 者,建议进行增强 CT 或 MRI 检查,或者密切随访,每个月复查 1 次肝脏超声及血清 AFP,直至做出肝癌临床诊断或排除;肝脏超声发现肝内病灶而 AFP 正常者,建议每 3 个月复查 1 次肝脏超声及血清 AFP,必要时做其他影像学检查或相关实验室检查。对于确诊的病例,应进行相应的临床治疗。

(七) 宫颈癌

1. 筛检人群　根据 2023 年发布的《中国子宫颈癌筛查指南(一)》,宫颈癌筛查的目标人群是有性生活史的适龄女性,目的是早发现、早诊断和早治疗子宫颈癌前病变及早期子宫颈癌。筛检方式包括:①有组织的群体筛检,有组织、有计划地对适龄女性进行普遍性人群筛检;②机会性筛检,对在医疗机构就诊、有性生活的适龄女性进行宫颈癌筛检。

2. 筛检方法

(1)宫颈/阴道细胞学涂片检查及 HPV 检测:宫颈/阴道细胞学涂片检查及 HPV 检测是现阶段发现早期宫颈癌及癌前病变的初筛手段,特别是对临床体征不明显的早期病变的诊断。取材应在宫颈上皮的移行带处,即新旧鳞-柱上皮交界间的区域。目前主要采用宫颈液基薄层细胞学检查(thinprep cytology test,TCT)。HPV 检测可以作为 TCT 的有效补充,二者联合有利于提高筛查效率。对于 HPV 16 型及 18 型阳性的患者建议直接转诊阴道镜,进行组织学活检。

(2)阴道镜检查:阴道镜检查对发现宫颈癌前病变、早期宫颈癌、确定病变部位有重要作用,可提高活检的阳性率。在不具备阴道镜的医疗单位,也可以应用 3% 或 5% 醋酸后或碘溶液涂抹宫颈后肉眼观察,在有醋白上皮或碘不着色处取活检,送病理检查。

3. 筛检方案　对 25~64 岁女性,采用每 5 年一次的 HPV 核酸单独检测,或联合筛检,或每 3 年一次细胞学检查。65 岁以上女性,如既往有充分的阴性筛检记录(即 10 年内有连续 3 次细胞学筛检,或连续 2 次的 HPV 筛检或联合筛检,且最近一次筛检在 5 年内,筛查结果均正常),并且无 CIN、HPV持续感染,以及无 HPV 相关疾病治疗史等高危因素,可终止筛检。对 65 岁以上,如从未接受过筛检或 65 岁前 10 年无充分阴性筛检记录,或有临床指征者,仍应进行宫颈癌筛检。25 岁以下女性如存在多性伴史、过早性生活史、感染 HIV 以及吸烟等高危因素,建议性生活开始后 1 年内进行筛检,并适当缩短筛检时间间隔。

根据筛检结果确定筛检时间间隔。细胞学检查阴性者 3 年后复查;HPV 检测阴性者 5 年后复查;

细胞学检查阳性,后续 HPV 检测/阴道镜/组织病理学检查结果正常者 1 年后复查;HPV 检测阳性,后续细胞学/阴道镜/组织病理学检查结果正常者 1 年后复查。对检出的宫颈癌及癌前病变应及时治疗。

第四节 ｜ 疾病筛检结果的判读及处理原则

一、判读疾病筛检的结果

在筛检工作中,对于超出正常参考区间者,并不能确定是否由某种疾病引起,筛检者需要进一步检查以明确诊断。本节主要介绍筛检常用实验室检查项目、参考区间及临床意义。

(一)血糖检测

血糖测定可以筛检有无糖尿病。血糖测定项目及结果判读如表 11-2 所示。

表 11-2　血糖测定项目及结果判读

检查项目	参考区间	结果判读
空腹血糖(FPG)/(mmol·L^{-1})	<3.9	低血糖(糖尿病患者在治疗过程中发生的血糖过低现象、胰岛 β 细胞增生或瘤、垂体前叶功能减退、肾上腺皮质功能减退、甲状腺功能减退、严重肝病等)
	3.9～<6.1	正常血糖
	6.1～<7.0	空腹血糖受损
	≥7.0	糖尿病,其他内分泌疾病引起的高血糖,颅内压增高如颅脑外伤、颅内出血等脱水引起的高血糖
2 小时口服葡萄糖耐量试验(2h OGTT)/(mmol·L^{-1})	<7.8	正常血糖
	7.8～<11.1	糖耐量减低
	≥11.1	糖尿病
糖化血红蛋白(HbA1c)/%	≥6.5	作为诊断糖尿病的参考,可反映以往 8～12 周血糖水平

(二)血脂检测

脂质代谢与多种慢性病有关,如冠心病、脑血管病、动脉粥样硬化等,血脂检测可以协助筛检上述疾病的高危人群。血脂检查项目及结果判读如表 11-3 所示。

表 11-3　血脂检查项目及结果判读

检查项目	参考区间	结果判读
甘油三酯(TG)/(mmol·L^{-1})	合适水平:<1.7 边缘升高:1.7～<2.3 升高:≥2.3	升高:有原发和继发两类。前者多有遗传因素,后者多见于糖尿病、痛风、甲状腺功能减退、肾病综合征、妊娠、口服避孕药、酗酒等 降低:低或无 β 脂蛋白血症、严重肝病吸收不良
总胆固醇(TC)/(mmol·L^{-1})	合适水平:<5.2 边缘升高:5.2～<6.2 升高:≥6.2	升高:冠心病的主要危险因素之一,有原发、继发两类。原发的如家族性高胆固醇血症;继发的见于肾病综合征、糖尿病、甲状腺功能减退、妊娠、药物影响等(如环孢素、糖皮质激素、阿司匹林、口服避孕药) 降低:甲状腺功能亢进、肝硬化、急性重型肝炎、贫血、营养不良、恶性肿瘤

续表

检查项目	参考区间	结果判读
高密度脂蛋白胆固醇（HDL）/（mmol·L^{-1}）	降低：<1.0 合适水平：≥1.0	降低：动脉粥样硬化性心血管疾病的独立危险因素
低密度脂蛋白胆固醇（LDL）/（mmol·L^{-1}）	理想水平：<2.6 合适水平：<3.4 边缘升高：3.4～<4.1 升高：≥4.1	升高：动脉粥样硬化发生、发展的主要脂类危险因素
脂蛋白（a）[LP（a）]/（mg·L^{-1}）	合适水平：<300 升高：≥300	升高：动脉粥样硬化的独立危险因素

（三）肿瘤标志物检查

肿瘤标志物是在恶性肿瘤的发生和增殖过程中，由肿瘤细胞产生或由机体对肿瘤反应异常而产生和/或升高的，反映肿瘤存在和生长的一类物质，存在于患者的细胞、组织或体液中，可用化学或免疫方法定量检测。这些物质在正常人中不存在或者在肿瘤患者中出现的水平显著高于正常人。肿瘤标志物的临床应用主要包括正常人群中的筛检、有症状者的辅助诊断、癌症的临床阶段的分期，疾病进程的预后指标，评估治疗方案、判断癌症是否复发、治疗应答的监测等。肿瘤标志物用于筛检，需遵循五项原则：①应十分清楚该肿瘤的发病率；②应能检测早期肿瘤；③该肿瘤的早期治疗比晚期治疗更经济有效；④测定方法的灵敏度、特异度和重复性良好；⑤普查所需费用能被接受。临床常用的肿瘤标志物及结果判读如表 11-4 所示。除了 AFP 被推荐用于肝癌的人群筛检，其他标志物更多地用于辅助诊断、预后评估以及疗效和复发监测。

表 11-4　常见肿瘤标志物及结果判读

检查项目	参考区间*	结果判读
甲胎蛋白（AFP）/（ng·ml^{-1}）	<20.0	最常见于原发性肝癌，也可见于生殖系胚胎源性肿瘤，如睾丸非精原细胞瘤、卵黄囊瘤、恶性畸胎瘤等，还可见于其他恶性肿瘤，如胃癌、胰腺癌和结直肠癌等
癌胚抗原（CEA）/（ng·ml^{-1}）	<5.0	用于结肠癌、直肠癌、肺癌、乳腺癌、食管癌、胰腺癌、胃癌、转移性肝癌等常见肿瘤的辅助诊断、疗效评价及复发判断
神经元特异性烯醇化酶（NSE）/（ng·ml^{-1}）	<15.0	小细胞肺癌首选标志物之一，也是神经母细胞瘤的肿瘤标志物，还可见于神经内分泌细胞肿瘤
鳞状细胞癌抗原（SCC）/（ng·ml^{-1}）	<1.5	主要用于辅助诊断鳞状细胞癌，包括宫颈鳞状细胞癌、肺鳞状细胞癌，以及头颈部上皮细胞癌、食管癌、鼻咽癌、皮肤癌等
细胞角蛋白 19 片段（CYFRA 21-1）/（ng·ml^{-1}）	<3.3	非小细胞肺癌首选标志物之一，其他恶性肿瘤如膀胱癌、食管癌、鼻咽癌、卵巢癌和宫颈癌等也有不同程度的阳性率
胃泌素释放肽前体（pro-GRP）/（pg·ml^{-1}）	<150	小细胞肺癌的首选标志物之一，还可见于某些神经内分泌细胞肿瘤，如甲状腺髓样癌
糖类抗原 125（CA125）/（U·ml^{-1}）	<35	主要用于卵巢癌的辅助诊断，其他恶性肿瘤如肺癌、胰腺癌、结肠癌和其他妇科肿瘤也有一定的阳性率
糖类抗原 15-3（CA 15-3）/（U·ml^{-1}）	<25	主要用于乳腺癌的辅助诊断，其他恶性肿瘤如肺癌、卵巢癌、肝癌、宫颈癌、结肠癌等也有不同程度的阳性率
糖类抗原 19-9（CA 19-9）/（U·ml^{-1}）	<37	常用于胰腺、胆道等恶性肿瘤的辅助诊断，其他恶性肿瘤如胃癌、结肠癌、肝癌等也有一定的阳性率

注：*肿瘤标志物检测的参考区间可因方法、仪器、试剂不同而有所不同。

二、异常筛检结果的处理原则

筛检的异常结果可能来自病史、体格检查或实验室检查,对于筛检发现的问题应该做进一步的诊断检查,对于确诊的疾病提出治疗或处理方案,并建立随访机制,做到早期发现、早期诊断和早期治疗。

(一) 发现异常筛检结果

异常筛检结果通常是临床医师首先发现的。只要具备足够的专业知识和警惕性,临床医师一般不会遗漏重要的异常筛检结果。但有时,筛检的报告可能并未交给临床医师亲自处理,而是被受检者、受检者家属或其他辅助医疗人员进行了非专业的判断。由此导致的遗漏和延误,临床上常有发生。因此,临床医师在为受检者进行体检或开具有关检查时,就应告知其筛检报告的重要性,并建立相关的复诊和随访机制。

(二) 可能需要的进一步检查

筛检结果通常只能提供一种诊断的倾向性,为明确诊断,可采用进一步的实验室检查、影像学检查或其他诊断性操作来排除筛检的假阳性结果或做鉴别诊断。在任何诊断过程中,应根据反映疾病的病理生理过程,有逻辑、有计划地来选择应做的检查,而不是越多越好。在通常情况下,确定疾病的一般情况时,只需要做一或两项检查即可,而后再选择有针对性的检查项目以明确诊断。在选择最佳的检查方法时应考虑检查的准确性和有效性。通过详细的病史收集和有关的体格检查通常可以避免一些不必要的检查。

(三) 可能需要的治疗方案

根据检查结果和相应的诊断,可能有健康教育和治疗的指征。合适的干预措施和处理有赖于诊断,但对治疗方案的选择应依据该措施的有效性和患者的偏好进行,即应有患者的参与。为确保患者或儿童的父母理解诊断和治疗的收益和风险以及选择恰当的治疗方案,必须对患者进行适当的健康教育。对筛检发现的尚未达到治疗指征的早期疾病,应提醒检查者改变不良的生活习惯并按期进行随访和复查。对于确诊的疾病,根据诊断情况选择合适的治疗方式。筛检后的及时干预和治疗,可以延缓疾病进展、降低疾病的发病率和死亡率。

(四) 转诊、专家咨询和会诊

当遇到难以解决的问题时,可有以下几种方法:①可将疑难病例转诊至上级医疗机构进行进一步检查、诊断与治疗。②可向有关专家咨询。即由主管医师向有关专家介绍病情、诊断倾向和拟采用的治疗方案,在听取专家咨询意见后再做出明确诊断和治疗方案,或再做进一步的检查。③必要时也可申请组织会诊。即邀请各方面有关专家共同对患者的筛检结果和进一步检查结果进行讨论,彼此交换看法并形成会诊意见,再据此做出诊断、治疗或进一步检查的决定。

(五) 随访和复查

患者接受初步检查和治疗后还要继续监测。负责患者的临床医师尤其是全科医师,应为患者安排随访和复查。随访应包括阶段性的病史采集和体检,以检查有何新出现的症状和体征。必要时还包括血液检查、影像学检查和其他诊断措施,以证实治疗的合理性或监测早期的并发症。复查是指对筛检结果阳性患者以及治疗后的患者在一定时期内开展二次检查,以明确疾病的进展情况或治疗效果。随访和复查应遵循指南建议定期开展,其间隔可结合患者的诊疗情况确定。临床医师和筛查机构可通过电话、短信、手机应用等多种方式提醒患者按期进行接受随访和复查,提高依从性,减少失访的发生。

(六) 健康教育

健康教育是帮助个体和群体掌握卫生保健知识,树立健康观念,自觉地采纳有利于健康的行为和生活方式,消除或控制健康危险因素,从而预防疾病、促进健康、提高生活质量的一系列有组织、有计划、有目的的教育活动的总称。在基层医疗工作中,全科医师和其他基层医疗卫生保健人员应根据所在区域的人群特点,通过印发常见疾病的预防和筛检知识的读物以及宣传材料、开展疾病早诊早治相关知识讲座等多种形式,让人们认识到疾病筛检的重要性和必要性,提高第一级预防和第二级预防的效果。

(魏文强)

第十二章 | 疾病转归与预后

本章数字资源

本章将重点学习疾病转归及预后的相关概念、疾病预后因素的种类、疾病预后研究常用的设计类型和指标；生存分析及疾病预后影响因素分析方法。通过对上述内容的学习，达到掌握疾病预后研究设计、分析及正确评价技能的目的。

本章思维导图

在临床诊疗过程中，医师往往关注如何选择最适宜的治疗方式促使患者获得最佳治疗结局，而患者及家属则常常关心疾病治疗过程有无风险、能否治愈、有无并发症、是否会复发、治疗后对正常生理机能有无影响等。上述问题均属于疾病的转归与预后范畴。在临床上，疾病的转归及预后问题可以概括为以下几个方面：将有什么样的疾病结局发生？发生该结局的可能性有多大？为什么会发生这样的结局？影响疾病结局的因素有哪些？要回答上述问题，仅靠临床医师的个人经验是不够的，还需要以较大的患者群体作为观察对象开展疾病预后及影响因素研究。

第一节 | 概 述

一、转归及预后概述

（一）基本概念

转归是指疾病发展的结局，包括治愈、好转、恶化、死亡、后遗症等各种情况。预后（prognosis）是指在疾病发生之后，对该病未来的发展过程和转归（治愈、复发、恶化、并发症发生、伤残、死亡等）的事先估计。这种估计多是以较大的研究样本为观察单位，通常以概率形式表示，如生存率、治愈率、复发率等。

疾病预后研究的主要内容包括疾病各种结局发生的概率估计及影响预后的各种因素分析。医师、患者及家属都迫切希望了解疾病的预后情况。对于医师而言，了解疾病预后不仅可以回答患者及家属关心的问题，还有助于了解该疾病的发展趋势和后果，制订有针对性的治疗方案。对患者及家属而言，了解疾病的预后可帮助了解疾病的发展趋势，选择符合实际的治疗方案，并做好一定的心理和经济准备。

（二）预后研究的意义

1. 了解疾病发生发展的规律 有些疾病可自愈；有些疾病经过治疗可限制其发展，减少其并发症；而有些疾病目前尚无有效的治疗方法。只有清楚地认识疾病的发生发展规律才能帮助临床医师做出正确的治疗决策。

2. 明确疾病预后因素 疾病结局既与治疗因素有关，又受多种因素的影响。明确疾病预后因素，有助于采取有效措施减少疾病的危害，改善疾病结局。

3. 评价治疗措施的效果 在临床上，针对同一疾病可能存在多种治疗方式。预后研究有助于明确哪种治疗方式的效果更好，以帮助临床医师选择更优的治疗方式，提高临床治疗水平。例如，针对晚期肿瘤患者，可通过预后研究比较接受不同治疗方法的患者的生存曲线来判定哪种疗法会给患者带来更好的治疗效果。

二、疾病自然史与临床病程

（一）疾病自然史

疾病自然史（natural history of disease）是指在没有任何医学干预的情况下，疾病自然发生、发展直至最终结局所经历的过程,包括以下四个不同时期。

1. **生物学发展期**(biologic onset)　即易感期,是指致病因素作用于人体引起有关脏器的生物学反应,产生较为复杂的病理生理学改变。

2. **临床前期**(pre-clinical stage)　是指病变的脏器受损害加重,出现了临床前期的改变,但没有表现出明显的症状或体征,处于"亚健康状态"。

3. **临床期**(clinical stage)　是指患者病变的脏器损害进一步加重,出现显著的组织器官功能障碍、临床症状、临床体征和实验室检查指标异常,从而被临床医师诊断并治疗。

4. **结局发生期**(outcome stage)　是指疾病经过上述的发展变化过程最终出现了治愈、复发、伤残、死亡等结局。

不同疾病的自然史差别很大,有的疾病自然史短、阶段清楚、结局相对简单,如急性传染病;有的疾病自然史持续时间长、结局复杂,如恶性肿瘤、糖尿病等。

疾病自然史是疾病预后研究的基础,同时对明确病因、早期诊断、早期治疗、判断疗效等都有重要的意义。

(二)临床病程

临床病程(clinical course)是指疾病的临床期,即首次出现症状及体征一直到最后结局发生所经历的全过程。医师可采取医疗干预措施来改变临床病程。临床病程与疾病预后关系密切,掌握各种疾病的临床病程特点对判定预后有重要意义。

与疾病自然史不同,临床病程可因受到各种治疗措施的影响而发生改变。在不同病程时期对疾病进行干预治疗,其效果是不同的。病程早期采取的医疗干预措施的效果往往比病程晚期干预措施的效果明显。

三、影响疾病预后的因素

(一)预后因素的定义

预后因素(prognostic factor)是指影响疾病结局的一切因素,强调患者具有某些因素,其病程发展中出现某种结局的概率就可能发生改变。预后因素多种多样,可影响到疾病的全过程。临床医师须细致观察患者的整个病程,以便发现影响预后的各种因素。

(二)预后因素种类

影响疾病预后的因素复杂多样,主要包括以下几个方面。

1. **致病因素的特征**　致病因素的特征指致病因素的致病能力、途径与剂量。如传染病病原体的毒性大、数量多,患者往往病情重、预后差;接触化学或物理性毒物量大、时间长、次数多,患者多呈急性、重病,预后不佳。该类因素一般既影响疾病发生,也影响疾病预后。

2. **患者的机体状况**　患者的机体状况主要包括营养状况、体质、精神心理状况、内分泌及免疫系统状况等。癌症患者若体质较弱、营养和免疫状态不佳,往往对放疗、化疗及免疫治疗的响应性较差,导致预后不良。

3. **疾病本身的特征**　疾病本身的特征是预后的重要影响因素,包括疾病的病情、病期、病程、临床类型、并发症等诸多方面,如艾滋病患者的病毒载量、$CD4^+$ T 细胞水平、并发症等,恶性肿瘤的部位、组织类型、分级分期等。

4. **医疗条件**　医疗条件也是预后的重要影响因素。医疗条件好的医院往往具有临床经验丰富的医师、多样的检测手段及较高的治疗水平,进而使患者的预后良好。但需要注意的是,重症病例往往倾向于到医疗条件较好的机构就诊,因此,医疗条件好的医院某些疾病的预后不一定优于医疗条件差的医院。

5. **患者及医护人员的依从性**　患者及医护人员的依从性是影响疾病预后的另一个重要因素。依从性是患者、医护人员对医嘱的执行程度。分析治疗方法对预后的影响时,亦需要考虑患者及医护人员的依从性在其中所起的作用。

6. **早期诊断及治疗**　能否早期诊断及治疗对某些疾病预后的影响非常大。例如,早期结直肠癌患者的 5 年生存率高达 90%,而晚期结直肠癌患者的 5 年生存率仅为 15%。因此,早期发现结直肠癌患者,采取适当的治疗方案,会得到较好的预后。

7. **患者、家庭、社会因素**　患者的遗传特征(相关遗传变异及其表型)、人口学特征(年龄、性别、文化程度)、社会经济学特征、家庭经济状况、家庭成员间的关系、医疗制度、社会保障制度等都会影响疾病的预后。

(三) 预后因素与危险因素

预后因素不同于危险因素。危险因素(risk factor)是指能增加疾病发生风险的任何因素,多指在健康人群中暴露于某种或某些因素而使疾病发生的可能性增加。危险因素往往出现在病因学研究中,以疾病发生作为结局事件。预后因素是指在患者中存在的与疾病结局有关的因素,即若患者具有某种或某些因素,其病情发展过程中出现某种结局的概率就会改变,通常以治愈、恶化、存活、死亡等作为结局事件。

在大多数情况下,同一疾病的危险因素与预后因素差别较大;少数情况下,某种因素既可以是该病的危险因素,又可以是该病的预后因素;同一因素甚至可以在某病发生及预后的作用上是相反的。例如,男性性别是急性心肌梗死发作的危险因素,而与预后无关;心前壁梗死、充血性心衰、窦性心律不齐仅仅是影响急性心肌梗死的预后因素;年龄既可以增加急性心肌梗死的发病风险,也会增加患者预后不良的风险;低血压可以降低罹患急性心肌梗死的风险,但若患者正处于急性心肌梗死期间,血压低则会增加急性心肌梗死预后不良的风险。

第二节 | 评估疾病预后常用的设计类型与指标

一、预后研究常用的设计类型及注意问题

(一) 预后研究常用的设计类型

疾病有多种转归,转归又受多因素的影响,因而预后研究是多因多果的。疾病的预后研究和病因研究的方法相似,常用的流行病学设计方案均可选择,如描述性研究、分析性研究(队列研究、病例对照研究)、实验性研究(随机对照试验)等。研究者可以根据不同的研究目的采用不同的研究设计方案,以评估疾病的预后并研究疾病的预后影响因素。

1. **队列研究**　队列研究是疾病预后研究中的较佳设计方案之一。队列研究是指根据某暴露因素的有无将选定的研究对象分为暴露组和非暴露组,随访观察两组疾病及预后结局(发病、治愈、生存、死亡等)的差异,以验证暴露因素与研究结局之间有无因果关联的观察性流行病学研究方法。

例如,诊断明确、临床基线可比的肌肉浸润性膀胱癌患者,分别接受了根治性膀胱切除术和经尿道膀胱肿瘤切除术。研究者拟研究上述两种手术方式对患者生存及生活质量的影响,于是采用队列研究的设计。将接受经尿道膀胱肿瘤切除术者作为暴露组,接受根治性膀胱切除术者作为非暴露组,进行同步随访观察,追踪两组人群的生存率及生活质量,以评价何种手术方式能带来更好的预后。上述患者"暴露"的有无是在自然状态下产生的,既没有随机分组也没有人为实施干预。

根据人群进入队列的时间不同,队列可分为固定队列(fixed cohort)和动态队列(dynamic cohort)。前者是人群在固定时期或一个短时期之内进入队列并随访至终止,研究期间不加入新成员;后者是指在某时期确定队列后,原有队列成员可以不断退出,新的观察对象可以随时加入。队列研究按其研究时间的起止点又可分为前瞻性队列研究(prospective cohort study)、回顾性队列研究(retrospective cohort study)和双向性队列研究(ambispective cohort study)。前瞻性队列研究是指观察时间从现在开

始,追踪观察对象到将来某个时间,了解其疾病结局情况,以确定某暴露因素与疾病结局的关联。通常提到的队列研究就是指这种研究类型,是队列研究的基本形式。回顾性队列研究,又称为历史性队列研究(historical cohort study),是指以过去某个时间为起点,收集基线和暴露资料,按当时人群对研究因素的暴露情况将其分为暴露组和非暴露组,追踪观察到现在疾病结局情况,以研究暴露与疾病结局的关联。回顾性队列研究的前提是过去有关暴露与发病的记录必须准确和完整。尽管收集暴露与结局资料的方法是回顾性的,但究其性质仍是从因到果的研究方法。双向性队列研究,又称为混合型队列研究,是指在回顾性队列研究之后,继续追踪观察到将来某个时间,它是前瞻性队列研究和回顾性队列研究方法的结合,兼有上述两种队列研究的优点,并在一定程度上弥补了相互的不足。在进行回顾性队列研究的过程中,如果从暴露到现在不能达到观察结果所需的足够观察时间,还需继续前瞻性观察一段时间时,可选用双向性队列研究。

2. **随机对照试验**　随机对照试验(randomized control trial,RCT)是将患者随机分为试验组和对照组,给予试验组某种干预措施(新药或新疗法),给予对照组安慰剂或传统疗法,随访观察比较两组疾病的结局,以验证干预因素与研究结局有无关联的一种实验性流行病学研究方法。随机对照试验通过随机分组、设立对照、实施盲法等手段有效防止各种偏倚或混杂因素的干扰,确保研究对象具有一定的代表性以及各组间基线的可比性,以便科学地评价某种干预措施的效果。随机对照试验与队列研究的主要的不同点是随机对照试验需要将患者随机分为试验组及对照组,并人为施加干预措施,而队列研究的暴露组和非暴露组是在自然状态下形成的,研究者并没有特意实施干预。由于随机对照试验的设计比队列研究更科学,所以结论更可靠。

随机对照试验是治疗性研究的首选设计方案,获得研究结果的真实性最佳,被誉为临床试验的"金标准"方案。但在预后研究中,由于受某些条件的限制,随机对照试验并非首选方案,而是在一定条件下才可以选用。

3. **病例对照研究**　病例对照研究根据同类疾病患者的不同结局分为"病例组"和"对照组",如将具有复发、死亡等结局的患者作为"病例组",而将无此类结局的患者作为"对照组",然后比较两组患者过去某期间所接受的治疗措施及其他特征等方面的差异性,以找出影响预后的措施或因素。同样,也可以用生存时间较短的患者作为"病例组",以生存时间较长的患者作为"对照组",比较两组过去的治疗措施的差异,差异有显著统计学意义的措施就可能是影响预后的因素。

(二)疾病预后研究设计应该注意的问题

1. **预后研究的始点**　始点又称"零点"(zero time),指在随访队列中的成员被随访的起始点。采用不同的始点,对预后研究的影响较大。例如,乳腺癌预后研究中,采用手术日期、诊断日期或出院日期等不同的始点所观察到的患者状况可能有较大差别,进而产生不同的预后。此外,尽管一次研究中使用了相同的始点,也不能保证研究对象均处于同一病程。例如选用诊断日期作为始点,若部分患者诊断时处于疾病的早期,而部分患者诊断时已经进展到晚期,也会导致预后研究的结果难以正确评价,因此要明确起始点的标准,防止由于随访不同质所造成的偏倚。

2. **研究对象的来源**　病例的来源会直接影响研究对象的代表性,研究对象要对目标疾病的人群有较好的代表性。研究对象的来源不同,其代表性可能存在差别。如病例来源于大医院及专科医院,则重症患者的占比较高,而病例来源于中、小医院,则轻型患者的占比较高。

在设计中要明确选择研究对象的客观标准,包括诊断标准、纳入标准、排除标准、疾病结局判定标准等。各种标准要客观、具体,尽可能采用国际、国内公认标准。对需要经过医师进行一定的临床分析后才能作出判断的结局以及难以判断的疾病结局应采用盲法,以减小偏倚。

3. **研究对象的失访率**　高质量的随访是保证前瞻性预后研究成功的关键点之一。一般来说,最好将研究对象的失访率控制在 10% 之内,通常认为此水平不会对最终结果产生较大影响;如果研究对象的失访率大于 10%,则需要引起注意;如果失访率大于 20%,则可能严重影响结果的真实性。失访率会受到随访时间长短的影响。随访期应结合疾病病程确定,尽量保证足够的随访时间以便观察到期望的研究结果,同时也要避免随访时间过长造成的失访率过高的问题。为了提高随访率,应加强对研究意义的宣传,提高随访的依从性;由经过严格培训和考核合格的调查员进行定期随访;建立良好的医患关系,不失信于患者;改进随访方式、合理措辞等。

二、评估疾病预后常用的指标

(一)结局事件发生率

1. **病死率**(fatality rate) 病死率是指在一定时期内,某病的全部患者中因该病死亡者所占的比例。常用于病程短、易引起死亡的疾病的预后评价,如各种急性传染病、生存期很短的癌症等。病死率的计算公式如下:

$$病死率 = \frac{某时期某病的死亡人数}{同时期患该病的患者总人数} \times 100\% \qquad 式(12\text{-}1)$$

2. **致残率**(disability rate) 致残率是指出现肢体及器官功能障碍者占观察病例总数的比例。致残率多用于病程长、病死率低、病情重又极难治愈的疾病的预后评估。致残率的计算公式如下:

$$致残率 = \frac{致残患者数}{接受观察的患者总数} \times 100\% \qquad 式(12\text{-}2)$$

3. **治愈率**(cure rate) 治愈率是指某病治愈的人数占该病接受治疗患者总数的比例。治愈率多用于病程短而不易引起死亡并且疗效较为明显的疾病。治愈率的计算公式如下:

$$治愈率 = \frac{某病治愈的患者数}{该病接受治疗的患者总数} \times 100\% \qquad 式(12\text{-}3)$$

4. **缓解率**(remission rate) 缓解率是指某种疾病患者经过某种治疗后,病情得到缓解的人数占治疗总人数的比例。临床上缓解可分为完全缓解、部分缓解和自身缓解。缓解率多用于病程长、病情重、死亡少见但又不易治愈、临床过程比较复杂的疾病。缓解率的计算公式如下:

$$缓解率 = \frac{治疗后病情得缓解的患者数}{接受同种治疗的患者总数} \times 100\% \qquad 式(12\text{-}4)$$

5. **客观缓解率**(objective response rate) 客观缓解率常用于肿瘤患者疗效评价,是指肿瘤(主要针对实体瘤)缩小达到一定量并且保持一定时间的患者的比例,包含完全缓解和部分缓解的病例。客观缓解率的计算公式如下:

$$客观缓解率 = \frac{肿瘤完全及部分缓解患者数}{接受同种治疗的肿瘤患者总数} \times 100\% \qquad 式(12\text{-}5)$$

6. **复发率**(relapse rate) 复发率是指某病患者在缓解或病愈后的一段时期内又复发者所占的比例。同缓解率一样,复发率也多用于病程长、反复发作、不易治愈的疾病。复发率的计算公式如下:

$$复发率 = \frac{某病复发人数}{接受治疗缓解或病愈的患者总人数} \times 100\% \qquad 式(12\text{-}6)$$

7. **转移率**(metastasis rate) 转移率是指发生肿瘤转移的患者占观察肿瘤病例的比例,用于肿瘤的预后评价。转移率的计算公式如下:

$$转移率 = \frac{发生肿瘤转移的患者数}{接受观察的肿瘤患者总数} \times 100\% \qquad 式(12\text{-}7)$$

（二）生存率及其相关指标

1. **生存率**（survival rate）　生存率是指在接受某种治疗的患者或者患某病的人中,经过 n 年随访后,尚存活的病例数占的比例。生存率适用于病程长、病情较重、致死性强的疾病的远期疗效观察,如恶性肿瘤、心血管疾病、结核病等。生存率的计算公式如下:

$$n\text{ 年生存率}=\frac{\text{随访满 }n\text{ 年尚存活的病例数}}{\text{随访满 }n\text{ 年的病例数}}\times100\%\qquad\text{式（12-8）}$$

2. **中位生存时间**（median survival time）　中位生存时间是指生存率为 50% 时对应的生存时间。适用于描述偏态分布的生存时间的集中趋势。

3. **总生存期**（overall survival,OS）　OS 是指从病程某时点（诊断、治疗、随机化）开始至因任何原因引起死亡的时间。

4. **无病生存期**（disease-free survival,DFS）　DFS 是指从根治性治疗开始至疾病复发、转移或由于任何原因引起死亡的时间,通常作为根治术后的主要预后指标。

5. **无进展生存期**（progress free survival,PFS）　PFS 指从病程某时点（诊断、治疗、随机化）开始到疾病进展或死亡时间,通常作为晚期肿瘤患者预后评价的重要指标。

三、应用预后指标时应注意的问题

多数疾病的预后较为复杂,涉及的指标较多,在应用各种预后指标的时候,需注意以下方面。

首先要根据疾病的特点选择预后指标,如病情的严重程度、病程长短、主要预后结局种类等。其次要注意尽量选择客观、明确、特异、具有公认标准的指标,以保证研究的真实性和可靠性,并方便与同类研究进行比较。

需要强调的是,在疾病预后研究中要特别注意率所反映的信息。尽管率的指标简明、易理解,但它所反映的信息不够充分,仅能提供疾病在某个时点的预后信息,而不能反映某种疾病的整个预后过程。有些疾病的生存率虽然相同,但其预后过程却相差很大。

第三节 ｜ 疾病预后研究的分析方法

一、生存分析的概述

（一）生存分析的定义

生存分析是疾病预后研究的主要评价方法,它是将研究对象结局事件发生的风险与随访时间结合起来分析的一种方法,故能充分地利用所获得的信息,更加准确地评价和比较预后结果。生存分析的内容包括对生存过程的描述,如研究生存时间的分布特点,估计生存率及中位生存时间,绘制生存曲线等;生存过程的比较,即通过对各样本的生存率进行比较分析总体生存时间是否有差别;预后因素的分析,主要探讨影响生存时间的因素。

（二）生存分析的基本概念

1. **生存时间**（survival time）　是任何两个有联系的事件之间的时间间隔,常用字母 t 表示,在生存分析中称为时间变量。狭义的生存时间是指某种疾病的患者从发病到死亡所经历的时间跨度。广义的生存时间是从某种“起始事件”开始到被观察对象出现某种“终点事件”所经历的时间,又称失效时间（failure time）。例如从疾病的“确诊”到“死亡”,“治愈”到“复发”等。临床研究中,生存时间单位根据具体情况而定,可以是年、月、周、日等。

2. **起始事件**（initial event）**与失效事件**（failure event）　起始事件是反映生存时间起始特征的事件,如疾病确诊、开始治疗等。失效事件又称为终点事件、死亡事件,是指反映随访观察效果特征的事件。失效事件是根据研究目的确定的,并非一定是"死亡",也可以是复发、转移等。在生存分析中,只能将所研究疾病的终点事件作为分析纳入的事件,而发生的其他疾病结局事件则不能视为失效事件。起点事件和失效事件在研究设计阶段均需要有明确的定义。

3. **完全数据**(complete data)**和截尾数据**(censored data)　完全数据是指明确掌握患者的结局及确切的生存时间,这类个体提供的数据为完全数据。截尾数据又称不完全数据、删失数据,指在随访过程中,由于某种原因未能观察到患者的明确结局即终点事件,所以无法明确患者确切的生存时间,即患者提供的生存时间信息是不完全的。这些个体提供的数据称为截尾数据。产生截尾数据的原因可能为患者失访、退出,或患者的生存时间超过了研究的截止时间等。

4. **死亡概率与死亡分布函数**　死亡概率(mortality probability)指某单位时段期初的观察对象在该单位时段内死亡的可能性大小,用 q 来表示。

$$q = \frac{某时段内死亡人数}{该时段期初观察人数} \qquad 式(12-9)$$

$F(t)$ 为死亡分布函数,表示一个观察对象从开始观察到时间 t 为止的死亡概率,是随时间上升的函数:$F(t)=P(T<t)$。$S(t)$ 为生存函数,即存活过时间 t 的概率。$S(t)$ 与 $F(t)$ 的关系为:$S(t)=1-F(t)$。

5. **风险函数**　风险函数(hazard function)表示 t 时刻尚存活的观察对象,从生存时间 t 到之后非常小的时间区间内死亡的概率极限,即生存时间已达到 t 的一群观察对象在时刻 t 的瞬时死亡率。

二、常用的生存率计算方法

常用的生存率计算方法有三种:直接法(粗生存率法)、寿命表法及 Kaplan-Meier 分析法(乘积极限法)。

(一) 直接法

在病程的某个时点(如诊断时或治疗开始时)收集某病病例,形成队列,而后对队列中的病例进行随访直至其出现欲观察的结局。

直接法生存率计算公式如下:

$$_nP_0 = \frac{随访满\ n\ 年存活病例数}{随访满\ n\ 年病例总数} \times 100\% \qquad 式(12-10)$$

式中 P 代表生存率,$_nP_0$ 即随访第 0 年开始经过 n 年的生存率。

标准误计算公式如下:

$$S_{nP_0} = \sqrt{_nP_0 \times {_nQ_0} / {_nN_0}} \qquad 式(12-11)$$

其中,$_nQ_0 = 1 - {_nP_0}$,$_nN_0$ 为观察满 n 年的病例数。

直接法计算生存率简便,在病例较多时误差不大,但病例数少时误差较大,甚至会出现后一年比前一年生存率高的不合理现象。这种方法获得资料效率低,目前已经不再推荐使用。

(二) 寿命表法

寿命表法也称间接法,是利用概率论的乘法定律估计各个观察组在任一特定随访时期患者的生存率。此法的基本原理是先计算出患者观察日开始后(确诊日、各种疗法的开始日等)各年的生存概率 P_i,然后将各年的生存概率相乘,以获得不同观察时点的累积生存概率。$_nP_i$ 表示生存过 i 年者再生存 n 年的概率。

$$n\ 年的生存率\ _nP_0 = {_1P_0} \times {_1P_1} \times {_1P_2} \times {_1P_3} \times \cdots \times {_1P_{n-1}} \qquad 式(12-12)$$

生存率标准误的计算公式如下:

$$S_nP_0 = {_nP_0} \sqrt{{_1Q_0}/({_1P_0} \cdot {_1N_0}) + {_1Q_1}/({_1P_1} \cdot {_1N_1}) + \cdots + {_1Q_{n-1}}/({_1P_{n-1}} \cdot {_1N_{n-1}})} \qquad 式（12-13）$$

寿命表法适用于大样本或者无法准确得知研究结果出现时间的资料,如在随访期间内的失访者,观察年限不到的病例与死于其他原因(而非所研究的疾病)的人。寿命表法还可用于描述其他结局,例如移植排斥、癌症复发等定期随访资料的分析比较。

例12-1:某医院83例行根治手术的肺癌患者的寿命表生存分析(表12-1)。

2年生存率95% CI 为:

$$_2P_0 \pm 1.96 \times S_2P_0 = 91.42\% \pm 1.96 \times 3.10\% = 91.42\% \pm 6.076\% (85.34\% \sim 97.50\%)$$

生存率曲线:以横坐标为术后年数,纵坐标为生存率(%)作图,即可得出生存率曲线(图12-1)。

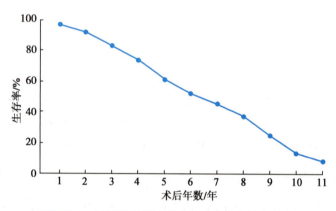

图 12-1　某医院行根治手术的肺癌患者的生存率

（三）Kaplan-Meier 分析法

Kaplan-Meier 分析法(Kaplan-Meier analysis)属于非参数法,是用乘积极限法估计生存率,故又称为乘积极限(product-limit)法。它以时间 t 为横坐标,生存率 P 为纵坐标,是表示时间与生存率关系的函数曲线,其生存曲线称 Kaplan-Meier 曲线。利用该曲线可对某病例的预期生存时间大于 t 的概率作出估计。

该方法可充分利用截尾数据,也不需要对被估计的资料分布作任何假定。随访观察的时间单位越小,估计的精确性越高。

例12-2:接受某种治疗方法的肺癌患者的随访资料,以周为单位记录如表12-2。该组患者18人,生存时间数据如下,不带"+"者表示已经死亡,即完全数据,带"+"者表示尚存活,即截尾数据。

1. 将各研究对象的生存时间 t_i 由小到大排序。对于生存时间相同的完整数据和截尾数据,截尾数据排在后面。

2. 列出各时间区间(相邻两组生存时间 t_i, t_{i+1})对应的结局人数 d_i,各时点开始时的存活数即期初观察单位数 n_i。

3. 计算各时点死亡概率 Q_i 及生存概率 $P_i(P_i = 1 - Q_i)$。

4. 计算时刻 i 的累积生存率

$$P(t_i) = P_1 \cdot P_2 \cdots P_i \qquad 式（12-14）$$

5. 生存率标准误计算　计算公式如下:

$$S_{(ti)} = P(ti) \sqrt{\sum [d/(n-d)n]} \qquad 式（12-15）$$

6. 生存率的置信区间计算　有了生存率与标准误,即可估计生存率的置信区间,计算所用公式为 $[P(t_i) \pm 1.96S(t_i)]$。

表 12-1　某医院行根治手术的肺癌患者生存率计算

术后年数 i (1)	期内终检人数 W_i (2)	期内死于其他疾病人数 D_i' (3)	期初观察人数 L_i (4)	校正人数 N_i (5)	死亡人数 D_i (6)	死亡概率 Q_i (7)	生存概率 P_i (8)	生存率 $_nP_0$ (9)	$_iP_{i*}\,_iN_i$ (10)=(8)×(5)	(11)= (7)/(10)	(11)栏的累计数 (12)	生存率的标准误 S_{nP_0} (13)=$\sqrt{(12)}$
0~<1	1	0	83	82.5	3	0.0364	0.9636	0.9636	79.5	0.0005	0.0005	0.0206
1~<2	2	0	79	78	4	0.0513	0.9487	0.9142	74.0	0.0007	0.0012	0.0310
2~<3	2	0	73	72	7	0.0972	0.9028	0.8253	65.0	0.0015	0.0026	0.0425
3~<4	3	0	64	62.5	7	0.1120	0.8880	0.7329	55.5	0.0020	0.0047	0.0501
4~<5	3	0	54	52.5	9	0.1714	0.8286	0.6073	43.5	0.0039	0.0086	0.0563
5~<6	3	0	42	40.5	6	0.1481	0.8519	0.5173	34.5	0.0043	0.0129	0.0588
6~<7	5	0	33	30.5	4	0.1311	0.8689	0.4495	26.5	0.0049	0.0178	0.0600
7~<8	4	0	24	22	4	0.1818	0.8182	0.3677	18.0	0.0101	0.0279	0.0615
8~<9	2	0	16	15	5	0.3333	0.6667	0.2452	10.0	0.0333	0.0613	0.0607
9~<10	1	0	9	8.5	4	0.4706	0.5294	0.1298	4.5	0.1046	0.1659	0.0529
≥10	3	0	4	2.5	1	0.4000	0.6000	0.0779	1.5	0.2667	0.4325	0.0512

(1)栏：为术后年数（i）。"0~<1"组是患者术后未能存活满一整年者的人数；"1~<2"组是患者术后已存活满一年以上者，但尚未存活满两年时就死去者的人数，余下依此类推。

(2)(3)栏：期内终检人数（$_iW_i$）与期内死于其他疾病人数（$_iD_i'$）。

(4)栏：期初观察人数（$_iL_i$），如表 12-1 期初观察病例为 83 人，即各年份术后开始观察的总病例数。

(5)栏：校正人数（$_iN_i$）：期初观察人数减去终检人数及死于其他疾病患者人数的一半。$_iN_i = _iL_i - 1/2\times(_iW_i + _iD_i')$。如"0~<1"组校正人数 $_iN_0 = 83 - 1/2\times(1+0) = 82.5$。

(6)栏：期内死于肺癌人数（$_iD_i$）。

(7)栏：死亡概率（$_iQ_i$）= 期内死于肺癌人数（$_iD_i$）/同期校正人数（$_iN_i$），即(7)栏=(6)/(5)。如"0~<1"组死亡概率（$_iQ_0$）=3/82.5=0.036 4，其余依此类推。

(8)栏：生存概率（$_iP_i$）=1-死亡概率（$_iQ_i$），即(8)栏=1-(7)。如"0~<1"组生存概率 $_iP_0$=1-0.036 4=0.963 6，其余依此类推。

(9)栏：各年限的生存率（$_nP_0$）：根据乘法定律，将各年生存概率相乘即可得出各年限的生存率。如 1 年生存率为 $_1P_0$=0.963 6，2 年生存率为 $_2P_0 = _1P_0\times_2P_1$，$_2P_0$=0.963 6×0.948 7=0.914 2，其余依此类推。

(10)~(13)栏：生存率的标准误（S_{nP_0}）计算。按公式可计算出 2 年生存率的标准误 =0.031 0，其余依此类推。

表 12-2　肺癌患者生存率计算

序号 i (1)	生存时间 t_i (2)	期初观察数 n_i (3)	死亡人数 d_i (4)	死亡概率 Q_i (5)	生存概率 P_i (6)	活过该月的生存率 $P(t_i)$ (7)	生存率的标准误 $S(t_i)$ (8)
1	1	18	3	0.167	0.833	0.833	0.088
2	2	15	2	0.133	0.867	0.722	0.106
3	3	13	3	0.231	0.769	0.556	0.117
4	4	10	2	0.200	0.800	0.444	0.117
5	6	8	3	0.375	0.625	0.278	0.106
6	7	5	1	0.200	0.800	0.222	0.098
7	8^+	4	0	0.000	1.000	0.222	0.098
8	9	2	1	0.500	0.500	0.056	0.047

生存率曲线：它以时间 t 为横坐标，累积生存率 $P(t_x)$ 为纵坐标，可直观地对某一病例任意时刻的生存率作出估计（图 12-2）。

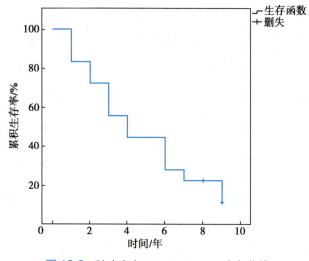

图 12-2　肺癌患者 Kaplan-Meier 生存曲线

三、生存率的比较

在疾病的预后研究中，经常需要比较两组研究对象的生存差异，除了可以绘制两组的 Kaplan-Meier 生存曲线外，还可以选用 log-rank 检验（log-rank test）进行两个及以上组的生存率比较。Log-rank 检验又称为时序检验，运用卡方检验分析观察值与理论值之间差别的显著性大小。

表 12-3 中显示某医院行根治手术的肺癌患者及行根治术结合辅助化疗肺癌患者的生存率情况。

N_1、N_2 分别是某医院仅开展肺癌根治患者与接受肺癌根治术结合辅助化疗患者的校正观察人数，其校正方法同寿命表法（见表 12-1 的计算方法）。

D_1、D_2 为两组人群观察到的实际死亡人数。

T_1、T_2 为两组人群的理论死亡人数。

$\sum N$ 为 N_1、N_2 之和，$\sum D$ 为 D_1、D_2 之和。

无效假设下检验两种治疗方式生存率之间的差异是否有统计学意义。

计算理论值 T：$T_j=(\sum D/\sum N) \times N_j$

表 12-3 某医院行根治手术的肺癌患者及行根治术结合辅助化疗肺癌患者的生存率比较

随访年数	仅接受根治术			行根治术结合辅助化疗			合计	
i	N_1	D_1	T_1	N_2	D_2	T_2	ΣN	ΣD
（1）	（2）	（3）	（4）	（5）	（6）	（7）	（8）	（9）
0~	82.5	3	1.858	139.5	2	3.142	222	5
1~	78	4	2.545	136.5	3	4.455	214.5	7
2~	72	7	4.235	132	5	7.765	204	12
3~	62.5	7	3.667	125	4	7.333	187.5	11
4~	52.5	9	4.286	119	5	9.714	171.5	14
5~	40.5	6	2.673	111	5	7.327	151.5	10
6~	30.5	4	2.041	104	5	6.959	134.5	9
7~	22	4	1.678	96	5	7.322	118	9
8~	15	5	1.456	88	5	8.544	103	10
9~	8.5	4	0.850	81.5	5	8.150	90	9
10~	2.5	1	0.122	38.5	1	1.878	41	2
合计		54	25.412		44	72.588		

计算 χ^2 值：$\chi^2 = \sum \left[(D-T)^2/T \right]$

本例 $\chi^2 = \dfrac{(54-25.412)^2}{25.412} + \dfrac{(44-72.588)^2}{72.588} = 43.426$

$\chi^2 > \chi^2_{(0.01)}$，即 $43.426 > 6.63$，自由度 $=1$，$P < 0.01$。

结论：根据检验结果可以认为两种不同的治疗方式的生存率的差异具有统计学意义。

利用卡方检验比较两组人群的生存率时只能说明两个时期死亡率或存活率差异有无统计学意义，但没有考虑死亡在何时发生、随访时间的长短及观察期中的终检人数，故不能反映出有用的信息。

四、预后因素的分析方法

临床预后研究的目的不仅仅在于描述患者某一个时点的生存概率的大小，还期望发现影响预后的因素。目前常用于疾病预后因素的分析方法包括多元线性回归、logistic 回归、Cox 回归等。

（一）多元线性回归

多元线性回归（multiple linear regression）适用于因变量是定量指标且存在多个自变量的资料，要求因变量与各自变量之间具有线性关系，各例观测值相互独立，残差满足方差齐性且服从正态分布。

现以通过给孕妇补充铁制剂，观察其孩子血红蛋白水平的研究为例。在分析前已估计到婴儿血红蛋白水平可能受治疗与几个预后因素的影响，如表 12-4 所示。首先把每个因素进行赋值 X_i，如对照组 $=0$，铁制剂组 $=1$；性别男 $=0$，女 $=1$。

基于多元线性回归分析的结果，可构建婴儿的血红蛋白水平 Y 的预测值的全因素模型（a）：$Y=C_0+C_1X_1+C_2X_2+C_3X_3+\cdots+C_9X_9$。

方程中，C_0 是截距，又称常数项，表示自变量均为 0 时 Y 的估计值。$C_1,\cdots,C_9$ 是偏回归系数，表示某个因素对血红蛋白浓度的贡献大小，指在其他自变量不变的条件下，自变量 C_i 每改变一个测量单位时所引起的 Y 估计值的平均改变量，可以采用最小二乘法估计得出。根据 C_i 值可估计每一名婴儿的血红蛋白水平。多元线性回归决定 C_i 值的选择，使实际 Y 与预期 Y 的标准差变最小，使得预后因素和因变量 Y 之间得到最好的拟合。

由表 12-4 可见铁制剂试验的结果,每一自变量 X_i 有一估计的回归系数(C_i)与其标准误(SE)。用 t 检验可以分析回归系数的显著性。如 C_1 为 9.84 的意义是在调整其他预后因素后,用铁制剂治疗可以使血红蛋白水平平均增加 9.84g/L,标准误为 3.10,95% CI 为 9.84±(1.96×3.10)=(3.76~15.92)g/L,t=9.84/3.10=3.17,指出在多因素调整后血红蛋白均值在两组间的差异仍有显著统计学意义。

在表 12-4 的完全模型中,除治疗因素外仅有性别的回归系数有显著的统计学意义,因此认为其他因素不影响血红蛋白水平,可以不把它们保留在多元回归方程中,预测模型简化为(b)精简模型 $Y=C_0+C_1X_1+C_2X_2$。

表 12-4 婴儿血红蛋白水平的影响因素分析

因素	X_i	C_i	SE	P
(a)全因素模型				
C_1:治疗组	对照 =0,铁制剂 =1	9.84	3.10	<0.05
C_2:母亲年龄/岁		−3.25	2.27	>0.05
C_3:经产次数		−0.83	0.71	>0.05
C_4:出生体重/kg		1.70	1.83	>0.05
C_5:婴儿性别	男 =0,女 =1	−6.72	3.01	<0.05
C_6:孕周	>37 周 =0,≤37 周 =1	0.54	0.45	>0.05
C_7:喂养类型	人工喂养 =0,母乳喂养 =1	5.32	4.12	>0.05
C_8:特护单位(SCU)	无 SCU=0,有 SCU=1	−2.54	1.80	>0.05
C_9:产前妊娠毒血症	无 =0,有 =1	−3.52	3.75	>0.05
(b)精简模型				
C_1:治疗组	对照 =0,铁制剂 =1	9.12	2.83	<0.05
C_2:婴儿性别	男 =0,女 =1	−6.93	2.94	<0.05

(二)logistic 回归

当患者的结局为二分类变量时,多元线性回归分析不再适用,此时可用 logistic 回归模型(logistic regression model)进行分析。

在进行疾病预后因素的 logistic 回归分析时,首先把自变量因素进行赋值 X_i。表 12-5 列出了用数字变量 X_1~X_8 表示的治疗及其他 7 个预后因素,并对变量进行赋值,研究的结局为患者术后 1 年疾病复发情况。每个患者术后 1 年的复发概率为 P。

表 12-5 新型辅助治疗联合食管癌根治术相对于食管癌根治术对
局部进展期食管癌患者术后 1 年复发的影响

因素	X_i	C_i	t
治疗	食管癌根治术 =0,新辅助治疗联合食管癌根治术 =1	−0.32	2.9
年龄/岁		−0.01	3.2
性别	男 =0,女 =1	−0.02	2.3
肿瘤大小/cm		0.11	3.4
肿瘤分期	Ⅱ =1,Ⅲ =2,Ⅳ =3	0.21	3.5
肿瘤分化	高 =1,中 =2,低 =3	0.12	4.1
肿瘤部位	中部 1/3=1,远端 1/3=2	0.10	2.7
吸烟	不吸 =0,吸 =1	0.56	3.8
		C_0=15.2	

$$\ln\left[P/(1-P)\right]=C_0+C_1X_1+\cdots+C_8X_8 \qquad\text{式（12-16）}$$

其中，$C_0,C_1,\cdots,C_8$ 是 logistic 回归系数。$\ln\left[P/(1-P)\right]$ 称为术后 1 年复发的比值比的自然对数，简称对数比值比（log odds），它表示在其他自变量不变的条件下，X_i 每改变一个测量单位时所引起的优势比的自然对数的改变量，可用最大似然法来估计 C_i 值。取此值的反自然对数就可以求出 OR 值。

由表 12-5 可见，每一变量 X_i 有一个 logistic 回归系数 C_i。此例中全部 8 个变量的 t 值都＞1.96，即所有 $P<0.05$，则认为上述因素均对患者术后 1 年的复发情况有影响。

治疗的 logistic 回归系数是负值，说明新辅助治疗联合食管癌根治术能降低患者术后 1 年的复发率。相对于仅开展根治术的局部进展期食管癌患者，新辅助治疗联合根治术复发风险为 $e^{(-0.32)}=0.73$，即术后 1 年复发风险降低 27%，C_1 的标准误 =0.11，C_1 的 95% CI 为 $-0.32\pm(1.96\times0.11)=-0.54\sim-0.10$，故 OR 及 95% CI 为 $e^{-0.32}(e^{-0.54}\sim e^{-0.10})=0.73(0.58\sim0.90)$。其他因素对疾病复发的影响可依据同样的方法判定。

（三）Cox 比例风险回归

生存资料具有一定的特殊性，主要表现在生存时间的分布种类繁多，难以确定，且存在截尾数据。在临床研究中，对患者治疗效果的评价有时既需要考虑结局又需要考虑结局出现的时间长短。由于生存时间往往不满足正态分布和方差齐性的要求，故不满足线性回归的模型要求；如果以某一时点的结局作为因变量进行 logistic 回归，又未考虑发生结局所需要的时间长短，且未有效利用删失时间信息。因此，传统线性回归和 logistic 回归模型都不能同时处理生存结局和生存时间，也不能充分利用删失数据提供的不完全信息。1972 年英国统计学家 Cox 提出了 Cox 比例风险回归模型（Cox proportional hazard regression model），简称 Cox 模型，很好地解决了上述问题。Cox 模型以顺序统计量为基础，对生存时间的分布形式没有严格的要求，它允许存在删失数据以及随访时间迟早不一、长短不一的数据，具有很强的应用价值。

在 Cox 模型中，强调某患者生存到 t 时刻的死亡风险函数 $h_i(t)$ 是基础风险函数 $h_0(t)$ 与预后因素函数 $f(\beta X)$ 的乘积，即 $h_i(t)=h_0(t)\times\exp(\beta_1X_{i1}+\beta_2X_{i2}+\cdots+\beta_pX_{ip})$，此式经自然对数转换后为：$\ln\left[h_i(t)/h_0(t)\right]=\beta_1X_{i1}+\beta_2X_{i2}+\cdots+\beta_pX_{ip}$。

模型参数 β 为回归系数，其表示当预后因素 X_j 每改变一个测量单位时所引起的相对危险度的自然对数改变量。在做 Cox 模型分析时，可以得到风险比（hazard ratio，HR）值。

表 12-6 为"应用 Cox 模型分析结直肠癌切除术后的预后因素"研究，选择 $X_1\sim X_{13}$ 为预后因素，经 Cox 比例风险回归模型分析发现了如下结果。

表 12-6　结直肠癌预后因素研究

因素	β	SE	HR	HR 的 95% CI
年龄	0.030 8	0.013 0	1.03	1.01~1.06
性别	0.031 2	0.025 1	1.03	0.98~1.08
肿瘤部位	0.257 9	0.054 4	1.29	1.16~1.44
肿瘤分期	1.027 1	0.154 3	2.78	1.05~3.76
肿瘤大小	0.189 8	0.087 8	1.21	1.02~1.44
肿瘤分化	0.265 4	0.046 6	1.30	1.19~1.43

上述结果表明年龄、肿瘤部位、肿瘤分期、肿瘤大小、肿瘤分化这 5 个因素将会影响结直肠癌的预后。

（刘　莉）

第十三章 | 医院感染的监测与控制

医院感染是指在住院期间发生的感染和在医院内获得离院后发生的感染,是研究医院感染性疾病的发生、发展及其控制的一门科学。这种感染不仅给患者及其家庭带来诸多不便和心理压力,同时也给医务人员和医疗机构带来巨大的困扰。感染监测是感染控制的重要组成部分,通过监测可以实时了解医院感染的发生情况,并根据监测结果采取相应的预防控制措施,进而有效地减少医院感染的发生发展,降低患者及医疗机构的负担,提高医疗服务的质量与安全性。本章主要介绍医院感染的概念、分类及流行病学特征,医院感染监测的概念、监测的方法以及分析与反馈,医院感染的控制方法、措施及管理与培训,此外,通过医院感染数据的采集及应用,进而有效地提高医院感染的管理水平和工作效率。

第一节 | 医院感染概论

医院感染随着医院的诞生而出现,是研究医院感染性疾病的发生、发展及其控制的一门科学。医院感染能加重患者原有的基础疾病,延长住院时间,提高病死率,增加医院人员的工作量,给患者带来额外的身体和经济负担。如何更好地预防和控制医院感染,已成为目前亟待解决的公共卫生问题。

一、医院感染的概述

(一) 医院感染的定义

医院感染(nosocomial infection)是指在医院内获得的感染,包括在住院期间发生的感染和在医院内获得离院后发生的感染,即住院患者、医院工作人员、门(急)诊就诊患者、探视者和患者家属等在医院内获得的感染,但不包括入院前已开始或者入院时已处于潜伏期的感染。由于就诊患者、探视者和患者家属在医院的时间短暂,获得感染的因素多而复杂,常难以确定感染是否来自医院,故实际上医院感染的对象主要是住院患者和医院工作人员。

(二) 医院感染的判断

医院感染的判断通常需要综合考虑以下因素。

1. **感染时间** 感染发生的时间与患者入院时间之间的关系是判断医院感染的重要因素之一。

2. **感染部位** 根据感染的部位,如呼吸道、泌尿系统、血液系统、伤口等,可以评估是否存在医院感染的可能性。

3. **感染症状** 医院感染通常会伴随一些症状,如发热、局部红肿、脓液排出等。这些症状可能与原有疾病或手术有关,但也可能是医院感染的迹象之一。

4. **实验室检查结果** 如血液培养、尿液培养等检查,可以判断是否存在病原体感染,进一步辅助判断是否存在医院感染,并确定感染的类型和严重程度。

5. **排除其他原因** 医院感染的诊断需要排除其他可能导致类似感染症状的原因,如药物反应、过敏等。

(三) 医院感染现状及危害性

1. **医院感染的现状** 医院感染是导致住院患者发病和死亡最常见的原因之一,由于社会文化程度、经济和医疗发展水平等各方面的差异、各国对医院感染认识的程度以及所采取的预防控制措施的不同,各国的医院感染率有所不同。在西方经济发达国家医院感染发生率一般在 5%～10%,发展中国家医院住院患者获得感染的危险性更高。我国医院感染总体呈现下降趋势,发生率为 5%～18%,平均在 9%。

2. **医院感染的危害性** 医院感染除了对住院患者的生命健康带来严重威胁,还会增加患者和医疗机构的经济负担,导致医疗资源的浪费。同时,感染也对医务工作者有较大的危害,如医院职业暴露和医疗锐器伤是血源性感染最常见的形式,这给医务人员和医疗机构带来了巨大的困扰。

二、医院感染的分类

(一) 按病原体的来源

1. **内源性医院感染** 内源性医院感染又称自身感染,是指各种原因引起的患者在医院内遭受自身固有病原体侵袭而发生的医院感染。

2. **外源性医院感染** 外源性医院感染又称交叉感染,是指各种原因引起的患者在医院内遭受非自身固有的病原体侵袭而发生的感染。

(二) 按病原体的种类

按病原体种类可将医院感染分为细菌感染、病毒感染、真菌感染、支原体感染、衣原体感染及原虫感染等,其中细菌感染最常见。

1. **细菌感染** 细菌感染是引起医院感染的主要病原体,90% 以上的医院感染为细菌所致。

2. **真菌感染** 由于广谱抗生素、内置医用装置、免疫抑制剂的应用以及介入性操作和手术、移植治疗的增加,医院内真菌感染的发病率明显上升,其中最常见的是白念珠菌感染。

3. **病毒感染** 病毒感染也是医院感染的重要病原体,最常见的是经呼吸道途径传播的流行性感冒病毒,可导致医院感染的暴发流行。

4. **其他病原体感染** 主要包括支原体感染、衣原体感染、立克次体感染、放线菌感染、螺旋体感染以及寄生虫感染等引起的医院感染。

(三) 按感染的部位

医院感染可以涉及全身各器官、各部位,依据感染发生的部位可分为呼吸系统、手术部位、泌尿系统、血液系统、消化系统、中枢神经系统及心血管系统等感染。

1. **呼吸系统感染** 常见于上呼吸道、下呼吸道及胸腔感染等。如医院获得性肺炎,主要是由病原菌进入下呼吸道破坏宿主的防御功能而导致的感染。主要与疾病的严重程度、外科手术史、抗生素使用及有创呼吸设施应用等有关。

2. **泌尿系统感染** 常见于尿路感染、肾盂肾炎、无症状性菌尿等。其中尿路感染是最常见的医院感染之一,其中 75%～80% 感染患者有尿路器械诊疗操作史,主要是由细菌经污染的导尿管、引流管和尿液收集器进入膀胱所致。

3. **消化系统感染** 常见于胃肠炎、肝炎、腹腔感染等。可能是医院病原微生物感染等原因引起的,典型临床表现为腹泻、恶心、呕吐和腹痛。

4. **中枢神经系统感染** 最常见的中枢神经系统感染为脑膜炎,多见于颅脑外伤、颅脑手术及脑脊液分流术后。

5. **手术部位感染** 常见于外科切口感染、深部切口感染等。主要与患者年龄、营养状况、基础疾病、手术部位皮肤消毒、手术室环境、手术器械的灭菌、手术技术、手术持续的时间、预防性抗生素使用情况等有关。

6. **其他部位感染** 其他部位感染如心血管系统感染常见于心内膜炎、心包炎等,血液系统感染常见于输血后肝炎、菌血症等,骨和关节感染常见于骨髓炎、关节感染等,皮肤软组织感染常见于压疮、坏死性结膜炎等,生殖系统感染常见于盆腔感染、前列腺炎等,以及多系统感染、多器官感染等。

（四）按感染的途径

1. **经空气传播**　由悬浮于空气中、能在空气中远距离传播（＞1m），并长时间保持感染性的气溶胶或飞沫核通过直接接触或呼吸进入他人体内导致的传播。如结核病、麻疹等。

2. **接触传播**（contact transmission）　病原体通过直接接触感染源，或者通过被污染的物体表面传播到健康人体内。如肠道传染病、经血传播疾病、多重耐药菌感染、皮肤感染患者等。

3. **医源性传播**（iatrogenic transmission）　这种途径主要是由医疗操作、手术、药物使用等引起的，如手术创面感染、药物过敏等。

4. **其他传播**　如血液体液传播、虫媒介感染传播等。

三、医院感染的流行病学特征

医院感染的发生、发展在时间、空间和医院人群中有其自身的规律与特点，主要表现如下。

（一）医院感染的人群特征

1. **年龄分布**　医院感染在不同年龄人群发生率不同，主要以婴幼儿、低体重儿、高龄老人等人群居多。

2. **性别分布**　主要与解剖生理或内分泌有关，一般女性感染概率大于男性。如女性容易发生导尿管相关的尿路感染。

3. **健康状况**　不同基础性疾病患者医院感染率不同，病情越重、免疫力低下患者感染风险越高。如白血病感染发病率较一般疾病高。

4. **其他**　有无危险因素的患者医院感染率不同，如有侵入性操作危险因素存在的患者感染率相对较高；医务人员职业暴露感染相对较高，如手术室、急诊科等是医务人员发生感染常见的地点。

（二）医院感染的时间特征

医院感染通常在住院后 48 小时或出院后不久发生，被感染时间一般不会低于 24 小时。通常有如下表现。

1. **短期波动**　医院常因医疗器械、食物、水源等被污染而发生的相关性医院感染、食物中毒、胃肠炎等，短时间内发病数突然增多，称为短期波动。常与人群短期接触同一致病因子有关。

2. **季节性**　医院感染发病率的季节变化不明显，季节性分布主要取决于病原体的特点及传播力，如诺如病毒感染或暴发常见于冬季。

3. **长期变异**　在相当长的一段时间内，疾病的感染类型、病原体种类及宿主随着人类生活条件改变、医疗技术进步等而发生改变。如 20 世纪 40 年代，主要以革兰氏阳性球菌为主，20 世纪 60 年代以革兰氏阴性球菌为主；最近研究表明，医院感染病原体中革兰氏阴性球菌、革兰氏阳性球菌和真菌分别占 69.01%、21.10% 和 6.98%。多重耐药菌株感染呈上升趋势。

（三）医院感染的地区特征

1. **不同科室间医院感染率不同**　一般认为重症监护病房感染率最高，其次为肿瘤血液病科、烧伤科等，主要与患者病情、免疫状态及医务人员手卫生等有关。

2. **不同级别、性质及床位数的医院感染率不同**　级别越高的大医院、教学医院，感染率相对越高；主要是与患者病情重，有较多的危险因素和侵入性操作等有关。

3. **不同地区之间医院感染率不同**　一般认为，相对于发达国家，最不发达国家、发展中国家感染率相对较高，主要与不同地区间的经济条件、医疗资源、医疗水平等有关。

（四）医院感染的影响因素

1. **机体自身因素**　主要包括机体的生理因素、病理因素及心理因素，这些因素可使个体免疫力下降、免疫功能受损，从而导致医院感染的发生。

（1）生理因素：包括年龄、性别等。婴幼儿、老年人与女性特殊生理时期医院感染发生率高。

（2）病理因素：疾病使患者对病原微生物的免疫力降低，如恶性肿瘤、血液病、糖尿病、肝脏疾病等造成个体自身免疫力下降。

（3）心理因素：个体的情绪、主观能动性、暗示作用等在一定程度上可影响其免疫功能和免疫力。

2. **机体外在因素**　主要包括医护人员在诊疗活动、医院环境、管理机制及其制度等方面的因素。

（1）诊疗活动：现代诊疗技术和相应的药物应用对医学的发展具有强大的推动作用，然而在造福人类健康的同时，也增加了医院感染的危险性。主要表现在以下几个方面。①侵袭性操作，如器官移植、中心静脉置管、气管插管、血液净化、机械通气等；②放疗、化疗，糖皮质激素、各种免疫抑制剂的使用改变了机体的防御状态，对免疫系统甚至起到破坏作用，增加了感染的易感性；③抗生素使用，治疗过程中不合理使用抗生素，破坏体内正常菌群，导致耐药菌株增加、菌群失调和二重感染。

（2）医院环境：医院是各类患者聚集的场所，其环境易受各种病原微生物的污染。

（3）医院感染管理机制、医院感染管理制度不健全等。

第二节 │ 医院感染的监测

加强医院感染监测，强化重点部门、重点环节、重点人群管理，实现医院感染监测和医院感染暴发预警功能，消除医院感染的危险因素，防控医院感染的发生，保护医院环境中特殊人群的健康。

一、医院感染监测概论

（一）医院感染监测的定义

医院感染监测是指长期、系统、连续地收集、分析医院感染在特定人群中的发生、分布及其影响因素，对监测资料定期进行整理分析，并将监测结果报送和反馈给有关部门和科室，为医院感染的预防、控制和管理提供科学依据。

（二）医院感染监测的目的与意义

医院感染监测对于维护患者安全、提高医疗质量、改善资源利用等方面都具有重要的意义。通过科学的监测和分析，可以有效减少医院感染的发生，为患者提供更安全和可靠的医疗服务。

1. **了解医院感染的发病情况和特点**　通过医院感染的监测，可以了解感染的发生情况和特点，掌握各类医院感染的流行规律，为科学的医院感染预防和控制提供依据。

2. **明确医院感染的危险因素和高危人群**　通过医院感染的监测，可以明确医院感染的危险因素和高危人群，有针对性地采取预防措施，减少医院感染的发生率。如手术、医疗器械、药物使用等为医院感染的危险因素；而病情重、免疫力低下等患者为感染的高危人群。

3. **制定科学的医院感染预防和控制策略**　医院制定科学可行的预防和控制策略，是医院管理工作的一项重要任务。如加强对医疗设施和医疗器械规范管理，加强医务人员的培训和管理，加强手卫生等预防措施。

4. **评价医疗机构的医疗质量**　医院感染是医疗质量的一个重要指标，医院感染的监测能够为医疗机构提供评估数据，帮助医院了解自身的医疗质量水平，发现问题和不足之处并优化，为患者提供更好的医疗服务。

5. **提高患者的满意度和信赖感**　医院感染的监测和预防可以及时发现患者的感染情况并做出诊断，避免延误治疗和加重病情。同时，监测结果可以提供有关医院感染的信息，帮助医务人员制定更好的预防和控制策略，提高治疗效果，降低感染率和死亡率，从而提高患者的满意度和信赖感。

二、医院感染的监测方法

医院感染的监测根据 WS/T 312—2023《医院感染监测标准》，并根据监测目标的不同，具有不同的特点与优势，在实际应用中根据需要选择合适的监测方法。

(一) 综合性监测

综合性监测是指对全院患者、工作人员及感染有关因素和环境的监测,了解全院感染率、各科感染率、病原体及其耐药性和因院感造成的经济损失等。

1. 全院综合性监测 发现医院感染病例时及时填报院感卡进行内网上报;监测发现医院感染病例预警时,督促医师及时填报院感卡。每季度统计医院感染构成比,并查找感染原因,分析并提出改进措施。

2. 漏报率监测 医院感染病例漏报率的高低直接反映出医疗机构的医院感染监测和管理水平。一般可通过抗生素监测、耐药菌监测及随机查看病例,查找漏报病例,督促科室上报等,降低医院感染漏报率。

3. 患病率调查 每年开展患病率调查,采取床旁调查和查阅病历的调查方法,了解全院在某一时间段医院感染情况,统计某一时间段医院感染患病率、抗生素使用情况、病原学送检率、各危险因素等。

4. 暴发调查 医院感染暴发是指在医疗机构内,短期内相同感染发生率明显增加的现象。发现医院感染流行或暴发线索,医院感染管理科核实流行或暴发,报告院领导、及时进行相关调查,查找感染源,采取诊治及预防控制措施,分析调查资料,写出调查报告,总结经验,制定防范措施。

(二) 目标性监测

目标性监测是医院感染监测的一种新观点和方法,是指在全面综合性监测基础上才能进行目标性监测,是针对高危人群、高发感染科室等开展的医院感染及其危险因素监测,包括部门监测、轮转监测、从优监测等方法。

1. ICU 医院感染监测 是指患者在 ICU 发生的感染,即患者住进 ICU 时,该感染不存在也不处于潜伏期;患者转出 ICU 到其他病房后,48 小时内发生的感染仍属 ICU 感染。

(1) 监测对象:成人及儿童 ICU 患者。

(2) 监测内容:①基本资料:监测月份、住院号、科室、床号、姓名、性别、年龄、疾病诊断、疾病转归(治愈、好转、未愈、死亡、其他)。②医院感染情况:感染日期,感染诊断,感染与侵入性操作相关性(中心静脉置管、泌尿道插管、使用呼吸机),医院感染培养标本名称、送检日期、检出病原体名称,药物敏感结果。③ICU 患者日志:每日记录住院患者数,中心静脉置管、泌尿道插管及使用呼吸机人数,记录临床病情分类等级及分值。

(3) 监测方法:①主动监测,也可专职人员监测与临床医务人员报告相结合;②临床填写医院感染病例登记表;③临床每天填写 ICU 患者日志;④临床填写 ICU 患者各危险等级登记表(每周一次)。

2. 新生儿病房医院感染监测 是指新生儿病房(包括新生儿 ICU)医院感染,发生在新生儿病房或新生儿 ICU 的感染。

(1) 监测对象:新生儿病房或新生儿 ICU 进行观察、诊断和治疗的新生儿。

(2) 监测内容:①基本资料:住院号、姓名、性别、天数、出生体重(BW,分类:≤1 000g,1 001~1 500g,1 501~2 500g,>2 500g 四组。以下体重均指出生体重)。②医院感染情况:感染日期,感染诊断,感染与侵入性操作相关性(脐或中心静脉置管、使用呼吸机),医院感染培养标本名称、送检日期、检出病原体名称,药物敏感结果。③新生儿日志:按新生儿体重每日记录新住进新生儿数、住在新生儿数、脐或中心静脉置管及使用呼吸机新生儿数。

(3) 监测方法:①宜采用主动监测;也可专职人员监测与临床医务人员报告相结合。②新生儿发生感染时临床填写医院感染病例登记表。③填写新生儿病房日志和月报表。

3. 手术部位感染监测

(1) 监测对象:被选定监测手术的所有择期和急诊手术患者。

(2) 监测内容:①基本资料:监测月份、住院号、科室、床号、姓名、性别、年龄、调查日期、疾病诊断、切口类型(清洁切口、清洁-污染切口、污染切口);②手术资料:手术日期、手术名称、手术腔镜使用情况、危险因素评分标准［包括手术持续时间、手术切口清洁度分类、美国麻醉科医师协会（ASA）评分］、围手术期抗生素使用情况、手术医师；③手术部位感染资料：感染日期与诊断、病原体。

（3）监测方法：①宜采用主动的监测方法；也可专职人员监测与临床医务人员报告相结合；宜住院监测与出院监测相结合。②每例监测对象应填写手术部位感染监测登记表。

4. 细菌耐药性监测 是指监测临床分离细菌耐药性发生情况。如耐甲氧西林金黄色葡萄球菌（MRSA）、耐万古霉素肠球菌（VRE）等。

（1）监测调查对象：临床标本分离的病原菌。

（2）监测内容：细菌、抗生素、药物敏感结果等。

（3）监测方法：统计、分析微生物室分离的细菌和药物敏感结果。

（4）资料分析：①不同病原体的构成比；②主要革兰氏阳性菌的构成比及对抗生素的耐药率；③主要革兰氏阴性菌的构成比及对抗生素的耐药率；④MRSA 占金黄色葡萄球菌的构成比及分离绝对数，对抗生素的耐药率；⑤泛耐药鲍曼不动杆菌（PDR-AB）和泛耐药铜绿假单胞菌（PDR-PA）的构成比及绝对分离数；⑥VRE 占肠球菌属细菌的构成比及分离绝对数，对抗生素的耐药率；⑦革兰氏阴性菌产超广谱β-内酰胺酶（extended spectrum β lactamase，ESBL）的构成比及分离绝对数，对抗生素的耐药率。

5. 其他监测 在医院，还有手卫生监测，环境微生物学监测，职业暴露监测，消毒剂、灭菌剂监测，核酸监测，紫外线照射强度监测等，目的是减少医院感染及其造成的损失，保证医疗安全。

此外，细菌耐药性监测，可参考全国细菌耐药监测网、全国抗菌药物临床应用监测网、细菌耐药性监测数据处理软件 WHONET 等。

三、医院感染监测分析与反馈

医院感染不仅会给患者带来健康威胁，还会造成医疗资源的浪费，影响医疗质量与安全，为做好医院感染预防与控制工作，及时开展医院感染监测，对所得的数据进行相关分析与结果反馈，掌握医院感染动态，为制定感染控制措施提供科学依据。

(一) 医院感染监测分析

1. 分析方法 医院感染数据分析方法主要包括描述性统计、卡方检验、回归分析、生存分析等。其中描述性统计是最基本的方法，主要描述感染病例的基本情况和规律；生存分析可用于分析感染病例的发展趋势和预后情况。

2. 分析指标 医院感染最常用的指标包括：医院感染患病率、漏报率、发病率，多重耐药菌感染发现率、多重耐药菌感染检出率，手卫生依从率，住院患者抗生素使用率、抗生素使用前病原学送检率，手术部位感染率，手术抗生素预防使用率，呼吸机相关肺炎发病率，导尿管相关泌尿系感染发病率，血管内导管相关血流感染发病率等。

3. 分析内容 医院感染数据分析内容包括医院感染的相关指标，感染病例的分布情况、流行趋势、病原体分布情况、感染模式、感染控制效果等方面。

（1）临床资料分析：主要对患者的症状和体征的频数分布、疾病进展描述及临床诊断等方面进行分析。

（2）流行病学资料分析：通过检查患者的流行病学史，感染的时间分布、地点分布、人群分布以及影响因素等，分析患者的年龄、性别、住院时间、其他疾病等因素对医院感染风险的影响。此外，通过观察医院的卫生状况，分析医院的清洁度、通风情况、设备的洁净度等对医院感染发生率的影响。通过抽样调查医护人员的操作流程，分析医院感染的可能原因，识别医护人员的操作不当等问题，减少医疗风险。

（3）实验室资料分析：实验室检查主要了解病原菌情况、药敏试验情况、病原菌耐药情况、抗生素使用情况等。

（二）医院感染监测报告与反馈

对医院感染的相关数据进行分析与解释,形成总结报告,及时报告及时反馈,采取有效预防措施减少医院感染的发生,防止病原体的传播,保障患者、医务人员和公众的健康安全,为建立良好的医疗体系奠定坚实的基础。对于医院来说,医院感染监测反馈的实施有着至关重要的意义。

第三节 │ 医院感染的控制

随着医院现代化的发展和医疗措施上侵袭性诊疗手段、激素、化学方法、放射治疗及抗生素的广泛使用,医院感染的发生率不断上升。为提高医疗质量,减少医院感染发生率,做好医院感染的预防控制工作显得至关重要。

一、医院感染的控制方法

医院是感染高发的地方,控制医院感染的最好方法仍然是控制传染源、切断传播途径、保护易感人群。

（一）控制传染源

1. 早发现、早诊断感染源　医院医务工作者与患者积极沟通,在患者的配合下及时做出正确诊断。在确诊为传染病后,按照《传染病防治法》相关规定,医院应在规定时限内向卫生防疫部门报告,对患者所在区域进行隔离,防止传染病的蔓延。同时对患者实施积极治疗,缓解患者的不良症状,并及时给予相关健康教育,减轻患者及家人不必要的恐慌。若发现有耐药菌或病毒等感染,应做到以下注意事项。

（1）立即转入隔离病房,如遇有感染梅毒、乙型肝炎“大三阳”等产妇应安置在隔离病房,遇有艾滋病患者应转至政府定点隔离医院。

（2）清晰标识出此耐药菌的传播方式和预防方法。

（3）严格要求做到手卫生、穿隔离衣以及专物专用,医疗垃圾须双处理等。

（4）定期对患者的感染情况进行取样监测,直至连续 3 次以上为阴性,方可解除隔离。

2. 及时处理医院环境感染源　按照《医疗废物管理条例》进行医疗废物管理,生活垃圾与医疗垃圾分类收集。医护人员要严格遵守隔离制度以控制感染源,严格医疗废物在收集、运送、贮存、处置过程中的监督管理,加强一次性医疗用品及医疗废物的管理,各种污染物应分类,放入不同的包装袋或者容器内,不能用手直接翻动,以免造成传染或损伤。对污染物品使用消毒液进行喷洒或浸泡等,以防止传播与流行。

3. 灭蚊灭鼠　由鼠类污染食品,导致医院内鼠伤寒沙门氏菌感染暴发,已有多次报告。此外变形杆菌、梭状芽胞杆菌、流行性出血热病毒等均可由鼠传播。因此医院内注意灭鼠十分必要。

（二）切断传播途径

根据传染病不同传播途径采取不同的预防措施,如果是肠道传染病,对粪便、垃圾、污水进行消毒处理;如果是呼吸道传染病,勤戴口罩,保持通风。在医院感染最常见的传播途径是接触传播、空气传播、医源性传播。

1. 针对接触传播　严格执行消毒管理,加强物品消毒灭菌处理。护理人员应从多个环节减少高位区域的空气微生物含量,定时开窗、病房湿式清扫,每日完成床单更换。医护人员在进行各项操作前后都要彻底洗手,认真洗手与手的消毒是对患者和医护人员双向保护的有效措施。

2. 针对空气传播　接触经空气传播的疾病,如肺结核、水痘等,戴口罩可以防止含有病原微生物的悬浮飞沫经口鼻吸入。防护目镜能有效保护医务人员,使其头面部免受细菌的污染。当口罩变湿或被血液、体液污染后要立即更换;口罩应遮住口鼻,两面不能交替使用。对收治的结核性脑膜炎患者,在未查明是否有肺结核前,首先将患者安置在隔离病房进行保护性隔离,并在隔离病房门上清晰标识出传播方式(飞沫传播)及预防方法,提醒医务人员在进入病房前,戴 N95 口罩等。

3. 针对医源性传播

(1)减少侵袭性操作,若病情需要,必须严格执行无菌技术,切实防止致病微生物扩散。

(2)减少开放性治疗,如在泌尿系统疾病中,持续膀胱冲洗是不可避免的。采用 3 000ml 大袋生理盐水冲洗,因重力因素不需要排气管及连通管,换袋工作由护士进行,仔细检查每袋生理盐水,避免有浑浊及杂质的液体冲入膀胱。

(3)合理使用抗生素,慎用广谱抗生素,执行医嘱时护士必须掌握合理用药常识,根据药物的半衰期决定给药时间,自觉按规定时间给药,积极观察疗效,及时向医师提供停药和换药的依据,最大限度提高抗生素使用效果,减少耐药菌株的产生。同时注意使用两种以上抗生素,不宜置于同一溶液中静脉注射或静脉滴注,有些抗生素配伍后,虽然药液外观无明显变化,但由于药液相互作用,可出现药理上或化学结构上的改变,失去活性,丧失或降低抗菌作用。

(4)缩短住院时间,积极治疗原发病,加强支持疗法。对一些老年慢性病患者,在其慢性病稳定后,应嘱其尽快出院继续治疗并定期门诊随访。

4. 其他传播
如血液体液传播、虫媒介感染传播等,根据不同传播途径采取不同的相应方式进行有效控制,以遏制感染的传播与流行。

(三)保护易感人群

给易感人群预防接种疫苗或者有针对性地服用预防药物。进出医院的每个人要讲究个人卫生,勤洗手,医院室内经常通风换气,保持室内环境清洁。同时加强医院每个人的体育锻炼,增强体质。

二、医院感染的控制措施

(一)手卫生与医院感染

根据 WS/T 313—2019《医务人员手卫生规范》等要求,严格践行 WHO 倡议的接触患者前、进行无菌操作前、体液暴露后、接触患者后、接触患者周围环境后五个洗手时刻,是控制医院感染的重要措施。

1. **无菌操作前手卫生** 进行无菌操作前,在可能接触患者体液的检查、护理、接触创伤口、经皮注射、植入介入性医疗设备等操作前,都需要进行手卫生。保持手卫生和接触患者前的无菌操作是确保医护人员操作卫生的重要措施。

2. **进食前手卫生** 进食前是手卫生的重要时刻。生活环境中存在许多看不见的细菌、病毒,双手于不知不觉中会接触、沾染,进食时双手难免接触到食物,容易将病菌带入口中。因此,在进食前要将双手洗净,以减少病菌的传播。

3. **血液暴露后手卫生** 医务人员在接触患者血液或其他血液后,为了保证医务工作者的卫生和安全,避免交叉感染和疾病传播的发生,医务人员需要严格遵守手卫生的五个重要时刻要求。

4. **体液暴露后手卫生** 接触患者的体液后,可能将细菌、病毒等病原体传播给其他人,增大疾病的传播风险。因此,在接触患者的体液后,包括抽血、处理排泄物、处理呕吐物、废物处理等,应该及时进行手卫生,以有效地预防病菌的传播。

5. **污染环境暴露后手卫生** 虽未接触患者,但最后接触了患者的周围环境(物品),这些病菌可能存在于患者周围环境中的物品表面,及时进行手卫生,有利于保护自身免遭患者携带病菌的感染,防止病菌的传播与蔓延。

(二)职业暴露与医院感染

医护人员工作在临床第一线,容易直接或间接地接触患者或带菌的污染物,工作中有许多因素易造成职业暴露,常见的医学职业暴露危害有以下四类。

1. **生物性危害** 是指医护人员在工作中接触了对人类及环境有危害的生物物质。这些物质包括动物、微生物、病毒等的组织切片、液体、气体等。例如 HBV、HIV 感染等。

2. 化学性危害 是指医护人员在工作中接触了环境污染物、天然动植物毒素和人为使用的药物等,例如抗肿瘤制剂及清洁剂、消毒剂、麻醉剂、粉尘等。

3. 物理性危害 是指医护人员在工作中接触了物理性危害因素,包括:噪声、振动、光、核辐射、电磁辐射、热辐射等。

4. 心理性危害 医护人员的心理性危害主要由精神压力、工作紧张、轮流值班、生活缺乏规律引起。如慢性疲劳综合征。

为防止职业暴露导致医院感染,我们应该加强医护人员的防护教育和培训、完善防护设施和用品、建立医院职业暴露报告管理系统等,定期进行分析发生职业暴露的原因从而寻求有效的预防措施,以减少医护人员的职业感染的危险性。

(三) 消毒灭菌与医院感染

根据 WS/T 512—2016《医疗机构环境表面清洁与消毒管理规范》等要求,消毒灭菌是控制医院感染中很重要的环节。

1. 医疗设备/危险物品与医院感染

(1) 低度危险性物品:这类物品或器材不能直接接触患者或只接触完整皮肤,虽有微生物污染,但在一般情况下无害,只有达到一定量的病原微生物污染时才造成危害。一般只需要中效消毒、低效消毒或清洁处理,不必采用高效消毒。

(2) 中度危险性物品:这类物品或器材仅与皮肤黏膜接触,而不进入人体无菌的组织内。中度危险性物品需要高效消毒,对它们必须进行灭菌或严格消毒处理,如环氧乙烷、过氧乙酸消毒。

(3) 高度危险性物品:这类物品或器材穿过皮肤或黏膜,进入无菌的组织或器官内部,或与破损的组织、皮肤黏膜密切接触。高度危险性物品一旦被污染,导致交叉感染的潜在危险会大大增加,必须选用灭菌法消毒。

2. 物体表面消毒与医院感染 医院环境的物体表面消毒非常复杂,如血压计袖带、床头桌等物品表面被患者污染后,进而污染医务人员的手,导致病原微生物向外传播。

(1) 医务人员卫生:无菌操作时严格执行无菌操作规程,戴口罩帽子、戴手套前后认真洗手,执行六步洗手法。

(2) 物体表面消毒:室内一切清洁工作应湿式清扫,每天定时通风两次,每天操作台、桌面、地面用 0.05% 次氯酸消毒液擦拭两次,每日监测消毒液的浓度并记录,室内其他物体表面如门窗把手、水龙头也要进行表面消毒。

(3) 病室空气消毒:每个月做空气监测一次,对紫外线灯管每半年做一次强度监测,每个月对物体表面、护士手进行细菌数培养监测结果并记录。

(4) 医疗器械和物品消毒:对接触皮肤黏膜的医疗器械和物品必须达到消毒水平,对各种用于注射穿刺、采血等医疗器具必须一用一灭菌,实行一人一巾,一次性物品使用前要查看无菌有效期,包装的密封性是否良好。

3. 消毒灭菌效果监测 灭菌后的物品不得检出任何微生物,使用中的消毒剂生物监测细菌含量必须小于 100CFU/ml,灭菌剂不得检出任何微生物,含氯消毒剂化学检测每日一次,紫外线灯每半年测定一次照射强度,低于 $70\mu W/cm^2$ 及时更换,压力蒸汽锅每锅要进行监测,各项监测如一项不合格要及时查找原因,同时各项监测必须详细记录。

4. 选择合适的消毒方法

(1) 灭菌法:热力、戊二醛、过氧乙酸。

(2) 高效消毒法:紫外线、氯制剂、臭氧。

(3) 中效消毒法:碘、醇、酚类消毒剂及一些复方消毒剂。

(4) 低效消毒法:单链季铵盐。

（四）系统疾病与医院感染

全身各器官、各部位都可能发生医院感染,可分为呼吸系统医院感染、手术部位医院感染、泌尿系统医院感染、血液系统医院感染、皮肤软组织医院感染等。因此要做好患者安置和感染风险评估。患者入院时,必须对患者以及整个住院期间的感染风险进行评估。对易发生医院感染的患者进行提前干预,降低医院感染暴发的风险。可能存在特定交叉感染风险的患者可能包括:①出现腹泻或呕吐的患者(肠道传染病);②不明原因发热的患者;③已知先前对多重耐药菌呈阳性的患者;④符合新冠病毒感染临床症状和有疫区旅居史的患者;⑤持续咳嗽的(其他呼吸道传染病)患者。

（五）其他

1. **诊疗环境保护**　患者和医护人员的环境必须是安全的。清洁高风险接触点如门把手、栏杆、桌子等至关重要。医务人员应了解清洁和消毒该区域的时间和职责,并按规定的时间进行清洁消毒工作。

2. **医疗废物处置**　医院应使用黄色专用包装袋或容器分类收集医疗废物。在盛装医疗废物前,应检查医疗废物包装袋或容器,确保无破损、无渗漏和其他缺陷。

3. **个人防护装备**　关于防护用品的使用,还是应该按照病原体的传播特点选取合适的防护用品进行防护,当然还要考虑暴露风险,根据风险适度防护,目前防护过度的情况比较常见,还需要关注。

另外,医院感染控制措施规范等详见国家发布的《医院感染预防与控制标准操作规程(参考版)》以及 WS/T 313—2019《医务人员手卫生规范》、WS/T 512—2016《医疗机构环境表面清洁与消毒管理规范》、WS/T 510—2016《病区医院感染管理规范》等。

三、医院感染管理与培训

（一）医院感染的管理

目前,医院感染已成为医院管理的首要问题,有关感染知识的培训,病房空气、护理用品、非医疗器械的消毒及监测制度的落实等,对预防医院感染、降低医院感染率、减少患者不必要的痛苦和经济负担具有很重要的意义,其管理措施主要有以下几点。

1. **加强医护人员的管理**　医院管理者要高度重视防护教育,通过各种规范操作训练,纠正医护人员在工作中不良的操作习惯和行为,增强医护人员对院感监测的主动性,及时发现危险因素并能客观评估,提高自身防护意识,减少医院感染的发生。

2. **完善防护设施用品的管理**　各级医疗机构应该配备完善的防护设施和用品,为医护人员提供足够安全的防护材料和工作环境。某些特殊岗位如:病毒检测室、性病艾滋病检测室等可选择戴手套、口罩和眼镜进行防护。对防护设施和用品要定期检查,净化医疗环境,减少污染。医疗仪器、环境、工作台表面在完成操作后应立即用合适的消毒剂去除污染。严格按规程处理医疗废弃物,一次性医疗用品、各种废弃标本、感染性敷料及手术切除的组织器官应放在专门容器,送往规定的地点进行焚烧处理。

3. **严格落实监测制度**　根据感染管理有关规定,每个科室都要制定出定期、定时消毒监测制度,按照一类、二类、三类环境,对重点区域、重点部位的医院感染要严格按照医院感染管理办法进行相关监测,如每个月进行 1 次空气细菌培养、检测室内空气菌落数;每个月进行 1 次物体表面、医务人员的手监测;紫外线灯的监测每季度进行 1 次,对不合格的紫外线灯立即更换。

4. **建立三级监控体系**　健全各项规章制度、认真落实医院感染管理措施、明确医务人员在医院感染管理中的职责等,是医院感染管理重点关注的几个环节。控制医院感染是一个复杂的系统管理过程,医院职工保健部门应协调医院感染控制部门建立医院感染报告系统,以便医护人员及时向有关部门报告、咨询和处理。同时可定期进行分析发生感染的原因从而寻求有效的预防措施,以减少医院感染的危险性。

（二）医院感染的培训

医院感染是一项严重的公共卫生问题,对于医院和患者有着重要的影响。医院感染培训是指通过各种形式的课程和专门的人员对医院感染预防控制进行教育和培训,以提高医务人员的意识、技能和素质,从而控制医院感染发生。

1. 培训人员　培训人员包括全院医务人员、行管人员及工勤人员等,并且每半年进行有关考核。感染管理专职人员必须加强医院感染的业务研究,经常参加省、市及国家级的培训及学术研讨会,不断更新知识。同时,有针对性地组织医院感染知识的研究或专题讲座,探讨当前医院感染发生发展的新动向。

2. 培训内容　医院感染培训内容是多方面的,从医务人员、护理人员、环卫人员以及医疗设备的管理等方面入手,根据国家有关部门颁布的各项政策和传染病疫情,随时进行专项培训。

（1）医务人员:医务人员应当明确医院感染的相关基础知识,了解医院感染的传播途径和防控策略,熟练掌握抗生素的使用、手卫生制度、消毒灭菌操作、个人防护知识等基本技能,规范手术、采血、导尿等合理的医疗操作流程,减少操作时患者与感染源的接触。

（2）护理人员:护理人员要加强对患者的规范化、个性化管理,做好环境卫生消毒灭菌工作,定期更换患者床单、衣服、被褥等,对患者进行定期清洁、换药等护理工作。

（3）环卫人员:环卫人员需要了解医院感染相关卫生标准,清洁消毒知识,掌握清洁卫生操作规程。熟悉定期清洁和消毒设备和医疗器械,医疗废物管理规范;在对医院区域、病房、洗手间、办公室、门诊大厅等进行清洁消毒方面,必须严格落实。

（4）医疗设备管理:医院应当加强医疗设备的采购、维护、使用管理,确保医疗设备的功能完好,并根据设备类型制定科学的消毒灭菌方案,确保设备不会成为感染源。

3. 培训方法　通过运用不同的方法与手段,增强医务人员和患者对医院感染预防的认识和意识,不断加强医院感染防控体系,提高防控措施的科学性和专业性,以达到综合性的防控目的,保障人民健康。主要包括以下几种。

（1）定期召开会议,通报医院感染管理情况并进行相关讲座。

（2）组织医护人员对医院感染相关病例进行讨论和医院感染患者管理例会。

（3）利用网络视频会议、网络在线学习等新技术手段定期开展针对不同人群的医院感染培训专题讲座。

（4）举办医院感染培训竞赛、知识问答等活动,提高参与者学习积极性。

第四节 ┃ 医院感染数据的采集及应用

医疗大数据是社会未来发展的必然趋势,大数据技术将为医院创新带来机遇,对医疗服务起到积极的助推作用。合理利用医院感染数据开展医院感染预防与控制工作,实现"早发现、早干预、早控制"已成为必然趋势。

一、医院感染数据

医院感染数据是指患者在住院期间与医院感染有关的医疗数据。包括医院感染发生率、漏报率、感染部位分布、易感人群监测、高危因素监测、抗生素耐药情况、外环境及消毒物品监测等。建立医院感染大数据不仅能够对医院感染相关因素进行主动、连续、系统监测分析,更为感染控制专职人员提供了极大的便利,有效提高医院感染的管理水平和工作效率。

（一）医院感染数据的采集

医院感染数据的采集对临床诊断、治疗和预后判断具有非常重要的意义。在数据采集过程中,需要做好充分的准备工作,严格执行查对制度、遵守无菌技术操作原则及标准预防措施,避免对患者造成不必要的伤害。常见的数据采集方法主要有:患者的基本情况、医院的信息系统、血标本采集、血培养标本采集、血气分析标本采集、尿标本采集、粪便标本采集、呼吸道标本采集、导管培养标本采集及医院环境监测等。

(二)医院感染数据的建立

目前,医院感染数据的建立最有效的方法是自动采集过程类数据,实时提取医院信息系统(HIS)、实验室信息系统(LIS)、医学影像信息系统(PACS)、电子病历系统(EMR)、医院影像系统(RIS)和手术麻醉系统中患者相关信息。同时执行 2021 年国家卫生健康委员会发布的关于《医疗机构感染监测基本数据集》等两项卫生行业标准的通告中的一项强制性标准和一项推荐性标准,建立规范标准的医院感染大数据,实现不同医院之间、区域之间、科室之间的交流和共享。

二、医院感染数据的应用

医院感染数据的应用改善了医疗体验,提高了治疗效果和医疗质量。主要表现在以下几方面。

(一)工作流程管理

1. 由静态管理转变为动态管理 传统模式只能等待医院感染出现才进行统计工作,而大数据的应用可以每天监测患者预警指标的变化。当患者出现单一指标异常时,监测系统就将患者的名字列入监测名单。管理人员每天在网络中动态监测这名患者其他指标的变化。如果再出现诸如白细胞升高或脑脊液检查异常的情况,该患者就可能出现医院感染。这时就可以通过与医师的联系,警示医师加强观察和治疗,以及时上报感染信息。

2. 由终末管理转变为环节管理 当患者出现感染时,医师会填写医院感染病例表上报。手工填写上报的弊端就是只有看到表格才开始分析。同时可能还存在相当多的漏报病例。改为系统自动采集患者信息后,可以在患者入院后的每一个环节进行监控,提高了及时性。变被动的控制为主动的预防大大地减少了漏报率。

3. 由定点管理转变为全过程管理 针对全院每日上千的住院患者,如果每天由专职人员跟踪是无法完成的,只能是定期定点抽检。这样势必造成管理上的疏漏。大数据管理就可以在节省大量精力的基础上,更加全面地监测全院患者的感染情况,由督察抽查转变为长效管理机制,这是传统模式即使有规范也很难做到的。如漏报率的监测,按照要求每年抽检>10% 的出院病例来计算漏报率,这个数据是一个估计数值。不均衡的出院速度、季节的影响等都会对结果产生影响,而通过信息平台的长效化管理,就可以得出一个接近真实的漏报率。

(二)流行病学监测

流行病学方法是医院感染研究的基本方法,是预防、控制医院感染的基础,其在医院感染实践应用中基本遵循以下顺序:首先是应用描述性流行病学研究,收集所有患者的发病时间、地点、个人特征及可疑危险因子的暴露情况,调查了解感染发生的环境条件。根据收集的资料,描述该医院感染发生的频率在时间、地点、患者特征等方面的分布和动态变化。根据分布特点,寻找医院感染暴发原因的可疑线索,提出初步假设。其次对描述性研究所发现的病因线索进行分析、验证,即开展分析性流行病学研究。最后是针对经分析性研究初步证实的危险因素采取控制措施,看是否能达到控制发病率的预期结果,即通过实验流行病学对暴发的病因和危险因素做进一步证明。

医院感染的流行病学监测是长期、连续、系统地收集医院感染及其影响因素的资料,除了应用于医院感染病例的个案调查,还可以应用于环境卫生学监测、环境消毒灭菌效果监测、抗生素监测、细菌耐药性监测等方面。经过分析将信息及时反馈,以便采取干预措施并评价其效果。

(三)医院感染预测

医院感染预测是指医院感染管理科根据原卫生部《医院感染诊断标准》的要求在数据集中提取出所有与医院感染诊断相关的监测指标,设定监测阈值作为医院感染预测的过滤条件,筛选出漏报病例,经排查确认为院感病例后,向临床科室医师工作站发送预警提示信息。依据国家标准值设置患病率临界点,随时对全院各临床科室进行患病率变化趋势监控,由高到低排序,超过临界点会自动向院感科和相应科室发出预警提示信息,以实现医院感染预测。

(四) 风险评估控制

风险评估是量化测评某一事件或事物带来的影响或损失的可能程度,其在医院感染应用中可以及时发现潜在风险因素,从而提前采取干预措施来减少不良风险事件的发生。医院感染风险评估的内容包括重点人群、重点环节、高危因素、全院综合性风险评估,病种风险评估、医院感染聚集、流行和暴发风险评估等,具体方法如下。

1. **风险识别**　风险识别是发现、列举、描述风险要素的过程。通过数据监测与筛选识别潜在的医院感染发生风险影响因素,例如患者的发热情况以及中心静脉置管、泌尿系统插管、气管切开等侵入性操作与生理生化实验室检查的情况。除此之外,应重点关注相关科室的重点人群信息,如 ICU 患者的相关指标数据,如体温、腹泻、用药等趋势图等。

2. **风险评估**　是在识别潜在危害后,对其危害发生的概率和严重程度的估计并评估各种风险降低措施的过程。主要有定性评估、半定量评估、定量评估。定性评估主要描述危险事件的频率和后果严重程度,如感染风险分为高、中、低等为定性评估;半定量评估是定量与定性评估相结合,其中部分指标为定性描述,部分指标能赋予一定的数值;定量评估是将大量数据作为基础,对风险因素予以量化评分,根据评分的不同做好其相应的风险控制准备。

3. **风险评价**　在医院感染的风险评估中,可以对某个地区、某个医院、某个科室或某一类特定感染进行风险评估,用以指导医院感染管理与防控,如对某个医院的感染控制工作进行风险评价,按照评价的风险因素从"发生可能性、后果严重程度、当前管理体系完整性"三个方面,再结合权重系数,计算所有科室的风险分值;分值越高,说明该科室发生医院感染的风险越大。

4. **风险控制**　依照风险评估表中各风险因素评分排名的不同,依次对风险因素制定相应的风险控制干预措施,根据风险评估的结果,针对高风险科室、环节有针对性地安排医院感染管理重点,充分发挥大数据的作用,指导监测消毒隔离工作,增加环境卫生学的监测频率等措施。提出感染风险应对策略,在工作中加强手卫生、无菌技术操作、抗生素的预防性用药、一次性医疗用品的使用、诊疗环境的清洁消毒等的监管工作,加强医疗废物管理等。最后对风险事件进行小结及成效分析,若高风险项目经过各项措施积极实施后,风险已降低至可接受的程度,则可申请对此高风险项目进行风险分析,分析后若达标,则结束对此项目的风险管理;若未达标,则继续对此项目进行风险管理与监测。

风险评估在医院感染管理工作中,临床效果显著。风险评估管理实施后使医院感染管理工作具体性、可操作性都有了很大提高,使感控工作变得容易感知,医护人员在日常工作中针对风险点有的放矢,增加了医护人员对医院感染风险点的认知,并积极采取预防措施,降低了医院感染的发生率,提高医院感染管理质量和患者满意度,保障了医疗安全,具有临床推广意义。

(谭盛葵)

本章数字资源

本章思维导图

第十四章 | 突发公共卫生事件

突发公共卫生事件(emergency public health events)直接关系到公众的健康、经济的发展和社会的安定。如何避免突发公共卫生事件的发生,或对已发生的突发公共卫生事件进行处置从而减少其对公众健康的损害已成为许多国家重要的公共卫生问题。

第一节 | 突发公共卫生事件概述

突发公共卫生事件的确定与处置要以相关的法律和法规为依据。中国先后颁布了多个突发公共卫生事件及其应急处理的相关法律和法规,包括《突发公共卫生事件应急条例》《国家突发公共事件总体应急预案》《国家突发公共卫生事件应急预案》《国家突发公共事件医疗卫生救援应急预案》《中华人民共和国传染病防治法》《中华人民共和国食品安全法》《中华人民共和国职业病防治法》《中华人民共和国放射性污染防治法》《中华人民共和国安全生产法》《中华人民共和国国境卫生检疫法》《国内交通卫生检疫条例》《医疗机构管理条例》《突发事件医疗应急工作管理办法(试行)》等。

一、突发公共卫生事件的概念与特点

(一)突发公共卫生事件的定义

我国 2003 年 5 月 9 日颁布施行的《突发公共卫生事件应急条例》明确了突发公共卫生事件的概念:指突然发生,造成或者可能造成社会公众健康严重损害的重大传染病疫情、群体性不明原因疾病、重大食物和职业中毒以及其他严重影响公众健康的事件。该定义明确规定了突发公共卫生事件的特点和范畴。

(二)突发公共卫生事件的特点

1. **突发性** 指突然发生,出乎意料,没有预兆,留给人们思考并做出应对的余地较小,要求人们必须在极短的时间内做出分析和判断。

2. **群体性** 指突发公共卫生事件影响到群体健康和生命安全,引起群体恐慌甚至社会秩序混乱。

3. **严重性** 指突发公共卫生事件影响严重,常导致大量死伤和妨碍居民的身心健康,或影响社会经济发展、破坏生态环境甚至威胁国家安全。

4. **复杂性** 指突发公共卫生事件通常涉及多领域如医疗卫生、环境保护、食品安全等,同时突发公共卫生事件的表现形式和影响范围也不尽相同,有些可能涉及人员伤亡,有些可能只是环境污染等问题。应对突发公共卫生事件需要在政府领导下综合考虑多方面因素,包括技术、资源、管理等,统筹兼顾、科学决策、综合协调处理。

(三)突发公共卫生事件的主要危害

突发公共卫生事件的危害主要表现为直接危害和间接危害两类。

1. **直接危害** 指事件直接导致的即时性损害,一方面指直接对公众的身体健康和生命造成损害,每次严重的突发公共卫生事件都造成众多的人群疾病、伤残或死亡;另一方面指造成严重的直接经济损失。

2. **间接危害** 一般指事件的继发性损害或危害,主要有以下几方面。

（1）造成公众心理伤害：突发公共卫生事件对于全社会所有人的心理都造成强烈的刺激，易引发公众恐惧、焦虑、神经症和忧虑等精神神经症状。

（2）造成间接经济损失：如疫情导致的经济活动量下降以及疫情不稳定造成交易成本上升而造成的经济损失。

（3）造成社会和政治影响：突发公共卫生事件的频繁发生或处理不当，可能对国家和地区的形象产生很大的不良影响，也可对医疗卫生等有关单位和政府有关部门造成严重的公共信任危机。严重突发公共卫生事件处理不当可能影响国家或地区的稳定，有些国家将公共卫生安全与军事安全、信息安全等一起纳入国家安全体系。

二、突发公共卫生事件的分类与分级

（一）突发公共卫生事件的分类

根据突发公共卫生事件定义，突发公共卫生事件可分为四类。

1. 重大传染病疫情　指某种传染病在短时间内发生，波及范围广泛，出现大量的患者或死亡病例，其发病率远远超过常年的发病水平。例如鼠疫、肺炭疽和霍乱的暴发，乙丙类传染病暴发，罕见或已消灭的传染病、新传染病的暴发等。

2. 群体性不明原因疾病　指在短时间内，某个相对集中的区域内（如同一个医疗机构、自然村、社区、建筑工地、学校等集体单位）同时或者相继出现具有共同临床表现患者，且病例不断增加，范围不断扩大，又暂时不能明确诊断的疾病。

3. 重大食物和职业中毒　指由食品污染和职业危害造成的人数众多或者伤亡较重的中毒事件。

4. 其他严重影响公众健康的事件　如医源性感染暴发，药品或免疫接种引起的群体性反应或死亡事件，严重威胁或危害公众健康的水、环境污染和放射性、有毒有害化学性物质丢失、泄漏引起的群体性急性中毒或恐怖袭击事件，动物间鼠疫、布鲁氏菌病和炭疽流行及媒介生物发生异常，以及卫生行政部门认定的其他突发公共卫生事件。

（二）突发公共卫生事件的分级

根据突发公共卫生事件性质、危害程度、涉及范围，突发公共卫生事件划分为特别重大（Ⅰ级）、重大（Ⅱ级）、较大（Ⅲ级）和一般（Ⅳ级）四级。

1. 特别重大突发公共卫生事件（Ⅰ级）　由国务院或国务院卫生行政部门认定，主要包括：①肺鼠疫、肺炭疽在大、中城市发生并有扩散趋势，或肺鼠疫、肺炭疽疫情波及2个以上的省份，并有进一步扩散趋势。②发生传染性非典型肺炎、人感染高致病性禽流感病例，并有扩散趋势。③涉及多个省份的群体性不明原因疾病，并有扩散趋势。④发生新传染病或我国尚未发现的传染病发生或传入，并有扩散趋势，或发现我国已消灭的传染病重新流行。⑤发生烈性病菌株、毒株、致病因子等丢失事件。⑥周边以及与我国通航的国家和地区发生特大传染病疫情，并出现输入性病例，严重危及我国公共卫生安全的事件。⑦国务院卫生行政部门认定的其他特别重大突发公共卫生事件。

2. 重大突发公共卫生事件（Ⅱ级）　由省级人民政府或省级卫生行政部门认定的重大突发公共事件。

3. 较大突发公共卫生事件（Ⅲ级）　由市（地）级人民政府或市（地）级卫生行政部门认定的突发公共事件。

4. 一般突发公共卫生事件（Ⅳ级）　由县级人民政府或县级卫生行政部门认定的突发公共事件。

第二节 ｜ 突发公共卫生事件的风险评估

突发公共卫生事件风险评估是对突发公共卫生事件相关信息及其有关知识进行收集、评估、记录并确定事件风险等级的系统过程,开展风险评估,可以及早发现、识别和评价突发公共卫生事件风险,采取措施与对策有效防范和应对,降低事件造成的危害和影响,保障公众健康和生命安全。

一、突发公共卫生事件风险评估的概念与特点

(一) 突发公共卫生事件风险评估的定义

突发公共卫生事件风险评估是指在重大传染病疫情、群体性不明原因疾病、重大食物和职业中毒以及其他严重影响公众健康的事件发生前、发生后或发生期间,对该事件引发的公共卫生风险可能性及其影响严重性进行评估,最终量化风险或确定风险等级、提出风险管理建议的过程,包括风险识别、风险分析和风险评价三个环节。

(二) 突发公共卫生事件风险评估的特点

突发公共卫生事件风险评估具有多源数据、不确定性、复杂性、快速性、多学科协作和风险沟通等特点。

1. **多源数据**　突发公共卫生事件风险评估需要收集和整合事件基础数据、流行病学数据、环境数据、人口流动数据、社会经济数据等,通过专家会商法、风险矩阵等方法对这些数据进行验证和分析。

2. **不确定性**　突发公共卫生事件具有不确定性,包括信息来源、监测数据、评估方法、人类科学认知以及评估专家个人理解的不确定性及评估过程中的其他不确定性。风险评估需要在不确定性的基础上进行分析和预测,以评估各种可能的风险和影响。

3. **复杂性**　突发公共卫生事件涉及多个因素的复杂交互,如人口密度、社会行为、医疗资源、环境气候等。风险评估需要综合考虑这些复杂因素,以全面评估风险的大小和影响程度。

4. **快速性**　突发公共卫生事件需要迅速做出反应和应对,因此风险评估需要高效、迅速地收集数据、分析情报,并及时提供评估结果,以支持决策制定和紧急行动。

5. **多学科协作**　突发公共卫生事件风险评估涉及多个学科领域,如在重大食物中毒风险评估中,需要预防医学、临床医学、食品安全、营养学、社会科学等领域的专家共同参与,以全面评估事件的风险。

6. **风险沟通**　突发公共卫生事件风险评估的结果需要向决策者、媒体和公众进行有效风险沟通,以便决策者能够做出决策,公众能够了解和采取相应的防护措施。

(三) 突发公共卫生事件风险评估的作用与意义

突发公共卫生事件风险评估在应对和管理突发公共卫生事件中具有重要的作用和意义。

1. **及时识别风险**　突发公共卫生事件风险评估可以对事件可能带来的风险和影响进行科学评估和预测,可使有关机构进入相应的警戒状态,及时识别重要的公共风险,有效开展应急准备和响应工作。

2. **支持应急决策**　突发公共卫生事件风险评估为决策者提供科学的依据和参考,风险评估结论可以帮助决策者了解事件的严重性和紧迫性,应对措施建议可以帮助决策者在面临事件发展的不确定性和信息不充分的情况下制定合适的应对策略和措施,包括防控措施、资源调配、社会干预等,以最大程度地减少风险和损失。

3. **指导应急准备**　突发公共卫生事件风险评估可以用于确定高风险地区、高风险人群以及卫生应急准备活动的优先程度,为制订应急准备计划及应急能力建设规划提供依据。

4. **优化资源配置**　突发公共卫生事件风险评估可以帮助优化资源的配置和利用。通过评估事件对医疗资源、人力资源等方面的需求和压力,可以合理调配资源,提高应对效率和效果,确保资源的合理利用和最大化效益。

5. **促进风险沟通**　突发公共卫生事件风险评估结果可以为决策者、媒体和公众进行风险沟通提供依据。通过风险评估,描述危害特征、确定风险水平和风险管理对策,有助于制定风险沟通策略,有

助于确定风险沟通的信息和知识要点,帮助公众与应急决策和管理部门建立正确的风险认识,增强社会的应对能力。

6. **支持国际合作与协调**　突发公共卫生事件风险评估的数据和结果可以为国际合作和协调提供依据。在全球化的背景下,突发公共卫生事件的传播和影响经常超越国界。通过共享评估结果,各国可以加强合作,共同应对突发公共卫生事件,减少全球范围内的风险和损失。

二、突发公共卫生事件风险评估的方法与过程

(一) 突发公共卫生事件风险评估的方法

风险评估可为突发公共卫生事件的预防和控制提供依据,也为提高预防与应急处理突发公共卫生事件的能力打下基础,因此风险评估方法的正确运用直接影响风险评估的可靠性和风险控制的有效性。风险评估通常采用定性评估、定量评估以及定性与定量相结合的评估方法。

1. **定性评估方法**　常用方法有头脑风暴法、专家会商法、德尔菲法、分析流程图法、结构化/半结构化访谈、情景分析、检查表法、预先危险分析、失效模式与效应分析、危害分析与关键控制点、故障树分析、事件树分析等。在公共卫生事件风险评估中,专家会商法、德尔菲法和分析流程图法使用较多。

2. **定量评估方法**　常用方法有神经网络技术、决策树评估技术和概率风险评估等。虽然定量评估方法的评估结果较精确,但由于实施起来较为复杂,成本高、用时长,因此定量评估方法单独用于公共卫生风险定量评估较少。

3. **定性与定量相结合的评估方法**　定性评估方法所需的评估时间、费用和人力较少,但评估结果不够精确,而定量评估方法则与之相反,因此,多数情况下采用定性与定量相结合的综合评估方法,也称为半定量评估方法。其中风险矩阵法和层次分析法的应用较多。

(二) 突发公共卫生事件风险评估的内容

1. **事件的类型和性质**　首先要明确事件的类型和性质,是重大传染病暴发流行,还是群体不明原因疾病,或是食物和职业中毒事件。

2. **发展趋势分析**　及时全面地分析突发公共卫生事件的预测和趋势:①充分利用和考虑当地突发公共卫生事件的基线资料和监测资料;②考虑当地的突发公共卫生事件监测、报告系统的运行质量和数据的质量;③考虑当地的卫生资源配置和专业人员素质与数量,能否满足当前的需求;④充分认识事件的性质,如果是当地从未发生的新发传染病,则应对难度将大大增加。

3. **影响范围及严重程度**　分析突发公共卫生事件的影响和危害要综合考虑生理、心理和社会因素。包括当前影响、后续影响和潜在危害。

4. **防控措施效果评价**　从社会效益、经济效益,以及具体措施的实施效果等方面评价突发公共卫生事件调查处置防控措施的有效性。

5. **事件分级和启动响应**　对当前发生的事件进行分级,以决定是否启动相应的应急响应。启动响应时必须考虑反应适度的问题。

(三) 突发公共卫生事件风险评估的流程

开展突发公共卫生事件的风险评估,首先需要确定评估的风险问题,然后进行风险识别、风险分析和风险评价。

1. **确定风险问题**　开展风险评估之前,首先需要确定风险问题,并据此界定参与评估的人员构成、所需要收集的信息等。清晰明确的风险问题有利于在风险评估中确定优先开展的行动。突发公共卫生事件风险评估中通常需要回答的首要问题是"特定时间范围内某一公共卫生危害在特定地区发生的可能性及其后果"。

2. **风险识别**　风险识别是根据需要评估的风险问题,发现和确认需开展风险评估的突发公共卫生事件或威胁,描述风险要素的过程,是风险分析和风险评价的基础。风险要素包括影响事件发生可能性或后果严重性相关的事件发生情况和对疾病的科学认识,以及相关的事件背景。对于传染病类

突发事件的风险识别应重点描述事件发生的现况、当地已经采取的措施,既往研究或者防制实践经验对病原体、临床特征、流行特征、危险因素和防制措施的认识等。

3. 风险分析　　风险分析是基于风险识别的结果,对事件发生的可能性和后果的严重性进行分析,并同时考虑防控措施以及分析过程中的不确定性。

(1)可能性分析:主要依据风险识别中获取的监测数据或既往文献资料,分析并推测事件发生的可能性,多采用定性评估方法。专家判断时应充分利用风险识别中所获取的全部信息。事件发生可能性一般用"几乎肯定、很可能、可能、不太可能、极不可能"进行描述。

(2)后果分析:突发公共卫生事件可能会产生一系列不同严重程度的影响:包括不同人群的健康损害(发病、重症、死亡),干扰正常社会秩序,造成经济损失等。同一事件在不同时间、不同地区和不同背景情形下发生,如某传染病类突发事件发生时某地正在举办大型活动或刚刚经历过重大自然灾害等,其造成的后果也会大不相同。因此后果分析要考虑事件发生的时间、地点和背景,既要考虑事件的直接影响,也不能忽视间接影响。在不确定性比较大的情况下,应更加关注具有潜在严重后果的情形。事件发生后果的严重性一般用"极高、高、中等、低、极低"等进行描述。

(3)不确定性分析:在风险分析过程中经常会因为数据或资料不充分,而涉及相当多的不确定性因素。认识不确定因素对于准确理解并说明风险分析结果十分重要。风险评估结果中要对评估过程中的不确定性进行描述。

4. 风险评价　　风险评价是将风险分析中所获得的事件发生的可能性和后果的严重性分析结果与可接受的风险水平进行对照,确定相应的风险等级,同时对不确定性因素进行描述,并提出风险管理建议的过程。风险管理建议包括是否需要应对、具体采用什么样的应对策略、采用哪些应对措施及其优先次序等。

5. 风险评估过程中的影响因素　　在风险分析、风险评价中,均需要考虑事件的影响因素,尤其是那些影响公众对事件的反应、预期、接受程度,以及可能影响决策或者防制措施实施的因素。

三、突发公共卫生事件风险评估的实施

(一) 突发公共卫生事件信息的发现和报告

突发公共卫生事件信息评估指对通过各种监测系统或机制获得的各类可能导致公共健康危害的突发事件相关信息,按照既定的研判原则或标准,及时进行会商,筛检出需要关注、开展专题风险评估或紧急应对的事件。

1. 工作部门及职责　　通常由负责突发公共卫生事件监测的部门每天组织开展。其他各相关部门为其提供本部门职责范围内监测或研究中获得的相关资料和信息,参与评估会商,并安排相应专业领域的专家接受情报筛检评估咨询。

2. 信息来源

(1)各种监测数据及其分析报告:包括我国现行的法定传染病监测系统、突发公共卫生事件报告管理系统、传染病自动预警信息系统以及各类单病监测系统、重点传染病或病媒生物监测系统、症状监测系统等,从中获得潜在发生或者已经发生的突发公共卫生事件相关信息或其分析报告。

(2)国内外各机构相互通报的突发公共卫生事件信息:包括国际机构(如世界卫生组织等)在其官方网站通报的各种突发公共卫生事件信息;国内相关单位(如卫生行政部门、教育部门等)相互通报的突发公共卫生事件相关信息。

(3)病原微生物和有毒有害物质实验室检测结果:包括实验室检查发现新发或再发传染病病原、有重大公共卫生意义的病原突变(如耐药性、传播能力或致病能力增强),或发现有重要公共卫生风险的有毒有害物质实验室检测结果。

(4)媒体报道、经社交网络发布或者专业期刊报道的突发公共卫生事件相关信息:国际上可参考一些公共卫生专业机构已经整合的信息,例如 ProMED(全球最大的传染病公开监测系统)、CIDRAP

（明尼苏达大学传染病研究与政策中心）、GPHIN（全球公共健康信息网）等发布的信息；国内方面可参考一些卫生健康行政部门或机构整合的信息，例如国家卫生健康委员会、中国疾病预防控制中心等机构已经建立的媒体监测平台。也可以根据一些关键词利用搜索引擎限定时间范围进行检索。

（5）公共卫生热线电话：各地公共卫生热线电话中获取的突发公共卫生事件相关信息及分析结果，如群众咨询、举报、投诉等。

3. 信息评估原则　信息评估中，由于需要评估的信息繁多，为快速实现每日信息评估工作，实际工作中可采用简化的程序，将风险识别、风险分析和风险评价过程整合为一些基本的评估原则：疾病的严重性、是否超过预期、是否为新发或者再发传染病、是否影响旅行/贸易、事件发生是否有特殊的背景、是否受到媒体关注，以及后期进一步扩散或加剧的可能性等七个方面。

4. 信息评估报告

（1）评估报告的撰写：对信息评估风险等级为高或中的事件，描述事件的概况、风险评估结果及风险管理建议，形成信息评估报告。

（2）评估报告的报送：完成的信息评估报告应及时报送本级人民政府和上级人民政府卫生行政部门，并根据需要通报相关医疗卫生机构。

5. **突发公共卫生事件报告程序及时限**　我国建立了突发事件应急报告制度（图 14-1）。国务院卫生行政主管部门制定突发事件应急报告规范，建立重大、紧急疫情信息报告系统。

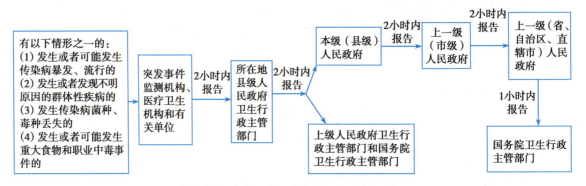

图 14-1　突发公共卫生事件报告程序及时限

有下列情形之一的，省、自治区、直辖市人民政府应当在接到报告 1 小时内，向国务院卫生行政主管部门报告：

（1）发生或者可能发生传染病暴发、流行的。

（2）发生或者发现不明原因的群体性疾病的。

（3）发生传染病菌种、毒种丢失的。

（4）发生或者可能发生重大食物和职业中毒事件的。

国务院卫生行政主管部门对可能造成重大社会影响的突发事件，应当立即向国务院报告。

突发事件监测机构、医疗卫生机构和有关单位发现上述情形之一的，应当在 2 小时内向所在地县级人民政府卫生行政主管部门报告；接到报告的卫生行政主管部门应当在 2 小时内向本级人民政府报告，并同时向上级人民政府卫生行政主管部门和国务院卫生行政主管部门报告。县级人民政府应当在接到报告后 2 小时内向设区的市级人民政府或者上一级人民政府报告；设区的市级人民政府应当在接到报告后 2 小时内向省、自治区、直辖市人民政府报告。接到报告的地方人民政府、卫生行政主管部门依照规定报告的同时，应当立即组织力量对报告事项调查核实、确证，采取必要的控制措施，并及时报告调查情况。任何单位和个人对突发事件，不得隐瞒、缓报、谎报或者授意他人隐瞒、缓报、谎报。

国务院卫生行政主管部门应当根据发生突发事件的情况，及时向国务院有关部门和各省、自治区、直辖市人民政府卫生行政主管部门以及军队有关部门通报。突发事件发生地的省、自治区、直辖市人民政府卫生行政主管部门,应当及时向毗邻省、自治区、直辖市人民政府卫生行政主管部门通报。接到通报的省、自治区、直辖市人民政府卫生行政主管部门,必要时应当及时通知本行政区域内的医疗卫生机构。县级以上地方人民政府有关部门,已经发生或者发现可能引起突发事件的情形时,应当及时向同级人民政府卫生行政主管部门通报。

(二)突发公共卫生事件的流行病学调查

突发公共卫生事件流行病学调查的目的是明确突发公共卫生事件发生途径和范围、识别高风险人群和暴露因素、评估事件的危害程度和潜在危害、提出防控策略和措施建议以及评估防控效果和调整策略建议,为有效应对突发公共卫生事件提供科学依据和指导。

1. 突发公共卫生事件流行病学调查的意义

(1)查明原因:开展流行病学调查能帮助明确事件原因或寻找原因线索及危险因素,弥补个案病例调查不足,探究出事件的全貌。

(2)控制疾病进一步发展,终止暴发或流行:应对突发公共卫生事件,控制和预防疾病的进一步蔓延是流行病学调查研究的根本目的。

(3)提高疾病的监测能力:总结流行病学调查经验,持续优化方案和技术,不断提升疾病的监测能力。

2. 突发公共卫生事件流行病学调查的作用

(1)确认事件的发生途径和范围:流行病学调查可以帮助确定事件的发生途径和范围,例如确定不明原因疾病的发生途径(如病原体传播、食物中毒、职业中毒等)和病因来源(如人际传播、食物污染等),以便采取相应的控制措施。

(2)识别高风险人群和暴露因素:流行病学调查可以帮助识别高风险人群(如职业人群、老年人、免疫系统受损者等)和暴露因素(如食品中毒、职业中毒等),以便针对性地开展防控工作,减少事件传播风险。

(3)评估事件的危害程度和潜在危害:流行病学调查能够评估事件的严重程度和趋势,如致病率、死亡率等指标。通过及时收集和分析数据,可以判断事件的发展趋势,为制定合理的防控策略提供科学依据。

(4)提出防控策略和措施建议:通过流行病学调查,可以为制定防控策略和措施提供重要依据。调查结果能够确定事件的扩散速度、潜伏期、扩散范围等关键信息,从而指导制定合适的应急处理措施、个人防护措施、社区干预措施等,最大限度地减少扩散风险。

(5)评估防控效果和调整策略建议:流行病学调查有助于评估防控措施的效果,判断控制措施对事件扩散的影响和防控效果。基于调查结果,可以及时调整应对策略,优化防控措施,提高防控效果。

3. 突发公共卫生事件流行病学调查的步骤 突发公共卫生事件现场复杂多样,应尽可能收集事件较为完整的信息,通过流行病学方法进行调查,查明事件原因,有针对性地及时采取有效的处置措施,防止事件的扩散和蔓延。同时可对措施的实施效果进行评价。突发公共卫生事件常以疾病暴发或聚集性疫情的形式出现。流行病学调查步骤具体如下(图14-2):①组织准备;②核实诊断;③确定事件发生;④病例定义;⑤搜索病例;⑥流行特征分析;⑦建立并验证假设;⑧实施控制措施;⑨完善现场调查;⑩撰写书面报告。需要说明的是,每一次调查中这些步骤及顺序并不是固定不变的,可根据突发公共卫生事件现场的实际情况进行适当调整,各步骤也可同时进行。

4. 突发公共卫生事件流行病学调查的注意事项 在开展突发公共卫生事件的流行病学调查时,需要注意以下事项。

(1)快速响应:突发公共卫生事件通常要求快速采取行动。因此,调查团队需要迅速组织、部署和展开调查工作,以尽快获取相关数据和信息。

(2)确定调查目标和问题:在开始调查之前,明确调查的目标和问题非常重要。这有助于确定调查的重点和方向,以及收集相关数据的方法和工具。

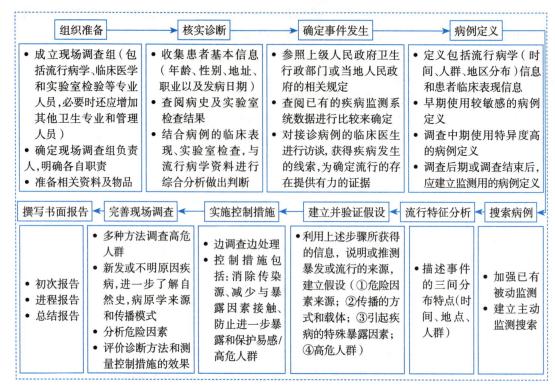

图 14-2　突发公共卫生事件流行病学调查步骤及主要内容

（3）数据收集和管理：确保采集到的数据准确、完整和可靠。使用标准化的调查工具和方法，进行数据收集和记录。同时，确保数据的保密性和安全性，并进行适当的数据管理和分析。

（4）人员培训和安全：调查团队成员需要接受相关的培训，包括流行病学调查方法、样本采集和调查伦理等方面的知识。同时，要确保调查人员的安全，采取必要的防护措施，防止交叉感染和其他风险。

（5）与卫生健康行政部门和其他机构合作：在突发公共卫生事件中，与卫生健康行政部门和其他相关机构合作非常重要。共享信息、协调行动和资源，确保调查工作的有效性和协调性。

（6）伦理和知情同意：在进行流行病学调查时，需要遵守伦理原则，尊重个人隐私和知情同意。确保调查过程中的保密性、尊重和透明性。

（7）及时沟通和信息发布：在调查过程中，及时沟通调查结果和相关信息至各方，包括卫生健康行政部门、政府机构、媒体和公众。确保信息的准确性、一致性和透明度。

根据具体的事件和调查需求，可能还需要考虑其他因素。在实施调查前，与专业的流行病学调查人员和卫生健康行政部门合作，以确保调查的质量和有效性。

（三）突发公共卫生事件阶段性趋势评估

阶段性趋势评估是通过专家会商等方法，对各类可能导致公共健康危害的突发事件相关信息，定期进行综合分析和趋势研判，识别未来一段时间内需要重点关注或开展应对准备的突发公共卫生事件或突发事件公共卫生威胁，并提出相应的风险管理建议。

1. 工作部门及职责　阶段性趋势评估工作的参与部门和人员相对固定，通常设一个牵头部门，并由负责突发公共卫生事件监测分析、相关疾病监测与防控的部门内的流行病学专业人员组成一个评估的核心队伍。阶段性趋势评估应建立联络人机制，参与评估的各部门均设 1～2 名联络人，由牵头部门提前收集各参与部门联络人的电话、邮箱等联系方式；每次评估前先由牵头部门向各参与部门发通知征集评估议题和评估人员名单，然后由各参与部门根据确定的评估议题分头准备评估资料，并根据需要邀请相关领域的专家参与；牵头部门再根据各部门所提交的评估资料，整理形成初步的评估报告;最后,由牵头部门组织各参与部门及其邀请的专家召开评估会议,讨论评估资料和初步评估报告,形成最终的评估报告,报送至相关部门或机构。

2. **确定评估议题**　首先由牵头部门在对不同来源的、前一时段及往年同期的监测信息进行分析的基础上,根据监测数据的异常变化(较前一时段或较往年同期显著上升)、疾病和突发公共卫生事件的特点及趋势(下一阶段将处于高发时段)、政府和公众关注的程度(高度关注)等提出评估议题建议。牵头部门向各参与部门发通知,通知内容包括召开风险评估会议的时间和地点、建议参会部门和人员、建议评估的议题及其相应参与部门、各参与部门准备评估资料的要求等,并向各参与部门征集需要评估的其他议题及其评估资料。各参与部门根据牵头部门的通知,在本部门所掌握的监测信息的基础上,最终确定本部门的评估议题。

3. **确定评估人员和准备评估资料**　评估人员除牵头部门负责组织风险评估工作的人员以外,还包括各参与部门根据牵头部门的通知以及评估议题需求所确定的专业人员,并根据需要邀请相关领域的专家或卫生行政部门的负责人参与。各参与部门的评估人员根据确定的评估议题分头准备评估资料,并根据通知要求向牵头部门提交评估议题材料和评估人员名单。牵头部门收集各参与部门提交的评估资料,结合前期的监测信息分析结果,整理形成初步的评估报告。

4. **召开评估会议和报告**　牵头部门组织各参与部门及其邀请的专家召开评估会议。先由牵头部门展示整体评估情况,再由各参与部门展示各自的议题资料,最后由牵头部门组织与会人员就各评估议题展开充分讨论,在初步评估报告的基础上,形成最终的评估报告。

阶段性趋势评估报告的内容主要包括摘要、背景或前言、评估内容与方法、识别出的风险及其风险管理建议等部分。牵头部门应及时将完成的风险评估报告报送本级人民政府和上级人民政府卫生行政部门,并根据需要通报相关医疗卫生机构。

(四) 突发公共卫生事件快速风险与深入风险评估

快速风险评估通常指在发现某一具有潜在公共卫生风险事件后的24~48小时内,根据已获得的事件相关信息和现有科学知识,采用简便易行的评估方法对事件进一步发展的可能性及其后果进行快速研判,并提出是否需要应对及如何应对的建议。深入风险评估是指针对某个特定健康威胁所开展的全面系统的风险评估,根据评估结果,提出未来一段时间内防控和卫生应急准备的策略和措施建议。

快速风险评估和深入风险评估在风险识别、分析及评价方面的要点相似,但快速风险评估通常采用专家会商法进行定性评估,深入风险评估更多采用结构化的评估方法;另外深入风险评估有充分时间设计严密、合理的评估框架,完整收集风险评估证据,通常所需要的时间较长。

1. **工作部门及职责**　专题评估工作通常根据风险问题所属的专业领域,由牵头管理部门组织开展。其他各相关部门为其提供本部门监测获得的突发公共卫生事件相关信息,并安排相应领域的专家参加评估。

2. **确定风险评估专家**　当确认某一事件可能引发紧急的公共卫生风险时,应该开展快速风险评估,确定其公共卫生影响。根据事件性质组建风险评估团队,风险评估时应邀请风险沟通专家加入,在风险评估团队与风险沟通专家之间应建立良好的协作机制,始终确保决策者和受影响人群之间有良好沟通,有助于提高控制措施的实施效果。

3. **收集证据**

(1) 收集事件详细信息:对信息进行收集、整理是重要的一步,为确保收集到事件的详细信息,最好从负责该起事件调查处理的人员处收集,并整理成信息清单。

(2) 开展文献检索和资料查询:通过检索最新文献和查询有关资料,收集评估该类事件所需的证据信息。资料来源包括国内外权威教科书、公开发表的文献、非公开出版的文献(即灰色文献,包括政府文献、学位论文、会议文献、科技报告、企业文件、产品资料、贸易文件、工作文件、内部刊物、交换资料和赠阅资料等)。文献检索应考虑周到、组织严密,充分收集与搜索主题相关的权威和关键文献。

（3）提取最佳证据：在快速风险评估中，证据主要依据观察性研究，包括病例报告与专家知识。理想状态下，快速风险评估不应该仅依据某一项研究或某一条证据。如果检索多种文献只有某一研究团体对某一感染性疾病或中毒的相关报告，在对信息进行解释时就需要采取谨慎的方法。差的证据或信息不应该用于快速风险评估，除非它是唯一可用的资料；在这种情况下，要在信息表中将所有不确定性进行记录。在解读文献时，需特别注意文献报告时相应的知识和方法学背景是否会带来文献结论的局限性。如病原体型别不同、研究对象群体的不同是否会导致疾病流行特征和临床特征的不同，检测方法的精准度提高是否会带来疾病或暴露因素分类差异以及流行特征差异等。

深入风险评估中，对于证据不足的关键信息，可以设计相关现场调查或者实验研究而获得。

4. 风险评估报告

（1）评估报告的撰写：专题风险评估报告的内容主要包括评估缘由、评估目的、评估方法、评估依据、评估结论、风险管理建议及评估专家名单等。

（2）评估报告的报送：牵头管理部门应及时将完成的风险评估报告报送本级人民政府和上级人民政府卫生行政部门，并根据需要通报相关医疗卫生机构。

第三节 | 突发公共卫生事件的医疗应急处置

突发公共卫生事件的处置需要全社会的协同配合，包括卫生健康行政部门、政府机构、医疗机构、社区和公众等。突发公共卫生事件发生后，应急处理指挥部及当地医疗机构应立即对事件所致的伤病员提供现场救援与医疗救护。

一、应急处置原则

突发事件医疗应急处置遵循分级负责、属地管理为主的原则，地方各级卫生健康行政部门应当建立突发事件的应急响应机制，根据突发事件类型，启动应急响应，在属地党委和人民政府领导下，加强部门协同，完善应急力量，快速反应、高效应对各类突发事件，开展医疗救援。

二、救援方案

卫生健康行政部门根据现场医疗救治需求，按照预案要求制订医疗救援方案，统一指挥调动医疗资源，迅速开展医疗救援工作。对伤病员进行检伤分类，开展现场救治、合理转运，分级分类开展救治，危险化学品、核辐射事件的伤病员应及时转运到专业医疗机构救治。

重大及以上级别突发事件，应统筹组织本省域医疗资源，开展现场救治和转运等工作。国家卫生健康委员会派出相关领域专家指导医疗救治工作，必要时调派医疗应急队伍予以支援。相邻省份应做好本省份国家、省级医疗应急队伍支援准备工作，随时接受调派。

三、医疗处置

（一）现场伤病员分类

医务人员应当按照相关规范和标准（图14-3）对伤病员进行初次检伤分类、持续评估，分别用绿、黄、红、黑四种颜色，对轻、重、危重伤病员和死亡人员进行分类，标记在伤病员或死亡人员的手腕或脚踝等明显部位，以便按照类别开展处置。危重症患者标红色标，应第一优先处置、转送；重症患者标黄色标，第二优先处置、转送；轻症患者标绿色标，

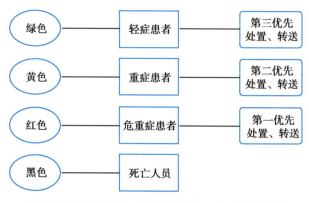

图 14-3　突发事件医疗应急处置初次检伤分类标准

可第三优先处置、转送;死亡者标黑色标。

(二) 现场伤病员转运

在确保安全的前提下,按照"最快到达"原则将伤病员迅速转送至具备治疗条件的医疗机构,对于传染病患者,应根据《中华人民共和国传染病防治法》等相关法律法规要求转送至指定的救治医疗机构。在医疗应急救援中,应综合考虑伤病员情况、地理环境、医疗救治条件和能力等因素,科学选择转运方式和收治医院。需要远距离转运的,协调民航、铁路、交通等部门协助解决医疗救援有关交通事宜。伤病员现场经治的医疗文书要与接纳后送伤病员的医疗机构做好交接。

(三) 伤病员救治

伤病员救治应按照"四集中"原则,即集中资源、集中专家、集中伤病员、集中救治,首选收治在医疗救治能力和综合水平强的二级以上综合医院、中医医院和中西医结合医院,成立医疗救治工作组,统一指挥、统一部署、统筹资源开展医疗救治工作。根据分级分层分类救治的原则,相应的卫生健康行政部门组织成立专家组,对伤病员病情进行评估,重症患者应按照"一人一策"原则进行救治,必要时开展多学科会诊和远程会诊,保证救治质量。

四、善后处置

应做好伤病员及家属、相关工作人员等重点人群以及公众的心理援助工作。特别重大、重大和较大突发事件伤病员集中收治工作完成、批量伤病员得到有效救治、结束集中收治工作后,应对医疗应急工作进行总结,包括事件概况、现场调查处理概况、患者救治情况、所采取措施的效果评价、应急处理过程中存在的问题和取得的经验及改进建议。评估报告上报本级人民政府和上一级人民政府卫生行政部门。

第四节 | 突发公共卫生事件的医疗应急保障

一、应急管理

卫生应急管理是指在突发公共卫生事件发生前、发生中、发生后的不同时期用有效方法加以干预和控制,最大限度减少其造成的损失的过程。其关键环节包括:①建立预警系统;②确定控制策略;③健全决策机制;④规范信息传播;⑤保证物资供应;⑥坚持依法行政。

卫生应急管理的基本内核是"一案三制","一案"是指应急预案,"三制"是指应急管理体制、应急机制和应急法制三个部分。其中,应急预案是突发事件处置的重要工具,是应急管理体系的"龙头"和重要"抓手";应急管理体制是实际运行应急管理工作的组织框架和制度安排;应急机制是根据突发事件发生发展的特点和规律,制定一套行之有效的制度和措施;应急法制是制定和执行应急管理法律、法规和规章,保障应急管理工作的合法性和有效性。中国于2003年"非典"之后开始建设以"一案三制"为核心的应急管理体系,统一应对各类突发事件,包括自然灾害、事故灾难、公共卫生事件和社会安全事件等。为进一步加强突发公共卫生事件的应急管理工作,根据《国务院关于实施国家突发公共事件总体应急预案的决定》(国发〔2005〕11号)和中编办《关于增设国务院办公厅国务院应急管理办公室的批复》(中央编办复字〔2005〕47号),设置国务院应急管理办公室,承担国务院应急管理的日常工作和总值班工作,履行值守应急、信息汇总和综合协调职能,全面履行政府职能。

二、医疗应急组织保障

各级卫生健康行政部门应当按照"统一组织、平急结合、因地制宜、分类管理、分级负责、协调运转"的原则,根据灾害灾难、传染病疫情、中毒、核辐射等不同类别的紧急医学救援组建医疗应急队伍,以有效应对辖区内发生的突发事件,必要时根据有关指令开展辖区外处置支援。各级各类医疗机构根据本单位的职能,成立相应的应急队伍。医疗应急队伍以现场救援、转运后送、院内救治为主要任务。

(一) 队员组成

队伍成员应根据应对事件的不同类型,从医疗卫生机构等选择政治合格、年富力强、有实践经验的人员组成。

(二) 队伍装备

队伍装备应实现集成化和自我保障化,分为通用性和专业类装备。通用性保障装备主要包括个人生活用品(携行)、后勤保障装备、指挥通信装备、办公装备、徽章标志和交通装备等;医疗救治专业类装备根据重大灾害、传染病、中毒、核辐射等不同事件类别配备,主要包括救治设备、防护装备,诊断、检测装备,现场处置类装备,药品器材等。

(三) 队伍管理

国家医疗应急队伍的建设和管理具体按照《国家卫生应急队伍管理办法(试行)》执行,地方各级医疗应急队伍管理参照执行。各级卫生健康行政部门可依托"医疗应急指挥信息系统"建立队伍成员和装备资料库,实行信息化管理,及时更新信息资料。

(四) 专家保障

各级卫生健康行政部门建立辖区内的医疗应急专家库,负责更新本级医疗应急专家库。发生突发事件时,卫生健康行政部门应及时从专家库调用专家,书面通知派出人员所在单位,紧急情况下可先电话通知。

1. **专家遴选**　政治合格,在临床医学、灾害管理学、法学等领域工作 5 年以上,具有一定专业学术地位或影响和应对突发事件处置经验并具备副高级及以上专业职称,年龄在 65 周岁以下、身体健康、能够胜任相关工作的,经推荐审核后可作为医疗应急专家,入选医疗应急专家库。医疗应急专家推荐与审核按照突发事件类别和所需相关专业进行推荐,包括医疗救治、卫生管理、危机管理、心理学、社会学等专业的专家。

2. **专家库管理**　医疗应急专家库按国家、省、地市三级分级管理、动态维护、实时更新。国家卫生健康委员会依托国家突发事件医疗应急指挥信息系统,建立和维护医疗应急专家库,指导省级专家库系统管理。省级卫生健康行政部门负责省级医疗应急专家库的建立、管理,按要求推荐国家级专家,指导省级以下医疗应急专家库管理。

三、医疗应急资源保障

(一) 救援机构保障

各级卫生健康行政部门要依托综合实力强的医疗机构加强紧急医学救援基地、重大传染病防治基地的建设和管理,提高大规模收治伤病员能力和医疗应急演训、科研、物资储备能力。医疗机构应本着"自用自储"的原则制定日常应急物资储备计划,国家医学中心、区域医疗中心和重大疫情救治基地、紧急医学救援基地、医疗应急队伍所依托的医疗机构要加强相关医疗救治设备配备并保留一定的备份量,以负责区域突发事件快速反应与支持。

(二) 物资保障

物资保障是指各种医疗卫生物资的生产、储备、供应在保证日常的各项预防、医疗、保健等工作需求外,当突发公共卫生事件发生时,能为应急处理工作提供及时、足量、合格的物资。各级卫生健康行政部门按照突发事件情况和生产供应情况科学制定医疗应急医药储备目录。储备物资类别包括突发事件医疗救治、现场处置所需的有关药品、疫苗、诊断试剂和器械、防护用品、消毒剂等。卫生应急储备物资使用后要及时补充。发生灾情、疫情等突发事件时,卫生健康行政部门需要调用医药储备的,原则上先向地方相关部门申请调用地方医药储备,地方医药储备不能满足需求时,可申请调用中央医药储备。

四、医疗应急培训

各级卫生健康行政部门负责医疗应急培训,包括制订和组织实施培训规划,并进行绩效评估。坚持"预防为主、平急结合、突出重点、学以致用"的原则,根据实际需要,充分利用广播电视、远程教育等先进手段,辅以情景模拟、案例分析等方法,采取多种形式开展培训。

(一) 组织实施

依据分级管理、逐级培训的原则,国家卫生健康委员会组织对省级、地方各级卫生健康行政部门组织本级及下一级师资和技术骨干的培训,做到全员培训和重点提高相结合,现场处置培训与理论培训相结合,地区交流与出国培训相结合。

(二) 培训对象和主要内容

1. **医疗应急管理干部培训**　重点是增强应急管理意识和公共安全意识,掌握相关法律、法规、预案和工作制度,提高医疗应急常态化管理、组织协调和指挥处置突发事件的能力。

2. **医疗应急专业队伍培训**　重点掌握医疗应急预案、技术规范和标准,精通医疗应急专业知识和技能,提高现场处置能力。以重点突发急性传染病、中毒、核和辐射损伤、各类重大突发事故和自然灾害等突发事件的医疗应急工作相关专业知识、理论、技能和应急处理程序、救治方法、安全防护为重点内容。

3. **医务人员培训**　重点掌握应急预案以及重点急性传染病、新发传染病、不明原因疾病、中毒、核和辐射损伤等诊断治疗技术和安全防护技能,熟练掌握各类突发事件中伤病员的急救处理技术,提高应对各类突发事件的发现报告、现场处置、医疗救援及与疾控机构协同处置能力。

4. **相关部门医疗应急管理干部培训**　重点掌握国家医疗应急相关法律、法规和预案以及《国际卫生条例(2005)》等,熟悉本部门突发事件医疗应急处置职责,了解突发公共卫生事件的报告标准和程序、应急措施、事后恢复重建以及能力评估等。

5. **医疗应急救援志愿者培训**　重点是掌握医疗应急救援及自救、互救、个人防护的技能以及协助专业救援队伍参与医疗应急处置的能力。

(三) 应急演练

各级卫生健康行政部门根据实际情况和医疗应急工作需要,结合预案制定年度演练计划,采取桌面和实战演练、功能和全面演练等形式,重点演练突发事件医疗应急组织管理、快速反应、技术规范、物资储备、部门协调、媒体沟通等。

五、其他保障

(一) 科普宣传

加强医疗应急科普宣教,利用广播、电视、报纸和网络等大众媒体,及时将宣传信息传递到有关目标人群,将切合实际的有关自救互救等知识反复向公众宣传,通过开展医疗应急科普知识进企业、进农村、进社区、进学校、进家庭等活动,倡导卫生行为,群策、群防、群控,提高公众突发事件医疗应急意识和能力。

(二) 交流与合作

加强医疗应急科技交流与合作,有计划地开展应对突发事件医疗应急相关的科学研究,探索事件发生、发展的规律。加强医疗应急工作的法制、体制、机制和预案建设的相关政策研究,应急指挥平台的开发应用,现场应急处置相关技术,应急能力评估,社会经济评价,队伍装备标准,应急物资储备,现场快速检测技术和实验室诊断方法等医疗应急科研成果的综合评价和推广应用工作。

(三) 补助、表彰与追责

各地按规定落实参加突发事件应急处置的医疗卫生人员补助,为参与突发事件处置的专业应急救援人员购买人身意外伤害保险。对突发事件医疗应急救援作出突出贡献的单位和个人,按照国家有关规定给予表彰。对在参与突发事件医疗卫生救援工作中致伤、致残、死亡的人员,按照国家有关规定给予相应的补助和抚恤。对工作消极、失职、渎职的有关责任人,依据《突发公共卫生事件应急条例》及有关法律法规严肃追究责任,构成犯罪的,依法追究刑事责任。

(洪 峰)

第十五章 | 预防保健策略

本章数字资源

"预防为主"一直是我国的卫生工作方针。我国的卫生体制、医疗卫生保障工作多年来与时俱进地开展改革,以应对我国广大居民日益增长的卫生需求。伴随中国的不断强大,我国在应对全球共同面临的健康问题中发挥着越来越重要的作用。本章主要介绍卫生系统、卫生改革、医疗保障制度以及全球健康的内容。

本章思维导图

第一节 | 卫生系统及中国卫生体制改革

卫生系统对个人、家庭和社会的健康发展至关重要。一个国家拥有健全的卫生服务组织体系、高效的疾病预防控制网络是保障国民健康的基础。从预防医学的视角来说,卫生系统是落实中国预防为主的方针,维护和促进人群健康的重要载体。作为未来的医学工作者,了解和掌握卫生系统的组织机构、功能与目标,有助于我们开展相关医疗卫生服务,以保障人民的健康。

一、卫生系统概述

(一)卫生系统

1. **卫生系统的定义** 在世界卫生组织发布的《2000 年世界卫生报告》中,卫生系统(health systems)被定义为所有致力于进行卫生活动的组织、机构和资源。凡是对个人卫生保健服务、公共卫生服务以及其他非卫生部门与改善人民健康有关的行动,均可称为卫生行动(health action)。

卫生系统包括卫生服务的提供者、消费者、购买者、决策者和监管者,涉及的资源包括资金、人员、设施、技术和信息,这些资源通过提供者、购买者和决策者的配合,为消费者提供服务。每个部分相互联系,相互影响而又相互制约,改变系统中的任何一个部分都可能对整个系统有直接或间接的影响,因此它是一个复杂、综合、动态的系统。卫生系统的结构和运行同时也受到其所处的政治、经济、社会、人口和技术等外部环境的影响。

2. **卫生系统的目标**

(1)使绝大多数人获得良好的健康:良好健康的目标包括两个方面,一是传统的人群健康平均水平(如平均期望寿命)较高;二是群体或个体之间的健康水平差异较小。健康公平性(equity in health)要求所有社会成员均有公平的机会获得尽可能高的健康水平,这是人类的基本权利。因此,健康公平性又被理解为创造相等的获得健康的机会,并将不同社会人群健康的差别降到最低水平。

(2)提高对人们正当期望的反应性:反应性(responsiveness)是指卫生系统能够满足人们合理期望的程度。这个期望并非对医疗方面的期望,而是指患者在享受医疗服务的过程中对非医疗方面的各种期望。反应性强调两点:非卫生技术性(non-health aspects)服务和普遍的合理性期望(universally legitimate expectations)。反应性分为主观性指标"对人的尊重"和客观性指标"以卫生服务对象为中心"两个部分,前者主要包括尊严、隐私保密性、自主性,后者包括及时性、社会支持、基本设施以及服务者的选择。具体如表 15-1 所示。

(3)确保卫生筹资的公平性:卫生筹资(health financing)是指为各项卫生活动筹集所用资金,以及合理配置和利用这些资金。卫生筹资的目标是在卫生领域筹集足够的用于卫生服务的资金,不断提升医疗服务的公益性和公平性,确保卫生服务质量,满足人们的服务需求并提供经济风险保护,同

表 15-1　世界卫生组织提出的卫生系统反应性测量内容

反应性的维度	测量内容
对个人的尊重	
尊严	在卫生机构受到尊敬;体检时卫生人员应保护服务对象的隐私
自主性	病患能参与保健和治疗的决定;检查或治疗前应征求服务对象的同意
保密性	卫生人员对个人的信息保密;与医护人员咨询时或讨论时应防止被其他无关人员倾听
交流*	卫生人员应仔细地听取服务对象及家属的叙述;卫生人员对问题的解释需通俗易懂;并给予服务对象询问的时间
以卫生服务对象为中心	
及时性	服务人群从家至卫生机构的距离和交通时间合适(从家步行到卫生机构需 15 分钟以内);急诊时能得到快速医疗服务;预约和咨询的等待时间适宜,能迅速进行相关检查;非急诊手术的等待时间较短
基础设施质量	候诊室有足够的空间、座位和新鲜空气;设施干净(如厕所清洁);提供健康、安全的食品
选择卫生机构和人员	卫生服务对象可以选择不同的医疗机构;自由选择卫生人员
社会支持网络	医疗机构允许亲友探视,并允许亲友携带食品或其他礼物;住院期间患者可以自由参加社会活动

注:*在《2000 年世界卫生报告》公布后新增的领域。

资料来源:GPE Discussion Paper No.21-23,Geneva,WHO。

时实现可利用卫生资源的最佳使用效率。具体可表现为水平公平和垂直公平两类。具有相同支付能力的人支付相同的费用为筹资的水平公平;具有不同支付能力的人支付的卫生费用不同,支付能力高的人支付更多的费用,支付能力低的人支付较少的费用为垂直公平。

3. 卫生系统的功能

(1)监管(stewardship):在卫生系统的四个功能中,监督管理处于核心地位,直接影响着其他三个功能及其发展方向。它包括制定公正的运行规则及确定整个卫生系统的战略方向,其核心问题是如何定位政府的作用。在管理方面最主要的挑战就是要强化国家卫生行政部门对卫生系统提供政策指导方向的能力。

(2)筹资(financing):适宜的筹资方式可以促进卫生系统的持续发展。资金筹集意味着通过一定的渠道从家庭、公司、政府和捐资机构筹集资金。这些渠道包括个人付费、商业保险、强制性社会保险、普通税收、非政府机构的捐款以及国际机构的转移支付。资金一旦筹集起来,就需要建立抗风险的统筹资金以及面向个人和卫生服务机构的资金分配方式。卫生筹资的主要挑战在于如何扩大预付制、提高公共筹资的力度、增加对资金的公共管理强度等。

(3)提供服务(service delivery):提供服务是卫生系统最常见也是最重要的功能。事实上,通常可能只通过提供服务来鉴定整个卫生系统的功能。在大多数卫生系统中,卫生服务分为个人卫生服务和公共卫生服务。个人卫生服务主要指针对个人的预防、诊断、治疗和康复等,公共卫生服务主要指针对群体的健康教育、环境卫生等。个人卫生服务一般涉及公立/私立卫生服务,而公共卫生服务则更多涉及政府责任。很多国家经验证明,个人卫生服务的提供日趋多元化,应通过有效的服务网络加以协调,并通过竞争提高效率。随着私立卫生服务机构的增加,应进一步促使公共部门加强管理,改善工作绩效。

(4)创建资源(creating resources):卫生资源是在一定社会经济条件下,国家、社会和个人对卫生部门综合投资的客观指标,包括卫生人力、卫生费用、卫生设施、卫生装备和药品、卫生信息等。卫生系统的功能之一是确保供给与需求之间的平衡,如卫生人力资源应合理配置,不能因此加剧卫生服务的不公平;同样,卫生机构及技术的投资也应根据国家的重点进行配置,从而提高卫生系统的整体绩效。卫生系统的功能与目标的关系如图 15-1 所示。

（二）卫生组织机构

卫生组织（health organization）是指以促进、恢复和维护人群健康为基本目的的机构或团体。卫生组织机构是卫生系统的重要组成部分，其设置的形式和层次，决定了卫生系统运行的效果和效率。卫生组织机构主要包括卫生行政组织、卫生服务组织以及与卫生直接相关的第三方组织。此外，国际卫生组织，如世界卫生组织、联合国儿童基金会等也属于卫生组织机构的范畴。

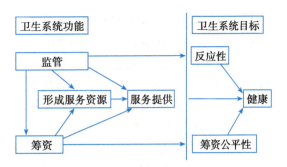

图 15-1　卫生系统的功能与目标之间的关系（WHO，2000）

1. **卫生行政组织**　卫生行政组织（health administrative organization）是指那些通过制定和执行卫生政策、法规来引导和调控卫生事业的发展，将组织和管理卫生相关事务作为主要职能的政府组织。卫生行政组织是国家公共行政组织的一种，是卫生公共政策的具体执行机构，通过法律手段贯彻和执行国家的健康与卫生工作方针、政策与法规，是具有合法性、强制性、权威性的政府机构。卫生行政组织在内部结构上具有集中统一、系统化和层级分明的特征。中国的卫生行政组织主要包括：国家及地方各级卫生健康委员会(局)、医疗保障组织等。

（1）国家及地方各级卫生健康委员会(局)：为推动实施健康中国战略，树立大卫生、大健康理念，把以治病为中心转变到以人民健康为中心，预防控制重大疾病，积极应对人口老龄化，加快老龄事业和产业发展，为人民群众提供全方位全周期健康服务，2018 年 3 月，国务院设立中华人民共和国国家卫生健康委员会。国家卫生健康委员会的主要职责是，拟订国民健康政策，协调推进深化医药卫生体制改革，组织制定国家基本药物制度，监督管理公共卫生、医疗服务和卫生应急，负责计划生育管理和服务工作，拟订应对人口老龄化、医养结合政策措施等。2021 年，国家疾病预防控制局成立，是国家卫生健康委员会管理的副部级单位，国家疾病预防控制局贯彻落实党和国家关于疾病预防控制工作的方针政策和决策部署。各级卫生健康委员会(局)分别在同级政府和上级卫生行政部门的领导下，管理本辖区的卫生行政工作。

（2）医疗保障组织：医疗保障组织（medical security organization）是指从事组织、管理医疗保障等事务的相关组织。为完善统一的城乡居民基本医疗保险制度和大病保险制度，不断提高医疗保障水平，确保医保资金合理使用、安全可控，推进医疗、医保、医药 "三医联动" 改革，更好地保障病有所医，2018 年 3 月国务院成立了中华人民共和国国家医疗保障局，其主要职责是，拟订医疗保险、生育保险、医疗救助等医疗保障制度的政策、规划、标准并组织实施，监督管理相关医疗保障基金，完善国家异地就医管理和费用结算平台，组织制定和调整药品、医疗服务价格和收费标准，制定药品和医用耗材的招标采购政策并监督实施，监督管理纳入医保支出范围内的医疗服务行为和医疗费用等。

2. **卫生服务组织**　卫生服务组织（health service organization）是以保障居民健康为主要目标，直接或间接向居民提供预防、医疗、康复、健康教育和健康促进等服务的组织。在中国，狭义的卫生服务组织主要包括医疗服务组织及专业公共卫生组织，前者包括医院、疗养院、社区卫生服务中心(站)、卫生院、诊所等；后者包括疾病预防控制中心、妇幼保健院、健康教育所等。广义的卫生服务组织还包括血液及血液制品生产组织、药品和医疗器械生产机构、医学科研组织、医学教育组织等。关于具体的卫生服务机构详见下文中国卫生服务体系部分。

3. **卫生第三方组织**　卫生第三方组织主要是指与卫生有关的各种非政府组织（non-governmental organization，NGO)，主要是由各种非政府部门、职业群体或群众自发组建的与健康有关的社会团体。第三方组织具有协助政府组织的职能，其功能与政府组织相辅相成，可以弥补政府组织管理的不足，促进卫生行业管理。中国卫生第三方组织主要包括与卫生相关的学会、协会、基金会等，学会是由科技工作者自愿组成的科技学术性团体；协会是由某行业工作者、行业内组织，为达到某种目标，通过签署协议自愿组成的团体或组织;基金会是指利用自然人、法人或者其他组织捐赠的财产,以从事公益事业为目的,按照《基金会管理条例》的规定成立的非营利性法人。

4. 国际卫生组织　随着人类国际交往的加深,相互依存的加强,保障健康成为国际性事业,各种国际组织和国际公约应运而生,为促进人类卫生保健事业作出了重要贡献。主要的国际卫生组织包括世界卫生组织、联合国儿童基金会、红十字国际委员会等。

(三) 中国卫生服务体系

卫生服务体系是指由卫生服务组织机构构成的系统,按职能可分为公共卫生服务体系和医疗卫生服务体系。卫生服务体系通过提供卫生服务分工协作,由医疗机构提供医疗康复服务,妇幼保健机构提供妇幼卫生保健服务,疾控中心提供疾病预防与控制服务,来促进、恢复和维护区域内居民的健康。卫生服务机构在接受卫生行政组织领导的同时,接受上级卫生服务组织的业务指导,并指导下级卫生服务机构,实现了卫生服务的纵向连续性供给。

1. 医疗卫生服务体系　医疗机构以救死扶伤,防病治病,为公民的健康服务为宗旨。医疗机构的主要功能是以提供医疗服务为主,并开展预防、保健、康复等服务,同时承担部分公共卫生服务,如健康教育和健康促进,应对突发事件的紧急医疗救治,支援基层医疗机构等。随着医防融合的推进,要求医疗机构在做好医疗服务的同时,加强疾病预防工作。设置医疗机构应当符合医疗机构设置规划,经卫生行政部门批准,取得《医疗机构执业许可证》方可开业。任何单位和个人未取得《医疗机构执业许可证》,不得行医。

(1) 医疗机构分级:中国医疗机构实行等级管理,共分三级。一级医疗保健机构是直接为社区提供医疗、预防、康复、保健综合服务的基层卫生保健机构。其主要功能是直接对人群提供预防保健服务,在社区管理多发病、常见病、现症患者,并对疑难重症做好转诊,协助综合或者专科医院做好中间或院后服务,合理分流患者。二级医院是为多个社区提供医疗卫生服务的地区性医院,是地区性医疗预防的技术中心。其主要功能是参与指导对高危人群的监测,接受一级转诊,对一级医疗机构进行业务技术指导,并能进行一定程度的教学和科研。三级医院是跨地区、省、市以及向全国范围提供医疗卫生服务的医院,是具有全面医疗、教学、科研能力的医疗预防技术中心。其主要功能是提供专科(包括特殊专科)的医疗服务,解决危重疑难病症,接受二级转诊,对下级医院进行业务技术指导和培训人才;完成培养各种高级医疗专业人才的教学并承担科研项目的任务;参与和指导一、二级预防工作。

(2) 医疗机构的规模:医院的规模主要指医院开设的床位数。根据医院的规模大小不同,其床位、卫生技术人员数和行政人员数的比例都有相应的标准。

(3) 医疗机构分类:根据其经营性质、社会功能及其承担的任务,分为营利性和非营利性两类。非营利性医疗机构(non-profit medical organization)指为公众利益服务而设置、不以营利为目的的医疗机构,其收入用于补偿医疗服务成本,实际运营中的收支结余只能用于发展。营利性医疗机构(profit medical organization)以投资获利为目的,可以更多地从事某些专科服务及特需服务,中外合作合资医疗机构、股份制医院和私营医院都属于营利性医疗机构。

2. 专业公共卫生服务机构　我国专业公共卫生机构是向辖区内提供专业公共卫生服务,主要包括疾病预防控制、健康教育、妇幼保健、精神卫生、急救、采供血、综合监督执法、食品安全风险监测评估与标准管理、计划生育、出生缺陷防治等,并承担相应管理工作的机构。专业公共卫生机构主要包括疾病预防控制机构、综合监督执法机构、妇幼保健计划生育服务机构、急救中心(站)、血站等,原则上由政府举办。与医疗机构重在治疗相比,公共卫生机构重在预防,主要通过社会预防疾病,促进健康和延长寿命。

(1) 疾病预防控制中心(Center for Disease Prevention and Control,CDC):是实施政府卫生防病职能的专业机构,集疾病监测和分析、预防与控制、检验与评价、应用科研与指导、技术管理与服务、综合防治与健康促进为一体,以预防和控制危险因素、疾病、伤害和失能,提高所辖区域人群健康水平和生命质量为目标。围绕国家和当地疾病预防控制重点任务,加强对疾病预防控制策略与措施的研究,做好各类疾病预防控制工作规划的组织实施；在继续加强传染病预防和控制的同时，积极开展对慢性非传染性疾病的预防和控制，快速应对突发公共卫生事件，重点加强疾病预防的技术决策、信息综合、防治实施、应用研究和预防服务等功能。国家层面设有中国疾病预防控制中心，各省市和地方也均设有疾病预防控制中心。国务院办公厅印发 2023 年第 46 号文件《关于推动疾病预防控制事业高质量发展的指导意见》，提出了到 2023 年的发展目标，要求强化疾控机构核心职能。

（2）妇幼保健机构（maternal and child health care institution）：妇幼保健是公共卫生的一项重要内容，妇幼保健机构是公共卫生服务体系的重要组成部分。主要提供以群体保健工作为基础，面向基层、预防为主，为妇女儿童提供健康教育、预防保健等公共卫生服务。在切实履行公共卫生职责的同时，开展与妇女儿童健康密切相关的基本医疗服务。因此，妇幼保健机构的专业工作内容兼有临床医疗与卫生保健双重性质，在中国卫生专业组织机构中具有特殊地位。中国妇幼保健机构由政府设置，分省、市（地）、县三级。上级妇幼保健机构承担对下级机构的技术指导、培训和检查等职责，并协助下级机构开展技术服务。

3. 广义的公共卫生体系　公共卫生是一项公共事业，属于国家和全体国民所有。仅依靠上述医疗机构和专业公共卫生服务机构是无法完成的，需要国家、社会、团体和民众的广泛参与和共同努力，因此公共卫生体系（public health system）是在一定的权限范围内提供必要的公共卫生服务的公共、民营和志愿组织的总体。它常常被描述为具有不同功能、相互关联和相互作用的网络，为整个社区和地方公众健康和福祉服务的各种组织机构。公共卫生体系一般包括以下机构。

（1）国家、省市和地方的公共卫生服务专业机构：它们是公共卫生体系的支柱，是负责公共卫生实施的业务部门，承担着政府保障人群健康的职责。

（2）医疗服务体系：它们一般作为突发公共卫生事件的第一报告人、疾病监测的前哨以及日常各种个体化预防服务和疾病管理服务的提供者，在保障公众健康中起到积极的作用。临床医师同样也是公共卫生体系的一员，针对传染病，临床医师须完成监测和报告、患者的隔离控制等工作，在"防"与"治"两个方面均承担重要的作用。

（3）社区：社区是人们集聚和生活的地方，既是公共卫生措施具体实施的场所，同时也作为各种合作部门（如公共安全、环保、救助、社会教育团体等）的整体，成为公共卫生体系的重要合作伙伴。

（4）企事业单位：主要代表了在职人员工作的场所。除了需要保护和促进本单位人群的健康外，还负有保护环境、帮助社区等社会责任。

（5）媒体：是公共卫生信息传播的主要载体，对公众的健康认知和行为有重大影响和引导作用。

（6）学术研究机构：作为公共卫生人才培养的主要机构，也是公共卫生创新性研究的重要部门，它为改善和发展公共卫生事业及服务水平提供基础资料。

政府公共卫生机构和医疗保健的提供者应是公共卫生的主体，它们与社会其他的组织及政府其他部门建立和维持伙伴关系，共同保障和促进全人群的健康。

二、中国卫生体制改革

卫生体制改革（health system reform）是为改善卫生系统绩效而进行的有目的、可持续、战略性的变革，根本目的是完善卫生服务系统、改善人民健康水平、提供健康保护、提高公众满意度。卫生体制改革不仅仅是技术问题，也是政治问题；不仅仅是卫生部门的职责，还需要政府相关部门乃至全社会的努力，只有政府领导，多部门协调，全社会共同参与才能有效推进。

（一）中国卫生体制改革历程

中国的卫生体制改革始于 20 世纪 80 年代末。为了解决计划经济体制下卫生事业发展存在的体制僵化、机制不活、供给短缺、能力不强等问题，引入了经济体制改革的思想，借用企业改革的思路进行卫生改革，将医疗卫生推向市场。改革在扩大医疗卫生服务资源总量、提高服务能力、调动医务人员积极性等方面取得了较好的成效，但也产生了部分负面效应，如政府投入减少导致医疗机构过度追求经济利益,从而使公立医院的公益性淡化,公共卫生服务被严重削弱。受经济体制变革影响,农村合作医疗、劳保医疗、公费医疗等医疗保障制度受到很大冲击,健康公平性问题日益突出。

1997年,面向市场条件下卫生工作中出现的诸多问题,中共中央、国务院出台了《中共中央、国务院关于卫生改革与发展的决定》,着重强调卫生事业的公益属性,并制定了"以农村为重点,预防为主,中西医并重,依靠科技与教育,动员全社会参与,为人民健康服务,为社会主义现代化建设服务"的新时期卫生工作方针。在这一方针的指引下,国家制定了一系列支持农村卫生、公共卫生、中医药事业发展的举措,如建立农村合作医疗制度、把妇幼保健目标纳入国家总体发展规划、大力开展爱国卫生运动等,卫生事业取得了新发展。

2000年,国务院颁布了《关于城镇医药卫生体制改革的指导意见》,提出"建立适应社会主义市场经济要求的城镇医药卫生体制,促进卫生机构和医药行业健康发展,让群众享有价格合理、质量优良的医疗服务,提高人民的健康水平"的总体改革目标。在此期间,城镇职工基本医疗保险制度不断发展,新型农村合作医疗制度和医疗救助制度开始启动。2003年发生的"非典"疫情,充分暴露了中国卫生服务体系建设严重滞后于经济发展的问题,加快卫生事业改革发展成为全社会的共识。

2009年4月,《中共中央 国务院关于深化医药卫生体制改革的意见》和《医药卫生体制改革近期重点实施方案(2009—2011年)》出台,拉开了新一轮医改的序幕。此轮医改政策设计的基本思路是保基本、强基层、建机制、全民享有。医改是一项复杂的社会系统工程,涉及各方利益关系的调整,需要统筹兼顾、分阶段、有重点地协调推进,逐步落实。同时,随着新一轮医改的推进,基层医疗卫生服务体系建设不断发展,基层医疗服务机构与大型医疗机构协作配合、合理分工的问题日益成为社会关注的热点。

2013年,党的十八届三中全会审议通过《中共中央关于全面深化改革若干重大问题的决定》,就深化医疗卫生体制改革提出"完善合理分级诊疗模式,建立社区医师和居民契约服务关系"。标志着分级诊疗这一曾经与医疗服务公益性理念相伴相生的制度再一次出现在医疗改革的舞台上,并快速成为备受期待和认可的改革路径。2015年5月,国务院办公厅出台《关于城市公立医院综合改革试点的指导意见》,提出构建分工协作的医疗服务体系和分级诊疗就医格局。

2016年8月19日,在中国健康与卫生大会上,习近平总书记做了重要讲话,再次强调了分级诊疗的重要作用。2016年10月,中共中央、国务院印发的《"健康中国2030"规划纲要》中提到,要建立不同层级、不同类别、不同举办主体医疗卫生机构间目标明确、权责清晰的分工协作机制,不断完善服务网络、运行机制和激励机制,基层普遍具备居民健康守门人的能力,完善家庭医生签约服务,全面建立成熟完善的分级诊疗制度,形成基层首诊、双向转诊、上下联动、急慢分治的合理就医秩序,健全治疗-康复-长期护理服务链。引导三级公立医院逐步减少普通门诊,重点发展危急重症、疑难病症诊疗。完善医疗联合体、医院集团等多种分工协作模式,提高服务体系整体绩效。

2021年3月发布的《中华人民共和国国民经济和社会发展第十四个五年规划和2035年远景目标纲要》提出深化医药卫生体制改革的目标。2022年10月,中国共产党第二十次全国代表大会报告进一步指出:"推进健康中国建设,深化医药卫生体制改革,促进医保、医疗、医药协同发展和治理。促进优质医疗资源扩容和区域均衡布局,坚持预防为主,加强重大慢性病健康管理,提高基层防病治病和健康管理能力。深化以公益性为导向的公立医院改革,规范民营医院发展。"

(二)目前卫生体制改革工作的重点

十多年来,国家将深化医改纳入全面深化改革统筹推进,推动"以治病为中心"转变为"以人民健康为中心",围绕解决"看病难""看病贵"两个重点难点问题,推出一系列重要改革举措,深化医改取得显著阶段性成效。当前,医改进入高质量发展阶段,党的二十大对持续深化医改作出了全面部署,以适应深化医改新阶段的新要求。在高质量发展阶段,需要坚持"一个中心",即以人民健康为中心;用好"一个抓手",即促进"三医"协同发展和治理;突出"一个重点",即深化以公益性为导向的公立医院改革,不断将深化医改向纵深推进。目前医疗卫生体制改革工作的重点主要体现在以下方面。

1. 加快建立分级诊疗制度,构建有序的就医和诊疗新格局 近年来,国家卫生健康委员会和有关部门通过持续推动深化改革,不断完善医疗卫生服务体系,增加优质医疗资源,分层分级提高医疗卫生服务能力,有效地满足了群众就医需求。

(1)建设国家医学高峰和省级医疗高地:推进国家医学中心和国家区域医疗中心规划设置和布局建设,集中力量开展疑难危重症诊治技术攻关。

(2)提升市级和县级医院专科能力:聚焦重点病种和专科,布局省级区域医疗中心,缩小地市重点疾病诊疗水平与省会城市的差距。同时,加大城市医院对口支援力度,持续推进县级医院专科建设,补齐短板弱项。2022年,全国87.71%的县级医院达到医疗服务能力基本标准。

(3)发展壮大医疗卫生队伍,完善基层医疗卫生服务体系:加强以全科医师为重点的基层医疗卫生队伍建设,发挥家庭医师团队"健康守门人"作用,夯实城乡基层医疗卫生服务网底。

(4)开展县域医共体和城市医疗集团建设试点:加强人、财、物、技等一体化管理,并以高血压、糖尿病等慢性病为切入点,畅通双向转诊机制。成立专科联盟,扩大优质专科资源辐射面。

(5)发展互联网诊疗和远程医疗服务:完善互联网诊疗管理,促进互联网医院健康发展。健全省—地市—县—乡—村五级远程医疗服务网络,提升基层服务水平。

2. 深入推广医保、医药、医疗"三医联动"改革方案 福建省三明市自2012年开始,采用了医保、医药、医疗"三医联动"综合改革方案,经过多年探索和实践,初步实现了从"以治病为中心"到"以健康为中心"的目标。在中国,"三明医改"成为卫生综合改革成效较好的典型案例,体现了患者、医院、医保等多方共赢的改革效果,体现了"人民至上、敢为人先"的精神,总结了改革整体联动、完善医改经济政策等核心经验,加大"三明医改"经验推广力度,通过开展药品耗材集中带量采购工作、推进医疗服务价格改革、推进医保支付方式改革、深化公立医院人事薪酬制度改革、加强综合监管等举措,因地制宜推广"三明医改"经验。促进多层次医疗保障有序衔接,包括巩固健全全民基本医保、完善多层次医疗保障制度、深化多元复合式医保支付方式改革。

3. 健全公共卫生体系,着力增强公共卫生服务能力 包括促进医防协同、促进医防融合、推进疾病预防控制体系改革、提升公共卫生服务能力,从制度完善、人才队伍建设、评价考核等多方面共同努力推动公共卫生体系建设和能力提升。高度重视健康的重要性和战略性,坚持以人民健康为中心,落实预防为主,提升疾病预防控制能力,加强医防协同,深入实施健康中国行动,保护人民生命安全和身体健康。

4. 推进卫生健康事业高质量发展,深化以公益性为导向的公立医院改革

(1)落实政府投入责任,夯实公益性基础:重点推动落实对符合区域卫生规划的公立医院基本建设和设备购置、重点学科发展、人才培养、符合国家规定的离退休人员费用和政策性亏损补贴等投入。根据经济社会发展、财政状况和人民群众卫生健康需求,逐步加大政府卫生投入力度,加强政府对基本医疗保障的投入,夯实公立医院公益性基础。

(2)推动医疗服务价格改革和规范化管理:继续做好医疗服务价格改革和规范化管理工作,使医疗服务价格更好地体现技术劳务价值,保障公立医院人员薪酬的来源,促进维护公益性。推动各地进一步落实价格动态调整机制。

(3)深化人事薪酬制度改革,调动医务人员积极性:将推动有关部门进一步深化公立医院人事薪酬制度改革,指导地方落实公立医院内部分配自主权,合理确定内部薪酬结构,注重医务人员的稳定收入和有效激励,发挥薪酬制度的保障功能,让医务人员全身心投入工作中,用不断提高的医疗服务质量和水平诠释公益性。

(4)强化公益性为导向的绩效考核:发挥绩效考核指挥棒作用,继续组织做好二级及以上公立医院绩效考核,统筹开展以公益性为导向的考核评价有关工作,重点考核医疗质量、运行效率、持续发展、满意度等,考核结果和医院等级评审、医保支付、工资总额等挂钩,引导公立医院坚持公益性、落实功能定位,促进公立医院沿着公益性的正确方向改革发展。

第二节 | 医疗保险与医疗费用控制

随着经济的快速发展,人口老龄化趋势日益加快,人民群众对健康的要求越来越高,心脑血管疾病、恶性肿瘤等慢性病患者呈现年轻化趋势而造成的疾病经济负担越来越重。医疗费用带来的经济压力影响了人们的生产和生活,易造成社会不稳定因素。国家一般通过建立医疗保险制度来解决诊治疾病和伤痛所需医疗费用,同时又采取一定的措施来遏制医疗费用的不合理增长,从而保证劳动力的再生产和社会生产的正常进行,促进社会和谐稳定。

一、医疗保险概述

(一) 医疗保险的概念

医疗保险(medical insurance)是将多种渠道筹集的经费(保险费)集中起来形成基金(医疗保险基金),用于补偿个人(被保险人)因病或其他损伤所造成的经济损失的一种制度。对疾病导致的医疗费用,尤其是基本医疗服务费用进行补偿是所有医疗保险的基本责任。一些国家的医疗保险还承保预防、保健等项目,补偿疾病给个人造成的经济损失。医疗保险受到社会、经济、文化、价值观、历史沿革等因素的影响。

医疗保险有广义与狭义之分,我们通常所说的医疗保险是指狭义的医疗保险,即针对疾病诊治所发生的医疗费用进行补偿的保险;广义的医疗保险也称健康保险(health insurance),它不仅补偿由疾病给人们带来的直接经济损失(医疗费用),还补偿由疾病带来的间接经济损失(如误工工资等),对分娩、残疾和死亡等也给予经济补偿,甚至支持疾病预防和健康维护等。广义和狭义的医疗保险之间没有严格的界限,只是保险范围和程度的差异。

(二) 医疗保险的分类

医疗保险按照不同的划分标准就有不同的医疗保险类型,一般有以下几种分类。

1. 以保险覆盖范围分类

(1)基本医疗保险:是在生产力、社会经济承受能力、卫生资源和卫生服务供给等达到一定水平的条件下,在国家或地区的基本健康保障范围内,为参保人获得基础性的、必不可少的医疗服务而提供的保险。

(2)补充医疗保险:是基本医疗保险的一个相对概念,它指单位、行业或特定人群,根据其经济收入水平、疾病谱的特征、卫生服务需求和利用状况、人群的人口学特点等,自愿参加的一种辅助医疗保险。它是基本医疗保险的有益补充。一般情况下,基本医疗保险是强制的社会保险,而补充医疗保险则是用人单位和个人自愿参加的医疗保险。

2. 以保险经营的性质分类

(1)社会医疗保险:是社会保险的重要组成部分,一般由政府部门承办,借助经济、行政和法律手段强制实施并进行组织管理。在医疗保险基金遇到特大风险时,政府将给予适当帮助,如政府财政补助等;必要时,政府还出面协调医疗保险机构与有关各方的关系,使社会医疗保险得以顺利推行。

(2)商业医疗保险:是商业保险的一种,是指被保险人在投保一定期限后患有保险合同规定的某种疾病或因意外伤害导致支出医疗费用时,由保险公司向被保险人支付相应的保险金,使被保险人的疾病风险及时降低的一种商业保险形式。商业医疗保险又可分为普通医疗保险和特种疾病医疗保险。商业医疗保险由商业保险公司经办,以营利为目的,政府不参与保险经营,采取自愿参加的原则。

3. 以保险内容的范围分类

(1)综合医疗保险:综合医疗保险不仅对门诊医疗服务提供费用补偿,而且对住院医疗服务费用进行补偿,不分大病、小病和重病、轻病,都提供医疗服务费用补偿,保障范围大,管理难度也大。

(2)住院医疗保险:现在理论界基本上把它视为大病医疗保险。该保险保费较低,经济负担较轻,因此深受缴费者的欢迎。住院医疗保险最大的不足是门诊费用有可能向住院费用转嫁,导致过度利用医疗服务。

(3)病种医疗保险:主要针对单个费用较高的疾病,适合于在没有开展医疗保险地区的全体人群或虽已经开展了医疗保险但尚未被纳入保险范围的群体中实行,如恶性肿瘤医疗保险,参保人每年只需缴纳少量的医疗保险费,一旦患上了恶性肿瘤,保险机构将按医疗保险合同规定补偿因接受与恶性肿瘤有关的医疗服务所支出的门诊、住院费用。

二、医疗保险的主要模式

按医疗保险基金筹集方式来划分,主要可分为国家医疗保险、社会医疗保险、商业医疗保险和储蓄医疗保险等模式。

(一)国家医疗保险模式

国家医疗保险(national health service,NHS)模式,指国家或政府直接举办医疗保险事业,通过税收的形式筹集医疗保险资金,并通过财政预算将资金拨付给有关部门或直接拨给医疗机构,由这些医疗机构向居民提供免费或低收费的医疗服务。医疗卫生机构以公有制为主,医务人员为国家公职人员,医疗服务机构的所有权及控制权归国家所有。英国、加拿大、瑞典、爱尔兰、丹麦等国家所实行的全民医疗保险制度即属于此类,其中英国实行国家医疗保险模式最早,也最具代表性。我国 20 世纪实行的公费医疗制度也属于此类。

1. **优点**　本模式医疗保险经费的主要来源为政府财政预算拨款,因此资金来源稳定。由于是全民医疗保险,保险覆盖面广,社会共济能力强。医疗卫生事业作为国家福利事业的一个组成部分,公共卫生和预防服务能够得到充分保障。医疗服务基本为免费或低收费服务,体现了社会公平性和福利性,属于福利性的医疗保险制度。

2. **缺点**　本模式医疗费用筹资渠道单一,且医疗卫生资源的配置、医疗服务的价格几乎不利用市场机制的调节作用,不能满足日益增长的医疗需求。由于医疗机构之间缺乏竞争,医院、医护人员服务积极性不高,导致医疗服务效率低,甚至服务质量低下。由于医疗机构和居民都缺乏费用意识和有效的费用约束机制,容易导致对医疗服务的过度利用。

(二)社会医疗保险模式

社会医疗保险(social health insurance)模式保险基金的来源主要是由雇主(或参保单位)和雇员(或参保人员)按一定比例缴纳,政府适当补贴。当参保者及其家属因疾病需要医疗服务时,由社会医疗保险机构支付一定医疗费用。这种模式在管理上属于计划与市场相结合的体制,实行这类医疗保险的国家或地区有德国、日本、法国、韩国,其中德国的社会医疗保险制度历史最悠久、最具有代表性。

1. **优点**　社会医疗保险一般有法律的强制性保证。在风险分担方面,由于参保覆盖面广,基金统一筹集、管理和使用,互助共济性强,有利于个人医疗风险的横向转移;在分担机制方面,个人需缴纳保险费和承担一定的医疗费用,有利于加强个人的医疗费用意识及医疗费用约束机制;在费用管控方面,社会医疗保险经办机构同医疗机构建立协议服务关系,引入了竞争机制,促使医院提供优质服务,有利于控制医疗服务行为和医疗费用;在基金积累方面,医疗保险基金实行现收现付制,一般不会有积累或积累很少。

2. **缺点**　由于实行现收现付制,没有纵向积累,抗风险能力弱,本模式不能解决两代人之间医疗保险费用负担的代际转移问题,随着人口老龄化社会的到来,这种矛盾将日趋尖锐。在保障范围方面,预防保健服务纳入较少,对其重视不够。由于不同地区经济水平的差异和筹资水平的不同,社会医疗保险存在负担水平和待遇水平的差异。

(三)商业医疗保险模式

商业医疗保险(private health insurance)模式也称市场医疗保险模式,是由商业保险公司承办、以营利为目的的一种医疗保险形式,主要通过市场机制来筹集费用和提供服务,政府基本不干预或很少干预。本模式医疗保险的资金主要来源于参保者个人或雇主(企事业单位)通过自愿购买商业保险公司的医疗保险项目所支付的保险费用。保险人与投保人(被保险人)签订合同,双方履行相应的权利和义务。美国是实施市场型医疗保险模式的典型代表,其特点是公共医疗保险和商业医疗保险共存的多元化医疗保险制度,但以商业医疗保险为主。

1. **优点**　商业医疗保险是一种商业行为,政府承担有限的责任,节约公共资源。由于其管理形式灵活、多样化,受政府干预较少,能够遵循市场需求满足不同社会阶层对医疗服务的需求。商业医疗保险服务的价格、资金的筹集由保险公司自主决策,市场机制充分发挥调节作用。由于其保险的非强制性,是否参保完全由人群自由选择,使保险公司必须在服务价格和质量上进行竞争,从而使参保人获得质量更高、更全面的医疗保险服务。

2. **缺点**　大多数商业保险机构以营利为目的,医疗保险的价格都比较昂贵,低收入者难以支付,体弱多病者和老年人等高医疗消费人群往往被排除在外,且不同人群享受医疗保险的待遇差距较大,社会公平性较差。医疗消费主要通过市场机制来调节,缺乏有力干预措施和监控措施,易造成医疗费用失控或变相转嫁到参保人群身上。

(四) 储蓄医疗保险模式

储蓄医疗保险模式是一种通过立法,强制劳方或劳资双方缴费,以雇员或家庭的名义建立保健储蓄账户,并逐步积累,用以支付个人及家庭成员日后患病所需的医疗费用的一种医疗保险制度,是强制储蓄保险的一种形式。储蓄医疗保险模式属于公积金制度的一部分,来源于新加坡,目前斯里兰卡、印度尼西亚等十几个发展中国家也实行这种制度。

1. **优点**　此种保险模式下,个人享受的医疗服务水平越高,支付的费用越多,有利于避免过度利用医疗服务,因此比较强调个人责任。每个国民从开始工作有收入之日起都要为其医疗服务需求储蓄积累,政府保证个人医疗储蓄资金等保值增值,能较好地解决人口老龄化带来的预防保健筹资等费用问题,从而解决了医疗费用的代际转移问题,管理效率较高。

2. **缺点**　储蓄医疗保险过分强调效率,忽视公平性。由于医疗保险基金不能横向流动,不能实现收入再分配,从而缺乏共济性,承担风险能力不强。对于低收入者或无收入者来说,由于个人账户资金储蓄不足,就可能出现医疗费用支付能力低的问题。

三、我国多层次医疗保障体系

新中国成立后,我国医疗保险制度有三种类型:免费医疗(包括公费医疗和企业劳保医疗)、集资医疗(主要是合作医疗)和自费医疗。公费医疗制度针对行政机关、事业单位、人民团体的干部职工、退休人员等。医疗经费来源于国家预算拨款。劳保医疗制度是对企业单位职工(免费医疗)及其家属(半费医疗),经费来源于企业的纯收入。合作医疗制度针对农民,经费主要来源于农村集体经济。这三类医疗保障制度较好地保障了职工和农民的基本医疗,提高了其健康水平,极大地调动了其生产积极性,维护了社会稳定,在新中国医疗保障制度的建立和发展发挥了重要作用。

改革开放之后,随着社会主义市场经济的建立和发展,在计划经济体制下建立起来的公费、劳保和合作医疗制度,已不能适应社会经济发展的要求,出现很多问题,如医疗保障的覆盖面较窄,医疗保障资金筹集机制不健全,管理和服务的社会化程度低,医疗风险承担能力低,缺乏有效的费用约束机制等。这些问题已严重影响到我国社会主义市场经济的发展。针对原有医疗保障制度的弊端,全国各地开始全面启动医疗保障制度改革,建立基本医疗保险制度,从此拉开了我国医疗保障体系改革的序幕。

目前我国基本医疗保障本着广覆盖、保基本、多层次、可持续的原则,强调医疗保障水平要与我国社会经济发展水平相适应,其筹资水平要根据财政、企事业单位的实际承受能力合理确定。根据"以收定支,收支平衡"的原则,确定基本医疗保险可以支付的医疗服务范围和支付标准。2009 年 4 月,《中共中央　国务院关于深化医药卫生体制改革的意见》中,将医疗保障体系作为我国基本医疗卫生制度的四大体系之一。并要求加快建设医疗保障体系,建立和完善以基本医疗保障为主体,其他多种形式补充医疗保险为补充,覆盖城乡居民的多层次医疗保障体系。其中,基本医疗保障体系由城镇职工基本医疗保险、城镇居民基本医疗保险、新型农村合作医疗和城乡医疗救助共同组成,分别覆盖城镇就业人口、城镇非就业人口、农村人口和城乡困难人群。

在医疗保险制度的改革探索中,我国逐步建立了多层次医疗保障体系。2020年3月,《中共中央 国务院关于深化医疗保障制度改革的意见》提出,到2030年全面建成以基本医疗保险为主体,医疗救助为托底,补充医疗保险、商业健康保险、慈善捐赠、医疗互助共同发展的医疗保障制度体系。为积极应对人口老龄化、健全社会保障体系,近年来积极试点开展长期护理保险制度。下面将展开介绍我国的多层次医疗保障体系。

(一)基本医疗保险体系

1. 城镇职工基本医疗保险 城镇职工基本医疗保险是为补偿企事业单位、机关、社会团体、民办非企业单位职工因疾病风险遭受经济损失而建立的一项医疗保险制度。通过用人单位和个人缴费,建立医疗保险基金,参保人员患病就诊发生医疗费用后,医疗保险经办机构给予一定的经济补偿,以避免或减轻职工因患病、治疗造成的经济负担。1998年12月,国务院颁布了《关于建立城镇职工基本医疗保险制度的决定》,明确要求在全国范围内建立覆盖全体城镇职工的基本医疗保险制度。

(1)覆盖范围:覆盖城镇所有用人单位的职工,同时积极鼓励灵活形式就业人员自愿参加职工医保,不同性质单位的职工都能享受基本医疗保险,有利于促进劳动力资源的合理流动与有效配置,同时也是医疗保险共济性特点所要求的,参保人数越多,医疗保险基金的共济能力越强,抵御疾病风险的能力也就越强。在统筹层次上,实行属地化管理,原则上以地级以上行政区为统筹单位。对少数地级行政区内,县(市)经济发展水平和医疗消费水平差异较大,可以实行县(市)级统筹,鼓励有条件的省份稳步推进基本医保省级统筹。

(2)资金筹集:基本医疗保险费由用人单位和职工个人共同缴纳。用人单位缴费率控制在职工工资总额的6%左右,职工缴费率一般为本人工资收入的2%。随着经济发展,用人单位和职工缴费率可作相应调整。基本医疗保险基金由统筹基金和个人账户构成,个人缴费全部计入个人账户,单位缴费全部计入统筹基金。

(3)管理制度:城镇职工基本医疗保险实行社会化管理。一般由国家医疗保障行政部门制定医疗保险政策,同时建立独立于企业事业单位之外的、政府主管的医疗保险经办机构,负责医疗保险业务,以及对医疗保险运作进行监督管理。

2. 城乡居民基本医疗保险 城乡居民基本医疗保险是为补偿城镇非从业居民和农村居民因疾病风险遭受经济损失而建立的一项医疗保险制度。通过个人缴费与政府补助相结合的方式筹集资金,建立医疗保险基金,参保人员患病就诊发生医疗费用后,医疗保险经办机构给予一定的经济补偿,以避免或减轻城乡居民因患病、治疗造成的经济负担。城乡居民基本医疗保险由新型农村合作医疗和城镇居民基本医疗保险两项制度整合建立。

(1)覆盖范围:覆盖现有城镇居民医保和新农合所有应参保(合)人员,即覆盖除职工基本医疗保险应参保人员以外的其他所有城乡居民。

(2)资金筹集:多渠道筹资,实行个人缴费与政府补助相结合为主的筹资方式,鼓励集体、单位或其他社会经济组织给予扶持或资助。2023年,城乡居民基本医疗保险筹资标准为1 020元,其中人均财政补助标准达到每人每年不低于640元,个人缴费标准每人每年380元。其中,中央财政对西部、中部地区分别按照80%、60%的比例进行补助,对东部地区各省分别按照一定比例进行补助。

(3)管理制度:城乡居民基本医疗保险实行社会化管理,也是由国家医疗保障行政部门进行管理监督。国家医疗保障行政部门要求扎实推进参保扩面,聚焦重点人群及关键环节,确保应参尽参;同时要求推动医保助力乡村振兴,巩固提升"基本医疗有保障"成果,稳定实现农村低收入人口和脱贫人口参保率达到99%以上,坚决守牢不发生因病规模性返贫底线。

（二）医疗救助制度

医疗救助制度是政府通过提供财政和技术上的支持,社会通过慈善捐助,对贫困人群中因病而无法支付医疗费用或因支付高额医疗费用陷入困境的人群实施帮助和支持的制度安排。我国医疗救助制度初步建立时分为两个制度:城市医疗救助制度和农村医疗救助制度。目前,两项制度已经合并为城乡医疗救助制度。

1999 年,国务院发布《城市居民最低生活保障条例》,标志着政府开始救助贫困人口。2005 年 3 月,民政部、卫生部、劳动保障部、财政部发布《关于建立城市医疗救助制度试点工作的意见》,从各地实际情况出发,通过多渠道筹措资金,逐步建立适合我国国情的城市医疗救助制度,切实帮助城市贫困群众解决就医方面的困难和问题,标志着我国已开始对城市医疗救助制度的实施探索。

2002 年,《中共中央　国务院关于进一步加强农村卫生工作的决定》提出要建立和完善农村合作医疗制度和医疗救助制度,要求对农村"五保户"和贫困家庭实施以大病补偿为主的医疗救助,并对贫困家庭参加新型农村合作医疗给予资助。2003 年 11 月,民政部、卫生部、财政部《关于实施农村医疗救助的意见》指出建立和实施农村医疗救助制度,对患大病农村五保户和贫困农民家庭实行医疗救助,要求到 2005 年,在全国基本建立起规范、完善的农村医疗救助制度。

2009 年 6 月,民政部、财政部、卫生部、人力资源和社会保障部《关于进一步完善城乡医疗救助制度的意见》指出,进一步完善城乡医疗救助制度,筑牢医疗保障底线,保障困难群众能够享受到基本医疗卫生服务。2015 年 4 月,民政部、财政部、人力资源和社会保障部、卫生计生委、保监会发布《关于进一步完善医疗救助制度全面开展重特大疾病医疗救助工作的意见》,要求整合城乡医疗救助制度,全面开展重特大疾病医疗救助工作,实现医疗救助制度科学规范、运行有效,与相关社会救助、医疗保障政策相配套,保障城乡居民基本医疗权益。2021 年 10 月,国务院办公厅《关于健全重特大疾病医疗保险和救助制度的意见》,指出做好重特大疾病医疗保障,是进一步减轻困难群众和大病患者医疗费用负担、防范因病致贫返贫、筑牢民生保障底线的重要举措。

1. **救助对象**　医疗救助公平覆盖医疗费用负担较重的困难职工和城乡居民,根据救助对象类别实施分类救助。对低保对象、特困人员、低保边缘家庭成员和纳入监测范围的农村易返贫致贫人口等,按规定给予救助。对不符合低保、特困人员救助供养或低保边缘家庭条件,但因高额医疗费用支出导致家庭基本生活出现严重困难的大病患者,根据实际给予一定救助。

2. **资金筹集**　多渠道筹集资金。财政部门要按规定做好资金支持。拓宽筹资渠道,动员社会力量,通过慈善和社会捐助等多渠道筹集资金,统筹医疗救助资金使用。促进医疗救助统筹层次与基本医保统筹层次相协调,提高救助资金使用效率。

3. **管理制度**　建立健全部门协同机制,加强统筹协调。医保部门要统筹推进医疗保险、医疗救助制度改革和管理工作。民政部门要做好救助对象认定工作。财政部门要做好资金支持。卫健部门要强化对医疗机构的行业管理。税务部门要做好基本医保保费征缴相关工作。银保监部门要加强对商业保险机构承办大病保险的行业监管。乡村振兴部门要做好农村易返贫致贫人口监测和信息共享。工会要做好职工医疗互助和罹患大病困难职工帮扶。

（三）补充医疗保险

补充医疗保险是由单位、企业或特定人群,根据自己的经济承担能力,在基本医疗保险制度基础上自愿参加的各种辅助性的医疗保险,其主要解决参保人员基本医疗保险支付范围以外的医疗费用,是对基本医疗保险制度的补充。

基本医疗保险体现了医疗保险的公平性,但只能满足较低水平的基本医疗需求。而在我国不同地区、不同行业的人群,经济水平和健康观念存在差异,医疗消费不同,对医疗保险的需求也是多层次的。另外,医药技术的发展和医疗服务设施的改善,也形成了多层次的医疗服务。因此,补充医疗保险将有利于在基本医疗保险的基础上满足人民群众多层次的医疗保障需求。

在基本医疗保险基础上的补充医疗保险有利于解决参保人员享受基本医疗保险后个人负担仍

然较重的问题;可以满足部分特殊人群,如公务员、原享受公费医疗的事业单位人员、退休人员,以及原来待遇较好的企业,尤其是大中型国有企业,在基本医疗保险制度下与原公费医疗相比待遇不会明显下降的要求;有利于减轻国家或政府的社会保障责任,从而有利于保障基本医疗保险制度顺利实施。

1. 保障范围 补充医疗保险一般是高水平的医疗保险,其承担的风险较大,单位和个人是否参加补充医疗保险完全取决于自愿,不带有强制性。在实际操作中一些补充医疗保险带有半强制性,即政府通过文件的形式要求单位参加补充医疗保险,但单位是否参加并没有硬性的规定,也没有不参加将受到处罚的规定。半强制性体现了政府的重视,对树立补充医疗保险的信誉有益,因此能争取更多的参保单位,增加补充医疗保险的风险承担能力。

补充医疗保险是基本医疗保险的补充,因此,一般要求参保补充医疗保险的前提条件是参加了基本医疗保险。但实际操作中,一些补充医疗保险具备商业医疗保险的性质,即使没有参加基本医疗保险,单位和个人仍然可以购买补充医疗保险,只不过在发生医疗费用时,先按基本医疗保险政策计算,实际并未支付此部分费用,然后按补充医疗保险政策报销支付。

补充医疗保险的保障范围主要是:超过个人账户支付额度的部分;统筹基金支付封顶线以上的部分;统筹支付起付线至封顶线以下的医疗费用,按照基本医疗保险政策个人需要承担的部分,包括乙类药品和部分诊疗项目个人需要首先支付的部分,按比例分担个人要分担的部分。

2. 资金筹集 补充医疗保险的风险是承办补充医疗保险的机构自己承担,政府一般不承担责任,因此其保险基金的筹集以单位和个人筹集为主。个人筹资体现多投保多受益,少投保少受益,不投保不受益的原则。

3. 管理制度 目前来看,我国的补充医疗保险主要是住院补充医疗保险,管理形式具有多样性,主要的管理形式包括以下几种。

(1)社会医疗保险经办机构单独承办:社会医疗保险经办机构根据参保人群的特点以及基本医疗保险政策,自己设计补充医疗保险方案,征收筹集保费,进行医疗费用的审核补偿,实行风险自担。

(2)企事业单位或行业单独承办:一些规模较大、效益较好的企事业单位或行业可以自己筹集资金,或单位与职工按比例缴纳费用,建立补充医疗保险专项基金,用于对职工高额医疗费用的补偿或者减轻个人的医疗费用负担。这种方式属于企事业或行业自办保险的模式,一般由企事业单位或行业单独对补充医疗保险基金进行运作。

(3)商业保险公司和单位联合承办:已经参加基本医疗保险的单位向商业保险公司投保基本医疗保险支付范围以外的医疗保险。保险方案一般是由保险公司根据企事业单位的特点和要求进行设计,所以针对性强。补充医疗保险保费一般由商业保险公司向单位征收,商业保险公司通过单位向参保职工支付医疗费用,但医疗保险的风险和医疗费用控制只在保险公司一方。由于商业保险公司一般风险承担能力强,管理效率高、成本低、服务周到,对广大职工和部分企业有一定的吸引力。

(4)社会医疗保险经办机构和商业保险公司联合承办:社会医疗保险经办机构作为基本医疗保险参保人的投保代理人,集体向商业保险公司购买保险。该方式集合了社会医疗保险经办管理和商业医疗保险的优势,保险基金筹集和医疗费用的支付针对性强,补充医疗保险基金的收缴和管理优势明显,医疗费用控制由社保机构和保险公司共同进行,风险承担能力强,因此是补充医疗保险管理的较好方式。目前,我国的城乡居民大病保险采用这种管理形式。

(5)商业医疗保险是由商业保险公司开办,以营利为目的,参保人员自愿参加的一种医疗保险制度。

(四)长期护理保险

长期护理保险(long-term care insurance,LTCI)是指对被保险人因为年老、严重或慢性病、意外伤残等导致身体上的某些功能全部或部分丧失,生活无法自理,需要入住长期护理机构,譬如安养院等接受长期的康复和支持护理,或在家中接受他人护理时支付的各种费用给予补偿的一种健康保险。

长期护理通常周期较长,一般可长达半年、数年甚至十几年,其重点在于尽最大可能长久地维持和增进患者的身体机能,提高其生存质量,并不是以完全康复为目标,更多的情况是使患者的情况稍有好转,或仅仅维持现状。

2016 年 6 月,国家人力资源和社会保障部办公厅发布《关于开展长期护理保险制度试点的指导意见》,要求探索建立长期护理保险制度,指出长期护理保险制度是应对人口老龄化、促进社会经济发展的战略举措,是实现共享发展改革成果的重大民生工程,是健全社会保障体系的重要制度安排,同时指出在我国启动 14 个省(直辖市)的试点工作。2020 年 9 月,国家医保局、财政部印发《关于扩大长期护理保险制度试点的指导意见》,明确了扩大长期护理保险制度试点的基本政策,对基金、服务、经办等三方面管理服务工作作出要求,并发布了试点城市名单,明确试点期限 2 年。

1. **覆盖范围**　试点阶段从职工基本医疗保险参保人群起步,重点解决重度失能人员基本护理保障需求,优先保障符合条件的失能老年人、重度残疾人。有条件的地方可随试点深入探索,综合考虑经济发展水平、资金筹集能力和保障需要等因素,逐步扩大参保对象范围,调整保障范围。

2. **资金筹集**　探索建立互助共济、责任共担的多渠道筹资机制。科学测算基本护理服务相应的资金需求,合理确定本统筹地区年度筹资总额。筹资以单位和个人缴费为主,单位和个人缴费原则上按相同比例分担,其中单位缴费基数为职工工资总额,起步阶段可从其缴纳的职工基本医疗保险费中划出,不增加单位负担;个人缴费基数为本人工资收入,可由其职工基本医疗保险个人账户代扣代缴。有条件的地方可探索通过财政等其他筹资渠道,对特殊困难退休职工缴费给予适当资助。建立与经济社会发展和保障水平相适应的筹资动态调整机制。

3. **待遇保障**　长期护理保险基金主要用于支付符合规定的机构和人员提供基本护理服务所发生的费用。经医疗机构或康复机构规范诊疗、失能状态持续 6 个月以上,经申请通过评估认定的失能参保人员,可按规定享受相关待遇。根据护理等级、服务提供方式等不同实行差别化待遇保障政策,鼓励使用居家和社区护理服务。对符合规定的护理服务费用,基金支付水平总体控制在 70% 左右。做好长期护理保险与经济困难的高龄、失能老年人补贴以及重度残疾人护理补贴等政策的衔接。

4. **管理制度**　长期护理保险基金参照现行社会保险基金有关管理制度执行。基金单独管理,单独核算。进一步探索完善对护理服务机构和从业人员的协议管理和监督稽核等制度。引入社会力量参与长期护理保险经办服务,充实经办力量。

四、医疗费用控制

建立医疗保险制度的目的之一是在保障人们基本医疗需要的同时又要遏制医方费用的不合理增长。医疗保险涉及医疗服务提供方、医疗保险需求方和医疗保险管理方,利益的驱动可能导致医疗服务供方和需方出现违反规定的行为,如果医疗保险管理方不加强监督和规范各方的行为,就可能导致不合理的医疗保险利用,使保险费用出现风险的概率增加。因此,医疗保险的费用控制措施包括控制医疗服务供方的措施、医疗服务需方的措施和第三方(医疗保险管理方)的管理措施。

(一) 控制医疗服务供方的措施

医疗机构是直接给被保险人提供医疗服务的供方,其掌握了大量的医疗信息,并且在医疗服务中居于主导地位。因此,通过采取一些措施促使医疗服务的供方规范医疗行为,合理利用医疗资源,将有助于医疗费用的有效控制。

医疗服务供方的控制措施主要在改变费用支付方式。传统的医疗保险给付方式是按服务项目付费(fee for service)方式,即医疗保险机构按照被保险人利用医疗服务项目的多少,并依据每种项目的价格向医疗机构支付医疗费用。属于医疗费用后付制类型。此种付费方式操作简单,但容易刺激和诱导过度的医疗服务需求,医疗保险机构只能事后审核,难以有效地控制费用;并且医疗机构容易弄虚作假,将不符合规定的医疗服务项目或根本没有提供的服务项目列入支付范围。而预付制的费用支付方式较按服务项目付费可以在不同程度上控制医疗费用。

1. **按病种付费** 按病种付费属于预付制。按疾病诊断相关分组（diagnosis related groups，DRG）付费是根据年龄、疾病诊断、合并症、并发症、治疗方式、病症严重程度及转归和资源消耗等因素，将患者分入若干诊断组进行管理的体系。近年我国推行自己原创的按病种分值付费（diagnosis-intervention packet，DIP），是利用大数据优势所建立的完整管理体系，发掘"疾病诊断＋治疗方式"的共性特征对病案数据进行客观分类，在一定区域范围的全样本病例数据中形成每一个疾病与治疗方式组合的标化定位，客观反映疾病严重程度、治疗复杂状态、资源消耗水平与临床行为规范。DRG 付费和 DIP 均属于按病种付费。

（1）优点：该支付方式可促使医院主动寻求最合理的治疗流程，节约医疗成本，减少不必要的医疗检查，缩短住院天数，有效提高医疗工作效率，更能促进医疗科室管理水平的提高。

（2）缺点：该支付方式可能会诱导患者反复多次入院，从而缩短住院天数，增加住院次数；当诊断界限不确定时，服务的提供者往往会使诊断升级；对医疗卫生信息系统的要求程度较高。

美国、澳大利亚、德国、法国等国家较早采用 DRG 付费方式。2021 年 12 月，我国国家医疗保障局确定了 18 个 DRG 付费示范点、12 个 DIP 示范点、2 个综合（DRG 付费/DIP）示范点（天津市、上海市）。

2. **总额预付** 总额预付又称总额预算（global budget），是由政府或医疗保险机构与医疗机构协商，根据医院的实际确定医疗保险支付每个医疗机构医疗费用年度总预算额。年度预算额一旦确定，医院从医疗保险获取的费用就不能随着服务量的增加和住院日的延长而增加，医疗机构必须按规定为参保人员提供医疗服务。确定年度总预算要综合考虑医院规模、医疗服务质量、服务半径、服务人口密度、设施与设备情况等因素。一般医疗费用预算总额每年协商调整一次。

（1）优点：该支付方式能有效控制医疗费用，是费用控制效果较好的方法之一。可以简化医疗保险的管理流程、降低管理成本。使用此方法还有利于促使医院积极主动控制医疗费用、降低服务成本，提高资源的利用率，有利于卫生资源的合理配置。

（2）缺点：该支付方式可能使服务提供方缺乏积极性，导致服务质量和态度下降，科学合理确定预算额度也较为困难。在总额控制的情况下，如果医院不能合理计划并有效提供服务，则很可能出现阶段性的服务过度和服务不足的情况。

这种制度方式多在政府对医疗服务控制力较强或医疗保险一方力量较强的国家或地区中采用，如英国、澳大利亚、加拿大、德国、法国、丹麦等。

3. **按人头预付方式** 按人头预付方式（capitation）是指医疗保险机构按月、季、年或其他规定的时间，根据医师服务的参保人数和每个人的支付定额标准，预先支付费用的付费方式。在此期间医师提供合同规定范围的医疗服务均不再另行收费。该方式具有预付制的特点，是控制医疗费用较好的方法之一。为保证医疗质量，按人头预付费用需要限定每个医师服务人数的最高限额，许多国家每个医师服务的被保险者一般在 2 000～3 000 人。

（1）优点：该支付方式可以鼓励供方降低成本，防止过度提供服务，促进供方更加注重预防保健和公共卫生服务，减少更加昂贵的治疗性服务。

（2）缺点：该支付方式可能出现服务提供方为节省费用而减少服务提供、降低服务质量、推诿重症患者等现象。

实行按人头预付方式的典型国家和地区有泰国、英国、美国等。

4. **按服务单元付费** 服务单元（per-diem）是指将医疗服务的过程按照一个特定的参数划分为相同的部分，每一个部分成为一个服务单元。例如一个门诊人次，一个住院人次或一个住院床位。按服务单元付费又称平均费用付费，指预先确定服务单元平均费用标准，根据服务提供方的服务单元数量进行支付。

（1）优点：该支付方式比较简便，有利于鼓励服务提供方提高工作效率，费用控制效果比较明显。

（2）缺点：该支付方式可能出现服务提供方延长患者的住院日，分解患者住院次数的行为，从而达到增加住院日总数或单元数的目的。

欧洲一些国家,我国深圳、广州实行了该支付方式。

总之,无论是后付制还是预付制,单一的费用支付方式都有各自的特点。实际上,很少有国家或地区选择单一的支付方式。由后付制向预付制转变,并采用混合支付的方式是目前对医疗服务供方进行医疗费用控制的有效手段。

(二)控制医疗服务需方的措施

对医疗服务需方的控制措施主要是通过费用分担的方式,促使需方增加费用意识,主动控制医疗费用的不合理利用。主要的共付措施包括起付线、共付比例以及封顶线。

1. 起付线 起付线(deductibles)又称扣除保险,是指医疗保险开始支付医疗费用的最低标准,低于起付线的医疗费用由被保险人自负,超过起付线的医疗费用由医疗保险按规定支付。如广西北部湾经济区城镇职工基本医疗保险统筹基金,对年内第一次在定点医疗机构住院的起付线为:一级医院 200 元,二级医院 400 元,三级医院 600 元。

合理的起付线可以抑制一部分被保险人的医疗需求,有利于减少浪费,也可以使医疗保险机构减少大量的小额医疗费报销工作量,有利于降低管理成本。起付线的合理确定是起付线支付方式的关键,过低的起付线可能导致被保险人过度利用卫生服务,不利于有效控制医疗费用;过高的起付线可能超过部分参保者的承受能力,抑制其正常的医疗需求,同时过高的起付线,会影响医疗保险的覆盖面和受益面。

2. 共付比例 医疗保险机构按照合同或政府的规定对被保险人的医疗费用按一定的比例进行补偿,剩余比例的费用由个人自己负担,称为共同付费(coinsurance)方式,又称按比例分担。如广西南宁市职工基本医疗保险中,使用乙类医药费的在职人员共付比例为 25%。共同付费方式中的补偿比例可以固定,也可以变动。确定合理的个人负担比例是共同付费方式的关键。个人负担比例过低,起不到对需方的有效约束作用,达不到控制医疗费用不合理增长的目的;个人负担比例过高,可能超过被保险人的承受能力,加重经济负担和降低医疗服务的利用。

3. 封顶线 封顶线也叫最高支付限额,低于封顶线的医疗费用由医疗保险支付,超出封顶线的医疗费用由被保险人自己负担,这种方式称为最高支付限额方式。如广西南宁市职工基本医疗保险,统筹基金最高支付限额为统计部门最新公布的上年度广西城镇单位在岗职工平均工资的 6 倍。该方式的特点是有利于抑制高额医疗服务的过度需求,以及医疗机构过度提供高额医疗服务。合理的封顶线是这种方式的关键,过高的封顶线起不到抑制高额医疗服务的作用,过低又加重被保险人的负担。

(三)第三方(医疗保险管理方)的管理措施

医疗保险管理方主要通过开展医疗保险监督来规范单位和个人的参保就医行为,定点医疗机构和定点药店的服务行为,以及医疗保险管理和经办机构的保险服务行为。监督可以保证医疗保险各方的行为按照医疗保险的既定目标和要求进行。通过监督可以分析和发现影响医疗服务质量和增大医疗保险基金支出的因素,以便及时采取有效的预防措施。

1. 医疗保险需方监督 医疗保险基金收支平衡是医疗保险管理的重点。而医疗保险需方从收支两方面影响医疗保险基金平衡,因此需方监督也从两方面进行。

(1)针对医疗保险费征缴的监督:重点稽查参保单位缴费基数和防止逆向选择参保。在医疗保险费征缴中,缴费基数一般以单位上报的年度工资数额为准。个人缴费基数以上年度本人工资收入总额为准,缺乏个人工资收入数据的以上年度社会平均工资为缴费基数。稽查缴费基数首先要稽查申报工资总额的合理性,是否少报。一旦发现申报工资存在不合理性时,就应该采取重点调查的方法到有关单位进行调查和核实。在防止逆向选择性参保方面,应该建立完善的退休人员资格审查监督制度。申报年龄已达退休年龄者,重点是在其年龄的核实上,提前退休人员,重点是在其退休原因上。对于每一次参保单位的信息申报,都要进行新增加退休人员的资格认定工作,必要时要到单位或向职工本人、亲属或知晓内情的人进行调查。

（2）针对医疗保险费使用的监督：主要是规范参保人员合理地利用医疗服务，防止不合理医疗需求转化为不合理医疗费用支出。重点监督参保人员是否按照有关规定使用医疗保险有效凭证，有无借、转、伪造有效凭证就医的现象；有无过度进行检查治疗；是否有套取个人账户上的现金，用于购买保健品、非疾病诊断和治疗用的其他物品的现象；是否按规定办理入院手续，有无冒名住院、挂名住院、不够入院标准的住院，应当出院而拒不出院等。

2. 医疗服务机构监督 医疗保险基金支付的合理性，购买的医疗服务质量如何，医院的医疗行为是否规范，都将直接影响医疗保险基金的平衡，因此对医疗机构的监督是医疗保险监督中的重要内容之一。医疗服务机构的监督基于设立保险定点医院，在此基础上对定点医疗机构的就诊过程、诊疗项目、药品使用、住院、医疗收费等各方面进行监督。常用的方法主要包括以下几种。

（1）针对医疗机构的监督：医疗保险经办机构在审批支付医疗费用的过程中实施对定点医疗机构的监督。医疗审核人员在一定时间内都可以对定点医疗机构提供服务的行为进行初步判定是否带有普遍性的违规行为。这种监督方式一般在日常的医疗保险业务中实施，比较方便和节省费用，但监督比较粗糙，效率一般较低。近年来，国家推进飞行检查常态化，为强化日常监管、防范同类问题系统性频发提供参照借鉴。

（2）针对住院病历的稽查：抽查住院费用一般按照定点服务协议，对医疗机构报送的住院病历要进行抽查。病历抽查的样本大小可以根据医院报送的住院人次数，按一定比例抽取。抽样的方法最好能采取分层抽样的方法，如按科室分层，保证有关科室的住院患者都能进入审查范围。病历审查需要根据医院报送医疗保险经办机构的住院费用清单，到医疗机构现场去稽查。审核的方法可以采取住院费用清单与原始的医疗记录相对照，根据医学专业知识判定，调查相关的医务人员，走访住院患者或家属，咨询专家委员会等。

（3）设置医疗费用预警监控系统：医疗保险经办机构根据医疗保险政策设置医疗费用监控预警系统，在医疗费用监控指标超出设置的标准后，监控系统报警，医疗保险监督机构根据监控系统报警的内容对相关的医院进行重点调查。风险监控需要得到医疗保险计算机网络系统的支持。

（4）针对医疗违规事件的重点调查：对医疗违规事件的重点调查是指对医疗服务发生过程的一些重要事件、典型事件进行比较深入的调查。这类事件一般性质严重，对患者的利益或医疗保险基金的损害极大。重点调查的案件来源：住院抽查过程中发现的严重的违规事件；通过一般的审核无法查清楚的事件；参保患者或其家属投诉的医疗机构的违规行为；医疗保险经办机构在日常的医疗费用审核支付事务中发现的可疑事件等。

（5）针对定点医疗机构的考核：定点医疗机构考核是一种有效的医疗服务监督方式。考核需要制定详细的方案，一般一年进行一次。考核的主要内容包括医疗机构对医疗保险的重视程度、执行物价政策的情况、医疗费用结算情况等。一般都是以国家医疗保障部门、医疗保险经办机构为主体，联合其他相关部门共同实施。实施时首先分析各医院的基本指标，按要求抽取相应的住院费用清单，然后到考核医院进行现场查验核实。对考核的结果一般采用评分制，考核评分与保证金的返还挂钩。

3. 定点零售药店监督 定点零售药店给参保人员提供药品服务，基本医疗保险基金支付相应的费用，其使用要符合基本医疗保险的相关规定，这就需要对定点零售药店提供的药品服务实施监督，包括提供购药服务监督和药品费用监督。常用监督方法包括审核支付、抽查、暗访、重点调查、考核等。

第三节 | 全球健康与健康中国

全球化的发展进程及其影响使跨越国界的健康风险剧增，催生了全球健康的诞生。全球健康第一要务是为全世界所有人提升健康水平，并实现健康公平。而全球健康策略是指为促进卫生发展和维护人群健康,由国际组织基于全球健康状况及全球面临的挑战,所做出的战略部署。我国在实现全球健康策略方面一直处于发展中国家的前列,并把"健康中国"提升为国家战略,发布了《"健康中国2030"规划纲要》作为行动纲领。

一、全球健康概述

(一) 全球健康定义

全球健康(global health)是以提高全球范围内的健康水平、实现全球健康公平为宗旨,重点关注超越国界和地域的健康问题、健康决定因素和解决方案,提倡不同学科间的通力合作。

(二) 全球健康特征

1. 全球健康、公共卫生和国际卫生之间的关系　"全球健康"与传统的"公共卫生"和"国际卫生"在内涵和学科属性上有重叠和交叉。"公共卫生"是预防疾病、延长生命和促进健康,通过有组织的环境卫生、传染病控制和在个人卫生方面的教育、组织以及对早期疾病的诊断和预防性治疗的医疗和护理服务,确保每一个社区的个体维护健康的适宜标准和社会努力的一门科学和艺术。国际卫生主要应用公共卫生的原则,应对影响中、低收入国家的问题和挑战,以及全球性的和当地的影响这些问题和挑战复杂的集合。全球健康则更多关注诸多超越国界的影响健康的问题和全球性健康决定因素,强调运用医学与卫生科学以外多学科方法以及卫生部门以外的多部门合作,倡导全球性的共同行动。

全球健康的前身为国际卫生,国际卫生是处理以国界界定的健康问题,而全球健康则扩展到处理穿越国界的健康问题和影响健康的危险因素。全球健康关注全球视角下的共同健康挑战、疾病、知识、影响因素、筹资以及体制机制问题;它既考虑到全球多样化和健康的独特性,又考虑一体化和卫生公平的共同价值基础(表 15-2)。

表 15-2　全球健康、国际卫生和公共卫生的比较

比较类别	全球健康	国际卫生	公共卫生
地域范围	跨国界的直接或间接影响健康的问题	反映各国(非某一国)健康问题,特别是中、低收入国家	社区和某国影响人群健康问题
合作层次	发展和实施解决措施通常需要全球合作	发展和实施解决措施通常需要双边全球合作	发展和实施解决措施不需要全球合作
个人或人群	包括群体预防和临床个体保健	包括群体预防和临床个体保健	主要集中在群体预防方面
健康可及性	主要目标为国家之间和所有人群的健康公平性	帮助其他国家人群	以一国内部或社区的健康公平性为目标
学科范畴	跨学科和多学科特征,包括健康科学内部和以外学科	包括一些学科,但不强调多学科	鼓励多学科方法,特别是健康科学内部和社会科学

2. 全球健康特点

(1) 领域跨度大:在地理范围上,全球健康关注所有国家公共的健康问题;在合作水平上,全球健康需要通过国际合作来发展与实施相关解决方案;在人群保健方面,全球健康同时包含群体预防与个体治疗的相关内容;在健康保障方面,全球健康的目标是让所有人获得公平的健康保障;在学科支撑方面,全球健康既需要医学范畴的多学科的参与,也需要经济学、社会学、政治学、国际关系学、心理学、人类学、环境科学、工程学、管理学等学科的合作。这些学科的知识和技能有助于了解并处理各种健康决定因素,提升全人类的健康。

(2) 研究对象广:全球健康更加注重全球各种力量的参与合作,而不仅仅是国与国之间的卫生合作。人口流动、国际贸易、国际旅游等因素对公共卫生和人类健康带来了巨大影响,形成了人类疾病

和健康问题的新格局,公共卫生已经不再是一个国家的问题,而是需要全球协作与共同面对,才能得到真正解决。

（3）强调公平性:全球健康工作的目的是消除全球范围内健康水平和卫生服务可及性中存在的不平等,其研究和实践的目标是公平性。过去,热带医学的工作重点是西方国家的海外领地,了解离本国很远且几乎影响不到本国的热带地区卫生问题,积累相关医学知识。如今,全球化和迅捷的信息传播,让人无法对全球健康水平差异继续视而不见,需要通过行动解决全球健康公平性的问题。

（4）以解决问题为导向:全球健康不仅研究目前存在的问题,更注重提供相应现实可行的解决方案,以应对和解决全球卫生中存在的挑战和差异。因此,通过跨领域、多对象、保障公平性的研究和实践,确定健康问题的起因和解决方案至关重要。起因包括社会、经济、物质环境,以及个人特点和行为等因素。根据起因、可用资源、政治意愿、时间要求和目标范围,由政府、学术界、民间团体和私营部门共同制订具体化的解决方案,帮助各相关部门制定工作重点,并配置相应的资源,最终解决所存在的问题。

（三）全球健康当前面临的挑战

世界卫生组织发布的《2022 世界卫生统计报告》在分析当前的现状与趋势中提出:"世界仍在经历 2019 冠状病毒病（COVID-19）大流行和新发的全球猴痘疫情,一些国家的人民面临战争造成的死亡和破坏,埃博拉出血热疫情袭击乌干达,多个国家面临霍乱疫情,干旱使非洲之角和萨赫勒地区人民面临更大的营养不良和患病风险,巴基斯坦的严重洪灾给卫生服务带来巨大压力。更不用说人们年复一年面临的多种其他健康威胁——环境、消费的产品、生活和工作条件以及无法获得基本卫生服务造成的威胁。"因此,全球健康仍然面临巨大的挑战和威胁。

1. **妇女、儿童健康问题仍需关注** 自 2016 年以来,全球孕产妇死亡率一直停滞在每 10 万例活产中约有 223 例孕产妇死亡。2020 年,全球孕产妇死亡人数约为 28.7 万,每天有近 800 名女性死于与妊娠和分娩有关的可预防病因,几乎每两分钟就有一例孕产妇死亡,且绝大多数（近 95%）孕产妇死亡发生在低收入和中低收入国家。2019 年,全球共有 50 万 5～9 岁儿童死亡;约有 520 万 5 岁以下儿童死于大多可预防和治疗的疾病,其中 1～11 月龄的儿童死亡人数为 150 万,1～4 岁儿童死亡人数为 130 万,新生儿（出生 28 天以内）的死亡人数为 240 万。全球范围内儿童死亡率虽然在持续下降,但中低收入国家与高收入国家之间的差距很大。肺炎、腹泻和疟疾等传染病,早产、出生窒息和创伤,以及先天性畸形,仍是 5 岁以下儿童的主要死亡原因。

2. **传染病控制仍迫在眉睫** 截至 2023 年 10 月,全球累计报告超过 7.71 亿例 COVID-19 确诊病例和超过 600 万例的死亡病例。截至 2022 年底,全球约有 3 900 万名 HIV 感染者,其中 2/3（2 560 万）在非洲区域。2022 年,有 65 万人死于 HIV 相关原因,130 万人感染 HIV。2021 年,全球疟疾病例数量达到 2.47 亿例,而疟疾死亡人数约为 61.9 万人;全球约 1 060 万人患有结核病,160 万人死于结核病。2019 年,全球共有 2.96 亿人患有慢性乙肝感染,每年有 150 万新发感染者,因乙型肝炎死亡约 82 万人。从 20 世纪 70 年代开始,全球范围内已发现的新发传染病多达 40 余种。

3. **慢性非传染性疾病和精神疾病负担加重** 当今世界,无论是发达国家还是发展中国家,慢性非传染性疾病的发病率和死亡率多处于上升趋势,造成疾病负担不断增加。每年有 1 700 万人在 70 岁之前死于非传染性疾病;在这些过早死亡病例中,86% 发生在中低收入国家。2000 年,全球 60.8% 的死亡病例归因于慢性非传染性疾病,到了 2019 年这一占比上升到 73.6%。2019 年,癌症、心血管疾病、糖尿病和慢性呼吸系统疾病导致的死亡总数约为 3 330 万,比 2000 年增加了 28%;全球共有 9.7 亿人有精神障碍（即每 8 个人中就有 1 人患有精神障碍）,其中 3.01 亿人患有焦虑障碍,2.8 亿人患抑郁障碍,4 000 万人患有躁狂抑郁症。

4. **伤害和暴力仍居高不下** 伤害（包括道路交通伤害）和人际暴力尤其影响到儿童、年轻人、老年人和社会中处于弱势地位的群体,原因在于工作和生活条件恶劣以及缺乏安全的交通和基础设施。每年约有 130 万人死于道路交通伤害;2022 年,近 3/4 的 2～4 岁儿童（近 3 亿儿童）经常遭受父母和照料者的体罚和/或心理暴力；1/5的女性和1/13的男性报告曾在0～17岁儿童时期遭受到性虐待；1.2亿女童和20岁以下的年轻女性遭受了某种形式的强迫性接触。

5. **全民健康覆盖任重道远**　全民健康服务覆盖指数从2000年的45（最高值100）增加到了2019年的68。但目前仍有近20亿人面临灾难性或致贫性卫生支出，且COVID-19的大流行进一步扰乱了92%国家的基本健康服务。不平等仍是全民健康覆盖所面临的根本挑战，而汇总数据往往掩盖了国家内部服务覆盖的不平等现象。

6. **环境风险不容忽视**　空气污染是影响健康的最大环境风险之一。2019年，99%的世界人口居住在未达到世界卫生组织空气质量指南标准的地方。环境空气污染和家庭空气污染的综合影响每年导致670万人过早死亡。据估计，2019年，环境（室外）空气污染导致全球420万人过早死亡。2020年，全球44%的家庭废水不经安全处理就直接排放；近15亿人依然没有基础环卫设施，如私人马桶和厕所，其中有4.19亿人露天（如在街角排水沟、灌木丛或露天水域）排便。

二、全球健康的内容

（一）全球健康发展

1. 卫生发展

（1）卫生发展会影响社会发展：卫生发展是全球健康的组成部分之一，它包括促进公共健康、实现全民医保、保障公共卫生，以及全面发展国家医药卫生事业与能力。卫生与经济、政治、安全领域息息相关，但政治、经济环境无法提供人民的正常卫生需求，卫生条件会直接影响人民的健康水平，并进而对社会发展产生不良影响。

（2）各国之间卫生发展不平衡：从目前看，西太平洋地区的进展最快，其中中国的进步尤为明显；美洲地区也取得了很大进步。另外一些地区的进展则比较缓慢，包括东南亚地区，如印度、印度尼西亚；还有东地中海地区，很多因素影响到人们获得必要的卫生服务；另外还有非洲地区。目前全世界仍有10亿人口无法获得基本卫生服务，其中撒哈拉以南地区的卫生发展情况尤其不容乐观。目前该地区卫生资金需求缺口达到1 500亿美元，占全球健康资金缺口的60%。当地几乎没有完备的基础医疗体系，基础设施、运输设备以及人力资源的建设都急需全球健康援助系统的支持。

为确保世界上最脆弱的人群获得必要的医疗服务，需要更加有效的全球健康治理，需要全球所有组织和个体的共同参与。

2. 健康权　健康权是全球健康治理的价值基础，也是国际组织处理相互之间关系以及进行合作的价值基础。

（1）加强国家体系和全球所有参与者的能力：需要联合多个机构，解决各种挑战，如直接的健康威胁、不安全的产品或不公平的商业活动，确保全球健康公共品的有效提供，确保高水平的健康保护和世界所有公民的健康权利。这些工作无法通过个人和社区控制，也难以通过一国之力得到有效解决。

（2）建立适宜的筹资机制和全球健康协议：针对所有参与者进行全球公共品的筹资，比自愿援助难度更大，联合国艾滋病规划署创建的筹资机制提供了很好的范例。其原则是"受益人付费"，使富裕国家及其公民，以及主要的跨国公司在短时间内成为全球行动主要的受益人。全球健康协议将通过一系列制度或多方委员会予以管控。例如：控制不安全产品和商品；解决跨国/集体人身安全相关的健康问题；确保所有人获得基本药物、疫苗和健康知识；抗击主要的疾病，定义全球紧急卫生事件，包括快速应对；建立监测预警和信息系统；协调援助，并优先用于初级卫生保健和公共卫生基础设施建设；提高全球专业人员的专业知识能力，保障人力资源。

（二）全球健康安全

全球公共健康安全（global public health security）是指对危及不同区域以及跨国范围公众群体健康的紧急公共卫生事件，尽可能减少危害而采取的预防性和反应性行动。全球公共健康安全的总体目标是在全世界面临众多新出现和重现的健康威胁时,全球公共卫生集体行动,为人类构建安全的未来。根据《国际卫生条例(2005)》,全球公共健康安全涉及传染病、人类行为、气候、人为破坏事件、自然灾害等因素导致的健康问题。

1. 传染性疾病

(1)新旧传染病双重威胁:较早出现且至今仍反复对卫生安全造成威胁的传染性疾病有鼠疫、霍乱、疟疾、流感、肺炎、结核,以及一系列导致腹泻的疾病,近几十年才出现的传染性疾病有埃博拉出血热、SARS、H5N1禽流感,以及造成世界性大流行的COVID-19。这些疾病不但在局部地区肆虐,随着全球化进程的快速推进,还可以散播到世界的各个角落,对全球健康安全和政治经济稳定产生快速、广泛的威胁。

(2)通过国际合作遏制疫情传播:针对这些卫生安全问题,帮助预防传染性疾病的发生和传播的三项重要公共卫生措施是:隔离检疫、卫生条件改善和免疫接种。尽管目前预防、控制和治疗传染病的方法越来越先进,但是传染病仍对健康安全构成巨大威胁,因为发展中国家发现和应对传染病的能力比发达国家弱,很可能导致疾病快速传向其他国家,而且一旦人类与动物间的物种屏障被打破,很可能导致新发传染病的暴发和传播。因此,《国际卫生条例(2005)》提供了关于疫情防控措施的法律框架,指导各国报告境内发现的重要公共卫生威胁与可能在国际散播或需要各国协同应对的突发事件,遏制疫情跨国传播。在要求各国建立有效的传染病防控措施并获取相关资源的同时,强调国际协调与合作,以最大可能保障健康安全。

2. 人为因素导致健康安全问题

(1)对公共卫生的投入和重视不足:在一些传染性疾病被大规模控制后,人们看到了一些成效而放松警惕或削减防治资源,因而会造成疾病死灰复燃。例如,经过一系列控制虫媒传染病项目后,在20世纪60年代末,认为登革热病毒已不再是全球大部分地区面临的主要健康问题,随后的松懈使登革热卷土重来,不仅重新在撒哈拉以南非洲地区流行,还随着全球化在新的地区暴发。

(2)监测国家卫生体系不够合理有效:监测不及时、不全面,尤其对一些异常的、新兴的传染性疾病,影响疫情的及时防控。最具代表性的例子是艾滋病的出现和全球范围内的迅速蔓延。人类免疫缺陷病毒出现在20世纪70年代末的非洲和海地,但却在20世纪80年代初的美国发现了第一例艾滋病患者。这是因为非洲和海地包括监测系统在内的整体卫生体系不发达,导致无法发现新病毒及感染病毒的患者和携带者。然而美国发现首例艾滋病患者纯属意外,并非靠监测系统发现。因此,监测系统不力导致了早期控制艾滋病流行工作的延误。

(3)其他威胁健康安全的人为因素:传播关于疾病的不实信息、滥用抗生素、武装冲突、生物恐怖袭击、工业事故、畜牧业管理和食品加工不合理等人为因素都会带来健康问题。除了传染性疾病会越过国界影响全球健康安全以外,非传染性疾病的危险因素同样也能通过全球化和相应贸易活动对健康造成威胁。吸烟导致心血管疾病、癌症等其他非传染性疾病的问题也影响着世界上几乎所有国家,需要通过集合国家以及全球行动的《世界卫生组织烟草控制框架公约》解决问题,保障公共和个人的健康安全。

3. 气候变化导致健康安全问题

(1)气候变化:气候条件的改变导致人类暴露于不同的传染病中。厄尔尼诺现象导致一些地区的降雨量高于平均水平,蚊虫滋生增加,导致虫媒传染病暴发。

(2)空气污染:空气污染现象也让一些传染性疾病的发生和传播加剧。雾霾中的悬浮颗粒和平均气温与儿童流感例数有关联。同时,空气污染本身也直接导致一些疾病的发病率与死亡率增加。例如,20世纪50年代初,伦敦的烟雾事件期间人群死亡率明显增加,而无法用当时的流感来解释这样高的死亡率,只能归结为雾霾本身导致死亡。

(3)全球变暖:因全球变暖导致的频繁森林火灾,造成受灾地区和附近区域支气管哮喘、急性呼吸道感染和结膜炎的发病率增加。

为应对全球健康安全问题,国际社会开展了持续的努力和合作。2007年,世界卫生组织发布世界卫生报告——《构建安全未来:21世纪全球公共卫生安全》,报告指出,没有任何一个国家能够独自应对公共卫生安全威胁,而构建一个安全的未来,是全球国家的共同愿景和责任。

(三) 全球健康合作

全球健康的治理过程涉及多样化的、具有不同利益取向的行为主体。健康合作是这些行动主体之间进行的广泛、灵活的互动,其目的在于维护和促进自身乃至全球范围的健康目标,是全球健康治理的基本活动形式。全球健康的合作包括多个层面,既包括政府间国际组织的领导与协调、其与非政府组织建立的参与日常管理的机制,也包括国家和非国家行为体之间的密切关系,如建立全球公私伙伴合作关系,还包括传统的援助方与受援方的对话机制,这些机制的建立都是为促进健康交流合作和全球健康治理的效率,实现治理目的,实现充分沟通、广泛参与。依据全球健康的主题,全球健康合作可以从发展、安全、援助三个领域来认识。

1. 发展领域合作 卫生与发展密切相关,人群健康促进经济和社会发展,同时发展也改善健康。例如千年发展目标(MDG)和可持续发展目标(SDG)这类多领域、多边合作策略可以同时有效实现健康和发展的推进。

(1)千年发展目标:千年发展目标倡导公私领域的各行为体建立全球合作伙伴关系,共同达成人类发展工作的八项目标,其中有三项针对健康。在千年发展目标制定后成立的全球抗艾滋病、肺结核和疟疾基金会(The Global Fund to Fight AIDS, Tuberculosis and Malaria)汇聚了世界卫生组织、世界银行、比尔及梅琳达·盖茨基金会等在卫生领域和发展领域有重要领导力的组织,同时也与私营部门实体合作,认识到公私领域间在经济能力和资源上的差距,强调公私领域间存在很多共同目标和利益。

(2)可持续发展目标:可持续发展目标延续了卫生和发展领域的合作理念,强调影响人类发展的各个领域间的相互交织和相互依靠。17个可持续发展目标每一个都与改善健康和人类发展有密切关系,旨在消除贫困、保护地球并保证所有人的健康发展。

(3)其他合作:除了以上提及的组织以外,发展领域的参与方和合作形式随着人类对全球健康的重视度提升而越来越多。例如,二十国集团(G20)这个具有很大影响力的共同行动机构;各国自己的卫生发展项目和计划,如美国总统防治艾滋病紧急救助计划(PEPFAR)。此外,这些推动发展领域的国家和组织也不再单一地选择与例如世界卫生组织的联合国系统内机构合作,而是把更多的资源投向非政府机构,或与中低收入国家直接合作开展双边援助项目。

2. 安全领域合作

(1)扩展预防接种项目:在20世纪中期,肆虐全球的天花被各国的预防接种根除项目彻底消灭后,世界卫生组织和联合国儿童基金会开始实行扩展预防接种项目(Expanded Program on Immunization, EPI),长期、持续地为儿童提供百白破、麻疹、脊髓灰质炎疫苗,保护儿童不患上或死于这些传染病。EPI随后演变成了现在的全球疫苗与预防接种联盟(The Global Alliance for Vaccines and Immunisation, GAVI),一个全球公私伙伴关系,通过向贫困国家提供新疫苗和使用不足的疫苗防止卫生安全问题发生。

(2)共同对抗新冠疫情:2019年底至2020年初冠状病毒病(COVID-19)在全球范围暴发,联合国系统内的各机构与众多非政府组织和各国政府开展联合对抗。例如,由流行病防范创新联盟、全球疫苗与预防接种联盟和世界卫生组织召集的"获取COVID-19工具加速计划"的疫苗支柱,正在加速为所有国家寻找有效疫苗。我国也始终秉持人类命运共同体理念,与其他国家并肩作战、共克时艰。

3. 卫生援助 在卫生合作中,最重要的形式是各类卫生发展援助,即由各国政府、基金会等捐赠方为卫生领域提供的资金、人力、技术等各方面的支持。渠道通常是各国政府的双边援助机构、联合国机构、非政府组织、发展银行、区域性机构和公私合作关系。

(1)成立组织开展国际援助:从参与国际援助的援助者来看,早期国际发展援助的援助方主要是发达国家和国际机构。由于缺乏经验以及援助边界的模糊性,发展援助并没有得到各国足够的重视,对外援助管理也比较混乱。在 20 世纪 60 年代,这种情况得到了改善。经济合作与发展组织(OECD)在 1960 年成立了发展援助集团,并于 1961 年改名为发展援助委员会(DAC),具体负责 OECD 对外援助事宜。与 OECD-DAC 建立的同时,多边机构和发达国家援外机制基本建立,纷纷建立援外机构。例如,1960 年,世界银行成立了国际发展协会(IDA),向发展中国家提供贷款,条件较其一般性贷款宽松;同年,加拿大成立了援外办公室,于 1968 年更名为加拿大国际发展署(CIDA);1961 年,法国成立了合作部,主要负责对发展中国家(主要是非洲国家)提供援助,即法国发展署(AFD)的前身;1961年,美国颁布援外法案,成立了美国国际发展署(USAID)。

(2)卫生发展援助不断得到重视:卫生领域的投资巨大增长,证明发展中国家面临的健康挑战得到了空前的政治关注。虽然 DAC 成员国提供的官方发展援助在国际发展援助中仍然占据主导地位,但是非 DAC 国家(如中国、印度、巴西和南非等)提供的援助上升幅度较为明显,从 20 世纪 90 年代末的 1.88% 上升到 2008 年的 6.13%。在这些援助组织的对外援助清单中,卫生和健康作为社会基础公共服务一直都是重点援助领域,如 2010—2012 年,中国对外派遣 55 支援外医疗队,累计 3 600 名医护人员,在受援国近 120 个医疗点开展工作,培训当地医护人员数万人,一定程度上缓解了受援国医疗服务供需矛盾。卫生发展援助的快速增长也促进了卫生成果的发展:艾滋病的应对措施显著增加;很多疟疾流行国家的疫情控制有了显著改善;针对严重影响贫穷国家的疾病的药物研究重新启动;儿童死亡率显著降低。

三、健康中国战略

(一)健康中国概念

健康中国是旨在全面提高全民健康水平的国家战略。以提高人民健康水平为核心,以体制机制改革创新为动力,从广泛的健康影响因素入手,把人民健康放在优先发展的战略地位,把健康融入所有政策,全方位、全周期保障人民健康,大幅提高健康水平,显著促进健康公平,促进全民健康建设。

(二)健康中国战略历史进程

1.“健康中国”形成的过程

(1)2007 年公布“健康护小康,小康看健康”战略:2007 年 9 月 8 日中国科协年会上,卫生部公布了“健康护小康,小康看健康”的三步走战略。

(2)2008 年卫生部启动了“健康中国 2020”战略研究:2008 年,为积极应对我国主要健康问题和挑战,推动卫生事业全面协调可持续发展,在科学总结新中国成立 60 年来我国卫生改革发展历史经验的基础上,卫生部启动了“健康中国 2020”战略研究。

(3)2015 年政府工作报告首提“健康中国”:2015 年 3 月,在十二届全国人大三次会议上的政府工作报告中首次提出“健康中国”概念,指出:“健康是群众的基本需求,我们要不断提高医疗卫生水平,打造健康中国。”

(4)2015 年明确提出了推进“健康中国”建设任务:2015 年 10 月,党的十八届五中全会明确提出了推进健康中国建设任务。

(5)2016 年 8 月 19—20 日召开全国卫生与健康大会:2016 年 8 月 19—20 日,全国卫生与健康大会在北京召开。习近平总书记强调,没有全民健康,就没有全面小康。要把人民健康放在优先发展的战略地位,以普及健康生活、优化健康服务、完善健康保障、建设健康环境、发展健康产业为重点,加快推进健康中国建设,努力全方位、全周期保障人民健康,为实现“两个一百年”奋斗目标、实现中华民族伟大复兴的中国梦打下坚实健康基础。

(6)2016 年《“健康中国 2030”规划纲要》发布:2016 年 10 月 25 日,中共中央、国务院印发了《“健康中国 2030”规划纲要》,规划从普及健康生活、优化健康服务等五大任务出发对未来 15 年的健康工作进行了部署。这是国内首个且最高规格的健康产业规划,也意味着“健康中国”战略的正式落地和实施。

（7）2017 年"健康中国"战略写进党的十九大报告：2017 年 10 月 18 日，中国共产党第十九次全国代表大会在北京人民大会堂隆重开幕。习近平总书记在党的十九大报告中指出，"人民健康是民族昌盛和国家富强的重要标志"，提出实施"健康中国"战略，要坚持预防为主，倡导健康文明生活方式，预防控制重大疾病。"健康中国"成为国家战略。

（8）党的十九届五中全会提出加快推进健康中国建设，明确了 2035 年建成健康中国的远景目标。

（9）党的二十大报告指出，推进健康中国建设。把保障人民健康放在优先发展的战略位置。

2. 推进健康中国战略　2019 年 7 月 15 日，国务院印发的《国务院关于实施健康中国行动的意见》强调，国家层面成立健康中国行动推进委员会，制定印发《健康中国行动（2019—2030 年）》。2019 年 7 月 15 日，国务院办公厅印发的《健康中国行动组织实施和考核方案》提出，建立健全组织架构，依托全国爱国卫生运动委员会，成立健康中国行动推进委员会。

（三）"健康中国 2030"规划纲要

推进健康中国建设，是全面建成小康社会、基本实现社会主义现代化的重要基础，是全面提升中华民族健康素质、实现人民健康与经济社会协调发展的国家战略，是积极参与全球健康治理、履行2030 年可持续发展议程国际承诺的重大举措。为推进健康中国建设，提高人民健康水平，根据党的十八届五中全会战略部署，制定《"健康中国 2030"规划纲要》，是推进健康中国建设的宏伟蓝图和行动纲领。

1. 总体战略

（1）指导思想：推进健康中国建设，必须高举中国特色社会主义伟大旗帜，全面贯彻党的十八大和十八届三中、四中、五中全会精神，以马克思列宁主义、毛泽东思想、邓小平理论、"三个代表"重要思想、科学发展观为指导，深入学习贯彻习近平总书记系列重要讲话精神，紧紧围绕统筹推进"五位一体"总体布局和协调推进"四个全面"战略布局，认真落实党中央、国务院决策部署，坚持以人民为中心的发展思想，牢固树立和贯彻落实新发展理念，坚持正确的卫生与健康工作方针，以提高人民健康水平为核心，以体制机制改革创新为动力，以普及健康生活、优化健康服务、完善健康保障、建设健康环境、发展健康产业为重点，把健康融入所有政策，加快转变健康领域发展方式，全方位、全周期维护和保障人民健康，大幅提高健康水平，显著改善健康公平，为实现"两个一百年"奋斗目标和中华民族伟大复兴的中国梦提供坚实健康基础。

（2）战略主题："共建共享、全民健康"是建设健康中国的战略主题。核心是以人民健康为中心，坚持以基层为重点，以改革创新为动力，预防为主，中西医并重，把健康融入所有政策，人民共建共享的卫生与健康工作方针，针对生活行为方式、生产生活环境以及医疗卫生服务等健康影响因素，坚持政府主导与调动社会、个人的积极性相结合，推动人人参与、人人尽力、人人享有，落实预防为主，推行健康生活方式，减少疾病发生，强化早诊断、早治疗、早康复，实现全民健康。

（3）战略目标：到 2020 年，建立覆盖城乡居民的中国特色基本医疗卫生制度，健康素养水平持续提高，健康服务体系完善高效，人人享有基本医疗卫生服务和基本体育健身服务，基本形成内涵丰富、结构合理的健康产业体系，主要健康指标居于中高收入国家前列。到 2030 年，促进全民健康的制度体系更加完善，健康领域发展更加协调，健康生活方式得到普及，健康服务质量和健康保障水平不断提高，健康产业繁荣发展，基本实现健康公平，主要健康指标进入高收入国家行列。到 2050 年，建成与社会主义现代化国家相适应的健康国家。

2. 主要内容

（1）普及健康生活：加强健康教育，提高全民健康素养，加大学校健康教育力度，将健康教育纳入国民教育体系，把健康教育作为所有教育阶段素质教育的重要内容；塑造自主自律的健康行为，引导合理膳食，开展控烟限酒，促进心理健康，减少不安全性行为和毒品危害；提高全民身体素质，完善全民健身公共服务体系，广泛开展全民健身运动，加强体医融合和非医疗健康干预，促进重点人群体育活动。

（2）优化健康服务：强化覆盖全民的公共卫生服务，防治重大疾病，完善计划生育服务管理，推进基本公共卫生服务均等化；提供优质高效的医疗服务，完善医疗卫生服务体系，创新医疗卫生服务供给模式，提升医疗服务水平和质量；充分发挥中医药独特优势，提高中医药服务能力，发展中医养生保健治未病服务，推进中医药继承创新；加强重点人群健康服务，提高妇幼健康水平，促进健康老龄化，维护残疾人健康。

（3）完善健康保障：健全医疗保障体系，完善全民医保体系，健全医保管理服务体系，积极发展商业健康保险；完善药品供应保障体系，深化药品、医疗器械流通体制改革，完善国家药物政策。

（4）建设健康环境：深入开展爱国卫生运动，加强城乡环境卫生综合整治，建设健康城市和健康村镇；加强影响健康的环境问题治理，深入开展大气、水、土壤等污染防治，实施工业污染源全面达标排放计划，建立健全环境与健康监测、调查和风险评估制度；保障食品药品安全，加强食品安全监管，强化药品安全监管；完善公共安全体系，强化安全生产和职业健康，促进道路交通安全，预防和减少伤害，提高突发事件应急能力，健全公共卫生体系。

（5）发展健康产业：优化多元办医格局；发展健康服务新业态；积极发展健身休闲运动产业；促进医药产业发展，加强医药技术创新，提升产业发展水平。

3. 保障与组织实施

（1）健全支撑与保障：深化体制机制改革，把健康融入所有政策，全面深化医药卫生体制改革，完善健康筹资机制，加快转变政府职能；加强健康人力资源建设，包括加强健康人才培养培训，创新人才使用评价激励机制；推动健康科技创新，构建国家医学科技创新体系，推进医学科技进步；建设健康信息化服务体系，完善人口健康信息服务体系建设，推进健康医疗大数据应用；加强健康法治建设；加强国际交流合作。

（2）强化组织实施：加强组织领导，完善健康中国建设推进协调机制，统筹协调推进健康中国建设全局性工作，审议重大项目、重大政策、重大工程、重大问题和重要工作安排，加强战略谋划，指导部门、地方开展工作；营造良好社会氛围，大力宣传党和国家关于维护促进人民健康的重大战略思想和方针政策，增强社会对健康中国建设的普遍认知，形成全社会关心支持健康中国建设的良好社会氛围；做好实施监测，制定实施五年规划等政策文件，对本规划纲要各项政策和措施进行细化完善，建立常态化、经常化的督查考核机制，强化激励和问责，建立健全监测评价机制。

（左延莉　祝慧萍）

推荐阅读

［1］傅华.预防医学.7版.北京:人民卫生出版社,2018.

［2］沈洪兵.流行病学.9版.北京:人民卫生出版社,2018.

［3］杨克敌.环境卫生学.8版.北京:人民卫生出版社,2017.

［4］邬堂春.职业卫生与职业医学.8版.北京:人民卫生出版社,2017.

［5］孙长颢.营养与食品卫生学.8版.北京:人民卫生出版社,2017.

［6］傅华.健康教育学.3版.北京:人民卫生出版社,2017.

［7］中华人民共和国中央人民政府.健康中国行动(2019—2030年).(2019-07-15)［2024-02-02］.https://www.gov.cn/xinwen/2019-07/15/content_5409694.htm.

［8］World Health Organization. Global action plan for the prevention and control of noncommunicable diseases 2013-2020.(2013-05-27)［2024-02-02］.https://www.who.int/publications/i/item/9789241506236.

［9］GLANZ K, BARBARA K, VISWANATH R K. Health behavior:theory, research, and practice. 5th ed. San Francisco:Jossey-Bass,2015.

中英文名词对照索引